内科疾病临床治疗

主编　刘伟霞　孙晓梅　贾安海　毕景平
　　　陆长亮　胡玉彬　侯光友

黑龙江科学技术出版社

图书在版编目（CIP）数据

内科疾病临床治疗 / 刘伟霞等主编. -- 哈尔滨：
黑龙江科学技术出版社，2022.6
ISBN 978-7-5719-1421-9

Ⅰ．①内… Ⅱ．①刘… Ⅲ．①内科－疾病－治疗
Ⅳ．①R505

中国版本图书馆CIP数据核字（2022）第092851号

内科疾病临床治疗
NEIKE JIBING LINCHUANG ZHILIAO

主　　编	刘伟霞　孙晓梅　贾安海　毕景平　陆长亮　胡玉彬　侯光友
责任编辑	包金丹
封面设计	宗　宁
出　　版	黑龙江科学技术出版社
	地址：哈尔滨市南岗区公安街70-2号　邮编：150007
	电话：（0451）53642106　传真：（0451）53642143
	网址：www.lkcbs.cn
发　　行	全国新华书店
印　　刷	哈尔滨双华印刷有限公司
开　　本	787 mm×1092 mm　1/16
印　　张	28.75
字　　数	726千字
版　　次	2022年6月第1版
印　　次	2023年1月第1次印刷
书　　号	ISBN 978-7-5719-1421-9
定　　价	198.00元

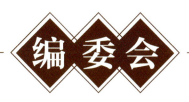

编委会

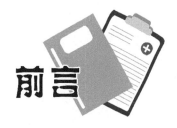

前言

随着信息技术、生物技术和其他高新技术的应用和发展，临床新理念不断更新，新设备不断涌现，医学各学科的专业分化和交叉更加明显，人们对疾病的预防、诊断、治疗、转归、康复的认识也更加深入。在这种趋势下，以专科为依靠，紧贴科技时代的脉搏，紧追最新科研动态，更好地为患者服务，是广大医护人员的共同目标。内科学作为临床医学的一个重要分支，其从业者必然也需要不断地学习与探讨。

为给广大内科医师提供一个相互交流与学习的平台，帮助内科医师进一步提高疾病诊治的水平，编者结合自身多年的临床工作经验编写了《内科疾病临床治疗》一书。本书旨在培养内科医师的思辨能力，使他们能够在工作中运用各类医学知识，综合分析与疾病相关的诸多问题，简化临床诊断步骤，缩短诊断时间，提高诊断准确率，从而为患者提供更加优化的治疗方案。

本书内容较为精简，没有将诸多内科疾病一一叙述，而是选取了临床常见病、多发病。首先讲述了基础知识，包括内科疾病常见症状与体征，以及常用检查；然后，以疾病为主线，重点介绍了短暂性脑缺血发作、原发性高血压、支气管扩张和慢性胃炎等疾病的主要临床表现、鉴别诊断和诊疗思考要点。在编写时，我们力求做到更新、更精、更深，在言而有据的前提下，尽可能反映内科疾病研究的最新成果。本书语言流畅，讲解深入浅出，适合广大内科医师及医学生参考阅读。

由于编者编写时间仓促，学识水平及经验有限，且内科学也在不断发展，书中难免存在疏漏之处，敬请读者积极指正，以便日后及时修订。

《内科疾病临床治疗》编委会

2022 年 1 月

目录

第一章

内科疾病常见症状与体征

第一节 发 热

一、概述

正常人体的体温在体温调节中枢的控制下,人体的产热和散热处于动态平衡之中,维持人体的体温在相对恒定的范围之内,腋窝下所测的体温为 $36 \sim 37$ ℃,口腔中舌下所测的体温为 $36.3 \sim 37.2$ ℃,肛门内所测的体温为 $36.5 \sim 37.7$ ℃。在生理状态下,不同的个体、不同的时间和不同的环境,人体体温会有所不同。①不同个体间的体温有差异:儿童由于代谢率较高,体温可比成年人高;老年人代谢率低,体温比成年人低。②同一个体体温在不同时间有差异:正常情况下,人体体温在早晨较低,下午较高;妇女体温在排卵期和妊娠期较高,月经期较低。③不同环境下的体温亦有差异:运动、进餐、情绪激动和高温环境下工作时体温较高,低温环境下工作时体温较低。在病理状态下,人体产热增多,散热减少,体温超过正常时,就称为发热。发热持续时间在2周以内为急性发热,超过 2 周为慢性发热。

(一)病因

引起发热的病因很多,按有无病原体侵入人体分为感染性发热和非感染性发热两大类。

1.感染性发热

各种病原体侵入人体后引起的发热称为感染性发热。引起感染性发热的病原体有细菌、病毒、支原体、立克次体、真菌、螺旋体及寄生虫。病原体侵入机体后可引起相应的疾病,无论急性还是慢性、局限性还是全身性均可引起发热。病原体及其代谢产物或炎性渗出物等外源性致热原,在体内作用致热原细胞如中性粒细胞、单核细胞及巨噬细胞等,使其产生并释放白细胞介素-1、干扰素、肿瘤坏死因子和炎症蛋白-1 等而引起发热。感染性发热占发热病因的 $50\% \sim 60\%$。

2.非感染性发热

由病原体以外的其他病因引起的发热称为非感染性发热。常见于以下原因。

(1)吸收热:由于组织坏死,组织蛋白分解和坏死组织吸收引起的发热称为吸收热。①物理和机械因素损伤:大面积烧伤、内脏出血、创伤、大手术后,骨折和热射病等。②血液系统疾病:白血病、恶性淋巴瘤、恶性组织细胞病、骨髓增生异常综合征、多发性骨髓瘤、急性溶血和血型不合输血等。③肿瘤性疾病:各种恶性肿瘤。④血栓栓塞性疾病:静脉血栓形成,如静脉、股静脉和髓静脉血栓形成。动脉血栓形成,如心肌梗死、脑动脉栓塞、肠系膜动脉栓塞和四肢动脉栓塞等。微循环血栓形成,如溶血性尿毒综合征和血栓性血小板减少性紫癜。

(2)变态反应性发热:变态反应产生时形成外源性致热原抗原抗体复合物,激活了致热原细胞,使其产生并释放白细胞介素-1、干扰素、肿瘤坏死因子和炎症蛋白-1等引起的发热。如风湿热、药物热、血清病和结缔组织病等。

(3)中枢性发热:有些致热因素不通过内源性致热原而直接损害体温调节中枢,使体温调定点上移后发出调节冲动,造成产热大于散热,体温升高,称为中枢性发热。①物理因素:如中暑等。②化学因素:如重度安眠药中毒等。③机械因素:如颅内出血和颅内肿瘤细胞浸润等。④功能性因素:如自主神经功能紊乱和感染后低热。

(4)其他:如甲状腺功能亢进、脱水等。

发热都是由于致热因素的作用使人体产生的热量超过散发的热量,引起体温升高超过正常范围。

(二)发生机制

1.外源性致热原的摄入

各种致病的微生物或它们的毒素、抗原抗体复合物、淋巴因子、某些致炎物质(如尿酸盐结晶和硅酸盐结晶)、某些类固醇、肽聚糖和多核苷酸等外源性致热原多数是大分子物质,侵入人体后不能通过血-脑屏障作用于体温调节中枢,但可通过激活血液中的致热原细胞产生白细胞介素-1等。白细胞介素-1等的产生:在各种外源性致热原侵入人体后,能激活血液中的中性粒细胞、单核-巨噬细胞和嗜酸性粒细胞等,产生白细胞介素-1、干扰素、肿瘤坏死因子和炎症蛋白-1。其中研究最多的是白细胞介素-1。

2.白细胞介素-1的作用部位

(1)脑组织:白细胞介素-1可能通过下丘脑终板血管器(此处血管为有孔毛细血管)的毛细血管进入脑组织。

(2)下丘脑视前区(POAH)神经元:白细胞介素-1亦有可能通过下丘脑终板血管器毛细血管到达血管外间隙(血-脑屏障外侧)的POAH神经元。

3.发热的产生

白细胞介素-1作用于POAH神经元或在脑组织内再通过中枢介质引起体温调定点上移,体温调节中枢再对体温重新调节,发出调节命令,一方面可能通过垂体内分泌系统使代谢增加和通过运动神经系统使骨骼肌阵缩(寒战),引起产热增加;另一方面通过交感神经系统使皮肤血管和立毛肌收缩,排汗停止,散热减少。这几方面作用使人体产生的热量超过散发的热量,体温升高,引起发热,一直达到体温调定点的新的平衡点。

二、发热的诊断

(一)发热的程度诊断

(1)低热:人体的体温超过正常,但低于38 ℃。

(2)中度热:人体的体温为38.1～39 ℃。

(3)高热:人体的体温为39.1～41 ℃。

(4)过高热:人体的体温超过41 ℃。

（二）发热的分期诊断

1.体温上升期

此期为白细胞介素-1作用于POAH神经元或在脑组织内通过中枢介质引起体温调定点上移,使体温调节中枢对体温重新调节,发出调节命令,再通过代谢增加,骨骼肌阵缩（寒战）,使产热增加;皮肤血管和立毛肌收缩,使散热减少。因此产热超过散热使体温升高。体温升高的方式有骤升和缓升两种。

（1）骤升型:人体的体温在数小时内达到高热或以上,常伴有寒战。

（2）缓升型:人体的体温逐渐上升,在几天内达高峰。

2.高热期

此期为人体的体温达到高峰后的时期,体温调定点已达到新的平衡。

3.体温下降期

此期由于病因已被清除,体温调定点逐渐降到正常,散热超过产热,体温逐渐恢复正常。与体温升高的方式相对应的有两种体温降低的方式。

（1）骤降型:人体的体温在数小时内降到正常,常伴有大汗。

（2）缓降型:人体的体温在几天内逐渐下降到正常。体温骤升和骤降的发热常见疟疾、大叶性肺炎、急性肾盂肾炎和输液反应。体温缓升缓降的发热常见于伤寒和结核。

（三）发热的分类诊断

1.急性发热

发热的时间在2周以内为急性发热。

2.慢性发热

发热的时间超过2周为慢性发热。

（四）发热的热型诊断

把不同时间测得的体温数值分别记录在体温单上,将不同时间测得的体温数值按顺序连接起来,形成体温曲线,这些曲线的形态称热型。

1.稽留热

人体的体温维持在高热和以上水平达几天或几周。常见见大叶性肺炎和伤寒高热期。

2.弛张热

人体的体温在一天内都在正常水平以上,但波动范围在2℃以上。常见见化脓性感染、风湿热、败血症等。

3.间歇热

人体的体温骤升到高峰后维持几小时,再迅速降到正常,无热的间歇时间持续一到数天,反复出现。常见于疟疾和急性肾盂肾炎等。

4.波状热

人体的体温缓升到高热并持续几天后,再缓降到正常,持续几天后再缓升到高热,反复多次。常见于布鲁杆菌病。

5.回归热

人体的体温骤升到高热并持续几天后,再骤降到正常,持续几天后再骤升到高热,反复数次。常见于恶性淋巴瘤和部分恶性组织细胞病等。

6.不规则热

人体的体温可高可低,无规律性。常见于结核病、风湿热等。

三、发热的诊断方法

（一）详细询问病史

1.现病史

（1）起病情况和患病时间：发热的急骤和缓慢,发热持续时间。急性发热常见细菌、病毒、肺炎支原体、立克次体、真菌、螺旋体及寄生虫感染。其他有结缔组织病、急性白血病、药物热等。长期发热的原因,除中枢性原因外,还可包括以下四大类：①感染是长期发热最常见的原因,常见于伤寒、副伤寒、亚急性感染性心内膜炎、败血症、结核病、阿米巴肝病、黑热病、急性血吸虫病等。在各种感染中,结核病是主要原因之一,特别是某些肺外结核,如深部淋巴结结核、肝结核。②造血系统的新陈代谢率较高,有病理改变时易引起发热,如非白血性白血病、深部恶性淋巴瘤、恶性组织细胞病等。③结缔组织疾病如播散性红斑狼疮、结节性多动脉炎、风湿热等,可成为长期发热的疾病。④恶性肿瘤增长迅速,当肿瘤组织崩溃或附加感染时则可引起长期发热,如肝癌、结肠癌等早期常易漏诊。

（2）病因和诱因：常见的有流行性感冒、其他病毒性上呼吸道感染、急性病毒性肝炎、流行性乙型脑炎、脊髓灰质炎、传染性单核细胞增多症、流行性出血热、森林脑炎、传染性淋巴细胞增多症、麻疹、风疹、流行性腮腺炎、水痘、支原体肺炎、肾盂肾炎、胸膜炎、心包炎、腹膜炎、血栓性静脉炎、丹毒、伤寒、副伤寒、亚急性感染性心内膜炎、败血症、结核病、阿米巴肝病、黑热病、急性血吸虫病、钩端螺旋体病、疟疾、丝虫病、旋毛虫病、风湿热、血清病、系统性红斑狼疮、皮肌炎、结节性多动脉炎、急性胰腺炎、急性溶血、急性心肌梗死、恶性淋巴瘤、肉瘤、恶性组织细胞病、痛风发作、甲状腺危象、重度脱水、热射病、脑出血、白塞病、高温下工作等。

（3）伴随症状：有寒战、结膜充血、口唇疱疹、肝大、脾大、淋巴结肿大、出血、关节肿痛、皮疹和昏迷等。发热的伴随症状越多,越有利于诊断或鉴别诊断,所以应尽量问诊和采集发热的全部伴随症状。寒战常见于大叶肺炎、败血症、急性胆囊炎、急性肾盂肾炎、流行性脑脊髓膜炎、疟疾、钩端螺旋体病、药物热、急性溶血或输血反应等。结膜充血多见于麻疹、咽结膜热、流行性出血热、斑疹伤寒、钩端螺旋体病等。口唇单纯疱疹多出现于急性发热性疾病,如大叶肺炎、流行性脑脊髓膜炎、流行性感冒等。淋巴结肿大见于传染性单核细胞增多症、风疹、淋巴结结核、局灶性化脓性感染、丝虫病、白血病、淋巴瘤、转移癌等。

肝大和脾大常见于传染性单核细胞增多症、病毒性肝炎、肝及胆管感染、布鲁杆菌病、疟疾、结缔组织病、白血病、淋巴瘤及黑热病、急性血吸虫病等。出血可见于重症感染及某些急性传染病,如流行性出血热、病毒性肝炎、斑疹伤寒、败血症等；也可见于某些血液病,如急性白血病、重型再生障碍性贫血、恶性组织细胞病等。关节肿痛常见于败血症、猩红热、布鲁杆菌病、风湿热、结缔组织病、痛风等。皮疹常见于麻疹、猩红热、风疹、水痘、斑疹伤寒、风湿热、结缔组织病、药物热等。昏迷发生在发热之后者常见于流行性乙型脑炎、斑疹伤寒、流行性脑脊髓膜炎、中毒性菌痢、中暑等；昏迷发生在发热之前者见于脑出血、巴比妥类中毒等。

2.既往史和个人史

如过去曾患的疾病、有无外伤、做过何种手术、预防接种史和过敏史等。个人经历：如居住地、职业、旅游史和接触感染史等。职业：如工种、劳动环境等。发病地区及季节,对传染病与寄生虫病特别重要。某些寄生虫病如血吸虫病、黑热病、丝虫病等有严格的地区性。斑疹伤寒、回归热、白喉、流行性脑脊髓膜炎等流行于冬春季节;伤寒、乙型脑炎、脊髓灰质炎则流行于夏秋季节;钩端螺旋体病的流行常见于夏收与秋收季节。麻疹、猩红热、伤寒等急性传染病病愈后常有较牢固的免疫力,第二次发病的可能性甚小。中毒型菌痢、食物中毒的患者发病前多有进食不洁饮食史;疟疾、病毒性肝炎可通过输血传染。阿米巴肝病可有慢性痢疾病史。

（二）仔细全面体检

（1）记录体温曲线:每天记录 4 次体温,以此判断热型。

（2）细致、精确、规范、全面和有重点的体格检查。

（三）准确的实验室检查

1.常规检查

血常规、尿常规、大便常规、血沉和肺部 X 线片。

2.细菌学检查

可根据病情取血、骨髓、尿、胆汁、大便和脓液进行培养。

（四）针对性的特殊检查

1.骨髓穿刺和骨髓活检

骨髓穿刺和骨髓活检对血液系统的肿瘤和骨髓转移癌有诊断意义。

2.免疫学检查

免疫球蛋白电泳、类风湿因子、抗核抗体、抗双链 DNA 抗体等。

3.影像学检查

如超声波、计算机体层成像（CT）和磁共振成像（MRI）下摄像仪检查。

4.淋巴结活检

淋巴结活检对淋巴组织增生性疾病的确诊有诊断价值。

5.诊断性探查术

诊断性探查术对经过以上检查仍不能诊断的腹腔内肿块可慎重采用。

四、鉴别诊断

（一）急性发热

急性发热指发热在 2 周以内者。病因主要是感染,其局部定位症状常出现在发热之后。准确的实验室检查和针对性的特殊检查对鉴别诊断有很大的价值。如果发热缺乏定位,白细胞计数不高或减低难以确定诊断的大多为病毒感染。

（二）慢性发热

1.长期发热

长期发热指中高度发热超过 2 周者。常见的病因有四类:感染、结缔组织疾病、肿瘤和恶性血液病。其中以感染多见。

（1）感染:常见的原因有伤寒、副伤寒、结核、败血症、肝脓肿、慢性胆囊炎、感染性心内膜炎、急性血吸虫病、传染性单核细胞增多症、黑热病等。

感染所致发热的特点:①常伴畏寒和寒战。②白细胞计数 $>10 \times 10^9$/L、中性粒细胞 $>80\%$、杆状核粒细胞 $>5\%$,常为非结核感染。③病原学和血清学的检查可获得阳性结果。④抗生素治疗有效。

（2）结缔组织疾病：常见的原因有系统性红斑狼疮、风湿热、皮肌炎、贝赫切特综合征、结节性多动脉炎等。

结缔组织疾病所致发热的特点：①多发于生育期的妇女。②多器官受累，表现多样。③血清中有高滴度的自身抗体。④抗生素治疗无效且易过敏。⑤水杨酸或肾上腺皮质激素治疗有效。

（3）肿瘤：常见于各种恶性肿瘤和转移性肿瘤。肿瘤所致发热的特点：无寒战、抗生素治疗无效、伴进行性消瘦和贫血。

（4）恶性血液病：常见于恶性淋巴瘤和恶性组织细胞病。恶性血液病所致发热的特点：常伴肝大、脾大、全血细胞计数减少和进行性衰竭，抗生素治疗无效。

2.慢性低热

慢性低热指低度发热超过 3 周者，常见的病因有器质性和功能性低热。

（1）器质性低热：①感染，常见的病因有结核、慢性泌尿系统感染、牙周脓肿、鼻旁窦炎、前列腺炎和盆腔炎等。注意进行有关的实验室检查和针对性的特殊检查对鉴别诊断有很大的价值。②非感染性发热，常见的病因有结缔组织疾病和甲亢，凭借自身抗体和毛、爪的检查有助于诊断。

（2）功能性低热：①感染后低热。急性传染病等引起高热在治愈后，由于体温调节中枢的功能未恢复正常，低热可持续数周，反复的体检和实验室检查未见异常。②自主神经功能紊乱。多见于年轻女性，一天内体温波动不超过 0.5 ℃，体力活动后体温不升反降，常伴颜面潮红、心悸、手颤、失眠等。并排除其他原因引起的低热后才能诊断。

第二节 发 绀

一、发绀的概念

发绀是指血液中脱氧血红蛋白增多，使皮肤、黏膜呈青紫色的表现。广义的发绀还包括由异常血红蛋白衍生物（高铁血红蛋白、硫化血红蛋白）所致皮肤黏膜青紫现象。

发绀在皮肤较薄、色素较少和毛细血管丰富的部位如口唇、鼻尖、颊部与甲床等处较为明显，易于观察。

二、发绀的病因、发生机制及临床表现

发绀的原因有血液中还原血红蛋白增多和血液中存在异常血红蛋白衍生物两大类。

（一）血液中还原血红蛋白增多

血液中还原血红蛋白增多是发绀的主要原因。

血液中还原血红蛋白绝对含量增多。还原血红蛋白浓度可用血氧未饱和度表示，正常动脉血氧未饱和度为 5%，静脉内血氧未饱和度为 30%，毛细血管中血氧未饱和度约为前两者的平均数。每 1 g 血红蛋白约与 1.34 mL 氧结合。当毛细血管血液的还原血红蛋白量超过 50 g/L（5 g/dL）时，皮肤黏膜即可出现发绀。

1.中心性发绀

中心性发绀由心、肺疾病导致动脉血氧饱和度（SaO_2）降低引起。发绀的特点是全身性的，除四肢与面颊外,亦见于黏膜(包括舌及口腔黏膜)与躯干的皮肤,但皮肤温暖。中心性发绀又可分为肺性发绀和心性混血性发绀两种。

(1)肺性发绀。①病因:见于各种严重呼吸系统疾病,如呼吸道(喉、气管、支气管)阻塞、肺部疾病(肺炎、阻塞性肺气肿、弥漫性肺间质纤维化、肺淤血、肺水肿、急性呼吸窘迫综合征)和肺血管疾病(肺栓塞、原发性肺动脉高压、肺动静脉瘘)等。②发生机制:由于呼吸功能衰竭,通气或换气功能障碍,肺氧合作用不足,致使体循环血管中还原血红蛋白含量增多而出现发绀。

(2)心性混血性发绀。①病因:见于发绀型先天性心脏病,如法洛(Fallot)四联症、森门格(Eisenmenger)综合征等。②发生机制:心与大血管之间存在异常通道,部分静脉血未通过肺进行氧合作用,即经异常通道分流混入体循环动脉血中,如分流量超过心排血量的 1/3,即可引起发绀。

2.周围性发绀

周围性发绀由周围循环血流障碍所致,发绀特点是常见于肢体末梢与下垂部位,如肢端、耳垂与鼻尖,这些部位的皮肤温度低、发凉,若按摩或加温耳垂与肢端,使其温暖,发绀即可消失。此点有助于与中心性发绀相互鉴别,后者即使按摩或加温,青紫也不消失。此型发绀又可分为淤血性周围性发绀、缺血性周围性发绀和真性红细胞增多症 3 种。

(1)淤血性周围性发绀。①病因:如右心衰竭、渗出性心包炎、心脏压塞、缩窄性心包炎、局部静脉病变(血栓性静脉炎、上腔静脉综合征、下肢静脉曲张)等。②发生机制:由体循环淤血、周围血流缓慢,氧在组织中被过多摄取所致。

(2)缺血性周围性发绀。①病因:常见于重症休克。②发生机制:由于周围血管痉挛收缩,心排血量减少,循环血容量不足,血流缓慢,周围组织血流灌注不足、缺氧,致皮肤黏膜呈青紫、苍白。③局部血液循环障碍:如血栓闭塞性脉管炎、雷诺病、肢端发绀症、冷球蛋白血症、网状青斑、严重受寒等,由于肢体动脉阻塞或末梢小动脉强烈痉挛、收缩,可引起局部冰冷、苍白与发绀。

(3)真性红细胞增多症:所致发绀亦属周围性,除肢端外,口唇亦可发绀。其发生机制是红细胞过多,血液黏稠,致血流缓慢,周围组织摄氧过多,还原血红蛋白含量增高。

3.混合性发绀

中心性发绀与周围性发绀并存,可见于心力衰竭(左心衰竭、右心衰竭和全心衰竭),由肺淤血或支气管-肺病变,血液在肺内氧合不足,周围血流缓慢,毛细血管内血液脱氧过多所致。

(二) 异常血红蛋白衍化物

血液中存在着异常血红蛋白衍化物(高铁血红蛋白、硫化血红蛋白),较少见。

1.药物或化学物质中毒所致的高铁血红蛋白血症

(1)发生机制:由于血红蛋白分子的二价铁被三价铁取代,致使失去与氧结合的能力,当血液中高铁血红蛋白含量达 30 g/L 时,即可出现发绀。此种情况通常由伯氨喹、亚硝酸盐、氯酸钾、碱式硝酸铋、磺胺类、苯丙砜、硝基苯、苯胺等中毒引起。

(2)临床表现:其发绀特点是急骤出现,暂时性,病情严重,经过氧疗青紫不减,抽出的静脉血呈深棕色,暴露于空气中也不能转变成鲜红色,若静脉注射亚甲蓝溶液、硫代硫酸钠或大剂量维生素 C,均可使青紫消退。分光镜检查可证明血中高铁血红蛋白的存在。由于大量进食含有亚硝酸盐的变质蔬菜而引起的中毒性高铁血红蛋白血症,也可出现发绀,称"肠源性青紫症"。

2.先天性高铁血红蛋白血症

患者自幼即有发绀,有家族史,而无心肺疾病及引起异常血红蛋白的其他原因,身体健康状况较好。

3.硫化血红蛋白血症

(1)发生机制:硫化血红蛋白并不存在于正常红细胞中。凡能引起高铁血红蛋白血症的药物或化学物质也能引起硫化血红蛋白血症,但患者须同时有便秘或服用硫化物(主要为含硫的氨基酸),在肠内形成大量硫化氢,此为先决条件。所服用的含氮化合物或芳香族氨基酸则起触媒作用,使硫化氢作用于血红蛋白,而生成硫化血红蛋白,当血中含量达 5 g/L 时,即可出现发绀。

(2)临床表现:发绀的特点是持续时间长,可达几个月或更长时间,因硫化血红蛋白一经形成,无论在体内或体外均不能恢复为血红蛋白,而红细胞寿命仍正常;患者血液呈蓝褐色,分光镜检查可确定硫化血红蛋白的存在。

三、发绀的伴随症状

(一)发绀伴呼吸困难

发绀伴呼吸困难常见于重症心、肺疾病,急性呼吸道阻塞,气胸;先天性高铁血红蛋白血症和硫化血红蛋白血症虽有明显发绀,但一般无呼吸困难。

(二)发绀伴杵状指(趾)

病程较长后出现,主要见于发绀型先天性心脏病及某些慢性肺内部疾病。

(三)急性起病伴意识障碍和衰竭

急性起病伴意识障碍和衰竭见于某些药物或化学物质急性中毒、休克、急性肺部感染等。

第三节　呼吸困难

正常人平静呼吸时,其呼吸运动无须费力,也不易察觉。呼吸困难尚无公认的明确定义,通常是指伴随呼吸运动所出现的主观不适感,如感到空气不足、呼吸费劲等。体格检查时可见患者用力呼吸,辅助呼吸肌参加呼吸运动,如张口抬肩,并可出现呼吸频率、深度和节律的改变。严重呼吸困难时,可出现鼻翼翕动、发绀,患者被迫采取端坐位。许多疾病可引起呼吸困难,如呼吸系统疾病、心血管疾病、神经肌肉疾病、肾脏疾病、内分泌疾病(包括妊娠)、血液系统疾病、类风湿疾病以及精神情绪改变等。正常人运动量大时也会出现呼吸困难。

一、呼吸困难的临床类型

(一)肺源性呼吸困难

肺源性呼吸困难的两个主要原因是肺或胸壁顺应性降低引起的限制性缺陷和气流阻力增加引起的阻塞性缺陷。限制性呼吸困难的患者(如肺纤维化或胸廓变形)在休息时可无呼吸困难,但当活动使肺通气接近其最大受限的呼吸能力时,就有明显的呼吸困难。阻塞性呼吸困难的患者(如阻塞性肺气肿或哮喘),即使在休息时也可因努力增加通气而致呼吸困难,且呼吸费力而缓慢,尤其是在呼气时。尽管详细询问呼吸困难感觉的特性和类型有助于鉴别限制性和阻塞性呼吸困难,然而这些肺功能缺陷常是混合的,呼吸困难可显示出混合和过渡的特征。体格检查和肺功能测定可补充得之于病史的详细信息。体格检查有助于显示某些限制性呼吸困难的原因(如胸腔积液、气胸),肺气肿和哮喘的体征有助于确定其基础的阻塞性肺病的性质和严重程度。肺功能检查可提供限制性或气流阻塞存在的数据,可与正常值或同一患者不同时期的数据做比较。

(二)心源性呼吸困难

在心力衰竭早期,心排血量不能满足活动期间的代谢增加,因而组织和大脑酸中毒使呼吸运动大大增强,患者过度通气。各种反射因素,包括肺内牵张感受器,也可促成过度通气,患者气短,常伴有乏力、窒息感或胸骨压迫感。其特征是"劳力性呼吸困难",即在体力运动时发生或加重,休息或安静状态时缓解或减轻。

在心力衰竭后期,肺充血水肿,僵硬的肺脏通气量降低,通气用力增加。反射因素,特别是肺泡-毛细血管间隔内毛细血管旁感受器,有助于肺通气的过度增加。心力衰竭时,循环缓慢是主要原因,呼吸中枢酸中毒和低氧起重要作用。端坐呼吸是在患者卧位时发生的呼吸不舒畅,迫使患者取坐位。其原因是卧位时回流入左心的静脉血增加,而衰竭的左心不能承受这种增加的前负荷,其次是卧位时呼吸用力增加。端坐呼吸有时发生于其他心血管疾病,如心包积液。急性左心功能不全,患者常表现为阵发性呼吸困难。其特点是多在夜间熟睡时,因呼吸困难而突然憋醒,胸部有压迫感,被迫坐起,用力呼吸。轻者短时间后症状消失,称为夜间阵发性呼吸困难。病情严重者,除端坐呼吸外,尚可有冷汗、发绀、咳嗽、咳粉红色泡沫样痰,心率加快,两肺出现哮鸣音、湿性啰音,称为心源性哮喘。它是由各种心脏病发生急性左心功能不全,导致急性肺水肿所致。

(三)中毒性呼吸困难

糖尿病酸中毒产生一种特殊的深大呼吸类型,然而,由于呼吸能力储存完好,故患者很少主诉呼吸困难。尿毒症患者由于酸中毒、心力衰竭、肺水肿和贫血联合作用造成严重气喘,患者可主诉呼吸困难。急性感染时呼吸加快,是由于体温增高及血中毒性代谢产物刺激呼吸中枢引起的。吗啡、巴比妥类药物急性中毒时,呼吸中枢受抑制,使呼吸缓慢,严重时出现潮式呼吸或间停呼吸。

(四)血源性呼吸困难

由于红细胞携氧量减少,血含氧量减低,引起呼吸加快,常伴有心率加快。发生于大出血时的急性呼吸困难是一个需立即输血的严重指征。呼吸困难也可发生于慢性贫血,除非极度贫血,否则呼吸困难仅发生于活动期间。

(五)中枢性呼吸困难

颅脑疾病或损伤时,呼吸中枢受到压迫或供血减少,功能降低,可出现呼吸频率和节律的改变。病损位于间脑及中脑上部时出现潮式呼吸;中脑下部与脑桥上部受累时出现深快均匀的中枢型呼吸;脑桥下部与延髓上部病损时出现间停呼吸;累及延髓时出现缓慢不规则的延髓型呼吸,这是中枢呼吸功能不全的晚期表现;叹气样呼吸或抽泣样呼吸常为呼吸停止的先兆。

(六)精神性呼吸困难

癔症时,其呼吸困难主要特征为呼吸浅表频速,患者常因过度通气而发生胸痛、呼吸性碱中毒,易出现手足搐搦症。

二、呼吸困难的诊断思维

根据呼吸困难多种多样的临床表现可引导出对某些疾病的诊断思维。以下可供参考。

（一）呼吸频率

每分钟呼吸超过 24 次称为呼吸频率加快,见于呼吸系统疾病、心血管疾病、贫血、发热等。每分钟呼吸少于 10 次称为呼吸频率减慢,是呼吸中枢受抑制的表现,见于安眠药物中毒、颅内压增高、尿毒症、肝性脑病等。

（二）呼吸深度

呼吸加深见于糖尿病及尿毒症酸中毒;呼吸变浅见于肺气肿、呼吸肌麻痹及镇静剂过量。

（三）呼吸节律

潮式呼吸和间停呼吸见于中枢神经系统疾病和脑部血液循环障碍如颅内压增高、脑炎、脑膜炎、颅脑损伤、尿毒症、糖尿病昏迷、心力衰竭、高山病等。

（四）年龄性别

儿童呼吸困难应多注意呼吸道异物、先天性疾病、急性感染等;青壮年则应想到胸膜疾病、风湿性心脏病、结核;老年人应多考虑冠状动脉粥样硬化性心脏病（简称"冠心病"）、肺气肿、肿瘤等。癔症性呼吸困难较多见于年青女性。

（五）呼吸时限

吸气性呼吸困难多见于上呼吸道不完全阻塞如异物、喉水肿、喉癌等,也见于肺顺应性降低的疾病如肺间质纤维化、广泛炎症、肺水肿等。呼气性呼吸困难多见于下呼吸道不完全阻塞,如慢性支气管炎、支气管哮喘、肺气肿等。大量胸腔积液、大量气胸、呼吸肌麻痹、胸廓限制性疾病则呼气、吸气均感困难。

（六）起病缓急

呼吸困难缓起者包括心肺慢性疾病,如肺结核、尘肺、肺气肿、肺肿瘤、肺纤维化、冠心病、先心病等。呼吸困难发生较急者有肺水肿、肺不张、呼吸系统急性感染、迅速增长的大量胸腔积液等。突然发生严重呼吸困难者有呼吸道异物、张力性气胸、大块肺梗死、成人呼吸窘迫综合征等。

（七）患者姿势

端坐呼吸见于充血性心力衰竭患者;一侧大量胸腔积液患者常喜卧向患侧;重度肺气肿患者常静坐而缓缓吹气;心肌梗死患者常叩胸作痛苦貌。

（八）劳力活动

劳力性呼吸困难是左心衰竭的早期症状,肺尘埃沉着症、肺气肿、肺间质纤维化、先天性心脏病往往也以劳力性呼吸困难为早期表现。

（九）职业环境

接触各类粉尘的职业是诊断尘肺的基础;饲鸽者、种蘑菇者发生呼吸困难时应考虑外源性过敏性肺泡炎。

（十）伴随症状

伴咳嗽、发热者考虑支气管-肺部感染;伴神经系统症状者注意脑及脑膜疾病或转移性肿瘤;伴霍纳（Horner）综合征者考虑肺尖瘤;伴上腔静脉综合征者考虑纵隔肿块;触及颈部皮下气肿时立即想到纵隔气肿。

第四节　咳嗽与咳痰

咳嗽是一种保护性反射动作,借以将呼吸道的异物或分泌物排出。但长期、频繁、剧烈的咳嗽影响工作与休息,则失去其保护性意义,属于病理现象。咳痰是凭借咳嗽动作将呼吸道内病理性分泌物或渗出物排出口腔的病态现象。

一、咳嗽常见病因

咳嗽常见病因主要为呼吸道与胸膜疾病。

(一)呼吸道疾病

从鼻咽部到小支气管整个呼吸道黏膜受到刺激时均可引起咳嗽,而刺激效应以喉部构状间腔和气管分叉部的黏膜最敏感。呼吸道各部位受到刺激性气体、烟雾、粉尘、异物、炎症、出血、肿瘤等刺激时均可引起咳嗽。

(二)胸膜疾病

胸膜炎、胸膜间皮瘤、胸膜受到损伤或刺激(如自发性或外伤性气胸、血胸、胸膜腔穿刺)等均可引起咳嗽。

(三)心血管疾病

如二尖瓣狭窄或其他原因所致左心功能不全引起的肺淤血与肺水肿,或因右心或体循环静脉栓子脱落引起肺栓塞时,肺泡及支气管内有漏出物或渗出物,刺激肺泡壁及支气管黏膜,出现咳嗽。

(四)胃食管反流病

胃反流物对食管黏膜的刺激和损伤,少数患者以咳嗽与哮喘为首发或主要症状。

(五)神经精神因素

呼吸系统以外器官的刺激经迷走、舌咽和三叉神经与皮肤的感觉神经纤维传入,经喉下、膈神经与脊神经分别传到咽、声门、膈等,引起咳嗽;神经官能症,如习惯性咳嗽、癔症等。

二、咳痰的常见病因

咳痰主要见于呼吸系统疾病,如急慢性支气管炎、支气管哮喘、支气管肺癌、支气管扩张、肺部感染(包括肺炎、肺脓肿等)、肺结核、过敏性肺炎等。另外,还有心功能不全所致肺淤血、肺水肿以及白血病、风湿热等所致的肺浸润等。

三、咳嗽的临床表现

为判断其临床意义,应注意详细了解下述内容。

(一)咳嗽的性质

咳嗽无痰或痰量甚少,称为干性咳嗽,常见于急性咽喉炎、支气管炎的初期、胸膜炎、轻症肺结核等。咳嗽伴有痰液时,称为湿性咳嗽,常见于肺炎、慢性支气管炎、支气管扩张、肺脓肿及空洞型肺结核等疾病。

（二）咳嗽出现的时间与规律

突然出现的发作性咳嗽，常见于吸入刺激性气体所致急性咽喉炎与气管-支气管炎、气管与支气管异物、百日咳、支气管内膜结核、气管或气管分叉部受压迫刺激等。长期慢性咳嗽，多见于呼吸道慢性病，如慢性支气管炎、支气管扩张、肺脓肿和肺结核等。

周期性咳嗽可见于慢性支气管炎或支气管扩张，且往往于清晨起床或夜晚卧下时（体位改变时）咳嗽加剧；卧位咳嗽比较明显的可见于慢性左心功能不全；肺结核患者常有夜间咳嗽。

（三）咳嗽的音色

音色指咳嗽声音的性质和特点。

（1）咳嗽声音嘶哑：多见于喉炎、喉结核、喉癌和喉返神经麻痹等。

（2）金属音调咳嗽：见于纵隔肿瘤、主动脉瘤或支气管癌、淋巴瘤、结节病压迫气管等。

（3）阵发性连续剧咳伴有高调吸气回声（犬吠样咳嗽）：见于百日咳、会厌、喉部疾病和气管受压等。

（4）咳嗽无声或声音低微：可见于极度衰弱的患者或声带麻痹。

四、痰的性状及临床意义

痰的性质可分为黏液性、浆液性、脓性、黏液脓性、血性等。急性呼吸道炎症时痰量较少，多呈黏液性或黏液脓性；慢性阻塞性肺疾病时，多为黏液泡沫痰，当痰量增多且转为脓性，常提示急性加重；支气管扩张、肺脓肿、支气管胸膜瘘时痰量较多，清晨与晚睡前增多，且排痰与体位有关，痰量多时静置后出现分层现象，上层为泡沫、中层为浆液或浆液脓性、底层为坏死组织碎屑；肺炎链球菌肺炎可咳铁锈色痰；肺厌氧菌感染，脓痰有恶臭味；阿米巴性肺脓肿咳巧克力色痰；肺水肿咳粉红色泡沫痰；肺结核、肺癌常咳血痰；黄绿色或翠绿色痰，提示铜绿假单胞菌感染；痰白黏稠、牵拉成丝难以咳出，提示有白色念珠菌感染。

五、咳嗽与咳痰的伴随症状

（1）咳嗽伴发热：见于呼吸道（上、下呼吸道）感染、胸膜炎、肺结核等。

（2）咳嗽伴胸痛：多见于肺炎、胸膜炎、自发性气胸、肺梗死和支气管肺癌。

（3）咳嗽伴呼吸困难：见于喉炎、喉水肿、喉肿瘤、支气管哮喘、重度慢性阻塞性肺疾病、重症肺炎和肺结核、大量胸腔积液、气胸、肺淤血、肺水肿、气管与支气管异物等。呼吸困难严重时引起动脉血氧分压降低（缺氧），出现发绀。

（4）咳嗽伴大量脓痰：见于支气管扩张症、肺脓肿、肺囊肿合并感染和支气管胸膜瘘等。

（5）咳嗽伴咯血：多见于肺结核、支气管扩张、支气管肺癌、二尖瓣狭窄、肺含铁血黄素沉着症、肺出血肾炎综合征等。

（6）慢性咳嗽伴杵状指（趾）：主要见于支气管扩张、肺脓肿、支气管肺癌和脓胸等。

（7）咳嗽伴哮鸣音：见于支气管哮喘、慢性支气管炎喘息型、弥漫性支气管炎、心源性哮喘、气管与支气管异物、支气管肺癌引起气管与大气管不完全阻塞等。

（8）咳嗽伴剑突下烧灼感、反酸、饭后咳嗽明显：提示为胃-食管反流性咳嗽。

第五节 恶心、呕吐

一、概述

恶心、呕吐是临床上最常见的症状之一。恶心是一种特殊的主观感觉,表现为胃部不适和胀满感,常为呕吐的前奏,多伴有流涎与反复的吞咽动作。呕吐是一种胃的反射性强力收缩,通过胃、食管、口腔、膈肌和腹肌等部位的协同作用,能迫使胃内容物由胃食管经口腔急速排出体外。恶心、呕吐可由多种迥然不同的疾病和病理生理机制引起。两者可或不相互伴随。

二、病因

恶心、呕吐的病因很广泛,包括多方面因素,几乎涉及各个系统。

（一）感染

急性病毒性胃肠炎、急性细菌性胃肠炎、急性病毒性肝炎、急性阑尾炎、胆囊炎、腹膜炎、急性输卵管炎、盆腔炎等。

（二）腹腔其他脏器疾病

1.脏器疼痛

胰腺炎、胆石症、肾结石、肠缺血、卵巢扭转。

2.胃肠道梗阻

幽门梗阻。

3.溃疡病、胃癌、腔外肿物压迫

胃及十二指肠溃疡、十二指肠梗阻、十二指肠癌、胰腺癌、肠粘连、肠套叠、克罗恩病、肠结核、肠道肿瘤、肠蛔虫、肠扭转、肠系膜上动脉压迫综合征、输出襻综合征;胃肠动力障碍(糖尿病胃轻瘫、非糖尿病胃轻瘫)、假性肠梗阻(结缔组织病、糖尿病性肠神经病、肿瘤性肠神经病、淀粉样变等)。

（三）内分泌代谢性疾病

低钠血症、代谢性酸中毒、营养不良、维生素缺乏症、糖尿病酸中毒、甲状腺功能亢进、甲状腺功能低下、甲状旁腺功能亢进症、垂体功能低下、肾上腺功能低下、各种内分泌危象、尿毒症等。

（四）神经系统疾病

中枢神经系统感染(脑炎、脑膜炎)、脑瘤、脑供血不足、脑出血、颅脑外伤。

（五）药物等理化因素

麻醉剂、洋地黄类、化学治疗(以下简称"化疗")药物、抗生素、多巴胺受体激动剂、非甾体抗炎药、茶碱、乙醇、放射线等。

（六）精神性呕吐

神经性多食、神经性厌食。

（七）前庭疾病

晕动症、梅尼埃病、内耳迷路炎。

（八）妊娠呕吐

妊娠剧吐、妊娠期急性脂肪肝。

（九）其他

心肺疾病（心肌梗死、肺梗死、高血压、急性肺部感染、肺源性心脏病）、泌尿系疾病（急性肾炎、急性肾盂肾炎、尿毒症）、周期性呕吐、术后恶心和呕吐、青光眼等。

三、发病机制

恶心是人体一种神经精神活动，多种因素可引起恶心，如内脏器官疼痛、颅内高压、迷路刺激、某些精神因素等。恶心发生时，胃蠕动减弱或消失，排空延缓，十二指肠及近端空肠紧张性增加，出现逆蠕动，导致十二指肠内容物反流至胃内。恶心常是呕吐的前兆。

呕吐是一种复杂的病理生理反射过程。反射通路包括以下几个。

（一）信息传入

由自主神经传导（其中迷走神经纤维较交感神经纤维起的作用大）。

（二）呕吐反射中枢

目前认为中枢神经系统的两个区域与呕吐反射密切相关。一是延髓呕吐中枢，二是化学感受器触发区（CTZ）。通常把内脏神经末稍传来的冲动，引起的呕吐称为反射性呕吐，把 CTZ 受刺激后引起的呕吐称为中枢性呕吐。延髓呕吐中枢位于延髓外侧网状结构背外侧，迷走神经核附近，主要接受来自消化道和内脏神经、大脑皮质、前庭器官、视神经、痛觉感受器和 CTZ 的传入冲动。化学感受器触发区（CTZ）位于第四脑室底部的后极区，为双侧性区域，有密集多巴胺受体。多巴按受体在 CTZ 对呕吐介导过程中起重要作用，因为应用阿扑吗啡、左旋多巴、溴隐亭等多巴胺受体激动剂可引起呕吐，而其拮抗剂、甲氧氯普胺、吗丁啉等药物有止呕作用。化学感受器触发区的 5-羟色胺、去甲肾上腺素、神经胺物质等也可能参与呕吐反射过程。CTZ 主要接受来自血液循环中的化学等方面的呕吐刺激信号，并发出引起呕吐反应的神经冲动。但 CTZ 本身不能直接引起呕吐，必须在延髓呕吐中枢完整及其介导下才能引起呕吐，但两者的关系尚不明了。CTZ 位于血-脑屏障之外，许多药物或代谢紊乱均可作用于 CTZ。麻醉剂类药物、麦角衍生物类药物、吐根糖浆等及体内某些多肽物质如甲状腺激素释放激素、P 物质、血管紧张素、促胃液素、加压素、血管肠肽等均作用于 CTZ，引起恶心呕吐。此外，某些疾病如尿毒症、低氧血症、酮症酸中毒、放射病、晕动症等引起的恶心和呕吐也与 CTZ 有关。

（三）传出神经

传出神经包括迷走神经、交感神经、体神经和脑神经。上述传出神经将呕吐信号传至各效应器官，引起恶心、呕吐过程，呕吐开始时，幽门口关闭，胃内容物不能排到十二指肠。同时，贲门口松弛，贲门部上升，腹肌、膈肌和肋间肌收缩，胃内压及腹内压增高，下食管括约肌松弛，导致胃内容排出体外。

四、诊断

恶心、呕吐的病因广泛，正确的诊断有赖于详尽的病史以及全面的体检和有针对性的实验室检查。

（一）病史

1.呕吐的伴随症状

呕吐伴发热者，须注意急性感染。呕吐伴有不洁饮食或同食者集体发病者，应考虑食物或药物中毒。呕吐伴胸痛常见于急性心肌梗死或急性肺梗死等。呕吐伴有腹痛者,常见于腹腔脏器炎症、梗阻和破裂。腹痛于呕吐后暂时缓解者,提示消化性溃疡、急性胃炎及胃肠道梗阻疾病。呕吐后腹痛不能缓解者,常见于胆管疾病、泌尿系统疾病、急性胰腺炎等。呕吐伴头痛,除考虑颅内高压的疾病外,还应考虑偏头痛、鼻炎、青光眼及屈光不正等疾病。呕吐伴眩晕,应考虑前庭、迷路疾病、基底-椎动脉供血不足、小脑后下动脉供血不足以及某些药物(如氨基糖苷类抗生素)引起的颅神经损伤。

2.呕吐的方式和特征

喷射性呕吐多见于颅内炎症、水肿出血、占位性病变、脑膜炎症粘连等所致颅内压增高,通常不伴有恶心。此外,青光眼和第Ⅷ对颅神经病变也可出现喷射性呕吐。呕吐不费力,餐后即发生,呕吐物量少,见于精神性呕吐。

应注意呕吐物的量、性状和气味等。呕吐物量大,且含有腐烂食物提示幽门梗阻、胃潴留、胃轻瘫及回肠上段梗阻等。呕吐物为咖啡样或血性,见于上消化道出血;含有未完全消化的食物则提示食管性呕吐(贲门失弛缓症、食管癌等)和神经性呕吐;含有胆汁者,常见于频繁剧烈呕吐、十二指肠乳头以下的十二指肠或小肠梗阻、胆囊炎、胆石症及胃大部切除术后等,有时见于妊娠剧吐、晕动症。呕吐物有酸臭味者,说明为胃内容物。有粪臭味提示小肠低位梗阻、麻痹性肠梗阻、结肠梗阻、回盲瓣关闭不全或胃结肠瘘等。

3.呕吐和进食的时相关系

进食过程或进食后早期发生呕吐常见于幽门管溃疡或精神性呕吐;进食后期或积数餐后呕吐,见于幽门梗阻、肠梗阻、胃轻瘫或肠系膜上动脉压迫导致十二指肠淤积。晨间呕吐多见于妊娠呕吐,有时亦见于尿毒症、慢性酒精中毒和颅内高压症等。

4.药物或放射线接触史

易引起呕吐的常用药物有抗生素、洋地黄、茶碱、化疗药物、麻醉剂、乙醇等。深部射线治疗,镭照射治疗和^{60}Co照射治疗亦常引起恶心、呕吐。

5.其他

呕吐可为许多系统性疾病的表现之一,包括糖尿病、甲状腺功能亢进或减退、肾上腺功能减退等内分泌疾病,硬皮病等结缔组织病,脑供血不足、脑出血、脑瘤、脑膜炎、脑外伤等中枢神经疾病,尿毒症等肾脏疾病。

(二)体格检查

1.一般情况

应注意神志、营养状态、脱水、循环衰竭、贫血及发热等。

2.腹部伴症

应注意胃型、胃蠕动波、振水音等幽门梗阻表现;肠鸣音亢进、肠型等急性肠梗阻表现;腹肌紧张、压痛、反跳痛等急腹症表现。此外,还应注意有无腹部肿块、疝气等。

3.其他

眼部检查注意眼球震颤、眼压测定、眼底有无视盘水肿等;有无病理反射及腹膜刺激征等。

(三)辅助检查

辅助检查主要包括与炎症、内分泌代谢及水盐电解质代谢紊乱等有关的实验室检查。必要时可做 CT、MRI、B超、胃镜等特殊检查以确定诊断。

五、鉴别诊断

(一)急性感染

急性胃肠炎有许多病因,常见的有细菌感染、病毒感染、化学性和物理性刺激,过敏因素和应激因素作用等,其中急性非伤寒性沙门菌感染是呕吐的常见原因。急性胃肠炎所引起的呕吐常伴有发热、头痛、肌痛、腹痛、腹泻等。另外,恶心、呕吐也是急性病毒性肝炎的前驱症状。某些病毒感染可引起流行性呕吐。其主要的临床特征有突然出现频繁的恶心、呕吐,多于早晨发生,常伴有头晕、头痛、肌肉酸痛、出汗等。该病恢复较快,通常10天左右呕吐停止,但3周后有可能复发。

(二)脏器疼痛所致恶心、呕吐

脏器疼痛所致恶心、呕吐属反射性呕吐,如急性肠梗阻、胆管结石、输尿管结石、肠扭转、卵巢囊肿扭转等。急性内脏炎症(阑尾炎、胰腺炎、胆囊炎、憩室炎、腹膜炎、重症克罗恩病及溃疡性结肠炎等)常伴有恶心、呕吐。患者多有相应的体征,如腹肌紧张、压痛、反跳痛、肠鸣音变化等。实验室检查可见白细胞计数升高,有的患者血清淀粉酶升高(胰腺炎)或胆红素升高(胆石症)。

(三)机械性梗阻

1.幽门梗阻

急性幽门管或十二指肠球部溃疡可使幽门充血水肿、括约肌痉挛引起幽门梗阻,表现为恶心、呕吐、腹痛。呕吐于进食早期(餐后3~4小时)发生,呕吐后腹痛缓解。经抗溃疡治疗及控制饮食后,恶心、呕吐症状可消失。慢性十二指肠溃疡瘢痕引起的幽门梗阻表现为进食后上腹部饱胀感,迟发性呕吐,呕吐物量大、酸臭、可含隔夜食物。上腹部可见扩张的胃型和蠕动波并可闻及振水音。胃窦幽门区晚期肿瘤也可引起幽门梗阻,表现为恶心、呕吐、食欲缺乏、贫血、消瘦、乏力、上腹疼痛等。

2.十二指肠压迫或狭窄

引起十二指肠狭窄的病变有十二指肠癌、克罗恩病、肠结核等,引起腔外压迫的疾病有胰头、胰体癌及肠系膜上动脉压迫综合征。这类呕吐的特点是餐后迟发性呕吐,伴有上腹部饱胀不适,有时伴有上腹部痉挛性疼痛,呕吐物中常含胆汁,呕吐后腹部症状迅速缓解。肠系膜上动脉压迫综合征,多发生于近期消瘦、卧床、脊柱前凸患者,前倾位或胸膝位时呕吐可消失;胃肠造影示十二指肠水平部中线右侧呈垂直性锐性截断,胃及近端十二指肠扩张,患者有时需做松解或短路手术。

3.肠梗阻

肠腔的肿瘤、结核及克罗恩病等,或肠外粘连压迫均可引起肠道排空障碍,导致肠梗阻。常表现为腹痛、腹胀、恶心、呕吐和肛门停止排便排气。呕吐反复发作,较剧烈。早期呕吐物为食物、胃液或胆汁,之后呕吐物呈棕色或浅绿色,晚期呈粪质样,带恶臭味。呕吐后腹痛常无明显减轻。检查可见肠型,压痛明显,可扪及包块,肠鸣音亢进。结合腹部X线平片等检查,可做出诊断。

(四)内分泌或代谢性疾病

许多内分泌疾病可出现恶心、呕吐,如胃轻瘫、结缔组织病性甲亢危象、甲低危象、垂体肾上腺危象、糖尿病酸中毒等。低钠血症可以反射性地引起恶心、呕吐,另外,恶心、呕吐常出现于尿

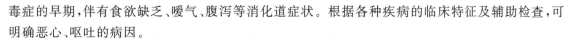

毒症的早期,伴有食欲缺乏、嗳气、腹泻等消化道症状。根据各种疾病的临床特征及辅助检查,可明确恶心、呕吐的病因。

（五）药物性呕吐

药物是引起恶心、呕吐的最常见原因之一,药物或及其代谢产物,一方面可通过刺激 CTZ 受体(如多巴胺受体),由此产生冲动并传导至呕吐中枢而引起恶心、呕吐,如化疗药物、麻醉药物、洋地黄类药物等;另一方面可刺激胃肠道,使胃肠道神经兴奋并发出冲动,传入呕吐中枢,引起呕吐中枢兴奋,出现恶心、呕吐,如部分化疗药物、非甾体抗炎药及某些抗生素等。

（六）中枢神经系统疾病

脑血管病、颈椎病及各种原因所致的颅内压增高均可引起恶心、呕吐。

1.脑血管病

常见疾病有偏头痛和基-椎底动脉供血不足。偏头痛可能与 5-羟色胺、缓激肽等血管活性物质引起血管运动障碍有关。常见的诱因有情绪激动、失眠、饮酒及过量吸烟等。主要临床表现为阵发性单侧头痛,呕吐常呈喷射状,呕吐胃内容物,呕吐后头痛可减轻,还伴有面色苍白、出冷汗、视觉改变及嗜睡等症状,应用麦角衍生物制剂可迅速缓解症状。椎-基底动脉供血不足也可出现恶心、呕吐,且有眩晕、视力障碍、共济失调、头痛、意识障碍等表现。

2.颅内压增高

脑血管破裂或阻塞,中枢神经系统感染(如急性脑炎、脑膜炎)和颅内肿瘤均可引起颅内压增高而出现呕吐,其特点为呕吐前常无恶心或仅有轻微恶心,呕吐呈喷射状且与饮食无关,呕吐物多为胃内容物,常伴有剧烈头痛和不同程度的意识障碍,呕吐后头痛减轻不明显。脑血管病变常出现剧烈头痛、呕吐、意识障碍、偏瘫等;颅内感染者除头痛、呕吐外,还伴有畏寒、发热,严重者可出现神志、意识障碍。脑肿瘤的呕吐常在头痛剧烈时发生,呕吐后头痛可暂时减轻,常伴有不同程度颅神经损害的症状。

（七）妊娠呕吐

恶心、呕吐是妊娠期最常见的临床表现之一,50％～90％的妊娠妇女有恶心,25％～55％的孕妇出现呕吐。恶心、呕吐常发生于妊娠的早期,于妊娠 15 周后消失。呕吐多见于早晨空腹时,常因睡眠紊乱、疲劳、情绪激动等情况而诱发。孕妇若为第一次怀孕,更易出现呕吐。妊娠呕吐一般不引起水电解质平衡或营养障碍,也不危及孕妇和胎儿的安全和健康。约 3.5％的妊娠妇女有妊娠剧吐,可引起严重的水电解质紊乱和酮症酸中毒。妊娠剧吐较易发生于多胎妊娠、葡萄胎及年轻而精神状态欠稳定的妇女。关于妊娠呕吐的发生机制目前尚不清楚,可能与内分泌因素和精神因素有关。

（八）精神性呕吐

精神性呕吐常见于年轻女性,有较明显的精神心理障碍,包括神经性呕吐、神经性厌食和神经性多食。其特点为呕吐发作与精神受刺激密切相关。呕吐常发生于进食开始或进食结束时,无恶心,呕吐不费力,呕吐物不多,常为食物或黏液,吐毕又可进食,患者可自我控制或诱发呕吐。除少数神经性厌食者因惧怕或拒绝进食可有极度消瘦和营养不良、闭经外,许多神经性呕吐患者食欲及营养状态基本正常。有时患者甚至多食导致营养过剩。

（九）内耳前庭疾病

内耳前庭疾病所致恶心、呕吐的特点是呕吐突然发作,较剧烈,有时呈喷射状,多伴眩晕、头痛、耳鸣、听力下降等。常见疾病有晕动症、迷路炎和梅尼埃病等。

晕动症主要临床表现为头晕、恶心、呕吐等。恶心常较明显,呕吐常于头晕后发生,多呈喷射状,并伴上腹部不适、出冷汗、面色苍白、流涎等。晕动症的发生机制尚不清楚,可能是由某些因素刺激内耳前庭部,反射性引起呕吐中枢兴奋所致。迷路炎是急慢性中耳炎的常见并发症,主要临床表现除恶心、呕吐外,还伴有发作性眩晕、眼球震颤等。梅尼埃病最突出的临床表现为发作性旋转性眩晕,伴恶心、呕吐、耳鸣、耳聋、眼球震颤等。呕吐常于眩晕后发生,可呈喷射状,呕吐后眩晕无明显减轻,可有团块样堵塞感,但往往不能明确指出具体部位,且进食流质或固体食物均无困难,这类患者常伴有神经官能症的其他症状。

第二章

内科疾病常用检查

第一节 脑电图检查

和其他各种生理指标的正常值一样,正常脑电图是一个统计学的概念,即在健康人群中脑电图的各项指标在 95% 的可信范围之内属于正常脑电图,偏离此范围则为异常脑电图。但无论是从统计学角度还是在临床实践中,都有少数正常人的脑电图在 95% 的可信范围之外,或在中枢神经系统异常的患者中出现正常脑电图。

正常脑电图是基于特定年龄、精神状态、部位和出现方式等要素而做出判断的,同样的图形如偏离了这些要素,则可能成为异常图形,例如成年人在清醒闭眼状态下,枕区出现 10 Hz 的 α 节律为正常图形,但同样的图形如出现在睡眠期,或出现在额区,或出现在婴幼儿期,则可能为不正常。所以对每一份脑电图记录都需要综合多种因素进行分析才能做出正确的判断。

一、正常清醒期脑电图形

（一）后头部 α 节律

1.定义

α 节律是清醒状态下出现在后头部的 8～13 Hz 的节律,一般在枕区电压最高,波幅可变动,但在成人常低于 50 μV,闭眼且精神放松状态下容易出现,注意力集中,特别是视觉注意和积极的精神活动可使其阻滞(图 2-1)。出现在其他部位或其他状态下的 α 频带的节律不是严格意义上的 α 节律,如中央区(Rolandic 区)的 μ 节律、睡眠期的纺锤节律等,频率虽然在 α 频带,但不能称为 α 节律。在确定 α 节律时,部位和反应性比频率更重要。α 节律与脑功能状态及发育水平有密切关系,但与智力水平、人格或个性无关。

2.波形

α 节律多数波形圆钝或为正弦样波。少数正常人可表现为较尖的负相成分而正相成分较钝,形成尖形 α 节律,多见于儿童及青少年,也有些与应用镇静剂后混入 β 波有关。

3.频率

α 节律的频率与年龄有密切关系。一般在 3 岁左右出现最初的 α 节律,在 8 Hz 左右;10 岁时 α 节律的频率接近成人水平,达到 10 Hz,但仍混有 δ 波和 θ 波;成人 α 节律的主频段在 9～11 Hz,60 岁以后 α 节律变慢,但仍≥9 Hz。成人同一个体在同一次记录中,α 节律的频率变化范围在两侧半球的对应区域内不超过 0.5 Hz,称为调频,反映脑波活动的规律性。全头的频率变化范围不应超过 2 Hz。但不同个体之间差别较大。

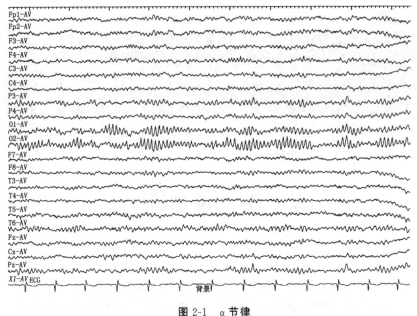

图 2-1　α 节律

女,10 岁,枕区 11～12 Hz 低-中波幅 α 节律,调节和调幅良好

正常成年人的 α 节律可有变异:①慢 α 变异型,为较慢的波或节律,频率为其本人 α 波的二分之一,如 α 波为 10 Hz,则其变异型为 5 Hz,慢波上常带有切迹,为两个不完全的 10 Hz 波。慢 α 变异型波可夹杂在 α 节律中出现。②快 α 变异型,较少见,有些人的基本 α 节律较快,在 11～13 Hz,其间常夹杂 14～20 Hz 的快波,对外界刺激的反应与 α 节律一致。这两种变异型均应出现在枕区。

4.波幅

α 节律的波幅在个体间差别很大,同一个体的波幅也呈现出有一定规律的波动,一般枕区波幅最高。成人 α 节律的波幅一般在 20～100 μV,儿童的 α 节律波幅多数较高,4～7 岁儿童可在 100～150 μV,以后逐渐降低,13～15 岁接近成人水平。左右枕区的 α 节律可有轻度的波幅差,多数为非优势半球侧的波幅较高,但这种生理性的不对称波幅差不应超过 30%。正常 α 节律的波幅呈渐高—渐低的梭形变化,称为调幅,反映脑波的稳定性。每一串梭形 α 节律持续时间在 1～2 秒,少数可长达 20 秒。两串 α 节律之间为低波幅 β 波,持续不超过 2 秒。小儿年龄越小,脑波稳定性越差,常缺乏调幅现象。

5.分布

α 节律主要分布在后头部(枕、顶、后颞区),有时可扩散到中央区、中颞区或颅顶,文献上将出现在这些部位的节律性 α 波称为 α 频率的节律或 α 样节律。波及中央区时应注意与 μ 节律鉴别,后者的频率及波形与 α 节律相似,但多出现在睁眼状态下,不受睁闭眼的影响,触觉刺激、运动或运动的意念可使之消失。α 节律很少扩散到额区,如在单极导联时额区出现和枕区一致的 α 节律,多数与参考电极活化有关,特别是将参考导联置于乳突时容易受后头部活动的影响,此时前后头部的 α 节律有 180°位相差,采用双极导联可消除参考电极活化的影响。

α泛化指α频带的节律或活动广泛分布于全头部。α分布倒置或α前移则指α活动以前头部最明显。这些α的异常分布常见于头部外伤及其后遗症、长期应用抗惊厥药物、脑肿瘤、去皮质综合征、α昏迷等情况,机制不明,可能与脑干或丘脑节律起搏点功能异常有关,也可能与额叶功能紊乱有关。

6.反应性

α节律最突出的特点之一是外界或内源性刺激可使波幅明显降低或α节律完全消失,代之以低波幅不规则快波活动,类似睁眼状态下的图形,称为α阻滞或α抑制。最常使用的是睁-闭眼试验,可见闭目后即刻或1~1.5秒出现α节律,睁眼后即刻或1秒钟内α节律消失。但在闭眼状态下如被试者紧张、有明显外界刺激或有积极的思维活动,α节律也可被抑制。虽然α节律的反应性有较大个体差异,但如果α节律对各种刺激的反应性完全消失为不正常现象,见于脑桥水平损伤的昏迷患者。

(二)β活动

β活动是指频率超过13 Hz的快波活动,是正常成人清醒脑电图的主要成分,分布广泛,波幅通常较低,成人多在30 μV以下。当α节律因生理性反应而抑制时,常代之以β活动。不同部位的β活动具有不同的特征:①额区β活动最常见,频率在20~30 Hz,睡眠期可达35~40 Hz,比催眠药引起的β活动频率更快,但通常不形成纺锤形节律;②中央区β活动,部分可能是在Rolandic区μ节律基础上的变异,快波中常混杂有μ节律;③后头部β活动,频率多为14~16 Hz,也可达20 Hz,反应性与α节律相同,可被睁眼阻滞,属于快α变异型;④弥漫性β活动,与上述部位的生理性节律均无关;⑤缺口节律,出现在有颅骨缺损的患者,可见局部β活动数量增多,波幅增高。这是因为在没有颅骨衰减的情况下,可记录到更多的高频脑电活动。

婴幼儿思睡期和浅睡期β活动常增多。思维活动也可增加β活动。巴比妥类、安定类及水合氯醛等镇静催眠剂可引起大量β活动,频率在18~25 Hz,波幅为30~100 μV,前头部明显,常呈纺锤形节律,是脑电图对药物的正常反应。当脑内有病变时,病变区域的药物性快波反应常常减弱或消失。哌甲酯、安非他明等中枢兴奋剂也可引起广泛性β活动增多。

以β活动为主的低波幅活动既可见于少数正常人,也可见于某些病理情况下,但与癫痫无明确关系(图2-2)。在无前后对照的一次脑电图记录时不能肯定为异常现象,如在以往α型背景的基础上变为低波幅β活动为主,则属不正常图形。局部或一侧β活动电压明显降低(降低50%以上)或消失属不正常现象,常伴有局部背景活动的低电压,提示有局部皮质损伤。

(三)中央区μ节律

中央区(Rolandic区)μ节律是在清醒状态下出现于一侧或双侧中央区(C3、C4),在颅顶区(Cz)的9~11 Hz,30~80 μV的节律,其中常混有20 Hz左右的快波活动,波形为负相尖而正相圆钝,常以短串形式出现,可左右交替或同时出现,或从一侧游走至另一侧,有时扩散到顶区(图2-3)。μ节律不受睁-闭眼的影响,但可被对侧躯体的主动或被动运动阻滞,甚至准备运动或肢体运动的意念也可对其产生抑制。μ节律是Rolandic区的生理性脑电活动,虽然其频率和波幅与α节律相似,但出现部位、反应性和生理意义均与α节律不同,应注意鉴别。

μ节律的出现与年龄相关,4岁以下儿童很少出现典型的μ节律,8岁之后随年龄增长出现率增加,中老年后逐渐减少。但婴幼儿清醒期在Rolandic区可见8~10 Hz的节律,其波形不像典型的μ节律,而分布、频率及对肢体运动的反应性均类似于年长儿和成人的μ节律。

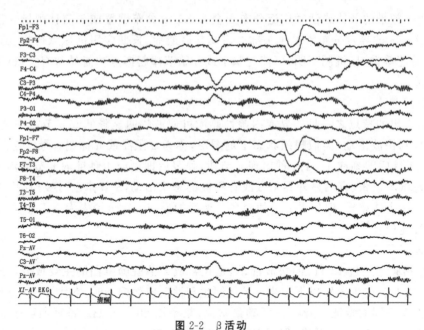

图 2-2 β 活 动

女,15 个月,抽搐待查,未用抗癫痫药物,清醒期大量广泛性低波幅 β 活动

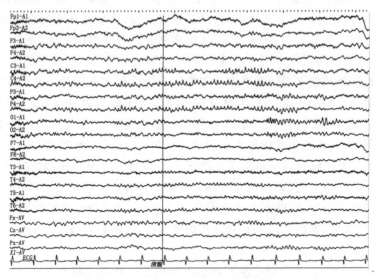

图 2-3   中央区(Rolandic 区) μ 节律(男,14 岁)

(四)θ波和额中线θ节律

正常人θ波的数量与年龄及状态密切相关。婴幼儿和儿童可有较多的θ活动。青少年和成年人思睡时也可出现θ活动。正常成年人清醒状态时仅有少量(约 10%)散在的低波幅θ波,主要分布在额、中央区,此外在颞、顶区也有少量分布,一般不形成节律。

额中线θ节律(Fmθ)为前头部中线区(Fpz、Fz、Cz)出现的 5～7 Hz 中-高波幅的节律性正弦样波,持续1秒以上,多见于儿童及青少年期(图 2-4)。额中线θ节律受情绪和思维的影响,在注意力高度集中如心算或思考等智力活动时出现,有人认为其与脑的成熟度有关。额中线θ节律应与连续节律性眨眼引起的伪差鉴别。

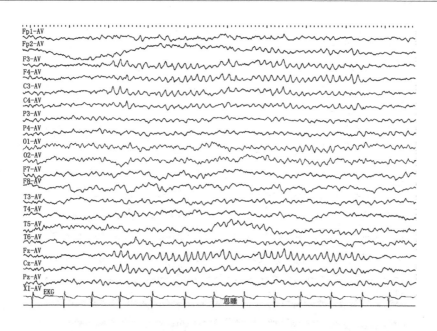

图 2-4 额中线 θ 节律(男,11 岁)

（五）λ 波

λ 波是清醒期出现在枕区的双相或三相尖波,多数正相成分最突出,波幅一般不超过50 μV,少数可在70~80 μV,波底较宽,为200~300 毫秒,呈倒三角形或锯齿状,散发或连续出现。λ 波主要位于枕区,一般双侧同步,可扩散到顶区和后颞区,在注视活动的物体或复杂的几何图形、眼球扫视运动或节律性闪光刺激时容易出现。在双导纵联(香蕉导联)中,枕区电极(O1 或 O2)只连接放大器的正相端(G2),此时 λ 波的波峰向上,应注意与异常枕区尖波鉴别。λ 波常见于 2~15 岁的儿童,甚至可见于婴儿期(图 2-5),且小儿 λ 波有时在头皮记录中呈现负相尖波且波幅更高。λ 波与枕区异常尖波的区别点在于 λ 波仅出现在清醒睁眼扫视时,如果处于暗环境下,或令被试者闭眼,或让被试者注视一张白纸,λ 波会消失,但这些情况对异常尖波通常没有影响。

（六）儿童后头部慢波

正常小儿后头部可有数量不等的慢波活动,以枕区最突出,称为儿童后头部慢波,属正常发育现象,进入青春期后消失。儿童后头部慢波有以下几种表现形式。

1.枕区多位相慢波

枕区多位相慢波为 2~4 Hz 中-高波幅多位相慢波,以正相波为主,反复出现在枕区 α 节律中。一般从 3 岁后增多,9~10 岁达高峰,13 岁后明显减少,在正常儿童中占 30% 左右。

2.后头部慢波节律

后头部慢波节律间断出现在枕区 α 节律中,为 2.5~4.5 Hz 的中-高波幅慢波节律,持续 1~3 秒或更长时间,双侧出现或非恒定地出现于某一侧,通常以右侧为著,在过度换气时更明显。高峰年龄为 4~7 岁,可持续到 11 岁。

3.后头部孤立性慢波

后头部孤立性慢波又称后头部插入性慢波,为在后头部 α 节律中插入的单个慢波,有时其前面的 α 波较为高尖,容易被误认为棘慢复合波,应注意鉴别(图 2-6)。

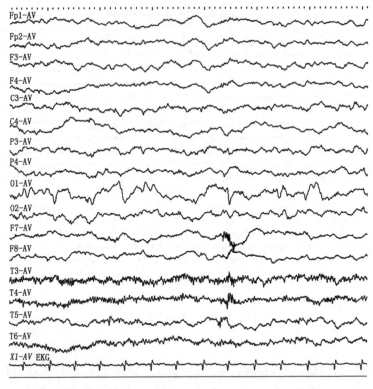

图 2-5　枕区 λ 波(女,9 个月)

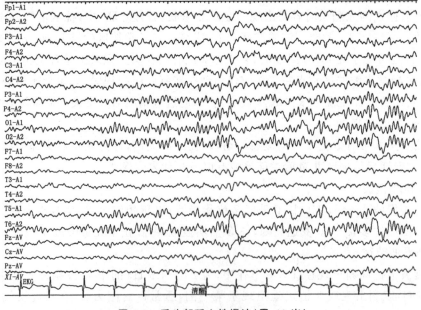

图 2-6　后头部孤立性慢波(男,13 岁)

　　在各种病因的脑损伤儿童中也可出现后头部为主的慢波活动,如缺氧缺血性脑损伤后、颅脑闭合性外伤后、中枢神经系统感染等。有时上述情况下的异常后头部慢波与出现在正常儿童的与发育有关的后头部慢波难以区别。除有相应的疾病基础外,以下特征对鉴别正常和异常儿童后头部慢波有帮助。①波形:正常后位慢波常为半节律性的类正弦形波,频率一般在 3.5～4 Hz 或更快,而异常慢波则以慢而不规则的多形性 δ 波为主,波形复杂多变;②波幅:正常后位慢波一般不超过同一段图中 α 节律波幅的 1.5 倍,而异常慢波常常波幅更高;③持续性:正常慢波仅出现在闭眼状态 α 节律出现时,睁眼时随 α 节律的阻滞而消失,但病理性的慢波活动在睁眼和闭眼状态下持续存在;④对称性:正常慢波双侧对称或非恒定性的不对称,而异常慢波如有不对称,常恒定在一侧不变;⑤慢波的数量:异常慢波常比正常慢波数量更多,但并没有明确的定量标准;⑥α 节律:在正常情况下,在慢波之间保留有发育良好的 α 节律,但异常慢波常伴有 α 节律明显减少,节律性差。

二、正常睡眠期脑电图形

认识睡眠期脑电图的特点主要是为了判断睡眠周期,鉴别正常睡眠波和异常阵发性病理波,诊断与睡眠有关的各种疾病等。

(一)思睡期慢波活动

思睡期慢波活动出现在思睡期向浅睡眠期过渡时,成人为 5～7 Hz 的低-中波幅 θ 活动,以中央、顶区为著,可扩散到全头部,每次持续 0.5～2 秒,也可散发出现。在进行清醒脑电图记录中应注意因患者思睡而出现的这种慢波,并及时唤醒患者,避免将其判断为异常慢波活动。

儿童思睡期可见 4～5 Hz 中-高波幅 θ 活动,婴儿期则可为 3～4 Hz 慢波活动。小儿思睡期的慢波活动可表现为两种形式。

1.持续性超同步化慢波

持续性超同步化慢波表现为思睡期 3～5 Hz 的广泛而持续的慢波活动,后头部突出(图 2-7),在健康小儿的出现率为 30%。最早出现于 3 个月左右,1 岁前表现最明显,可持续到 10 岁以后。

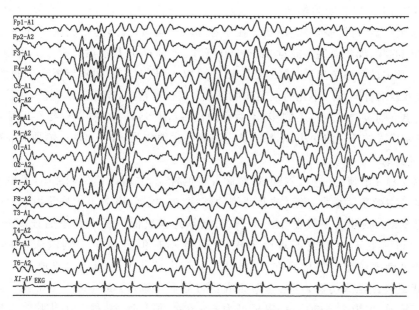

图 2-7　婴幼儿思睡期持续性超同步化慢波(女,3 岁 8 个月)

2.阵发性超同步化慢波

阵发性超同步化慢波为短阵出现的 3～5 Hz 高波幅慢波,中央、顶、枕区波幅最高,持续 1～2 秒,在 4～9 岁最明显。当某些背景快活动插入在超同步化的 θ 节律中时,易被误认为是棘慢复合波,区别点为此种慢活动仅出现在思睡期,类棘(尖)波成分波幅很低(图 2-8)。

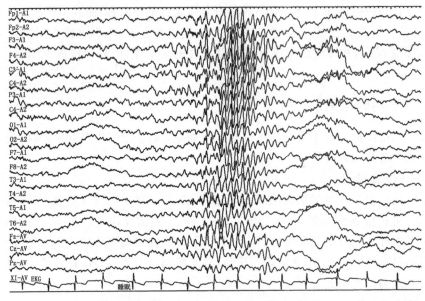

图 2-8　婴幼儿思睡期阵发性超同步化慢波(男,3 岁)

(二)顶尖波

顶尖波又称驼峰波,是浅睡期,即非快速眼动(NREM)睡眠 Ⅰ 期的一个标志,并可延续到睡眠纺锤期即 NREM 睡眠 Ⅱ 期的早期。顶尖波最大波幅出现在颅顶区(Cz),在缺少中线记录时以双侧中央、顶区最明显,可扩展至额、颞区。在参考导联记录时,波形为以负相成分为主的尖波,多数波峰较钝如驼峰状,少数很尖。波宽 125～300 毫秒(3～8 Hz),其前后可有小的正相成分。波幅 100～300 μV。顶尖波可单个出现,或成对出现,亦可以 1 Hz 左右的间隔连续数个假节律性出现。典型的顶尖波双侧对称同步。小儿的顶尖波可以非常高或非常尖,酷似异常尖波,应注意鉴别。顶尖波也可波及更大的范围或左右不同步、不对称地出现(图 2-9)。30 岁以后随年龄增加波幅逐渐降低。少数正常成人的顶尖波很小,不易辨认。在有些病理情况下,可出现一侧顶尖波被抑制。

(三)睡眠纺锤

睡眠纺锤又称 σ 节律,是进入 NREM 睡眠 Ⅱ 期的标志,并可延续到 NREM 睡眠 Ⅲ 期。睡眠纺锤的出现部位在颅顶区最大,并可波及两侧的额、中央、顶区,有时可扩展至颞区。波形为 12～14 Hz 的梭形节律。成年人一般在 50～75 μV,老年人常更低。每串纺锤的长度一般在 0.5～2 秒,睡眠纺锤可左右不同步或不对称出现,但只要不是恒定地在一侧消失,即应视为正常(图 2-10)。小儿睡眠纺锤的波幅可在 100～150 μV,有些小儿甚至超过 200 μV,串长可超过 5 秒,称为极度纺锤或巨大纺锤,常见于癫痫或智力低下儿童,但也可见于正常儿童。婴儿期的睡眠纺锤波幅较低,多为 30～50 μV,串长可为 6～8 秒,甚至达 20 秒。小儿睡眠纺锤有时波形很尖,应注意与异常波区分。巴比妥及安定类镇静剂在增加 β 频带快活动的同时,也使睡眠纺锤数量增多,分布更广泛甚至波形更尖。

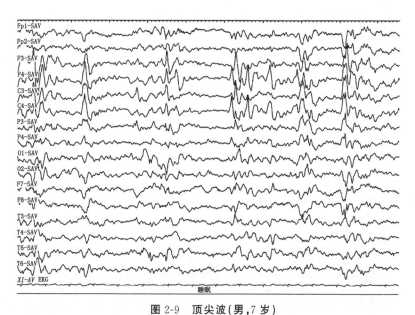

图 2-9　顶尖波（男,7 岁）

双侧中央、顶区的顶尖波,有时左右不对称或不同步

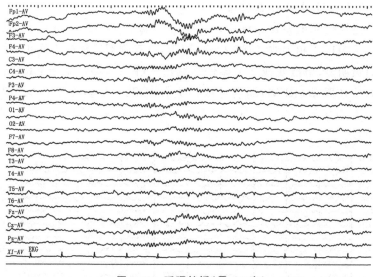

图 2-10　睡眠纺锤（男,16 岁）

（四）K-综合波

K-综合波(K-complex)出现于 NREM 睡眠Ⅱ期并可延续到Ⅲ期,主要分布在顶区或额区,但常扩展至脑电图的各个导联。K-综合波常由声音、触觉等外界刺激诱发,即使看似是自发出现,也是由某种形式的传入刺激所致,属于最轻微的脑电觉醒反应,但不伴有行为的觉醒。一个完整的 K-综合波由两个部分组成,首先是一个高波幅复合双相或多相慢波,类似顶尖波,但常比顶尖波更宽,慢波上升支上的切迹常常形成一个比较尖的成分,看起来类似尖慢复合波,慢波上可复合少量快波;慢波之后多有一个比较深的正相偏转,其后跟随一串 12～14 Hz 的纺锤波(图 2-11)。K-综合波可单个出现,亦可以 1 秒左右的间隔连续重复出现。

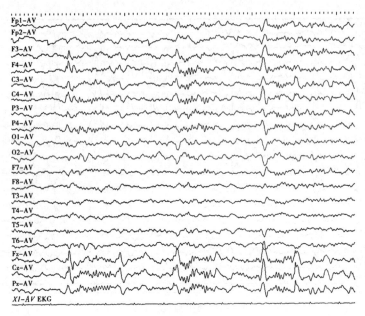

图 2-11　K-综合波(女,16 岁)

(五)睡眠期枕区一过性枕部正尖波

睡眠期枕区一过性枕部正尖波(positive occipital sharp transients of sleep,POSTS)为睡眠中出现于枕区的 4~5 Hz 正相尖波,波幅 20~80 μV,可双侧不对称或不同步,在枕中(Oz)波幅最高。单极导联时最明显,呈散发或非节律性连续出现(图 2-12)。见于 NREM 睡眠各期,Ⅱ、Ⅲ期多于Ⅰ、Ⅳ期,快速眼动(REM)期偶见或消失。POSTS 最多见于青少年及成年人(15~35 岁),常伴有成人脑电图的图形。健康成年人的睡眠脑电图 40%~80%可记录到 POSTS,但亦可早至 4 岁即出现。

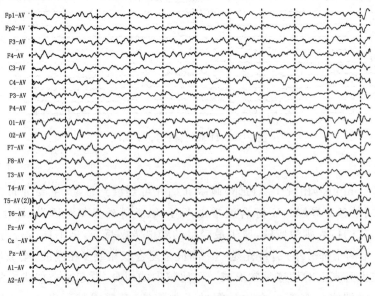

图 2-12　睡眠期枕区一过性枕部正尖波(女,3 岁)

由于 POSTS 有时波形较尖,不对称,易在睡眠期重复出现,可能被误认为是癫痫样放电。区别特征为 POSTS 为正相,波幅低,波形单一,仅出现在 NREM 睡眠期;而癫痫样放电正相波较少见,且各期均可出现。在双极纵联时枕区的正相尖波波峰向上,有时容易被误判为异常尖波。

（六）觉醒反应

青少年和成年人从睡眠到觉醒的过程非常迅速,常常是在一个或连续几个顶尖波或 K-综合波后出现节律良好的后头部 α 节律。小儿在觉醒过程中脑电图会出现明显的觉醒反应,又称觉醒过度同步化。在从 NREM 睡眠 Ⅰ 期以外的任一睡眠期觉醒时,在额、中央区出现阵发性高波幅 θ 节律或 δ 节律,并迅速向后头部扩散,频率渐快,波幅渐低,持续 3～10 秒,常伴有较多肌电活动。觉醒反应之前常可见 K-综合波。觉醒反应后可出现清醒期图形并伴行为觉醒,也可仅为脑电觉醒反应,然后再次进入 NREM 睡眠 Ⅰ～Ⅱ 期,或进入 REM 睡眠期。在从 NREM 转入 REM 睡眠过程中常有短暂的觉醒反应图形。

由于觉醒反应是在睡眠中突然出现的阵发性同步化慢波节律暴发,应注意与异常放电鉴别。正常觉醒反应的慢波活动中没有棘波、尖波成分。某些人的觉醒期慢波活动中可夹杂明显的棘波或尖波,或出现类似尖慢复合波节律的暴发图形,这种现象属于异常觉醒反应图形,常见于儿童癫痫患者,并在其他状态下有异常癫痫样放电。

三、睡眠周期

正常睡眠周期分为两个主要时相,即非快速眼动睡眠(又称慢波睡眠)和快速眼动睡眠(又称快波睡眠或反相睡眠)。NREM 期根据睡眠深度进一步分成 Ⅰ～Ⅳ 期(表 2-1)。整个睡眠过程呈周期性变化。

表 2-1　睡眠分期

国际分期	睡眠深度	脑电图	EOG	EMG
潜伏期	思睡期	α 节律解体,散在 α 波,低波幅 θ 波,阵发 θ 节律	不规则	持续高波幅
NREM				
Ⅰ 期	入睡期	阵发 θ 节律,顶尖波	慢,不规则	波幅下降
Ⅱ 期	浅睡期	睡眠纺锤,K-综合波,少量顶尖波	无眼球运动	波幅低平
Ⅲ 期	中睡期	2 Hz 以下高波幅慢波占 20%～50%,K-综合波,少量睡眠纺锤	无眼球运动	消失,平坦
Ⅳ 期	深睡期	2 Hz 以下高波幅慢波占 50% 以上,少量 K-综合波	无眼球运动	消失,平坦
REM 期	REM 睡眠	低-中波幅去同步化混合波	间歇性快速眼球运动	消失,平坦

（一）思睡期

思睡期即睡眠潜伏期,此时出现困意。脑电图表现为 α 节律变得不连续,逐渐变为散发 α 波,并被逐渐增多的散发低波幅 2～7 Hz 慢波活动取代,其间夹杂 15～25 Hz 更低波幅的快波活动,这种现象称为 α 节律解体。α 节律解体后的去同步化图形应与清醒睁眼或警觉状态下的去同步化区别,前一种状态慢波成分较多,后一种状态以 α 和 β 频段的快波为主。思睡状态时轻微刺激即可使 α 节律重新出现,通常波幅更高,有时分布更广。思睡期常伴有眼球的缓慢漂移,肌电活动减少和因皮肤电反应引起的脑电图基线缓慢漂移。

思睡状态后期可出现阵发性中-高波幅 4～6 Hz 的 θ 节律发放,以额、中央、顶区为著,可波及更广泛的区域,在婴幼儿特别突出,被称之为思睡期超同步化节律或"催眠节律"。

（二）入睡期

入睡期也称非常浅睡期,即 NREM 睡眠Ⅰ期。此期最重要的标志是在 α 节律解体的基础上出现顶尖波。顶尖波是一种诱发反应的复合电位,通常与环境中轻微的声音或触觉刺激有关,也可自发出现,最大波幅位于颅顶 Cz-Pz 的位置,相当于额中线后部辅助运动区的后部,可波及更大的范围,双侧对称或交替一侧突出,可单独出现,也可以 1 秒左右的间隔连续出现。

思睡期出现的另一种生理性睡眠波形为 POSTS,可持续到浅睡期甚至深睡期,多见于青少年至中年人,健康成年人的出现率为 50%～80%,70 岁以后减少。

（三）浅睡期

浅睡期即 NREM 睡眠Ⅱ期。进入此期后顶尖波逐渐减少,仍有 POSTS 甚至增多。浅睡期的主要标志是出现 14 Hz 左右(12.5～15.5 Hz)的睡眠纺锤,最大位于颅顶区,在双侧额、中央、顶区都很明显,可波及前额和颞区。随着睡眠进程的加深,睡眠纺锤的频率有所减慢,空间分布也有变化,到浅睡期末,纺锤频率减至 12 Hz 左右(11～13.5 Hz),最大波幅位于额中线区。进入深睡期后进一步减慢到 10 Hz 左右,并转变为 6～10 Hz 的节律性活动,以前额区突出。浅睡期还可出现比较多的 K-综合波。K-综合波实际上是顶尖波和睡眠纺锤的组合,是一种轻微的脑电觉醒反应。

除睡眠纺锤和 K-综合波外,浅睡期的背景以低-中波幅 θ 频段的慢波活动为主,但随着睡眠的加深,中-高波幅 δ 波逐渐增多。婴幼儿浅睡期可见低波幅的 β 活动,儿童期后减少。

（四）中睡期

中睡期即 NREM 睡眠Ⅲ期。由浅睡期逐渐过渡而来,没有明显的标志性波。随着睡眠深度增加,0.75～3 Hz 高波幅 δ 波逐渐增多,一般将 δ 数量占 25%～50% 作为 NREM 睡眠Ⅲ期。本期睡眠纺锤逐渐减少,频率稍慢(12 Hz 左右),且以额区最显著。额区可见 6～10 Hz 节律性活动。外界刺激仍可引起 K-综合波。此期仍可见 POSTS。

少数健康成年人表现为 α 睡眠图形,特征为节律性 7～11 Hz 活动,夹杂 δ 频段的慢波活动,额区最突出,在 NREM 睡眠Ⅲ期最明显,有时表现为一定的周期性。

（五）深睡期

深睡期即 NREM 睡眠Ⅳ期。睡眠进一步加深,以高波幅 δ 波为主,数量超过 50%。睡眠纺锤逐渐消失。较强刺激时偶有 K-综合波。深睡期肌张力降低,不易唤醒,各项生理指标多在稳定的低水平活动。儿童从深睡期觉醒常伴有觉醒障碍如夜惊、梦游等,遗尿也常出现在这一期。

（六）REM 睡眠期

全夜睡眠显示第一个 REM 睡眠一般在入睡后 60～90 分钟出现,以后几个睡眠周期的 REM 睡眠可从 NREM 睡眠的Ⅱ期、Ⅲ期或Ⅳ期突然转变而来,中间常有短暂的脑电觉醒反应伴翻身等躯体运动。每一段 REM 睡眠期持续 20～30 分钟。REM 期的突出标志是快速眼球运动,可通过眼动图(EOG)记录,有时也可在双侧前颞(F7,F8)导联发现 EOG 电位。

REM 睡眠期脑电图为持续中等波幅的混合波,主要为 θ 波和低波幅 δ 波,类似 NREM 睡眠Ⅰ期或Ⅱ期,但没有顶尖波、睡眠纺锤或 K-综合波,波幅比较平稳。间断出现暴发或孤立的快速眼动,有时快速眼动之前额区可见 2～6 Hz 锯齿状波。在没有 EOG 和其他生理指标记录时,有经验的技术人员可根据睡眠脑电图特征判断进入 REM 睡眠期,但准确的分析应有 EOG 作为参考。

REM睡眠期肌张力消失,不易唤醒,但各项生理指标活跃而不稳定,常有面部或肢体肌肉小的抽动,呼吸和心律不平稳。如从这一期主动或被动唤醒,常能回忆在做梦。

REM睡眠经过一段时间后,一般逐渐转变为NREM睡眠Ⅱ期,表现为在类似REM睡眠的背景上出现越来越明显的睡眠纺锤和逐渐增多的慢波活动。

(七)觉醒期

觉醒期是指从睡眠到清醒的一个动态转换过程。正常人可从睡眠周期的任何一个阶段觉醒,在没有外来刺激的情况下,通常从NREM睡眠Ⅰ期或Ⅱ期觉醒。也可从NREM睡眠Ⅲ期、Ⅳ期或REM睡眠期被唤醒,但觉醒阈值较高。

觉醒过程中脑电图表现为突然出现中高波幅的θ节律,从额区开始并迅速向后头部扩散,持续5~10秒,其中常混有运动引起的肌电活动,其前常有K-综合波或顶尖波。觉醒时的这种脑电图现象在小儿表现尤为突出,成人可能不明显。根据觉醒的程度可分为脑电觉醒和行为觉醒:脑电觉醒时仅有脑电图的觉醒反应,但受检者并未真正醒来,在一个轻微的躯体运动(翻身等)后继续入睡,可能进入REM睡眠期,也可能重新回到浅睡眠;行为觉醒时受检者在脑电觉醒反应的同时真正从睡眠中醒来,脑电图出现α节律或睁眼时的去同步化快波。

正常人上述睡眠各阶段周期性重复出现。入睡时首先进入NREM睡眠,从Ⅰ期到Ⅳ期逐渐进展,但时常有反复,然后从Ⅰ期以外的任何一期进入REM睡眠期。NREM睡眠和REM睡眠交替出现一次为一个睡眠周期。正常成年人全夜有4~6个睡眠周期。前半夜,特别是第一个睡眠周期,NREM睡眠持续时间较长,为60~90分钟,主要是Ⅲ~Ⅳ期持续时间比较长。以后NREM睡眠逐渐缩短、REM睡眠时间逐渐延长,至全夜睡眠的后1/3到后1/4时间段,以REM睡眠为主,NREM睡眠则多在Ⅱ期水平。由于早晨醒前多处于REM睡眠期,所以人们醒后常常感觉"整夜都在做梦",其实只是睡醒前的一段时间在做梦。

四、影响脑电图的因素

脑电活动始终处于动态变化之中,并容易受到多种因素的影响。了解可能对脑电图产生影响的各种因素,有助于对脑电图检查结果做出合理的评价。

(一)遗传因素

遗传因素对脑电活动产生重要影响。这些影响可通过由基因所决定的皮质发育过程显现出来,包括神经元的移行、突触的建立、脑内神经纤维的连接方式等;也包括某些病理特性的遗传,如离子通道、神经递质和受体及遗传性的发育异常等。遗传因素决定了脑电活动特征在个体间的差异以及在家族成员中表现出不同程度的一致性。

脑电图可作为研究人类复杂行为和心理的遗传基础标志。双胎研究和家族研究可确定遗传对脑电图个体之间差异的作用。据调查,单卵双胎正常脑电图的一致率为87%,异常脑电图的一致率为40%~90%,双卵双胎的一致率仅为5%~20%。目前认为脑电背景活动以多基因遗传为主。癫痫性异常可为多基因或单基因遗传,外显率随年龄发育而改变,4~16岁的外显率最高。

(二)年龄和发育

年龄是评价脑电图最重要和最基本的尺度之一,正常小儿不同年龄的脑电图特征有着很大的差别。年龄和发育因素不仅影响正常小儿脑电图的特征,也决定了某些异常脑电图现象的出现和消失时间,特别是某些年龄依赖性的小儿癫痫综合征。在分析小儿脑电图时要随时考虑到发育因素的影响,不同年龄的正常脑电图有不同的判断标准,不能简单套用成人脑电图的判断标准。进入老年期后,脑电图出现一些退行性改变,产生这些变化的主要因素是各种神经系统或全身性疾病对脑功能的影响,属于病理性改变而不是正常现象。

(三)觉醒水平和精神活动

意识状态和警觉水平的改变会对脑电图产生明显的影响。精神活动如思维、计算或警觉水平增高如紧张、高度注意可使枕区 α 节律抑制、β 活动及 θ 活动增多。清醒脑电图记录时轻度的思睡即可使图形发生明显变化。另外,警觉水平增高常会抑制异常放电,而警觉水平下降可使异常放电增加,睡眠常可激活或增加癫痫样发放。因此在脑电图记录时应随时判断被试者的意识状态和警觉水平。

(四)外界和内在刺激

突然的外界刺激,包括声、光、触觉刺激等都可影响脑电图改变。清醒时可引起 α 阻滞,出现低波幅去同步化快波;睡眠期可引起顶尖波、K-综合波或觉醒反应。

活跃的心理活动如思维活动(计算、思考问题)、焦虑、激动、恐惧等情绪反应也可对脑电图产生明显影响,通常表现为后头部节律阻滞,出现广泛性低波幅去同步化快波,有时在额区 θ 活动增多。

(五)体温变化

1.体温增高

发热可由机体的感染或炎症反应所致,也可因环境温度过高而引起体温异常升高。低热状态下脑电图可正常或轻度非特异性异常,如 α 节律偏慢、快波活动增多、调节不良、散发低-中波幅 θ 波增多等。持续高热可导致脑组织充血和水肿,造成中枢神经系统功能障碍,如头痛、昏迷、惊厥等,严重时伴有全身多系统功能障碍。高热伴昏迷等脑功能障碍时多为持续弥漫性高波幅 δ 和 θ 慢波活动,严重时可见暴发-抑制或周期性波。可有各种癫痫样放电,伴或不伴临床惊厥发作。当体温升高到 42 ℃时可出现低波幅慢波活动。

学龄前儿童在非神经系统感染的发热时伴有惊厥发作称为热性惊厥。由于发热对脑电图背景活动的影响可持续到退热之后数天,因此对热性惊厥患儿的脑电图检查应在退热 7～10 天后进行,以准确评价基础状态下的背景活动。

2.体温降低

当长时间处于冰水或严寒中导致体温过低时,脑的代谢活动明显降低甚至接近停止,患者可出现意识混浊或深昏迷。当体温降为 20～22 ℃时脑电图出现暴发-抑制,体温低于 18 ℃表现为电静息。但如能采取适当的复温和脑保护措施,脑电图仍有恢复的可能。在心脏直视外科手术中的深低温状态下,也可出现暴发-抑制或电静息,并可见散发的棘波或周期性图形,特别是在体温低于 32 ℃时。在这些情况下脑电图的改变除受到低温的影响外,还受到脑血流量减低、麻醉等因素的影响。

近年来,亚低温作为一种脑保护措施用于脑外科及新生儿缺氧缺血性脑损伤等疾病的治疗。临床一般将体温低于 28 ℃称为深低温,28～35 ℃为亚低温。亚低温治疗是将脑温下降 2～3 ℃,持续 1～3 天,以达到降低脑代谢,增加脑细胞对缺氧耐受性的目的。但由于接受亚低温治疗的患者均有严重脑损伤和中重度脑电图异常,因此很难单独评价亚低温本身对脑电活动的影响。

（六）药物的影响

很多中枢兴奋剂、抑制剂、抗精神病药物等具有中枢活性的药物都对脑电活动有影响。对背景活动的影响可表现为慢波增多或快波增多，也有些可引起某些阵发性异常电活动。脑电图记录前应详细了解患者的服药情况，以评价脑电图改变与药物影响的关系。

了解药物对脑电图的影响具有两方面的意义：一是判断药物引起的脑电图改变以及将其与基本脑病变引起的脑电图改变相区别，避免将正常治疗剂量下出现的药物性快波或慢波误认为异常脑电图；二是作为评价药物对中枢神经系统作用的一个方法或指标，研究药物的时-效及量-效关系。近年来发展的药物定量脑电图研究已对多种抗癫痫药物对脑电图的影响做了深入的研究。

第二节 心电图检查

一、心电图的测量方法

（一）时间和电压的标准

心电图记录纸上的小方格是长、宽均为 1 mm 的正方形。横向距离代表时间。常规记录心电图时，心电图纸向前移动的纸速为 25 mm/s。故每个小格 1 mm 代表 0.04 秒。心电图纸纵向距离代表电压，一般在记录心电图前，把定准电压调到 1 mV＝10 mm，故每个小格即 1 mm 代表 0.1 mV（图 2-13）。

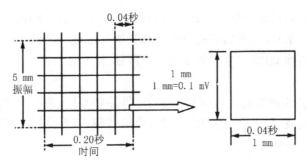

图 2-13　心电图记录纸时间和电压的标准

有时因为心电图电压太高，所以把定准电压改为 1 mV＝5 mm；有时因为心电图电压太低，把定准电压调为 1 mV＝20 mm。所以测量心电图时应注意定准电压的标准。此外，尚需注意机器本身 1 mV 发生器的准确性，如标准电池失效等，若不注意会引起错误诊断。

（二）各波间期测量方法

选择波幅较大且清晰的导联测量。一般由曲线突出处开始计算，如波形朝上应从基线下缘开始上升处量到终点，向下波则应从基线上缘开始下降处量到终点，间期长短以秒计算（图 2-14）。

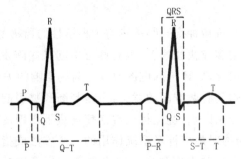

图 2-14　各波间期测量方法

（三）各波高度和深度的测量

测量一个向上的波（R 波）的高度时,应自等电位线的上缘量至电波的顶端。测量一个向下的波（Q 或 S 波）的深度时,应自等电位线的下缘量至电波的底端。测量后,按所示定准电压的标准折合为毫伏（mV）。

（四）常用工具

量角规、计算尺、计算器、放大镜等。

二、心率的测量

若干个（5 个以上）P-P 或 R-R 间隔,求其平均值,若心房与心室率不同时应分别测量,其数值就是一个心动周期的时间（秒数）。

每分钟的心率可按公式计算：$心率 = \dfrac{60}{平均\ R\text{-}R\ 或\ P\text{-}P\ 间期（秒）}$

三、心电轴

心电轴是心电平均向量的电轴,一般是指前额面上的心电轴。瞬间综合向量亦称瞬间心电轴,其与标准 I 导联线（水平线）所构成的角度即称为瞬间心电轴的角度。所有瞬间心电轴的综合即为平均心电轴。额面 QRS 电轴的测定法如下所述。

（一）目测法

目测 I、III 导联 QRS 波群的主波方向。若 I、III 导联 QRS 主波均为正向波,电轴不偏;若 I 导联主波为深的负向波,III 导联主波为正向波,电轴右偏;若 III 导联主波为深的负向波,I 导联主波为正向波,电轴左偏（图 2-15）。

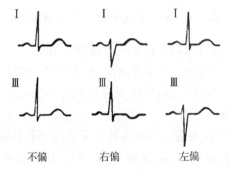

图 2-15　目测法测心电轴

（二）Bailey 六轴系统计算测定

将六个肢体导联的导联轴保持各自的方向移置于以 O 点为中心,再将各导联轴的尾端延长作为该导联的负导联轴得到一个辐射状的几何图形,称为 Bailey 六轴系统(每两个相邻导联轴间的夹角为 30°)(图 2-16)。

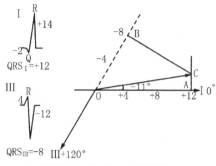

图 2-16　Bailey 六轴系统

（1）画出 Bailey 六轴系统中导联 Ⅰ 和导联 Ⅲ 的导联轴 OⅠ 和 OⅢ,OⅠ 的方向定为 0°,OⅢ 的方向定为 +120°。

（2）根据心电图导联 Ⅰ 的 QRS 波形电压将向上的波作为正值,向下的波作为负值,计算各波电压的代数和,然后在 OⅠ 上定 A 点,使 OA 的长度相当于电压代数和的数值。

（3）同样,根据心电图导联 Ⅲ 的 QRS 波形和电压,计算各波电压的代数和,然后在 OⅢ 上定 B 点,OB 的长度相当于电压代数和的数值。

（4）通过 A 点作一直线垂直于 OⅠ,通过 B 点作一直线垂直于 OⅢ,这两条直线的交点为 C。

（5）连接 OC,将 OC 画为向量符号,OC 就是测得的心电轴,OC 与 OⅠ 的夹角就是心电轴的方向(以度数代表)。

（三）查表法

根据心电图导联 Ⅰ、导联 Ⅲ 的 QRS 波形和电压,计算各导联波形电压的代数和,然后用电压代数和的数值,查心电轴表测得的心电轴数值(图 2-17)。

四、心电图各波形正常范围及测量

（一）P 波

一般呈圆拱状,宽度不超过 0.11 秒,电压高度不超过 0.25 mV,P_{aVF} 直立,P_{aVR} 倒置,P 波在 Ⅰ、Ⅱ、$V_3 \sim V_6$ 直立,V_{1ptf} 小于 0.03（mm·s）。选择 P 波清楚高大的测量,如 Ⅱ、V_5、V_1 导联等。

（二）P-R 间期

此间期代表自心房开始除极至波动传导至心室肌(包括心室间隔肌)开始除极的时间。正常成人为 0.12～0.20 秒,P-R 间期的正常范围与年龄、心率快慢有关。例如幼儿心动过速时 P-R 间期相应缩短。7～13 岁小儿心率 70 次/分以下时 P-R 间期不超过 0.18 秒,而成人心率 70 次/分以下时 P-R 间期小于 0.20 秒。成人心率 170 次/分时 P-R 间期不超过 0.16 秒。

测量:不是一概以 Ⅱ 导联为准而是选择宽大、清楚的 P 波最好,QRS 波群有明显 Q 波的导联(或 QRS 起始处清晰的导联)作为测量 P-R 间期的标准。P-R 间期是从 P 波开始到 QRS 波群开始。若 QRS 波群最初是 Q 波,那么则是 P-Q 间期,但一般仍称 P-R 间期。对多道同步心电图机描记的图形,多道同步心电图测量应从波形出现最早的位置开始测量。

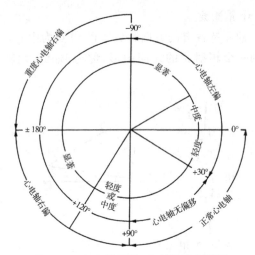

图 2-17　心电轴正常、心电轴偏移范围

①0°～+90°:正常心电轴。②0°～+30°:轻度左偏(但属正常范围)。③0°～
-30°:中度左偏。④-30°～-90°:显著左偏。⑤+90°～+120°:轻度或中度
右偏。⑥+120°～±180°:显著右偏。⑦±180°～-90°或270°:重度右偏(但
部位靠近-90°者可能属于显著左偏)。⑧+30°～+90°:心电轴无偏移

（三）QRS 波群

QRS 波群代表心室肌的除极过程。

1.QRS 宽度

0.06～0.10 秒,不超过 0.12 秒。

2.QRS 波群形态及命名

以各波形的相对大小,用英文字母大小写表示(图 2-18)。

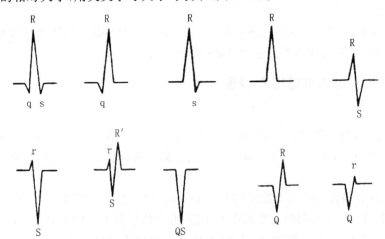

图 2-18　QRS 波群形态及命名

肢导联:①aVR,主波向下 rS 型或 Qr 型。②aVL、aVF 不恒定。③aVL 以 R 波为主时,R_{aVL}
<1.2 mV。④aVF 以 R 波为主时,R_{aVF}<2.0 mV,各肢导联 R+S≥0.5 mV。

胸导联:R 或 S 波电压。①V_1 导联 R/S<1,R_{V_1}<1.0 mV,R_{V_1}+S_{V_5}<1.2 mV。②V_5 导联
R/S>1,R_{V_5}<2.5 mV,R_{V_5}+S_{V_1}<4.0 mV(男)。R_{V_5}+S_{V_1}<3.5 mV(女)。

3.Q 波

Ⅰ、Ⅱ、aVF、V_4～V_6 qR 型时 Q 波时间宽度不应超过 0.04 秒,Q 波深度<1/4 R 波,Q 波宽度比深度更有意义。V_1、V_2 导联为 QS 型不一定是异常,V_5、V_6 导联经常可见到正常的 Q 波。

测量:测肢导联最宽的 QRS 波群或胸导联的 V_3 导联。一般测量胸导联中最宽的 QRS 波群,最好起始及结尾均清楚的导联,最好有 Q 及 RS 波的导联。

(四)ST 段

ST 段指从 QRS 终点到 T 波起点的一段水平线,任何导联水平下降不得超过 0.05 mV。

肢导联、V_4～V_6 导联 ST 段升高不超过 0.1 mV,V_1～V_3 导联 ST 段升高可高达 0.3 mV,ST 段升高的形态更重要。

测量基线的确定:P-R 的延长线、T-P 的延长线。

(五)T 波

T 波反映心室复极过程。T 波的方向和 QRS 波群的方向应该是一致的。

正常成年人 TaVR 向下,T 波在Ⅰ、Ⅱ、V_3～V_6 直立,T 波在Ⅲ、aVF、aVL、V_1 可直立、双向或向下。

各波段振幅、时间测量的新规定如下。

各波段振幅的测量:P 波振幅测量的参考水平应以 P 波起始前的水平线为准。测量 QRS 波群、J 点、ST 段、T 波和 u 波振幅,统一采用 QRS 起始部水平线作为参考水平。如果 QRS 起始部为一斜段(例如受心房复极波影响、预激综合征等情况),应以 QRS 波起点作为测量参考点。测量正向波形的高度时,应以参考水平线上缘垂直地测量到波的顶端;测量负向波形的深度时,应以参考水平线下缘垂直地测量到波的底端(图 2-19)。

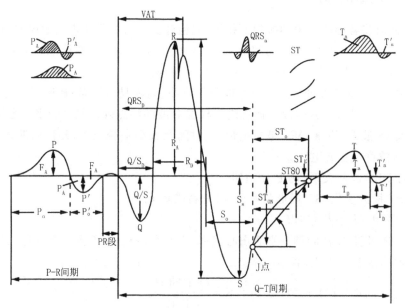

图 2-19 心电图波段振幅、时间测量新的规定示意图

中华医学会心电生理和起搏分会于 1998 年及《诊断学》(第五版,人民卫生出版社)出版中对各波段时间的测量有新的规定:由于近年来已开始广泛使用 12 导联同步心电图仪记录心电图,各波段时间测量定义已有新的规定,测量 P 波和 QRS 波时间,应从 12 导联同步记录中最早的 P 波起点测量至最晚的 P 波终点以及从最早 QRS 波起点测量至最晚的 QRS 波终点;P-R 间期应从 12 导联同步心电图中最早的 P 波起点测量至最早的 QRS 波起点；Q-T 间期应是 12 导联同步心电图中最早的 QRS 波起点至最晚的 T 波终点的间距。如果采用单导联心电图仪记录，仍应采用既往的测量方法。P 波及 QRS 波时间应选择12 个导联中最宽的 P 波及 QRS 波进行测量。P-R 间期应选择 12 个导联中 P 波宽大且有 Q 波的导联进行测量。Q-T 间期测量应取12 个导联中最长的Q-T间期。一般规定，测量各波时间应自波形起点的内缘测至波形终点的内缘(图 2-20)。

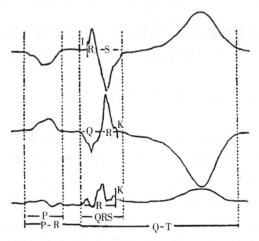

图 2-20　从多通道同步记录导联测量 P 波和 QRS 波时间示意图

五、分析心电图的程序

分析心电图时将各导联心电图按惯例排列，先检查描记时有无技术上的误差，再检查时间的标记及电压的标准，一般时间标记的间隔为 0.04 秒(1 mm)，电压的标准一般以 10 mm 代表 1 mV。应注意在特殊情况下电压的标准可能做适当的调整。

(1)找出 P 波：注意 P 波的形状、方向、时间及大小、高度是否正常；P-R 间期是否规则，并测 P-P 间期，若无 P 波，是否有其他波取而代之。根据 P 波的特点确定是否为窦性心律。

(2)找出 QRS 波群：注意 QRS 波群的形状、时间及大小是否正常；R-R 间期是否规则，并测 R-R 间期、QRS 波群及各波电压。

(3)P 波与 QRS 波的关系：测 P-R 间期。

(4)分析 ST 段的变化：ST 段形状及位置，升高或降低。

(5)T 波的形状、大小及方向。

(6)根据 P-P 间期、R-R 间期分别算出心房率、心室率，若心律不齐则至少连续测量 6 个 P-P 间期或 R-R 间期，求其平均值，算出心率。

(7)测定 Q-T 间期，计算 K 值(Q-Tc)：$K = \dfrac{Q\text{-}T\ 间期}{\sqrt{R\text{-}R}}$。

(8)根据 I、Ⅲ导推算出心电轴。

(9)根据心电图测量数值、图形形态、规律性和各波形及每个心动周期的相互关系，做出心电图的初步诊断。如果曾多次做心电图，应与过去的心电图比较以观察有无变化，结合临床资料做出进一步诊断以提供临床医师做最终临床诊断之参考。若考虑复查时，则应注明复查的日期。

第三节 肺功能检查

肺功能检查内容包括肺容积、通气、换气、呼吸动力、血气等项目。通过肺功能检查可对受检者呼吸生理功能的基本状况做出质和量的评价,明确肺功能障碍的程度和类型,进而可以更深一步地研究疾病的发病机制、病理生理,并对疾病的诊断、治疗、疗效判定、劳动能力评估及手术的耐受性等具有很大的帮助。以下简述临床常用肺功能检查项目。

一、通气功能检查

(一)肺容积

肺容积指在安静情况下,测定一次呼吸所出现的容积变化,不受时间限制,具有静态解剖学意义,是最基本的肺功能检查项目。肺容积由潮气量、补吸气量、补呼气量、残气量及深吸气量、功能残气量、肺活量、肺总量八项组成(图 2-21)。其值与年龄、性别和体表面积有关。以下分别介绍各项指标的含义及其正常值。

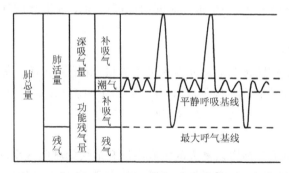

图 2-21 肺容积及其组成

1.潮气量(V_T)

潮气量为平静呼吸时,每次吸入和呼出的气量。成人正常值为 400～500 mL。

2.补呼气量(ERV)

补呼气量指平静呼气末再尽最大力量呼气所呼出的气量。成人正常值:男性约 910 mL、女性约 560 mL。

3.补吸气量(IRV)

补吸气量为平静吸气末再尽最大力量吸气所吸入的气量。成人正常值:男性约 2 160 mL、女性约 1 400 mL。

4.深吸气量(IC)

深吸气量为平静呼气末尽最大力量吸气所吸入的最大气量,即潮气量加补吸气量。成人正常值:男性约 2 660 mL、女性约 1 900 mL。

5.肺活量(VC)

肺活量是指深吸气末尽力呼气所呼出的全部气量,即深吸气量加补呼气量。成人正常值:男性约3 470 mL、女性约2 440 mL。VC实测值占预计值的百分比小于80%为减低,其中60%~79%为轻度减低、40%~59%为中度减低、小于40%为重度减低。肺活量减低提示限制性通气障碍,也可以提示严重阻塞性通气障碍。

6.功能残气量(FRC)

功能残气量为平静呼气末肺内所含气量,即补呼气量加残气量。正常成人参考值:男性(3 112±611)mL、女性(2 348±479)mL。增加见于阻塞性肺气肿等,减少提示肺间质纤维化、急性呼吸窘迫综合征等。

7.残气量(RV)

残气量为最大呼气末肺内所含气量,即功能残气量减补呼气量。正常成人参考值:男性(1 615±397)mL、女性(1 245±336)mL。其临床意义同功能残气量。然而临床上残气量常以其占肺总量百分比即RV/TLC%作为判断指标,成人正常值:男性小于35%、女性约29%、老年人可达50%。超过40%提示肺气肿。

8.肺总量(TLC)

肺总量为最大限度吸气后肺内所含气量,即肺活量加残气量。正常成人参考值:男性(5 766±782)mL、女性(1 353±644)mL。肺总量减少见于广泛肺部疾病。

(二)通气功能测定

通气功能又称为动态肺容积,是指单位时间内随呼吸运动进出肺的气量和流速。常用指标如下。

1.静息每分钟通气量(V_E)

静息每分钟通气量指静息状态下每分钟呼出气的量,等于潮气量×每分钟呼吸频率。正常值:男性(6 663±200)mL、女性(4 217±160)mL。$V_E>10$ L/min提示通气过度,可发生呼吸性碱中毒,$V_E<3$ L/min提示通气不足,可造成呼吸性酸中毒。

2.最大自主通气量(MVV)

最大自主通气量指在1分钟内以最大的呼吸幅度和最快的呼吸频率呼吸所得的通气量。可用来评估肺组织弹性、气道阻力、胸廓弹性和呼吸肌的力量,临床上常用作通气功能障碍、胸部手术术前判断肺功能状况、预计肺合并症发生风险的预测指标以及职业病劳动能力鉴定的指标。正常成人参考值:男性(104±2.71)L、女性(82.5±2.17)L。临床常以实测值占预计值的百分比进行判定,实测占预计值小于80%为异常。

3.用力肺活量(FVC)和第1秒用力呼气容积(FEV_1)

FVC是指深吸气后以最大力量、最快的速度所能呼出的气量。其中第1秒用力呼气容积(FEV_1)是测定呼吸道有无阻力的重要指标。临床常用FEV_1和一秒率($FEV_1/FVC\%$)表示,正常成人FEV_1值:男性(3 179±117)mL、女性(2 314+48)mL;$FEV_1/FVC\%$均大于80%。

4.最大呼气中段流速(MMEF、MMF)

测定方法是将FVC起、止两点间分为四等份,取中间50%的肺容量与其所用呼气时间相比,所得值可作为早期发现小气道阻塞的指标。正常成人值:男性(3 452±1 160)mL/s、女性(2 836±946)mL/s。

二、小气道功能检查

小气道是指吸气状态下内径不大于2 mm的细支气管,是许多慢性肺部阻塞性肺病早期容易受累的部位。因小气道阻力仅占气道总阻力的 20%以下,故其异常变化不易被常规肺功能测定方法检出。

（一）闭合容积

闭合容积(CV)指平静呼吸至残气位时,肺下垂部小气道开始闭合时所能呼出的气体量。而小气道开始闭合时肺内留存的气体量则称为闭合总量(CC)。正常值随年龄增加而增加:$CV/VC\%$,30 岁为 13%,50 岁为 20%,$CC/TLC < 45\%$。

（二）最大呼气流量-容积曲线

最大呼气流量-容积曲线(MEFV)为受试者在最大用力呼气过程中,将呼出的气体容积与相应的呼气流量所记录的曲线,或称流量-容积曲线(V-V 曲线)。临床上常用 VC 50% 和 VC 5% 时的呼气瞬时流量($Vmax_{50}$ 和 $Vmax_{25}$)作为检测小气道阻塞的指标,凡两指标的实测值/预计值小于 70%,且 $V_{50}/V_{25} < 2.5$ 即认为有小气道功能障碍。

三、换气功能检查

（一）通气/血流比例

在静息状态下,健康成人每分钟肺泡通气量约 4 L,血流量约 5 L,二者比例即通气/血流比例(V/Q)为 0.8。在病理情况下,无论是 V/Q 比例增大或减小,均可导致动脉血氧分压降低,临床常见于肺炎、肺不张、急性呼吸窘迫综合征、肺梗死和肺水肿等情况。

（二）肺泡弥散功能测定

肺泡弥散是肺泡内气体中的氧和肺泡壁毛细血管中的二氧化碳,通过肺泡壁毛细血管膜进行气体交换的过程。临床上弥散障碍主要是指氧的弥散障碍。弥散量如小于正常预计值的 80%,提示弥散功能障碍。常见于肺间质纤维化、气胸、肺水肿、先天性心脏病、风湿性心脏病等情况。弥散量增加可见于红细胞增多症、肺出血等。临床上常用的单次呼吸法的正常值:男 187.52~288.8 mL/(kPa·min);女 156.77~179.7 mL/(kPa·min)。

四、肺顺应性

肺顺应性用以反映肺组织的弹性,通常包括肺顺应性、胸壁顺应性和总顺应性。肺顺应性分为静态顺应性和动态顺应性两种。静态顺应性是指在呼吸周期中气流被短暂阻断时测得的肺顺应性,它反映肺组织的弹性,正常值为 2.0 L/kPa;动态肺顺应性是在呼吸周期中气流未被阻断时的肺顺应性,它受气道阻力影响,正常值为 1.5~3 L/kPa。其值降低,见于肺纤维化等疾病;其值增加,见于肺气肿。

五、呼吸道阻力

呼吸道阻力指气体在气道内流动时所产生的摩擦力,通常用产生单位流速所需的压力差来表示。一般采用体容积描记法或强迫脉冲振荡法测定。正常值为每分钟 0.098~0.294 kPa/L (流速 0.5 L/s)。阻塞性肺病呼吸道阻力增加,由于呼吸道阻力的 80% 以上来自大气道的阻力,若阻塞仅影响小气道,则阻力改变不大;限制性疾病呼吸道阻力多降低。

六、血液气体分析

动脉血气分析包括动脉血氧分压、动脉血二氧化碳分压和动脉氢离子浓度(pH 值)的测定,并根据相关的方程式由上述三个测定值计算出其他多项指标,从而判断肺换气功能及酸碱平衡的状况。血气分析的主要指标有以下几种。

(一)动脉血氧分压(PaO_2)

PaO_2是指血液中物理溶解的氧分子所产生的压力。正常值为 12.6～13.3 kPa(95～100 mmHg)。PaO_2可作为判断低氧血症及呼吸衰竭的指标。

(二)动脉血氧饱和度(SaO_2)

SaO_2是单位血红蛋白含氧百分数,正常值为 95%～98%。SaO_2也是反映机体是否缺氧的一个指标。但由于血红蛋白离解曲线(ODC)呈"S"形的特性,较轻度的缺氧时,尽管PaO_2已有明显下降,SaO_2可无明显变化,因此SaO_2反映缺氧并不敏感,且有掩盖缺氧的潜在危险。

(三)动脉血氧含量(CaO_2)

CaO_2指单位容积的动脉血液中所含氧的总量,包括与血红蛋白结合的氧和物理溶解的氧两个部分。正常值为 8.55～9.45 mmol/L(19～21 mL/dL)。CaO_2是反映动脉血携氧量的综合性指标。慢性阻塞性肺疾病患者的CaO_2值随着PaO_2降低而降低,但血红蛋白正常或升高;贫血患者虽然PaO_2正常,而CaO_2随着血红蛋白的降低而降低。

(四)动脉血二氧化碳分压($PaCO_2$)

$PaCO_2$是指物理溶解在动脉血中的CO_2(正常时每 100 mL 中溶解 2.7 mL)分子所产生的张力。其正常值为4.7～6.0 kPa(35～45 mmHg),平均值为 5.3 kPa(40 mmHg)。当呼吸衰竭时,如果$PaCO_2 > 6.7$ kPa(50 mmHg),称为Ⅱ型呼吸衰竭。同时$PaCO_2$也是判断呼吸性酸或碱中毒的指标。

(五)pH

pH 是血液中氢离子浓度的指标或酸碱度。正常值为 7.35～7.45。pH<7.35 为失代偿性酸中毒,存在酸血症;pH>7.45 为失代偿性碱中毒,有碱血症。临床上不能单用 pH 来判断代谢性或呼吸性酸碱失衡,应结合其他指标进行综合判断。

(六)标准碳酸氢盐(SB)

SB 是指在 38 ℃,血红蛋白完全饱和,$PaCO_2$为 5.3 kPa(40 mmHg)的气体平衡后的标准状态下所测得的血浆HCO_3^-浓度。正常值为 22～27 mmol/L,平均值为 24 mmol/L。SB 是单纯反映代谢因素的指标,一般不受呼吸的影响。

(七)实际碳酸氢盐(AB)

AB 是指在实际$PaCO_2$和血氧饱和度条件下所测得的血浆HCO_3^-含量,正常值为 22～27 mmol/L,平均值为 24 mmol/L。AB 在一定程度上受呼吸因素的影响。当呼吸性酸中毒时,AB>SB;当呼吸性碱中毒时,AB<SB;相反,代谢性酸中毒时,AB=SB 小于正常值;代谢性碱中毒时,AB=SB 大于正常值。

(八)缓冲碱(BB)

BB 指血液中一切具有缓冲作用的碱性物质的总和,包括HCO_3^-、Hb^-和血浆蛋白、HPO_4^{2-}。正常值为 45～50 mmol/L。BB 是反映代谢性因素的指标,减少提示代谢性酸中毒,增加提示代谢性碱中毒。

(九)碱剩余(BE)

BE 是指在标准状态(与 SB 者相同)下,将血液标本滴定至 pH 等于 7.40 所需要的酸或碱的量,反映缓冲碱的增加或减少。BE 是反映代谢性因素的指标,正常值为(0±2.3)mmol/L。碱多,BE 为正值;酸多,BE 为负值。

（十）血浆 CO_2 含量(T-CO_2)

T-CO_2 是指血浆中结合的和物理溶解的 CO_2 总含量。其中 HCO_3^- 占总量的 95% 以上,故 T-CO_2 基本反映 HCO_3^- 的含量。又因其受呼吸影响,故在判断混合性酸碱失调时,其应用受到限制。

第四节　胃液检查

胃液由胃黏膜各种细胞分泌的消化液及其他成分组成,主要含有壁细胞分泌的盐酸,主细胞分泌的胃蛋白酶原,黏膜表面上皮细胞、贲门腺、胃底腺和幽门腺颈黏液细胞分泌的黏液等。胃分泌受神经、内分泌及食物和其他刺激因子等调节。胃、十二指肠及全身性疾病均可引起胃分泌功能异常,使胃液的量和成分发生变化。在其诸多成分中,胃酸分泌功能检查具一定实用价值,受到临床重视,而胃蛋白酶、黏液等检测很少应用。

一、胃液的收集

一般经插入胃管收集胃液。食管癌、食管狭窄、食管静脉曲张、心力衰竭、严重冠心病患者不宜插管。检查前停用一切对胃分泌功能有影响的药物,如抗胆碱能药物至少停用 48 小时,H_2 受体阻滞剂(H_2RA)、质子泵阻断剂(PPIS)需停用 24 小时。禁食 12~14 小时,患者清晨空腹取坐位或半卧位,经口插入消毒胃管。咽反射敏感者可改经鼻孔插入。操作应敏捷、轻柔,尽量避免诱发咽反射和呕吐。当胃管插至 45 cm 标记处时,提示管端已抵贲门下,可注入少量空气,使胃壁撑开,避免胃管在胃内打折。然后嘱患者改左侧卧位,继续插管至 52~55 cm 标记处,管端达大弯侧胃体中部,即胃最低部位。也可借助 X 线定位。嘱患者饮 20 mL 水后,如能回抽出 16 mL 以上,说明胃管定位适当。用胶布将胃管固定于上唇部。在患者改变多种体位,如头低左侧卧位、俯卧位等过程中反复抽吸胃液,力求将空腹胃液抽尽;也可使用电动吸引器负压抽吸,压力维持在 4.0~6.7 kPa(30~50 mmHg)。然后根据临床需要,进行各种试验。此外,可应用胃液采集器获取微量胃液。方法为空腹时用温开水 10 mL 吞服胃液采集器,患者取右侧卧位,15 分钟后由牵引线拉出采集器,可挤出胃液 1.5~2.0 mL,足够用于生化检测。

二、检查内容

（一）一般性状检查

1.量

正常国人空腹 12 小时胃液量为 10~70 mL,不超过 100 mL。超过此值视为基础胃液增多,见于:①胃液分泌过多,如十二指肠溃疡、佐林格-埃利森综合征等;②胃排空延缓,如胃轻瘫、幽门梗阻等。胃液不足 10 mL 者为分泌减少,主要见于慢性萎缩性胃炎和胃排空亢进。

2.色

正常胃液或为清晰无色,或因混有黏液而呈混浊的灰白色。如为黄色或绿色,系胆汁反流所致;咖啡色胃液提示上消化道出血。

3.气味

正常胃液有酸味。胃排空延缓时则有发酵味、腐臭味;晚期胃癌患者的胃液常有恶臭味;低位小肠梗阻时可有粪臭味。

4.黏液

正常胃液中有少量黏液,分布均匀。慢性胃炎时黏液增多,使胃液稠度增大。

5.食物残渣

正常空腹胃液不含食物残渣,如其内混有之,提示机械性或功能性胃排空延缓。

(二)化学检查

1.胃酸分泌功能测定

(1)胃液酸度滴定和酸量计算法。胃液中游离酸即盐酸,正常人空腹时为 0~30 mmol/L,平均值为18 mmol/L。结合酸指与蛋白质疏松结合的盐酸。总酸为游离酸、结合酸和各种有机酸之总和,正常值为 10~50 mmol/L,平均值为 30 mmol/L。用碱性溶液滴定胃液首先被中和的是游离酸,然后有机酸和结合酸相继离解,直至被完全中和。根据滴定所用碱性溶液的浓度和毫升数,计算出胃液的酸度。以往用两种不同阈值的 pH 指示剂,如 Topfer 试剂(0.5 g 二甲氨偶氮苯溶于 95%乙醇 100 mL 中)在 pH 3.5 时由红色转变为黄色,此时酸度代表游离酸;酚酞pH 8~10 时变为微红且不褪色,可表示总酸。目前,应用酚红做 pH 指示剂,pH 7.0 变红色;用碱性溶液一次滴定至中性,测定总酸。常用碱性液为 100 mmol/L 或50 mmol/L浓度的氢氧化钠溶液。用于滴定的胃液取 10 mL 即可,需预先滤去食物残渣。滴定后按下列公式计算酸度。

酸度(mmol/L)=NaOH 浓度(mmol/L)×NaOH 消耗量(mL)÷被滴定胃液量(mL)。

胃酸分泌试验还常测定每小时酸量或连续 4 个 15 分钟酸量之和。每小时酸量的计算方法如下。

酸量(mmol/h)=酸度(mmol/L)×每小时胃液量(L/h)。

除上述滴定中和测定胃酸外,还可测定胃液中 Cl^- 浓度和 pH,然后查表求出酸分泌量。

(2)基础酸量、最大酸量和高峰酸量测定。胃酸分泌功能测定结果一般用下列术语来表示:①基础酸量(BAO)为刺激因子刺激前 1 小时分泌的酸量;②最大酸量(MAO)为刺激后 1 小时分泌的酸量;③高峰酸量(PAO)为刺激后 2 个连续分泌最高 15 分钟酸量之和乘以 2,在同一患者 PAO>MAO。刺激因子可选用磷酸组胺或五肽胃泌素。后者系生理性物质,所用剂量为6 μg/kg体重时不良反应较小,故临床首选之。

五肽胃泌素胃酸分泌试验方法:在插入胃管后抽尽空腹胃液。收集 1 小时基础胃液,测定BAO。然后皮下或肌内注射五肽胃泌素,剂量按 6 μg/kg 体重计算。再收集刺激后 1 小时胃液,一般每 15 分钟装1瓶,连续收集 4 瓶。计算每瓶的胃液量和酸量,求出 MAO 和 PAO。

临床意义:BAO 常受神经内分泌等因素影响,变异范围较大。如估计其对个别被测者有诊断价值,则需连续 2~3 小时测定 BAO。壁细胞对胃泌素刺激的敏感性及种族、年龄、性别、体重等因素也可影响 MAO 和 PAO。国内外资料表明,正常人和消化性溃疡患者所测得的胃酸值常有重选,故该项检查已不做常规应用。在下列情况下该指标有参考价值:①刺激后无酸,且胃液pH>6,可诊断为真性胃酸缺乏,见于萎缩性胃炎、恶性贫血和胃癌患者。因此有助于鉴别胃溃疡为良性或恶性。②排除或肯定胃泌素瘤,如果 BAO>15 mmol/L,MAO>60 mmol/L,BAO/MAO比值>60%,提示有胃泌素瘤可能,应进一步测定血清促胃液素。③对比胃手术前

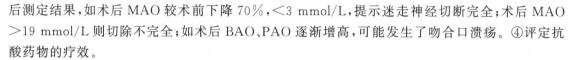

后测定结果,如术后 MAO 较术前下降 70%,<3 mmol/L,提示迷走神经切断完全;术后 MAO>19 mmol/L 则切除不完全;如术后 BAO、PAO 逐渐增高,可能发生了吻合口溃疡。④评定抗酸药物的疗效。

2.胰岛素试验

该试验用于迷走神经切断术后,估计迷走神经切断是否完全。其原理为注射胰岛素诱发低血糖,可刺激大脑的迷走神经中枢,引起迷走神经介导的胃酸和胃蛋白酶原分泌增加。据报道,该试验阳性者 2 年以后溃疡发生率可达 65%。

方法:本试验宜在手术 6 个月后进行。插胃管,收集 1 小时基础分泌胃液。然后静脉注射胰岛素20 U 或 0.15 U/kg 体重。随后每 15 分钟收集一次胃液标本,连续收集 8 次;分别测定每个标本的量和酸量。另外在注射胰岛素前 45 分钟和注射后 90 分钟分别采血,测血糖,以证实注射后发生了低血糖。标准胰岛素试验可诱发严重低血糖,50% 以上患者发生心律失常。因此原有心脏病、低血钾、年龄超过 50 岁的患者禁做此试验。试验过程中应密切注意患者出现的低血糖反应。

判断标准:出现下列情况为阳性结果。①注射胰岛素后任何一个标本的酸度较注射前最大酸度增加幅度超过 20 mmol/L;或基础标本胃酸缺乏,而用药后酸度≥10 mmol/L。②在上述标准基础上,用药后第 1 小时呈现早期阳性结果。③注射后任何 1 小时胃液量较基础值增加。④基础酸量>2 mmol/L。⑤注射后任何 1 小时酸量较注射前增加 2 mmol/L。

目前已很少开展迷走神经切断术,而且胰岛素试验危险性较大,故已很少应用。

3.胃液内因子检测

测定胃液内因子有助于诊断恶性贫血。对具有一个或多个维生素 B_{12} 吸收不良病因的患者及怀疑成年和青少年类型恶性贫血的患者,该试验是辅助诊断项目之一。

从刺激后抽出的胃液中取样:先将胃液滴定至 pH=10,使胃蛋白酶失活 20 分钟;在检测或储存前再将其 pH 恢复到 7。用放射免疫法或淀粉凝胶电泳法测其中内因子。正常人胃液中内因子大于 200 单位/小时;恶性贫血患者一般低于此值,但有少数患者可在正常范围;而有些吸收维生素 B_{12} 正常的胃酸缺乏患者却不足 200 单位/小时。

恶性贫血在我国罕见,该试验很少开展。

4.隐血试验

正常人胃液中不含血液,隐血试验阴性。当胃液呈咖啡残渣样,怀疑上消化道出血时,常需做隐血试验加以证实。隐血试验方法较敏感,即使口腔少量出血或插胃管时损伤了黏膜也可产生阳性结果,临床判断时应加以注意。

5.胃液多胺检测

多胺是一类分子量很小的羟基胺类有机碱,主要有腐胺、精胺和精脒。多胺与恶性肿瘤的发生、消长和复发有一定内在联系,可视为一种恶性肿瘤标志物。胃癌患者胃液中的多胺水平显著升高,检测之对诊断胃癌,估计其临床分期及预后有一定价值,还可作为胃癌术后或其他治疗后随访的指标。

6.胃液表皮生长因子检测

表皮生长因子(EGF)具有抑制胃酸分泌和保护胃肠黏膜的功能。可用放射免疫法测定胃液中 EGF。轻度浅表性胃炎患者基础胃液 EGF 浓度为(0.65±0.31)ng/mL,排出量为(31.48±7.12)ng/h;消化性溃疡患者基础胃液及五肽胃泌素刺激后胃液中 EGF 均明显降低。目前该检查尚在临床研究阶段,其意义有待进一步阐明。

7.胃液胆汁酸检测

胃液中混有胆汁酸是诊断胆汁反流性胃炎的依据之一。胆汁酸有去垢作用,可损害胃黏膜。采用高效液相色谱法、紫外分光光度法测定胃液中的二羟胆烷酸、三羟胆烷酸、总胆汁酸等。正常人胃液中胆汁酸的含量极微,胆汁反流、慢性浅表性胃炎、慢性萎缩性胃炎、十二指肠溃疡等患者胃液中胆汁酸明显升高。

8.胃液尿素氮检测

幽门螺杆菌含尿素酶,分解尿素。正常人胃液尿素氮以 1.785 mmol/L 为临界值,低于此值提示幽门螺杆菌感染;在治疗过程中随细菌被清除而逐步升高,故可作为观察疗效的指标之一。肾功能不全或其他原因引起血清尿素氮增高时可影响测定结果。

9.胃液癌胚抗原(CEA)检测

检测胃液 CEA 可作为胃癌或癌前期疾病初筛或随访的指标。国内报告用胃液采集器取微量胃液,联合检测其中 CEA、幽门螺杆菌抗体、氨基己糖、总酸、游离酸、胃泌素、pH 和总蛋白等8 项指标,结果用电子计算机程序进行分析判断,诊断胃癌的准确性达 96.42%。

(三)显微镜检查

由于胃液中胃蛋白酶和盐酸能破坏细胞、细菌,即使标本抽取后立即送验,阳性率仍不高,且意义也不大。脱落细胞检查对诊断胃癌有一定帮助。

第三章

神经内科疾病

第一节 脑 出 血

脑出血(intracerebral hemorrhage,ICH)是指原发性非外伤性脑实质内出血,故又称原发性或自发性脑出血。脑出血系脑内的血管病变破裂而引起的出血,绝大多数是高血压伴发小动脉微动脉瘤在血压骤升时破裂所致,称为高血压性脑出血。主要病理特点为局部脑血流变化、炎症反应,以及脑出血后脑血肿的形成和血肿周边组织受压、水肿、神经细胞凋亡。80%的脑出血发生在大脑半球,20%发生在脑干和小脑。脑出血起病急骤,临床表现为头痛、呕吐、意识障碍、偏瘫、偏身感觉障碍等。在所有脑血管疾病患者中,脑出血占20%～30%,年发病率为(60～80)/10万,急性期病死率为30%～40%,是病死率和致残率很高的常见疾病。该病常发生于40～70岁,其中>50岁的人群发病率最高,但近年来发病人群有越来越年轻的趋势。

一、病因与发病机制

（一）病因

高血压及高血压合并小动脉硬化是ICH的最常见病因,约95%的ICH患者患有高血压。其他病因有先天性动静脉畸形或动脉瘤破裂、脑动脉炎血管壁坏死、脑瘤出血、血液病并发脑内出血、烟雾病、脑淀粉样血管病变、梗死性脑出血、药物滥用、抗凝或溶栓治疗等。

（二）发病机制

尚不完全清楚,与下列因素相关。

1.高血压

持续性高血压引起脑内小动脉或深穿支动脉壁脂质透明样变性和纤维蛋白样坏死,使小动脉变脆,血压持续升高引起动脉壁疝或内膜破裂,导致微小动脉瘤或微夹层动脉瘤。血压骤然升高时血液自血管壁渗出或动脉瘤壁破裂,血液进入脑组织形成血肿。此外,高血压引起远端血管痉挛,导致小血管缺氧坏死、血栓形成、斑点状出血及脑水肿,继发脑出血,可能是子痫时高血压脑出血的主要机制。脑动脉壁中层肌细胞薄弱,外膜结缔组织少且缺乏外层弹力层,豆纹动脉等穿动脉自大脑中动脉近端呈直角分出,受高血压血流冲击易发生粟粒状动脉瘤,使深穿支动脉成为脑出血的主要好发部位,故豆纹动脉外侧支称为出血动脉。

2.淀粉样脑血管病

淀粉样脑血管病是老年人原发性非高血压性脑出血的常见病因,好发于脑叶,易反复发生,常表现为多发性脑出血。发病机制不清,可能为血管内皮异常导致渗透性增加,血浆成分包括蛋白酶侵入血管壁,形成纤维蛋白样坏死或变性,导致内膜透明样增厚,淀粉样蛋白沉积,使血管中膜、外膜被淀粉样蛋白取代,弹性膜及中膜平滑肌消失,形成蜘蛛状微血管瘤扩张,当情绪激动或活动诱发血压升高时血管瘤破裂引起出血。

3.其他因素

血液病如血友病、白血病、血小板减少性紫癜、红细胞增多症、镰状细胞病等可因凝血功能障碍引起大片状脑出血。肿瘤内异常新生血管破裂或侵蚀正常脑血管也可导致脑出血。维生素 B_1、维生素 C 缺乏或毒素(如砷)可引起脑血管内皮细胞坏死,导致脑出血,出血灶特点通常为斑点状而非融合成片。结节性多动脉炎、病毒性和立克次体性疾病等可引起血管床炎症,炎症致血管内皮细胞坏死、血管破裂发生脑出血。脑内小动、静脉畸形破裂可引起血肿,脑内静脉循环障碍和静脉破裂亦可导致出血。血液病、肿瘤、血管炎或静脉窦闭塞性疾病等所致脑出血亦常表现为多发性脑出血。

(三)脑出血后脑水肿的发生机制

脑出血后机体和脑组织局部发生一系列病理生理反应,其中自发性脑出血后最重要的继发性病理变化之一是脑水肿。由于血肿周围脑组织形成水肿带,继而引起神经细胞及其轴突的变性和坏死,成为患者病情恶化和死亡的主要原因之一。目前认为,ICH 后脑水肿与占位效应、血肿内血浆蛋白渗出和血凝块回缩、血肿周围继发缺血、血肿周围组织炎症反应、水通道蛋白-4(AQP-4)及自由基级联反应等有关。

1.占位效应

占位效应主要是通过机械性压力和颅内压增高引起的。巨大血肿可立即产生占位效应,造成周围脑组织损害,并引起颅内压持续增高。早期主要为局灶性颅内压增高,随后发展为弥漫性颅内压增高,而颅内压的持续增高可引起血肿周围组织广泛性缺血,并加速缺血组织的血管通透性改变,引发脑水肿形成。同时,脑血流量降低、局部组织压力增加可促发血管活性物质从受损的脑组织中释放,破坏血-脑屏障,引发脑水肿形成。因此,血肿占位效应虽不是脑水肿形成的直接原因,但可通过影响脑血流量、周围组织压力以及颅内压等因素,间接地在脑出血后脑水肿形成机制中发挥作用。

2.血肿内血浆蛋白渗出和血凝块回缩

血肿内血液凝结是脑出血超急性期血肿周围组织脑水肿形成的首要条件。在正常情况下,脑组织细胞间隙中的血浆蛋白含量非常低,但在血肿周围组织细胞间隙中却可见血浆蛋白和纤维蛋白聚积,这可导致细胞间隙胶体渗透压增高,使水分渗透到脑组织内形成水肿。此外,血肿形成后由于血凝块回缩,使血肿腔静水压降低,这也将导致血液中的水分渗透到脑组织间隙形成水肿。凝血连锁反应激活、血凝块回缩(血肿形成后血块分离成 1 个红细胞中央块和 1 个血清包绕区)以及纤维蛋白沉积等,在脑出血后血肿周围组织脑水肿形成中发挥着重要作用。血凝块形成是脑出血血肿周围组织脑水肿形成的必经阶段,而血浆蛋白(特别是凝血酶)则是脑水肿形成的关键因素。

3.血肿周围继发缺血

脑出血后血肿周围局部脑血流量显著降低,而脑血流量的异常降低可引起血肿周围组织缺血。一般脑出血后 6～8 小时,血红蛋白和凝血酶释出细胞毒性物质,兴奋性氨基酸释放增多,细胞内钠聚集,则引起细胞毒性水肿;出血后 4～12 小时,血-脑屏障开始破坏,血浆成分进入细胞间液,则引起血管源性水肿。同时,脑出血后形成的血肿在降解过程中,产生的渗透性物质和缺血的代谢产物,也使组织间渗透压增高,促进或加重脑水肿,从而形成血肿周围半暗带。

4.血肿周围组织炎症反应

脑出血后血肿周围中性粒细胞、巨噬细胞和小胶质细胞活化,血凝块周围活化的小胶质细胞和神经元中白细胞介素-1(IL-1)、白细胞介素-6(IL-6)、细胞间黏附因子-1(ICAM-1)和肿瘤坏死因子-α(TNF-α)表达增加。临床研究采用双抗夹心酶联免疫吸附试验检测 41 例脑出血患者脑脊液 IL-1 和 S100 蛋白含量发现,急性患者脑脊液 IL-1 水平显著高于对照组,提示 IL-1 可能促进了脑水肿和脑损伤的发展。ICAM-1 在中枢神经系统中分布广泛。研究证明,脑出血后 12 小时神经细胞开始表达ICAM-1,3 天达高峰,持续 10 天逐渐下降;脑出血后 1 天时血管内皮开始表达 ICAM-1,7 天达高峰,持续 2 周。表达ICAM-1的白细胞活化后能产生大量蛋白水解酶,特别是基质金属蛋白酶(MMP),促使血-脑屏障通透性增加,血管源性脑水肿形成。

5.水通道蛋白-4(AQP-4)

过去一直认为水的跨膜转运是通过被动扩散实现的,而水通道蛋白(AQP)的发现完全改变了这种认识。现在认为,水的跨膜转运实际上是一个耗能的主动过程,是通过 AQP 实现的。AQP 在脑组织中广泛存在,可能是脑脊液重吸收、渗透压调节、脑水肿形成等生理、病理过程的分子生物学基础。迄今已发现的 AQP 至少存在 10 种亚型,其中 AQP-4 和 AQP-9 可能参与血肿周围脑组织水肿的形成。实验研究脑出血后不同时间点大鼠脑组织 AQP-4 的表达分布发现,对照组和实验组未出血侧 AQP-4 在各时间点的表达均为弱阳性,而水肿区从脑出血后 6 小时开始表达增强,3 天时达高峰,此后逐渐回落,1 周后仍明显高于正常组。另外,随着出血时间的推移,出血侧 AQP-4 表达范围不断扩大,表达强度不断增强,并且与脑水肿严重程度呈正相关。以上结果提示,脑出血能导致细胞内外水和电解质失衡,细胞内外渗透压发生改变,激活位于细胞膜上的 AQP-4,进而促进水和电解质通过 AQP-4 进入细胞内导致细胞水肿。

6.自由基级联反应

脑出血后脑组织缺血缺氧发生一系列级联反应造成自由基浓度增加。自由基通过攻击脑内细胞膜磷脂中多聚不饱和脂肪酸和脂肪酸的不饱和双键,直接造成脑损伤发生脑水肿;同时引起脑血管通透性增加,亦加重脑水肿,从而加重病情。

二、病理

肉眼所见:脑出血病例尸检时脑外观可见到明显动脉粥样硬化,出血侧半球膨隆肿胀,脑回宽、脑沟窄,有时可见少量蛛网膜下腔积血,颞叶海马与小脑扁桃体处常可见脑疝痕迹,出血灶一般在2～8 cm,绝大多数为单灶,仅 1.8%～2.7%为多灶。常见的出血部位为壳核出血,出血向内发展可损伤内囊,出血量大时可破入侧脑室。丘脑出血时,血液常穿破第三脑室或侧脑室,向外可损伤内囊。脑桥和小脑出血时,血液可穿破第四脑室,甚至可经中脑导水管逆行进入侧脑室。原发性脑室出血,出血量小时只侵及单个脑室或多个脑室的一部分;大量出血时全部脑室均可被血液充满,脑室扩张积血形成铸型。脑出血血肿周围脑组织受压,水肿明显,颅内压增高,脑组织可移位。幕上半球出血,血肿向下破坏或挤压丘脑下部和脑干,使其变形、移位和继发出血,并常出现小脑幕疝;如中线部位下移可形成中心疝;颅内压增高明显或小脑出血较重时均易发生枕骨大孔疝,这些都是患者死亡的直接原因。急性期后,血块溶解,含铁血黄素和破坏的脑组织被吞噬细胞清除,胶质增生,小出血灶形成胶质瘢痕,大者形成囊腔,称为中风囊,腔内可见黄色液体。

显微镜观察可分为3期:①出血期,可见大片出血,红细胞多新鲜。出血灶边缘多出现软化的脑组织,神经细胞消失或呈局部缺血改变,常有多形核白细胞浸润。②吸收期,出血24～36小时即可出现胶质细胞增生,小胶质细胞及来自血管外膜的细胞形成格子细胞,少数格子细胞含铁血黄素。星形胶质细胞增生及肥胖变性。③修复期,血液及坏死组织渐被清除,组织缺损部分由胶质细胞、胶质纤维及胶原纤维代替,形成瘢痕。出血灶较小可完全修复,较大则遗留囊腔。血红蛋白代谢产物长久残存于瘢痕组织中,呈现棕黄色。

三、临床表现

(一)症状与体征

1.意识障碍

多数患者发病时很快出现不同程度的意识障碍,轻者可嗜睡,重者可昏迷。

2.高颅压征

高颅压征表现为头痛、呕吐。头痛以病灶侧为重,意识朦胧或浅昏迷者可见患者用健侧手触摸病灶侧头部。呕吐多为喷射性,呕吐物为胃内容物,如合并消化道出血可为咖啡样物。

3.偏瘫

病灶对侧肢体瘫痪。

4.偏身感觉障碍

病灶对侧肢体感觉障碍,主要是痛觉、温度觉减退。

5.脑膜刺激征

脑膜刺激征见于脑出血已破入脑室、蛛网膜下腔以及脑室原发性出血之时,可有颈项强直或强迫头位,克尼格征阳性。

6.失语症

优势半球出血者多伴有运动性失语症。

7.瞳孔与眼底异常

瞳孔可不等大、双瞳孔缩小或散大。眼底可有视网膜出血和视盘水肿。

8.其他症状

如心律不齐、呃逆、呕吐咖啡色样胃内容物、呼吸节律紊乱、体温迅速上升及心电图异常等变化。脉搏常有力或缓慢,血压多升高,可出现肢端发绀,偏瘫侧多汗,面部苍白或潮红。

(二)不同部位脑出血的临床表现

1.基底节区出血

基底节区出血为脑出血中最多见者,占60%～70%。其中壳核出血最多,约占脑出血的60%,主要是豆纹动脉尤其是其外侧支破裂引起;丘脑出血较少,约占10%,主要是丘脑穿动脉或丘脑膝状体动脉破裂引起;尾状核及屏状核等出血少见。虽然各核出血有其特点,但出血较多时均可侵及内囊,出现一些共同症状。现将常见的症状分轻、重两型叙述如下。

(1)轻型:多属壳核出血,出血量一般为少于30 mL,或为丘脑小量出血,出血量仅数毫升,出血限于丘脑或侵及内囊后肢。患者突然头痛、头晕、恶心、呕吐、意识清楚或轻度障碍,出血灶对侧出现不同程度的偏瘫,亦可出现偏身感觉障碍及偏盲(三偏征),两眼可向病灶侧凝视,优势半球出血可有失语。

(2)重型：多属壳核大量出血，向内扩展或穿破脑室，出血量可为30～160 mL；或丘脑较大量出血，血肿侵及内囊或破入脑室。发病突然，意识障碍重，鼾声明显，呕吐频繁，可吐咖啡样胃内容物(由胃部应激性溃疡所致)。丘脑出血病灶对侧常有偏身感觉障碍或偏瘫，肌张力低，可引出病理反射，平卧位时，患侧下肢呈外旋位。但感觉障碍常先于或重于运动障碍，部分病例病灶对侧可出现自发性疼痛。常有眼球运动障碍(眼球向上注视麻痹，呈下视内收状态)。瞳孔缩小或不等大，一般为出血侧散大，提示已有小脑幕疝形成；部分病例有丘脑性失语(言语缓慢而不清、重复言语、发音困难、复述差、朗读正常)或丘脑性痴呆(记忆力减退、计算力下降、情感障碍、人格改变等)。如病情发展，血液大量破入脑室或损伤丘脑下部及脑干，昏迷加深，出现去大脑强直或四肢弛缓，面色潮红或苍白，出冷汗，鼾声大作，中枢性高热或体温过低，甚至出现肺水肿、上消化道出血等内脏并发症，最后多发生枕骨大孔疝死亡。

2.脑叶出血

应用CT以后，发现脑叶出血约占脑出血的15%，发病年龄在11～80岁，40岁以下占30%，年轻人多由血管畸形(包括隐匿性血管畸形)、烟雾病引起，老年人常见于高血压动脉硬化及淀粉样血管病等。脑叶出血以顶叶最多见，以后依次为颞叶、枕叶、额叶，40%为跨叶出血。脑叶出血除意识障碍、颅内高压和抽搐等常见症状外，还有各脑叶的特异表现。

(1)额叶出血：常有一侧或双侧的前额痛、病灶对侧偏瘫。部分病例有精神行为异常、凝视麻痹、言语障碍和癫痫发作。

(2)顶叶出血：常有病灶侧颞部疼痛，病灶对侧的轻偏瘫或单瘫、深浅感觉障碍和复合感觉障碍，以及体象障碍、手指失认和结构失用症等，少数病例可出现下象限盲。

(3)颞叶出血：常有耳部或耳前部疼痛，病灶对侧偏瘫，但上肢瘫重于下肢，中枢性面、舌瘫可有对侧上象限盲；优势半球出血可出现感觉性失语或混合性失语；可有颞叶癫痫、幻嗅、幻视、兴奋躁动等精神症状。

(4)枕叶出血：可出现同侧眼部疼痛、同向性偏盲和黄斑回避现象，可有一过性黑矇和视物变形。

3.脑干出血

(1)中脑出血：中脑出血少见，自CT应用于临床后，临床已可诊断。轻症患者表现为突然出现复视、眼睑下垂、一侧或两侧瞳孔扩大、眼球不同轴、水平或垂直眼震，同侧肢体共济失调，也可表现为韦伯综合征(Weber综合征)或贝内迪克特综合征(Benedikt综合征)。重者出现昏迷、四肢迟缓性瘫痪、去大脑强直，常迅速死亡。

(2)脑桥出血：占脑出血的10%左右。病灶多位于脑桥中部的基底部与被盖部之间。患者表现突然头痛，同侧第Ⅵ、Ⅶ、Ⅷ对脑神经麻痹，对侧偏瘫(交叉性瘫痪)，出血量大或病情重者常有四肢瘫，很快进入意识障碍、针尖样瞳孔、去大脑强直、呼吸障碍，多迅速死亡。可伴中枢性高热、大汗和应激性溃疡等。一侧脑桥小量出血可表现为福维尔综合征(Foville综合征)、闭锁综合征和米亚尔-居布勒综合征(Millard-Gubler综合征)。

(3)延髓出血：延髓出血更为少见，突然意识障碍，血压下降，呼吸节律不规则，心律失常，轻症病例可呈延髓背外侧综合征(Wallenberg综合征)，重症病例常因呼吸心跳停止而死亡。

4.小脑出血

小脑出血约占脑出血的10%。多见于一侧半球的齿状核部位，小脑蚓部也可发生。发病突然,眩晕明显,频繁呕吐,枕部疼痛,病灶侧共济失调,可见眼球震颤,同侧周围性面瘫,颈项强直,如不仔细检查,易误诊为蛛网膜下腔出血。当出血量不大时,主要表现为小脑症状,如病灶侧共济失调,眼球震颤,构音障碍和吟诗样语言,无偏瘫。出血量增加时,还可表现为脑桥受压体征,如展神经麻痹、侧视麻痹等,以及肢体偏瘫和(或)锥体束征。病情如继续加重,颅内压增高明显,昏迷加深,极易发生枕骨大孔疝死亡。

5.脑室出血

脑室出血分原发与继发两种,继发性系脑实质出血破入脑室者;原发性指脉络丛血管出血及室管膜下动脉破裂出血,血液直流入脑室者。以前认为脑室出血罕见,现已证实占脑出血的3%～5%。55%的患者出血量较少,仅部分脑室有血,脑脊液呈血性,类似蛛网膜下腔出血。临床常表现为头痛、呕吐、克尼格征阳性、意识清楚或一过性意识障碍,但常无偏瘫体征,脑脊液血性,酷似蛛网膜下腔出血,预后良好,可以完全恢复正常;出血量大,全部脑室均被血液充满者,其临床表现符合既往所谓脑室出血的症状,即发病后突然头痛,呕吐,昏迷,瞳孔缩小或时大时小,眼球浮动或分离性斜视,四肢肌张力增高,病理反射阳性,早期出现去大脑强直,严重者双侧瞳孔散大,呼吸深,鼾声明显,体温明显升高,面部充血多汗,预后极差,多迅速死亡。

四、辅助检查

(一)头颅CT

发病后CT平扫可显示近圆形或卵圆形均匀高密度的血肿病灶,边界清楚,可确定血肿部位、大小、形态及是否破入脑室,血肿周围有无低密度水肿带及占位效应(脑室受压、脑组织移位)和梗阻性脑积水等。早期可发现边界清楚、均匀的高密度灶,CT值为60～80 Hu,周围环绕低密度水肿带。血肿范围大时可见占位效应。根据CT影像估算出血量可采用简单易行的多田计算公式:出血量(mL)=0.5×最大面积长轴(cm)×最大面积短轴(mL)×层面数。出血后3～7天,血红蛋白破坏,纤维蛋白溶解,高密度区向心性缩小,边缘模糊,周围低密度区扩大。病后2～4周,形成等密度或低密度灶。病后2个月左右,血肿区形成囊腔,其密度与脑脊液近乎相等,两侧脑室扩大;增强扫描,可见血肿周围有环状高密度强化影,其大小、形状与原血肿相近。

(二)头颅磁共振成像/磁共振血管成像

磁共振成像的表现主要取决于血肿所含血红蛋白量的变化。发病1天内,血肿呈T_1等信号或低信号,T_2高信号或混合信号;第2天～1周,T_1为等信号或稍低信号,T_2为低信号;第2～4周,T_1和T_2均为高信号;4周后,T_1呈低信号,T_2为高信号。此外,磁共振血管成像(MRA)可帮助发现脑血管畸形、肿瘤及血管瘤等病变。

(三)数字减影血管造影(DSA)

DSA对脑叶出血、原因不明或怀疑脑血管畸形、血管瘤、烟雾病和血管炎等患者有意义,尤其血压正常的年轻患者应通过DSA查明病因。

(四)腰椎穿刺检查

在无条件做CT时,且患者病情不重,无明显颅内高压者可进行腰椎穿刺检查。脑出血者脑脊液压力常增高,若出血破入脑室或蛛网膜下腔者脑脊液多呈均匀血性。有脑疝及小脑出血者应禁做腰椎穿刺检查。

(五)经颅多普勒超声(TCD)

TCD由于简单及无创性,可在床边进行检查,已成为监测脑出血患者脑血流动力学变化的重要方法。①通过检测脑动脉血流速度,间接监测脑出血的脑血管痉挛范围及程度,脑血管痉挛时其血流速度增高。②测定血流速度、血流量和血管外周阻力可反映颅内压增高时脑血流灌注情况,如颅内压超过动脉压时收缩期及舒张期血流信号消失,无血流灌注。③提供脑动静脉畸形、动脉瘤等病因诊断的线索。

（六）脑电图（EEG）

EEG可反映脑出血患者脑功能状态。意识障碍可见两侧弥漫性慢活动,病灶侧明显;无意识障碍时,基底节和脑叶出血出现局灶性慢波,脑叶出血靠近皮质时可有局灶性棘波或尖波发放;小脑出血无意识障碍时脑电图多正常,部分患者同侧枕颞部出现慢活动;中脑出血多见两侧阵发性同步高波幅慢活动;脑桥出血患者昏迷时可见 $8\sim12\ Hz\ \alpha$ 波、低波幅 β 波、纺锤波或弥漫性慢波等。

（七）心电图

心电图可及时发现脑出血合并心律失常或心肌缺血,甚至心肌梗死。

（八）血液检查

重症脑出血急性期白细胞计数可增为 $(10\sim20)\times10^9/L$,并可出现血糖含量升高、蛋白尿、尿糖、血尿素氮含量增加,以及血清肌酶含量升高等。但均为一过性,可随病情缓解而消退。

五、诊断与鉴别诊断

（一）诊断要点

1.一般性诊断要点

（1）急性起病,常有头痛、呕吐、意识障碍、血压增高和局灶性神经功能缺损症状,部分病例有眩晕或抽搐发作。饮酒、情绪激动、过度劳累等是常见的发病诱因。

（2）常见的局灶性神经功能缺损症状和体征包括偏瘫、偏身感觉障碍、偏盲等,多于数分钟至数小时达到高峰。

（3）头颅CT扫描可见病灶中心呈高密度改变,病灶周边常有低密度水肿带。头颅MRI/MRA有助于脑出血的病因学诊断和观察血肿的演变过程。

2.各部位脑出血的临床诊断要点

（1）壳核出血:①对侧肢体偏瘫,优势半球出血常出现失语。②对侧肢体感觉障碍,主要是痛觉、温度觉减退。③对侧偏盲。④凝视麻痹,呈双眼持续性向出血侧凝视。⑤尚可出现失用、体象障碍、记忆力和计算力障碍、意识障碍等。

（2）丘脑出血:①丘脑型感觉障碍,对侧半身深浅感觉减退、感觉过敏或自发性疼痛。②运动障碍,出血侵及内囊可出现对侧肢体瘫痪,多为下肢重于上肢。③丘脑性失语,言语缓慢而不清、重复言语、发音困难、复述差,朗读正常。④丘脑性痴呆,记忆力减退、计算力下降、情感障碍、人格改变。⑤眼球运动障碍,眼球向上注视麻痹,常向内下方凝视。

（3）脑干出血:①中脑出血,突然出现复视,眼睑下垂,一侧或两侧瞳孔扩大,眼球不同轴,水平或垂直眼震,同侧肢体共济失调,也可表现为 Weber 综合征或 Benedikt 综合征;严重者很快出现意识障碍,去大脑强直。②脑桥出血,突然头痛,呕吐,眩晕,复视,眼球不同轴,交叉性瘫痪或偏瘫、四肢瘫等。出血量较大时,患者很快进入意识障碍,针尖样瞳孔,去大脑强直,呼吸障碍,并可伴有高热、大汗、应激性溃疡等,多迅速死亡;出血量较少时可表现为一些典型的综合征,如 Foville 综合征、Millard-Gubler 综合征和闭锁综合征等。③延髓出血,突然意识障碍,血压下降,呼吸节律不规则,心律失常,继而死亡。轻者可表现为不典型的 Wallenberg 综合征。

(4)小脑出血:①突发眩晕、呕吐、后头部疼痛,无偏瘫。②有眼震,站立和步态不稳,肢体共济失调、肌张力降低及颈项强直。③头颅 CT 扫描示小脑半球或小脑蚓高密度影及第四脑室、脑干受压。

(5)脑叶出血:①额叶出血,前额痛、呕吐、痫性发作较多见;对侧偏瘫、共同偏视、精神障碍;优势半球出血时可出现运动性失语。②顶叶出血,偏瘫较轻,而偏侧感觉障碍显著;对侧下象限盲,优势半球出血时可出现混合性失语。③颞叶出血,表现为对侧中枢性面、舌瘫及上肢为主的瘫痪;对侧上象限盲;优势半球出血时可有感觉性或混合性失语;可有颞叶癫痫、幻嗅、幻视。④枕叶出血,对侧同向性偏盲,并有黄斑回避现象,可有一过性黑矇和视物变形;多无肢体瘫痪。

(6)脑室出血:①突然头痛、呕吐,迅速进入昏迷或昏迷逐渐加深。②双侧瞳孔缩小,四肢肌张力增高,病理反射阳性,早期出现去大脑强直,脑膜刺激征阳性。③常出现丘脑下部受损的症状及体征,如上消化道出血、中枢性高热、大汗、应激性溃疡、急性肺水肿、血糖增高、尿崩症等。④脑脊液压力增高,呈血性。⑤轻者仅表现为头痛、呕吐、脑膜刺激征阳性,无局限性神经体征。临床上易误诊为蛛网膜下腔出血,需通过头颅 CT 检查来确定诊断。

(二)鉴别诊断

1.脑梗死

脑梗死发病较缓,或病情呈进行性加重,头痛、呕吐等颅内压增高症状不明显,典型病例一般不难鉴别;但脑出血与大面积脑梗死、少量脑出血与脑梗死临床症状相似,鉴别较困难,常需头颅 CT 鉴别。

2.脑栓塞

脑栓塞起病急骤,一般缺血范围较广,症状常较重,常伴有风湿性心脏病、心房颤动、细菌性心内膜炎、心肌梗死或其他容易产生栓子来源的疾病。

3.蛛网膜下腔出血

蛛网膜下腔出血好发于年轻人,突发剧烈头痛,或呈爆裂样头痛,以颈枕部明显,有的可痛牵颈背、双下肢。呕吐较频繁,少数严重患者呈喷射状呕吐。约 50% 的患者可出现短暂、不同程度的意识障碍,尤以老年患者多见。常见一侧动眼神经麻痹,其次为视神经、三叉神经和展神经麻痹,脑膜刺激征常见,无偏瘫等脑实质损害的体征,头颅 CT 可帮助鉴别。

4.外伤性脑出血

外伤性脑出血是闭合性头部外伤所致,发生于受冲击颅骨下或对冲部位,常见于额极和颞极,外伤史可提供诊断线索,CT 可显示血肿外形不整。

5.内科疾病导致的昏迷

(1)糖尿病昏迷:①糖尿病酮症酸中毒,多数患者在发生意识障碍前数天有多尿、烦渴多饮和乏力,随后出现食欲缺乏、恶心、呕吐,常伴头痛、嗜睡、烦躁、呼吸深快,呼气中有烂苹果味(丙酮)。随着病情进一步发展,出现严重失水,尿量减少,皮肤弹性差,眼球下陷,脉细速,血压下降,至晚期时各种反射迟钝甚至消失,嗜睡甚至昏迷。尿糖、尿酮体呈强阳性,血糖和血酮体均有升高。头部 CT 结果阴性。②高渗性非酮症糖尿病昏迷,起病时常先有多尿、多饮,但多食不明显,或反而食欲缺乏,以致常被忽视。失水随病程进展逐渐加重,出现神经精神症状,表现为嗜睡、幻觉、定向障碍、偏盲、上肢拍击样粗颤、痫性发作(多为局限性发作)等,最后陷入昏迷。尿糖强阳性,但无酮症或较轻,血尿素氮及肌酐升高。突出的表现为血糖常在 33.3 mmol/L

(600 mg/dL)以上,一般为33.3～66.6 mmol/L(600～1 200 mg/dL);血钠升高可达155 mmol/L;血浆渗透压显著增高为330～460 mmol/L,一般在350 mmol/L以上。头部CT结果阴性。

(2)肝性昏迷:有严重肝病和(或)广泛门体侧支循环,精神紊乱、昏睡或昏迷,明显肝功能损害或血氨升高,扑翼(击)样震颤和典型的脑电图改变(高波幅的δ波,每秒少于4次)等,有助于诊断与鉴别诊断。

(3)尿毒症昏迷:少尿(<400 mL/d)或无尿(<50 mL/d),血尿,蛋白尿,管型尿,氮质血症,水电解质紊乱和酸碱失衡。

(4)急性酒精中毒:①兴奋期,血乙醇浓度达到11 mmol/L(50 mg/dL)即感头痛、欣快、兴奋;血乙醇浓度超过16 mmol/L(75 mg/dL),健谈、饶舌、情绪不稳定、自负、易激怒,可有粗鲁行为或攻击行动,也可能沉默、孤僻;浓度达到22 mmol/L(100 mg/dL)时,驾车易发生车祸。②共济失调期,血乙醇浓度达到33 mmol/L(150 mg/dL)时,肌肉运动不协调,行动笨拙,言语含糊不清,眼球震颤,视物模糊,复视,步态不稳,出现明显共济失调;浓度达到43 mmol/L(200 mg/dL)时,出现恶心、呕吐、困倦。③昏迷期,血乙醇浓度升至54 mmol/L(250 mg/dL)时,患者进入昏迷期,表现为昏睡、瞳孔散大、体温降低;血乙醇浓度超过87 mmol/L(400 mg/dL)时,患者陷入深昏迷,心率快、血压下降,呼吸慢而有鼾音,可出现呼吸、循环麻痹而危及生命。实验室检查可见血清乙醇浓度升高,呼出气中乙醇浓度与血清乙醇浓度相当;动脉血气分析可见轻度代谢性酸中毒;电解质失衡,可见低血钾、低血镁和低血钙;血糖可降低。

(5)低血糖昏迷:低血糖昏迷是指各种原因引起的重症的低血糖症。患者突然昏迷、抽搐,表现为局灶神经系统症状的低血糖易被误诊为脑出血。化验血糖低于2.8 mmol/L,推注葡萄糖后症状迅速缓解,发病后72小时复查头部CT结果阴性。

(6)药物中毒:①镇静催眠药中毒,有服用大量镇静催眠药史,出现意识障碍和呼吸抑制及血压下降。胃液、血液、尿液中检出镇静催眠药。②阿片类药物中毒,有服用大量吗啡等阿片类药物史,或有吸毒史,除出现昏迷、针尖样瞳孔(哌替啶的急性中毒瞳孔反而扩大)、呼吸抑制"三联征"等特点外,还可出现发绀、面色苍白、肌肉无力、惊厥、牙关禁闭、角弓反张,呼吸先浅而慢,后叹息样或潮式呼吸、肺水肿、休克、瞳孔对光反射消失,死于呼吸衰竭。血、尿阿片类毒物成分定性试验呈阳性。使用纳洛酮可迅速逆转阿片类药物所致的昏迷、呼吸抑制、缩瞳等毒性作用。

(7)CO中毒:①轻度中毒,血液碳氧血红蛋白(COHb)可高于20%。患者有剧烈头痛、头晕、心悸、口唇黏膜呈樱桃红色、四肢无力、恶心、呕吐、嗜睡、意识模糊、视物不清、感觉迟钝、谵妄、幻觉、抽搐等。②中度中毒,血液COHb浓度可高达40%。患者出现呼吸困难、意识丧失、昏迷,对疼痛刺激可有反应,瞳孔对光反射和角膜反射可迟钝,腱反射减弱,呼吸、血压和脉搏可有改变。经治疗可恢复且无明显并发症。③重度中毒,血液COHb浓度可高于50%以上。深昏迷,各种反射消失。患者可呈去大脑皮质状态(患者可以睁眼,但无意识,不语,不动,不主动进食或大小便,呼之不应,推之不动,肌张力增强),常有脑水肿、惊厥、呼吸衰竭、肺水肿、上消化道出血、休克和严重的心肌损害,出现心律失常,偶可发生心肌梗死。有时并发脑局灶损害,出现锥体系或锥体外系损害体征。监测血中COHb浓度可明确诊断。

应详细询问病史,内科疾病导致昏迷者有相应的内科疾病病史,仔细查体,局灶体征不明显;脑出血者则同向偏视、一侧瞳孔散大、一侧面部船帆现象、一侧上肢出现扬鞭现象、一侧下肢呈外旋位,血压升高。CT检查可助鉴别。

六、治疗

急性期的主要治疗原则：保持安静，防止继续出血；积极抗脑水肿，降低颅内压；调整血压；改善循环；促进神经功能恢复；加强护理，防治并发症。

（一）一般治疗

1.保持安静

（1）卧床休息3～4周，脑出血发病后24小时内，特别是6小时内可有活动性出血或血肿继续扩大，应尽量减少搬运，就近治疗。重症需严密观察体温、脉搏、呼吸、血压、瞳孔和意识状态等生命体征变化。

（2）保持呼吸道通畅，头部抬高15°～30°角，切忌无枕仰卧；疑有脑疝时应床脚抬高45°角，意识障碍患者应将头歪向一侧，以利于口腔、气道分泌物及呕吐物流出；痰稠不易吸出，则要行气管切开，必要时吸氧，以使动脉血氧饱和度维持在90%以上。

（3）意识障碍或消化道出血者宜禁食24～48小时，发病后3天，仍不能进食者，应鼻饲以确保营养。过度烦躁不安的患者可适量用镇静药。

（4）注意口腔护理，保持大便通畅，留置尿管的患者应做膀胱冲洗以预防尿路感染。加强护理，经常翻身，预防压疮，保持肢体功能位置。

（5）注意水、电解质平衡，加强营养。注意补钾，液体量应控制在2 000 mL/d左右，或以尿量加500 mL来估算，不能进食者鼻饲各种营养品。对于频繁呕吐、胃肠道功能减弱或有严重的应激性溃疡者，应考虑给予肠外营养。如有高热、多汗、呕吐或腹泻者，可适当增加入液量，或10%脂肪乳500 mL静脉滴注，每天1次。如需长期采用鼻饲，应考虑胃造瘘术。

（6）脑出血急性期血糖含量增高可以是原有糖尿病的表现或是应激反应。高血糖和低血糖都能加重脑损伤。当患者血糖含量增高超过11.1 mmol/L时，应立即给予胰岛素治疗，将血糖控制在8.3 mmol/L以下。同时应监测血糖，若发生低血糖，可用葡萄糖口服或注射纠正低血糖。

2.亚低温治疗

亚低温治疗能够减轻脑水肿，减少自由基的产生，促进神经功能缺损恢复，改善患者预后。降温方法：立即行气管切开，静脉滴注冬眠肌松合剂（0.9%氯化钠注射液500 mL＋氯丙嗪100 mg＋异丙嗪100 mg），同时冰毯机降温。行床旁监护仪连续监测体温（T）、心率（HR）、血压（BP）、呼吸（R）、脉搏（P）、血氧饱和度（SPO₂）、颅内压（ICP）。直肠温度（RT）维持在34～36 ℃，持续3～5天。冬眠肌松合剂用量和速度根据患者T、HR、BP、肌张力等调节。保留自主呼吸，必要时应用同步呼吸机辅助呼吸，维持SPO₂在95%以上，10～12小时将RT降为34～36 ℃。当ICP降至正常后72小时，停止亚低温治疗。采用每天恢复1～2 ℃，复温速度不超过0.1 ℃/h。在24～48小时，将患者RT复温为36.5～37 ℃。局部亚低温治疗实施越早，效果越好，建议在脑出血发病6小时内使用，治疗时间最好持续48～72小时。

（二）调控血压和防止再出血

脑出血患者一般血压都高，甚至比平时更高，这是因为颅内压增高时机体保证脑组织供血的代偿性反应，当颅内压下降时血压亦随之下降，因此一般不应使用降血压药物，尤其是注射利血平等强有力降压剂。目前理想的血压控制水平还未确定，主张采取个体化原则，应根据患者年龄、病前有无高血压、病后血压情况等确定适宜血压水平。但血压过高时，容易增加再出血的危险性，则应及时控制高血压。一般来说，收缩压≥26.7 kPa（200 mmHg），舒张压≥15.3 kPa

(115 mmHg)时,应降血压治疗,使血压控制于治疗前原有血压水平或略高水平。收缩压≤24.0 kPa(180 mmHg)或舒张压≤15.3 kPa(115 mmHg)时,或平均动脉压为 17.3 kPa(130 mmHg)时可暂不使用降压药,但需密切观察。收缩压在 24.0～30.7 kPa(180～230 mmHg)或舒张压在 14.0～18.7 kPa(105～140 mmHg)宜口服卡托普利、美托洛尔等降压药,收缩压24.0 kPa(180 mmHg)以内或舒张压在 14.0 kPa(105 mmHg)以内,可观察而不用降压药。急性期过后(约2周),血压仍持续过高时可系统使用降压药,急性期血压急骤下降表明病情严重,应给予升压药物以保证足够的脑供血量。

止血剂及凝血剂对脑出血并无效果,但如合并消化道出血或有凝血障碍时仍可使用。消化道出血时,还可经胃管鼻饲或口服云南白药、三七粉、氢氧化铝凝胶和(或)冰牛奶、冰盐水等。

(三)控制脑水肿

脑出血后 48 小时水肿达到高峰,维持 3～5 天或更长时间后逐渐消退。脑水肿可使 ICP 增高和导致脑疝,是影响功能恢复的主要因素和导致早期死亡的主要,病因。积极控制脑水肿、降低 ICP 是脑出血急性期治疗的重要环节,必要时可行 ICP 监测。治疗目标是使 ICP 降为2.7 kPa(20 mmHg)以下,脑灌注压大于 9.3 kPa(70 mmHg),应首先控制可加重脑水肿的因素,保持呼吸道通畅,适当给氧,维持有效脑灌注,限制液体和盐的入量等。应用皮质类固醇减轻脑出血后脑水肿和降低 ICP,其有效证据不充分;脱水药只有短暂作用,常用 20％甘露醇、利尿药如呋塞米等。

1.20％甘露醇

20％甘露醇为渗透性脱水药,可在短时间内使血浆渗透压明显升高,形成血与脑组织间渗透压差,使脑组织间液水分向血管内转移,经肾脏排出,每 8 g 甘露醇可由尿带出水分 100 mL,用药后 20～30 分钟开始起效,2～3 小时作用达峰。常用剂量为 125～250 mL,每次 6～8 小时,疗程 7～10 天。如患者出现脑疝征象可快速加压经静脉或颈动脉推注,可暂时缓解症状,为术前准备赢得时间。冠心病、心肌梗死、心力衰竭和肾功能不全者慎用,注意用药不当可诱发肾功能衰竭(简称"肾衰竭")和水盐及电解质失衡。因此,在应用甘露醇脱水时,一定要严密观察患者尿量、血钾和心肾功能,一旦出现尿少、血尿、无尿时应立即停用。

2.利尿药

呋塞米注射液较常用,脱水作用不如甘露醇,但可抑制脑脊液产生,用于心肾功能不全不能用甘露醇的患者,常与甘露醇合用,减少甘露醇用量。每次 20～40 mg,每天 2～4 次,静脉注射。

3.甘油果糖氯化钠注射液

该药为高渗制剂,通过高渗透性脱水,能使脑水分含量减少,降低颅内压。本品降低颅内压作用起效较缓,持续时间较长,可与甘露醇交替使用。推荐剂量为每次 250～500 mL,每天 1～2 次,静脉滴注,连用 7 天左右。

4.10％人血清蛋白

10％人血清蛋白通过提高血浆胶体渗透压发挥对脑组织脱水降颅压作用,改善病灶局部脑组织水肿,作用持久。适用于低蛋白血症的脑水肿伴高颅压的患者。推荐剂量每次 10～20 g,每天 1～2 次,静脉滴注。该药可增加心脏负担,心功能不全者慎用。

5.地塞米松

地塞米松可防止脑组织内星形胶质细胞肿胀,降低毛细血管通透性,维持血-脑屏障功能。抗脑水肿作用起效慢,用药后 12～36 小时起效。剂量为每天 10～20 mg,静脉滴注。由于易并发感染或使感染扩散,可促进或加重应激性上消化道出血,影响血压和血糖控制等,临床不主张常规使用,病情危重、不伴上消化道出血者可早期短时间应用。

若药物脱水、降颅压效果不明显,出现颅高压危象时可考虑转外科手术开颅减压。

（四）控制感染

发病早期或病情较轻时通常不需使用抗生素,老年患者合并意识障碍易并发肺部感染,合并吞咽困难易发生吸入性肺炎,尿潴留或导尿易合并尿路感染,可根据痰液或尿液培养、药物敏感试验等选用抗生素治疗。

（五）维持水电解质平衡

患者液体的输入量最好根据其中心静脉压（CVP）和肺毛细血管楔压（PCWP）来调整,CVP保持在0.7～1.6 kPa（5～12 mmHg）或者PCWP维持在1.3～1.9 kPa（10～14 mmHg）。无此条件时每天液体输入量可按前1天尿量＋500 mL估算。每天补钠50～70 mmol/L,补钾40～50 mmol/L,糖类13.5～18 g。使用液体种类应以0.9%氯化钠注射液或复方氯化钠注射液（林格液）为主,避免用高渗糖水,若用糖时可按每4 g糖加1 U胰岛素后再使用。由于患者使用大量脱水药、进食少、合并感染等,极易出现电解质紊乱和酸碱失衡,应加强监护和及时纠正,意识障碍患者可通过鼻饲管补充足够热量的营养和液体。

（六）对症治疗

1.中枢性高热

宜先行物理降温,如头部、腋下及腹股沟区放置冰袋,戴冰帽或睡冰毯等。效果不佳者可用多巴胺受体激动剂如溴隐亭3.75 mg/d,逐渐加量至7.5～15.0 mg/d,分次服用。

2.痫性发作

可静脉缓慢推注（注意患者呼吸）地西泮10～20 mg,控制发作后可予卡马西平片,每次100 mg,每天2次。

3.应激性溃疡

丘脑、脑干出血患者常合并应激性溃疡和消化道出血,机制不明,可能是出血影响边缘系统、丘脑、丘脑下部及下行自主神经纤维,使肾上腺皮质激素和胃酸分泌大量增加,黏液分泌减少及屏障功能削弱。常在病后第2～14天突然发生,可反复出现,表现为呕血及黑便,出血量大时常见烦躁不安、口渴、皮肤苍白、湿冷、脉搏细速、血压下降、尿量减少等外周循环衰竭表现。可采取抑制胃酸分泌和加强胃黏膜保护治疗,用H_2受体阻滞剂:①雷尼替丁,每次150 mg,每天2次,口服。②西咪替丁,0.4～0.8 g/d,加入0.9%氯化钠注射液,静脉滴注。③注射用奥美拉唑钠,每次40 mg,每12小时静脉注射1次,连用3天。还可用硫糖铝,每次1 g,每天4次,口服;或氢氧化铝凝胶,每次40～60 mL,每天4次,口服。若发生上消化道出血可用去甲肾上腺素4～8 mg加冰盐水80～100 mL,每天4～6次,口服;云南白药,每次0.5 g,每天4次,口服。保守治疗无效时可在胃镜下止血,须注意呕血引起窒息,并补液或输血维持血容量。

4.心律失常

心房颤动常见,多见于病后前3天。心电图复极改变常导致易损期延长,易损期出现的期前收缩可导致室性心动过速或心室颤动。这可能是脑出血患者易发生猝死的主要原因。心律失常影响心排血量,降低脑灌注压,可加重原发脑病变,影响预后。应注意改善冠心病患者的心肌供血,给予常规抗心律失常治疗,及时纠正电解质紊乱,可试用β受体阻滞剂和钙通道阻滞剂治疗,维护心脏功能。

5.大便秘结

脑出血患者由于卧床等原因,常会出现便秘。用力排便时腹压增高,从而使颅内压升高,可加重脑出血症状。便秘时腹胀不适,使患者烦躁不安,血压升高,亦可使病情加重,故脑出血患者便秘的护理十分重要。便秘可用甘油灌肠剂(支),患者侧卧位插入肛门内 6～10 cm,将药液缓慢注入直肠内 60 mL,5～10 分钟即可排便;缓泻剂如酚酞 2 片,每晚口服,亦可用中药番泻叶 3～9 g 泡服。

6.高容量性低钠血症

高容量性低钠血症又称稀释性低钠血症,10％的脑出血患者可发生。因血管升压素分泌减少,尿排钠增多,血钠降低,可加重脑水肿,每天应限制水摄入量在 800～1 000 mL,补钠 9～12 g;宜缓慢纠正,以免导致脑桥中央髓鞘溶解症。另有脑耗盐综合征,是心钠素分泌过高导致低钠血症,应输液补钠治疗。

7.下肢深静脉血栓形成

急性脑卒中患者易并发下肢和瘫痪肢体深静脉血栓形成,患肢进行性水肿和发硬,肢体静脉血流图检查可确诊。勤翻身、被动活动或抬高瘫痪肢体可预防;治疗可用肝素 5 000 U,静脉滴注,每天 1 次;或低分子量肝素,每次 4 000 U,皮下注射,每天 2 次。

(七)外科治疗

外科治疗可挽救重症患者的生命及促进神经功能恢复,手术宜在发病后 6～24 小时进行,预后直接与术前意识水平有关,昏迷患者通常手术效果不佳。

1.手术指征

(1)脑叶出血:患者清醒、无神经障碍和小血肿(＜20 mL)者,不必手术,可密切观察和随访。患者意识障碍、大血肿和在 CT 片上有占位征,应手术。

(2)基底节和丘脑出血:大血肿、神经障碍者应手术。

(3)脑桥出血:原则上内科治疗。但对非高血压性脑桥出血如海绵状血管瘤,可手术治疗。

(4)小脑出血:血肿直径≥2 cm 者应手术,特别是合并脑积水、意识障碍、神经功能缺失和占位征者。

2.手术禁忌证

(1)深昏迷患者(GCS 3～5 级)或去大脑强直。

(2)生命体征不稳定,如血压过高、高热、呼吸不规则,或有严重系统器质病变者。

(3)脑干出血。

(4)基底节或丘脑出血影响到脑干。

(5)病情发展急骤,发病数小时即深昏迷者。

3.常用手术方法

(1)小脑减压术:高血压性小脑出血最重要的外科治疗,可挽救生命和逆转神经功能缺损,病程早期患者处于清醒状态时手术效果好。

(2)开颅血肿清除术:占位效应引起中线结构移位和初期脑疝时外科治疗可能有效。

(3)钻孔扩大骨窗血肿清除术。

(4)钻孔微创颅内血肿清除术。

(5)脑室出血脑室引流术。

（八）早期康复治疗

原则上应尽早开始康复治疗。在神经系统症状不再进展，没有严重精神、行为异常，生命体征稳定，没有严重的并发症、合并症时即可开始康复治疗的介入，但需注意康复方法的选择。早期康复治疗对恢复患者的神经功能，提高生活质量是十分有利的。早期对瘫痪肢体进行按摩及被动运动，开始有主动运动时即应根据康复要求按阶段进行训练，以促进神经功能恢复，避免出现关节挛缩、肌肉萎缩和骨质疏松；对失语患者需加强言语康复训练。

（九）加强护理，防治并发症

常见的并发症有肺部感染、上消化道出血、吞咽困难、下肢静脉血栓形成、肺栓塞、肺水肿、冠状动脉性疾病、心肌梗死、心脏损伤、痫性发作等。脑出血预后与急性期护理有直接关系，合理的护理措施十分重要。

1.体位

头部抬高 15°～30°角，既能保持脑血流量，又能保持呼吸道通畅。切忌无枕仰卧。凡意识障碍患者宜采用侧卧位，头稍前屈，以利口腔分泌物流出。

2.饮食与营养

营养不良是脑出血患者常见的易被忽视的并发症，应充分重视。重症意识障碍患者急性期应禁食1～2天，静脉补给足够能量与维生素，发病 48 小时后若无活动性消化道出血，可鼻饲流质饮食，应考虑营养合理搭配与平衡。患者意识转清、咳嗽反射良好、能吞咽时可停止鼻饲，应注意喂食时宜取 45°角半卧位，食物宜做成糊状，流质饮料均应选用茶匙喂食，喂食出现呛咳可拍背。

3.呼吸道护理

脑出血患者应保持呼吸道通畅和足够通气量，意识障碍或脑干功能障碍患者应行气管插管，指征是 $PaO_2 < 8.0$ kPa（60 mmHg）、$PaCO_2 > 6.7$ kPa（50 mmHg）或有误吸危险者。鼓励勤翻身、拍背，鼓励患者尽量咳嗽，咳嗽无力痰多时可超声雾化治疗，呼吸困难、呼吸道痰液多、经鼻抽吸困难者可考虑气管切开。

4.压疮防治与护理

昏迷或完全性瘫痪患者易发生压疮，预防措施包括定时翻身，保持皮肤干燥清洁，在骶部、足跟及骨隆起处加垫气圈，经常按摩皮肤及活动瘫痪肢体促进血液循环，皮肤发红可用 70%乙醇溶液或温水轻柔，涂以 3.5%安息香酊。

七、预后与预防

（一）预后

脑出血的预后与出血量、部位、病因及全身状况等有关。脑干、丘脑及大量脑室出血预后差。脑水肿、颅内压增高及脑疝、并发症及脑-内脏（脑-心、脑-肺、脑-肾、脑-胃肠）综合征是致死的主要原因。早期多死于脑疝，晚期多死于中枢性衰竭、肺炎和再出血等继发性并发症。影响本病的预后因素：①年龄较大；②昏迷时间长和程度深；③颅内压高和脑水肿重；④反复多次出血和出血量大；⑤小脑、脑干出血；⑥神经体征严重；⑦出血灶多和生命体征不稳定；⑧伴癫痫发作、去大脑皮质强直或去大脑强直；⑨伴有脑-内脏联合损害；⑩合并代谢性酸中毒、代谢障碍或电解质紊乱者，预后差。及时给予正确的中西医结合治疗和内外科治疗，可大大改善预后，减少病死率和致残率。

（二）预防

总的原则是定期体检,早发现、早预防、早治疗。脑出血是多危险因素所致的疾病。研究证明,高血压是最重要的独立危险因素,心脏病、糖尿病是肯定的危险因素。多种危险因素之间存在错综复杂的相关性,它们互相渗透、互相作用、互为因果,从而增加了脑出血的危险性,也给预防和治疗带来困难。目前,我国仍存在对高血压知晓率低、用药治疗率低和控制率低等"三低"现象,恰与我国脑卒中患病率高、致残率高和病死率高等"三高"现象形成鲜明对比。因此,加强高血压的防治宣传教育是非常必要的。在高血压治疗中,轻型高血压可选用尼群地平和吲达帕胺,对其他类型的高血压则应根据病情选用钙通道阻滞剂、β受体阻滞剂、血管紧张素转化酶抑制剂（ACEI）、利尿药等联合治疗。

有些危险因素是先天决定的,而且是难以改变甚至不能改变的（如年龄、性别）;有些危险因素是环境造成的,很容易预防（如感染）;有些是人们生活行为的方式,是完全可以控制的（如抽烟、酗酒）;还有些疾病常常是可治疗的（如高血压）。虽然大部分高血压患者都接受过降压治疗,但规范性、持续性差,这样非但没有起到降低血压、预防脑出血的作用,反而使血压忽高忽低,易于引发脑出血。所以控制血压除进一步普及治疗外,重点应放在正确的治疗方法上。预防工作不可简单、单一化,要采取突出重点、顾及全面的综合性预防措施,才能有效地降低脑出血的发病率、病死率和复发率。

除针对危险因素进行预防外,日常生活中须注意经常锻炼,戒烟酒,合理饮食,调理情绪。饮食上提倡"五高三低",即高蛋白质、高钾、高钙、高纤维素、高维生素及低盐、低糖、低脂。锻炼要因人而异,方法灵活多样,强度不宜过大,避免激烈运动。

第二节　短暂性脑缺血发作

短暂性脑缺血发作（transient ischemic attack,TIA）是指因脑血管病变引起的短暂性、局限性脑功能缺失或视网膜功能障碍。临床症状一般持续10～20分钟,多在1小时内缓解,最长不超过24小时,不遗留神经功能缺失症状,结构性影像学（CT、MRI）检查无责任病灶。凡临床症状持续超过1小时且神经影像学检查有明确病灶者不宜称为TIA。

1975年,曾将TIA定义限定为24小时,这是基于时间的定义。2002年,美国TIA工作组提出了新的定义,即由于局部脑或视网膜缺血引起的短暂性神经功能缺损发作,典型临床症状持续不超过1小时,且无急性脑梗死的证据。TIA新的基于组织学的定义以脑组织有无损伤为基础,更有利于临床医师及时进行评价,使急性脑缺血能得到迅速干预。

流行病学统计表明,15％的脑卒中患者曾发生过TIA。不包括未就诊的患者,美国每年TIA发作人数估计为20万～50万人。TIA发生脑卒中率明显高于一般人群,TIA后第1个月内发生脑梗死者占4％～8％;1年内12％～13％;5年内增至24％～29％。TIA患者发生脑卒中在第1年内较一般人群高13～16倍,是最严重的"卒中预警"事件,也是治疗干预的最佳时机,频发TIA更应以急诊处理。

一、病因与发病机制

（一）病因

TIA病因各有不同，主要是动脉粥样硬化和心源性栓子。多数学者认为微栓塞或血流动力学障碍是TIA发病的主要原因，90％左右的微栓子来源于心脏和动脉系统，动脉粥样硬化是50岁以上患者TIA的最常见原因。

（二）发病机制

TIA的真正发病机制至今尚未完全阐明。主要有血流动力学改变学说和微栓子学说。

1.血流动力学改变学说

TIA的主要原因是血管本身病变。动脉粥样硬化造成大血管的严重狭窄，由于病变血管自身调节能力下降，当一些因素引起灌注压降低时，病变血管支配区域的血流就会显著下降，同时又可能存在全血黏度增高、红细胞变形能力下降和血小板功能亢进等血液流变学改变，促进了微循环障碍的发生，而使局部血管无法保持血流量的恒定，导致相应供血区域TIA的发生。血流动力学型TIA在大动脉严重狭窄基础上合并血压下降，导致远端一过性脑供血不足症状，当血压回升时症状可缓解。

2.微栓子学说

大动脉的不稳定粥样硬化斑块破裂，脱落的栓子随血流移动，阻塞远端动脉，随后栓子很快发生自溶，临床表现为一过性缺血发作。动脉的微栓子来源最常见的部位是颈内动脉系统。心源性栓子为微栓子的另一来源，多见于心房颤动、心瓣膜疾病及左心室（简称"左室"）血栓形成。

3.其他学说

脑动脉痉挛、受压学说，如脑血管受到各种刺激造成的痉挛或由于颈椎骨质增生压迫椎动脉造成缺血；颅外血管盗血学说，如锁骨下动脉严重狭窄，椎动脉脑血流逆行，导致颅内灌注不足。

TIA常见的危险因素包括高龄、高血压、抽烟、心脏病（冠心病、心律失常、充血性心力衰竭、心脏瓣膜病）、高血脂、糖尿病和糖耐量异常、肥胖、不健康饮食、体力活动过少、过度饮酒、口服避孕药或绝经后雌激素的应用、高同型半胱氨酸血症、抗心磷脂抗体综合征、蛋白C/蛋白S缺乏症等。

二、病理

发生缺血部位的脑组织常无病理改变，但部分患者可见脑深部小动脉发生闭塞而形成的微小梗死灶，其直径常小于1.5 mm。主动脉弓发出的大动脉、颈动脉可见动脉粥样硬化性改变、狭窄或闭塞。颅内动脉也可有动脉粥样硬化性改变，或可见动脉炎性浸润。另外可有颈动脉或椎动脉过长或扭曲。

三、临床表现

TIA多发于老年人，男性多于女性。发病突然，恢复完全，不遗留神经功能缺损的症状和体征，多有反复发作的病史。持续时间短暂，一般为10～15分钟，颈内动脉系统平均为14分钟，椎-基底动脉系统平均为8分钟，每天可有数次发作，发作间期无神经系统症状及阳性体征。颈内动脉系统TIA与椎-基底动脉系统TIA相比，发作频率较少，但更容易进展为脑梗死。

TIA神经功能缺损的临床表现依据受累的血管供血范围而不同，临床常见的神经功能缺损有以下两种。

（一）颈动脉系统 TIA

颈动脉系统 TIA 最常见的症状为对侧面部或肢体的一过性无力和感觉障碍、偏盲，偏侧肢体或单肢的发作性轻瘫最常见，通常以上肢和面部较重，优势半球受累可出现语言障碍。单眼视力障碍为颈内动脉系统 TIA 所特有，短暂的单眼黑矇是颈内动脉分支——眼动脉缺血的特征性症状，表现为短暂性视物模糊、眼前灰暗感或云雾状。

（二）椎-基底动脉系统 TIA

椎-基底动脉系统 TIA 常见症状为眩晕、头晕、平衡障碍、复视、构音障碍、吞咽困难、皮质性盲、视野缺损、共济失调、交叉性肢体瘫痪或感觉障碍。脑干网状结构缺血可能由于双下肢突然失张力，造成跌倒发作。颞叶、海马、边缘系统等部位缺血可能出现短暂性全面性遗忘症，表现为突发的一过性记忆丧失，时间、空间定向力障碍，患者有自知力，无意识障碍，对话、书写、计算能力保留，症状可持续数分钟至数小时。

血流动力学型 TIA 与微栓塞型 TIA 在临床表现上也有所区别（表3-1）。

表 3-1 血流动力学型 TIA 与微栓塞型 TIA 的临床鉴别要点

临床表现	血流动力学型	微栓塞型
发作频率	密集	稀疏
持续时间	短暂	较长
临床特点	刻板	多变

四、辅助检查

治疗的结果与确定病因直接相关，辅助检查的目的就在于确定病因及危险因素。

（一）TIA 的神经影像学表现

普通 CT 和 MRI 扫描正常。灌注加权成像（PWI）表现可有局部脑血流减低，但不出现弥散加权成像（DWI）的影像异常。TIA 作为临床常见的脑缺血急症，要进行快速的综合评估，尤其是 MRI 检查，以便鉴别脑卒中、确定半暗带、制定治疗方案和判断预后。CT 检查可以排除脑出血、硬膜下血肿、脑肿瘤、动静脉畸形和动脉瘤等临床表现与 TIA 相似的疾病，必要时需行腰椎穿刺以排除蛛网膜下腔出血。CT 血管成像（CTA）、磁共振血管成像（MRA）有助于了解血管情况。梗死型 TIA 的概念是指临床表现为 TIA，但影像学上有脑梗死的证据，早期的 DWI 检查发现，20%～40%临床上表现为 TIA 的患者存在梗死灶。但实际上根据 TIA 的新概念，只要出现了梗死灶就不能诊断为 TIA。

（二）血浆同型半胱氨酸检查

血浆同型半胱氨酸浓度与动脉粥样硬化程度密切相关，血浆同型半胱氨酸水平升高是全身性动脉硬化的独立危险因素。

（三）其他检查

经颅多普勒超声（TCD）检查可发现颅内动脉狭窄，并且可进行血流状况评估和微栓子检测。血常规和生化检查也是必要的，神经心理学检查可能发现轻微的脑功能损害。双侧肱动脉压、桡动脉搏动、双侧颈动脉及心脏有无杂音、全血和血小板检查、血脂、空腹血糖及糖耐量、纤维蛋白原、凝血功能、抗心磷脂抗体、心电图、心脏及颈动脉超声、TCD、DSA 等，有助于发现 TIA

的病因和危险因素、评判动脉狭窄程度、评估侧支循环建立程度和进行微栓子的检测;有条件时应考虑经食管超声心动图检查,可能发现卵圆孔未闭等心源性栓子的来源。

五、诊断与鉴别诊断

(一)诊断

诊断只能依靠病史,根据血管分布区内急性短暂神经功能障碍与可逆性发作特点,结合 CT 排除出血性疾病可考虑 TIA。确立 TIA 诊断后应进一步进行病因、发病机制的诊断和危险因素分析。TIA 和脑梗死之间并没有截然的区别,两者应被视为一个疾病动态演变过程的不同阶段,应尽可能采用"组织学损害"的标准界定两者。

(二)鉴别诊断

鉴别需要考虑其他可以导致短暂性神经功能障碍发作的疾病。

1.局灶性癫痫后出现的 Todd 麻痹

局限性运动性发作后可能遗留短暂的肢体无力或轻偏瘫,持续 0.5~36 小时后可消除。患者有明确的癫痫病史,EEG 可见局限性异常,CT 或 MRI 可能发现脑内病灶。

2.偏瘫型偏头痛

偏瘫型偏头痛多于青年期发病,女性多见,可有家族史,头痛发作的同时或过后出现同侧或对侧肢体不同程度瘫痪,并可在头痛消退后持续一段时间。

3.晕厥

晕厥为短暂性弥漫性脑缺血、缺氧所致,表现为短暂性意识丧失,常伴有面色苍白、大汗、血压下降,EEG 多数正常。

4.梅尼埃病

发病年龄较轻,发作性眩晕、恶心、呕吐可与椎-基底动脉系统 TIA 相似,反复发作常合并耳鸣及听力减退,症状可持续数小时至数天,但缺乏中枢神经系统定位体征。

5.其他

血糖异常、血压异常、颅内结构性损伤(如肿瘤、血管畸形、硬膜下血肿、动脉瘤等)、多发性硬化等,也可能出现类似 TIA 的临床症状。临床上可以依靠影像学资料和实验室检查进行鉴别诊断。

六、治疗

TIA 是缺血性血管病变的重要部分。TIA 既是急症,也是预防缺血性血管病变的最佳和最重要时机。TIA 的治疗与二级预防密切结合,可减少脑卒中及其他缺血性血管事件发生。TIA 症状持续 1 小时以上,应按照急性脑卒中流程进行处理。根据 TIA 病因和发病机制的不同,应采取不同的治疗策略。

(一)控制危险因素

TIA 需要严格控制危险因素,包括调整血压、血糖、血脂、同型半胱氨酸,以及戒烟、治疗心脏疾病、避免大量饮酒、有规律的体育锻炼、控制体重等。已经发生 TIA 的患者或高危人群可长期服用抗血小板药物。肠溶阿司匹林为目前最主要的预防性用药之一。

(二)药物治疗

1.抗血小板聚集药物

阻止血小板活化、黏附和聚集,防止血栓形成,减少动脉微栓子。常用药物如下。

(1)阿司匹林肠溶片:通过抑制环氧化酶减少血小板内花生四烯酸转化为血栓烷 A_2(TXA_2)防止血小板聚集,各国指南推荐的标准剂量不同,我国指南的推荐剂量为 $75\sim150$ mg/d。

(2)氯吡格雷(75 mg/d):被广泛采用的抗血小板药,通过抑制血小板表面的二磷酸腺苷(ADP)受体阻止血小板积聚。

(3)双嘧达莫:血小板磷酸二酯酶抑制剂,缓释剂可与阿司匹林联合使用,效果优于单用阿司匹林。

2.抗凝治疗

考虑存在心源性栓子的患者应予抗凝治疗。抗凝剂种类很多,肝素、低分子量肝素、口服抗凝剂(如华法林、香豆素)等均可选用,但除低分子量肝素外,其他抗凝剂如肝素、华法林等应用过程中应注意检测凝血功能,以避免发生出血不良反应。低分子量肝素,每次 $4\,000\sim5\,000$ U,腹部皮下注射,每天 2 次,连用7~10 天,与普通肝素比较,生物利用度好,使用安全。口服华法林 $6\sim12$ mg/d,3~5 天后改为 $2\sim6$ mg/d维持,目标国际标准化比值(INR)范围为2.0~3.0。

3.降压治疗

血流动力学型 TIA 的治疗以改善脑供血为主,慎用血管扩张药物,除抗血小板聚集、降脂治疗外,需慎重管理血压,避免降压过度,必要时可给予扩容治疗。在大动脉狭窄解除后,可考虑将血压控制在目标值以下。

4.生化治疗

防治动脉硬化及其引起的动脉狭窄和痉挛以及斑块脱落的微栓子栓塞造成 TIA。主要用药:维生素 B_1,每次 10 mg,3 次/天;维生素 B_2,每次 5 mg,3 次/天;维生素 B_6,每次 10 mg,3 次/天;复合维生素 B,每次 10 mg,3 次/天;维生素 C,每次 100 mg,3 次/天;叶酸片,每次 5 mg,3 次/天。

(三)手术治疗

颈动脉内膜切除术(CEA)和颈动脉支架治疗(CAS)适用于症状性颈动脉狭窄 70% 以上的患者,实际操作上应从严掌握适应证。仅为预防脑卒中而让无症状的颈动脉狭窄患者冒险手术不是正确的选择。

七、预后与预防

(一)预后

TIA 可使发生缺血性脑卒中的危险性增加。传统观点认为,未经治疗的 TIA 患者约 1/3 发展成脑梗死,1/3 可反复发作,另 1/3 可自行缓解。但如果经过认真细致的中西医结合治疗应会减少脑梗死的发生比例。一般第一次 TIA 后,10%~20%的患者在其后90 天出现缺血性脑卒中,其中 50% 发生在第 1 次 TIA 发作后24~28 小时。预示脑卒中发生率增高的危险因素包括高龄、糖尿病、发作时间超过 10 分钟、颈内动脉系统 TIA 症状(如无力和语言障碍);椎-基底动脉系统 TIA 发生脑梗死的比例较小。

(二)预防

近年来以中西医结合治疗本病的临床研究证明,在注重整体调节的前提下,病证结合,中医学辨证论治能有效减少 TIA 发作的频率及程度并减少形成脑梗死的危险因素,从而起到预防脑血管病事件发生的作用。

第三节　血栓形成性脑梗死

血栓形成性脑梗死主要是脑动脉主干或皮质支动脉粥样硬化导致血管增厚、管腔狭窄闭塞和血栓形成；还可见于动脉血管内膜炎症、先天性血管畸形、真性红细胞增多症及血液高凝状态、血流动力学异常等，均可致血栓形成，引起脑局部血流减少或供血中断，脑组织缺血、缺氧导致软化坏死，出现局灶性神经系统症状和体征，如偏瘫、偏身感觉障碍和偏盲等。大面积脑梗死还有颅内高压症状，严重者可发生昏迷和脑疝。约90％的血栓形成性脑梗死是在动脉粥样硬化的基础上发生的，因此称动脉粥样硬化性血栓形成性脑梗死。

脑梗死的发病率约为110/10万，占全部脑卒中的60％～80％；其中血栓形成性脑梗死占脑梗死的60％～80％。

一、病因与发病机制

（一）病因

1.动脉壁病变

血栓形成性脑梗死最常见的病因为动脉粥样硬化，常伴高血压，与动脉粥样硬化互为因果。其次为各种原因引起的动脉炎、血管异常（如夹层动脉瘤、先天性动脉瘤）等。

2.血液成分异常

真性红细胞增多症、血小板增多症、高脂血症等，都可使血液黏度增高，血液淤滞，引起血栓形成。如果没有血管壁的病变为基础，不会发生血栓。

3.血流动力学异常

在动脉粥样硬化的基础上，当血压下降、血流缓慢、脱水、严重心律失常及心功能不全时，可导致灌注压下降，有利于血栓形成。

（二）发病机制

动脉内膜深层的脂肪变性和胆固醇沉积，形成粥样硬化斑块及各种继发病变，使管腔狭窄甚至阻塞。病变逐渐发展，则内膜分裂，内膜下出血和形成内膜溃疡。内膜溃疡易发生血栓形成，使管腔进一步狭窄或闭塞。由于动脉粥样硬化好发于大动脉的分叉处及拐弯处，故脑血栓的好发部位为大脑中动脉、颈内动脉的虹吸部及起始部、椎动脉及基底动脉的中下段等。由于脑动脉有丰富的侧支循环，管腔狭窄需达到80％以上才会影响脑血流量，逐渐发生的动脉硬化斑块一般不会出现症状，当内膜损伤破裂形成溃疡后，血小板及纤维素等血中有形成分黏附、聚集、沉着形成血栓。当血压下降、血流缓慢、脱水等使血液黏度增加，致供血减少或促进血栓形成，即出现急性缺血症状。

病理生理学研究发现，脑的耗氧量约为总耗氧量的20％，故脑组织缺血缺氧是以血栓形成性脑梗死为代表的缺血性脑血管疾病的核心发病机制。脑组织缺血缺氧将会引起神经细胞肿胀、变性、坏死、凋亡以及胶质细胞肿胀、增生等一系列继发反应。脑血流阻断1分钟后神经元活动停止，缺血缺氧4分钟即可造成神经元死亡。脑缺血的程度不同而神经元损伤的程度也不同。脑神经元损伤导致局部脑组织及其功能的损害。缺血性脑血管疾病的发病是多方面而且相当复

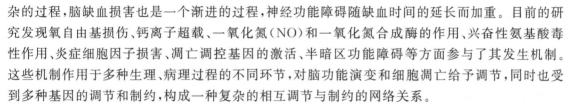

杂的过程,脑缺血损害也是一个渐进的过程,神经功能障碍随缺血时间的延长而加重。目前的研究发现氧自由基损伤、钙离子超载、一氧化氮(NO)和一氧化氮合成酶的作用、兴奋性氨基酸毒性作用、炎症细胞因子损害、凋亡调控基因的激活、半暗区功能障碍等方面参与了其发生机制。这些机制作用于多种生理、病理过程的不同环节,对脑功能演变和细胞凋亡给予调节,同时也受到多种基因的调节和制约,构成一种复杂的相互调节与制约的网络关系。

1.氧自由基损伤

脑缺血时氧供应下降和腺苷三磷酸(ATP)减少,导致过氧化氢、羟自由基以及起主要作用的过氧化物等氧自由基的过度产生和超氧化物歧化酶等清除自由基的动态平衡状态遭到破坏,攻击膜结构和 DNA,破坏内皮细胞膜,使离子转运、生物能的产生和细胞器的功能发生一系列病理生理改变,导致神经细胞、胶质细胞和血管内皮细胞损伤,增加血-脑屏障通透性。自由基损伤可加重脑缺血后的神经细胞损伤。

2.钙离子超载

研究认为,Ca^{2+} 超载及其一系列有害代谢反应是导致神经细胞死亡的最后共同通路。细胞内 Ca^{2+} 超载有多种原因:①在蛋白激酶 C 等的作用下,兴奋性氨基酸(EAA)、内皮素和 NO 等物质释放增加,导致受体依赖性钙通道开放使大量 Ca^{2+} 内流。②细胞内 Ca^{2+} 浓度升高可激活磷脂酶等物质,使细胞内储存的 Ca^{2+} 释放,导致 Ca^{2+} 超载。③ATP 合成减少,Na^+、K^+-ATP 酶功能降低而不能维持正常的离子梯度,大量 Na^+ 内流和 K^+ 外流,细胞膜电位下降产生去极化,导致电压依赖性钙通道开放,大量 Ca^{2+} 内流。④自由基使细胞膜发生脂质过氧化反应,细胞膜通透性发生改变和离子运转,引起 Ca^{2+} 内流使神经细胞内 Ca^{2+} 浓度异常升高。⑤多巴胺、5-羟色胺和乙酰胆碱等水平升高,使 Ca^{2+} 内流和胞内 Ca^{2+} 释放。Ca^{2+} 内流进一步干扰了线粒体氧化磷酸化过程,且大量激活钙依赖性酶类,如磷脂酶、核酸酶及蛋白酶,以及自由基形成、能量耗竭等一系列生化反应,最终导致细胞死亡。

3.一氧化氮(NO)和一氧化氮合成酶的作用

有研究发现,NO 作为生物体内重要的信使分子和效应分子,具有神经毒性和脑保护双重作用,即低浓度 NO 通过激活鸟苷酸环化酶使环鸟苷酸(cGMP)水平升高,扩张血管,抑制血小板聚集、白细胞-内皮细胞的聚集和黏附,阻断 N-甲基-D-天冬氨酸(NMDA)受体,减弱其介导的神经毒性作用起保护作用;而高浓度 NO 与超氧自由基作用形成过氧亚硝酸盐或者氧化产生亚硝酸阴离子,加强脂质过氧化,使 ATP 酶活性降低,细胞蛋白质损伤,且能使各种含铁硫的酶失活,从而阻断 DNA 复制及靶细胞内的能量合成和能量衰竭,亦可通过抑制线粒体呼吸功能实现其毒性作用而加重缺血脑组织的损害。

4.兴奋性氨基酸毒性作用

兴奋性氨基酸(EAA)是广泛存在于哺乳动物中枢神经系统的正常兴奋性神经递质,参与传递兴奋性信息,同时又是一种神经毒素,以谷氨酸(Glu)和天冬氨酸(Asp)为代表。脑缺血使物质转化(尤其是氧和葡萄糖)发生障碍,使维持离子梯度所必需的能量衰竭和生成障碍。因为能量缺乏,膜电位消失,细胞外液中谷氨酸异常增高导致神经元、血管内皮细胞和神经胶质细胞持续去极化,并有谷氨酸从突触前神经末梢释放。胶质细胞和神经元对神经递质的再摄取一般均需耗能,神经末梢释放的谷氨酸发生转运和再摄取障碍,导致细胞间隙 EAA 异常堆积,产生神经毒性作用。EAA 毒性可以直接导致急性细胞死亡,也可通过其他途径导致细胞凋亡。

5.炎症细胞因子损害

脑缺血后炎症级联反应是一种缺血区内各种细胞相互作用的动态过程,是脑缺血后的第2次损伤。在脑缺血后,由于缺氧及自由基增加等因素均可通过诱导相关转录因子合成,淋巴细胞、内皮细胞、多形核白细胞和巨噬细胞、小胶质细胞以及星形胶质细胞等一些具有免疫活性的细胞均能产生细胞因子,如肿瘤坏死因子(TNF-α)、血小板活化因子(PAF)、白细胞介素(IL)系列、转化生长因子(TGF)-β_1 等,细胞因子对白细胞又有趋化作用,诱导内皮细胞表达细胞间黏附分子(ICAM-1)、P-选择素等黏附分子,白细胞通过其毒性产物、巨噬细胞作用和免疫反应加重缺血性损伤。

6.凋亡调控基因的激活

细胞凋亡是由体内外某种信号触发细胞内预存的死亡程序而导致的以细胞 DNA 早期降解为特征的主动性自杀过程。细胞凋亡在形态学和生化特征上表现为细胞皱缩,细胞核染色质浓缩,DNA 片段化,而细胞的膜结构和细胞器仍完整。脑缺血后,神经元生存的内外环境均发生变化,多种因素如过量的谷氨酸受体的激活、氧自由基释放和细胞内 Ca^{2+} 超载等,通过激活与调控凋亡相关基因、启动细胞死亡信号转导通路,最终导致细胞凋亡。缺血性脑损伤所致的细胞凋亡可分 3 个阶段:信号传递阶段、中央调控阶段和结构改变阶段。

7.半暗区功能障碍

半暗区(IP)是无灌注的中心(坏死区)和正常组织间的移行区。半暗区是不完全梗死,其组织结构存在,但有选择性神经元损伤。围绕脑梗死中心的缺血性脑组织的电活动中止,但保持正常的离子平衡和结构上的完整。假如再适当增加局部脑血流量,至少在急性阶段突触传递能完全恢复,即半暗区内缺血性脑组织的功能是可以恢复的。半暗区是兴奋性细胞毒性、梗死周围去极化、炎症反应、细胞凋亡起作用的地方,使该区迅速发展成梗死灶。半暗区的最初损害表现为功能障碍,有独特的代谢紊乱。主要表现在葡萄糖代谢和脑氧代谢这两方面:①当血流速度下降时,蛋白质合成抑制,启动无氧糖酵解、神经递质释放和能量代谢紊乱。②急性脑缺血缺氧时,神经元和神经胶质细胞由于能量缺乏、K^+ 释放和谷氨酸在细胞外积聚而去极化,缺血中心区的细胞只去极化而不复极;而半暗区的细胞以能量消耗为代价可复极,如果细胞外的 K^+ 和谷氨酸增加,这些细胞也只去极化,随着去极化细胞数量的增大,梗死灶范围也不断扩大。

医学领域尽管对缺血性脑血管疾病一直进行着研究,但对其病理生理机制的了解尚不够深入,希望随着对缺血性脑损伤治疗的研究进展,其发病机制也随之更深入地阐明,从而更好地为临床和理论研究服务。

二、病理

动脉闭塞 6 小时以内脑组织改变尚不明显,属可逆性,8～48 小时缺血最重的中心部位发生软化,并出现脑组织肿胀、变软,灰白质界限不清。如病变范围扩大、脑组织高度肿胀时,可向对侧移位,甚至形成脑疝。镜下见组织结构不清,神经细胞及胶质细胞坏死,毛细血管轻度扩张,周围可见液体和红细胞渗出,此期为坏死期。动脉阻塞 2～3 天后,特别是 7～14 天,脑组织开始液化,脑组织水肿明显,病变区明显变软,神经细胞消失,吞噬细胞大量出现,星形胶质细胞增生,此期为软化期。3～4 周后液化的坏死组织被吞噬和移走,胶质增生,小病灶形成胶质瘢痕,大病灶形成中风囊,此期称恢复期,可持续数月至 2 年。上述病理改变称白色梗死。少数梗死区,由于血管丰富,于再灌流时可继发出血,呈现出血性梗死或称红色梗死。

三、临床表现

(一)症状与体征

患者多在 50 岁以后发病,常伴有高血压;多在睡眠中发病,醒来才发现肢体偏瘫。部分患者先有头昏、头痛、眩晕、肢体麻木、无力等短暂性脑缺血发作的前驱症状,多数经数小时甚至 1~2 天症状达高峰,通常意识清楚,但大面积脑梗死或基底动脉闭塞时可有意识障碍,甚至发生脑疝等危重症状。神经系统定位体征视脑血管闭塞的部位及梗死的范围而定。

(二)临床分型

有的根据病情程度分型,如完全性缺血性中风,系指起病 6 小时内病情即达高峰,一般较重,可有意识障碍。还有的根据病程进展分型,如进展型缺血性中风,则指局限性脑缺血逐渐进展,数天内呈阶梯式加重。

1.按病程和病情分型

(1)进展型:局限性脑缺血症状逐渐加重,呈阶梯式加重,可持续 6 小时至数天。

(2)缓慢进展型:在起病后 1~2 周症状仍逐渐加重,血栓逐渐发展,脑缺血和脑水肿的范围继续扩大,症状由轻变重,直到出现对侧偏瘫、意识障碍,甚至发生脑疝,类似颅内肿瘤,又称类脑瘤型。

(3)大块梗死型:又称爆发型,如颈内动脉或大脑中动脉主干等较大动脉的急性脑血栓形成,往往症状出现快,伴有明显脑水肿、颅内压增高,患者头痛、呕吐、病灶对侧偏瘫,常伴意识障碍,很快进入昏迷,有时发生脑疝,类似脑出血,又称类脑出血型。

(4)可逆性缺血性脑疾病(reversible ischemic neurologic deficit,RIND):此型患者症状、体征持续超过 24 小时,但在 2~3 周完全恢复,不留后遗症。病灶多数发生于大脑半球半卵圆中心,可能由于该区尤其是非优势半球侧侧支循环迅速而充分代偿,缺血尚未导致不可逆的神经细胞损害,也可能是一种较轻的梗死。

2.OCSP 分型

OCSP 分型即英国牛津郡社区脑卒中规划(Oxfordshire Community Stroke Project,OCSP)的分型。

(1)完全前循环梗死(TACI):表现为三联征,即完全大脑中动脉(MCA)综合征的表现。①大脑高级神经活动障碍(意识障碍、失语、失算、空间定向力障碍等);②同向偏盲;③对侧 3 个部位(面、上肢和下肢)较严重的运动和(或)感觉障碍。多为 MCA 近段主干,少数为颈内动脉虹吸段闭塞引起的大面积脑梗死。

(2)部分前循环梗死(PACI):有以上三联征中的两个,或只有高级神经活动障碍,或感觉运动缺损较 TACI 局限。提示是 MCA 远段主干、各级分支闭塞引起的中、小梗死。

(3)后循环梗死(POCI):表现为各种不同程度的椎-基底动脉综合征。可表现为同侧脑神经瘫痪及对侧感觉运动障碍;双侧感觉运动障碍;双眼协同活动及小脑功能障碍,无长束征或视野缺损等。POCI 为椎-基底动脉及分支闭塞引起的大小不等的脑干、小脑梗死。

(4)腔隙性梗死(LACI):表现为腔隙综合征,如纯运动性偏瘫、纯感觉性脑卒中、共济失调性轻偏瘫、手笨拙-构音不良综合征等。大多是基底节或脑桥小穿支病变引起的小腔隙灶。

OCSP 分型方法简便,更加符合临床实际的需要,临床医师不必依赖影像或病理结果即可对急性脑梗死迅速分出亚型,并做出有针对性的处理。

（三）临床综合征

1.颈内动脉闭塞综合征

颈内动脉闭塞综合征指颈内动脉血栓形成,主干闭塞。病史中可有头痛、头晕、晕厥、半身感觉异常或轻偏瘫;病变对侧有偏瘫、偏身感觉障碍和偏盲;可有精神症状,严重时有意识障碍;病变侧有视力减退,有的还有视盘萎缩;病灶侧有霍纳综合征;病灶侧颈动脉搏动减弱或消失;优势半球受累可有失语,非优势半球受累可出现体象障碍。

2.大脑中动脉闭塞综合征

大脑中动脉闭塞综合征指大脑中动脉血栓形成,大脑中动脉主干闭塞,引起病灶对侧偏瘫、偏身感觉障碍和偏盲,优势半球受累还有失语。累及非优势半球可有失用、失认和体象障碍等顶叶症状。病灶广泛,可引起脑肿胀,甚至死亡。

（1）皮质支闭塞:引起病灶对侧偏瘫、偏身感觉障碍,面部及上肢重于下肢,优势半球病变有运动性失语,非优势半球病变有体象障碍。

（2）深穿支闭塞:出现对侧偏瘫和偏身感觉障碍,优势半球病变可出现运动性失语。

3.大脑前动脉闭塞综合征

大脑前动脉闭塞综合征指大脑前动脉血栓形成,大脑前动脉主干闭塞。在前交通动脉以前发生阻塞时,因为病损脑组织可通过对侧前交通动脉得到血供,故不出现临床症状;在前交通动脉分出之后阻塞时,可出现对侧中枢性偏瘫,以面瘫和下肢瘫为重,可伴轻微偏身感觉障碍,并可有排尿障碍（旁中央小叶受损）、精神障碍（额极与胼胝体受损）、强握及吸吮反射（额叶受损）等。

（1）皮质支闭塞:引起对侧下肢运动及感觉障碍,轻微共济运动障碍,排尿障碍和精神障碍。

（2）深穿支闭塞:引起对侧中枢性面、舌及上肢瘫。

4.大脑后动脉闭塞综合征

大脑后动脉闭塞综合征指大脑后动脉血栓形成。约70％的患者两条大脑后动脉来自基底动脉,并有后交通动脉与颈内动脉联系交通。有20％～25％的人一条大脑后动脉来自基底动脉,另一条来自颈内动脉;其余的人两条大脑后动脉均来自颈内动脉。

大脑后动脉供应颞叶的后部和基底面、枕叶的内侧及基底面,并发出丘脑膝状体及丘脑穿动脉供应丘脑血液。

（1）主干闭塞:引起对侧同向性偏盲,上部视野受损较重,黄斑回避（黄斑视觉皮质代表区为大脑中、后动脉双重血液供应,故黄斑视力不受累）。

（2）中脑水平大脑后动脉起始处闭塞:可见垂直性凝视麻痹、动眼神经麻痹、眼球垂直性歪扭斜视。

（3）双侧大脑后动脉闭塞:有皮质盲、记忆障碍（累及颞叶）、不能识别熟悉面孔（面容失认症）、幻视和行为综合征。

（4）深穿支闭塞:丘脑穿动脉闭塞则引起红核丘脑综合征,有病侧小脑性共济失调,意向性震颤,舞蹈样不自主运动和对侧感觉障碍。丘脑膝状体动脉闭塞则引起丘脑综合征,有病变对侧偏身感觉障碍（深感觉障碍较浅感觉障碍为重）,病变对侧偏身自发性疼痛,轻偏瘫,共济失调和舞蹈-手足徐动症。

5.椎-基底动脉闭塞综合征

椎-基底动脉闭塞综合征指椎-基底动脉血栓形成。椎-基底动脉实为一连续的脑血管干并有着共同的神经支配,无论是结构、功能还是临床病症的表现,两侧互为影响,实难予以完全分开,故常总称为"椎-基底动脉系疾病"。

(1)基底动脉主干闭塞综合征:基底动脉主干血栓形成。发病虽然不如脑桥出血那么急,但病情常迅速恶化,出现眩晕、呕吐、四肢瘫痪、共济失调、昏迷和高热等。大多数在短期内死亡。

(2)双侧脑桥正中动脉闭塞综合征:双侧脑桥正中动脉血栓形成,为典型的闭锁综合征,表现为四肢瘫痪、假性延髓性麻痹、双侧周围性面瘫、双眼球外展麻痹、两侧的侧视中枢麻痹。但患者意识清楚,视力、听力和眼球垂直运动正常,所以患者可通过听觉、视觉和眼球上下运动表示意识和交流。

(3)基底动脉尖综合征:基底动脉尖分出两对动脉——小脑上动脉和大脑后动脉,分支供应中脑、丘脑、小脑上部、颞叶内侧及枕叶。血栓性闭塞多发生于基底动脉中部,栓塞性病变通常发生在基底动脉尖。栓塞性病变导致眼球运动及瞳孔异常,表现为单侧或双侧动眼神经部分或完全麻痹、眼球上视不能(上丘受累)、光反射迟钝而调节反射存在(顶盖前区病损)、一过性或持续性意识障碍(中脑或丘脑网状激活系统受累)、对侧偏盲或皮质盲(枕叶受累)、严重记忆障碍(颞叶内侧受累)。如果是中老年人突发意识障碍又较快恢复,有瞳孔改变、动眼神经麻痹、垂直注视障碍、无明显肢体瘫痪和感觉障碍,应想到该综合征的可能。如果还有皮质盲或偏盲、严重记忆障碍更支持本综合征的诊断,需做头部 CT 或 MRI 检查,若发现有双侧丘脑、枕叶、颞叶和中脑病灶则可确诊。

(4)中脑穿动脉综合征:中脑穿动脉血栓形成,亦称 Weber 综合征,病变位于大脑脚底,损害锥体束及动眼神经,引起病灶侧动眼神经麻痹和对侧中枢性偏瘫。中脑穿动脉闭塞还可引起 Benedikt 综合征,累及动眼神经髓内纤维及黑质,引起病灶侧动眼神经麻痹及对侧锥体外系症状。

(5)脑桥支闭塞综合征:脑桥支血栓形成引起的 Millard-Gubler 综合征,病变位于脑桥的腹外侧部,累及展神经核和面神经核以及锥体束,引起病灶侧眼球外直肌麻痹、周围性面神经麻痹和对侧中枢性偏瘫。

(6)内听动脉闭塞综合征:内听动脉血栓形成(内耳卒中)。内耳的内听动脉有两个分支,较大的耳蜗动脉供应耳蜗及前庭迷路下部;较小的耳蜗动脉供应前庭迷路上部,包括水平半规管及椭圆囊斑。由于口径较小的前庭动脉缺乏侧支循环,以致前庭迷路上部对缺血选择性敏感,故迷路缺血常出现严重眩晕、恶心、呕吐。若耳蜗支同时受累则有耳鸣、耳聋。耳蜗支单独梗死则会突发耳聋。

(7)小脑后下动脉闭塞综合征:小脑后下动脉血栓形成,也称 Wallenberg 综合征。表现为急性起病的头晕、眩晕、呕吐(前庭神经核受损)、交叉性感觉障碍,即病侧面部感觉减退、对侧肢体痛觉、温度觉障碍(病侧三叉神经脊束核及对侧交叉的脊髓丘脑束受损),同侧 Horner 综合征(下行交感神经纤维受损),同侧小脑性共济失调(绳状体或小脑受损),声音嘶哑、吞咽困难(疑核受损)。小脑后下动脉常有解剖变异,常见不典型临床表现。

71

四、辅助检查

（一）影像学检查

1.胸部 X 线检查

胸部 X 线检查可了解心脏情况及肺部有无感染和癌肿等。

2.CT 检查

CT 检查不仅可确定梗死的部位及范围，而且可明确是单发还是多发。在缺血性脑梗死发病 12～24 小时，CT 常没有明显的阳性表现。梗死灶最初表现为不规则的稍低密度区，病变与血管分布区一致。常累及基底节区，如为多发灶，亦可连成一片。病灶大、水肿明显时可有占位效应。在发病后 2～5 天，病灶边界清晰，呈楔形或扇形等。1～2 周，水肿消失，边界更清，密度更低。发病第 2 周，可出现梗死灶边界不清楚，边缘出现等密度或稍低密度，即模糊效应；在增强扫描后往往呈脑回样增强，有助于诊断。4～5 周，部分小病灶可消失，而大片状梗死灶密度进一步降低和囊变，后者 CT 值接近脑脊液。

在基底节和内囊等处的小梗死灶（一般在 15 mm 以内）称之为腔隙性脑梗死，病灶亦可发生在脑室旁深部白质、丘脑及脑干。

在 CT 排除脑出血并证实为脑梗死后，CT 血管成像（CTA）对探测颈动脉及其各主干分支的狭窄准确性较高。

3.MRI 检查

MRI 检查是对病灶较 CT 敏感性、准确性更高的一种检测方法，其无辐射、无骨伪迹、更易早期发现小脑、脑干等部位的梗死灶，并于脑梗死后 6 小时左右便可检测到由于细胞毒性水肿造成 T_1 和 T_2 加权延长引起的 MRI 信号变化。近年除常规应用 SE 法的 T_1 和 T_2 加权以影像对比度原理诊断外，更需采用功能性磁共振成像，如弥散加权成像（DWI）和表观弥散系数（ADC）、液体抑制反转恢复（FLAIR）序列等进行水平位和冠状位检查，往往在脑缺血发生后 1～1.5 小时便可发现脑组织水含量增加引起的 MRI 信号变化，并随即可进一步行 MRA、CTA 或 DSA 以了解梗死血管部位，为超早期施行动脉内介入溶栓治疗创造条件，有时还可发现血管畸形等非动脉硬化性血管病变。

（1）超早期：脑梗死临床发病后 1 小时内，DWI 便可描出高信号梗死灶，ADC 序列显示暗区。实际上 DWI 显示的高信号灶仅是血流低下引起的缺血灶。随着缺血的进一步进展，DWI 从高信号渐转为等信号或低信号，病灶范围渐增大；PWI、FLAIR 及 T_2WI 均显示高信号病灶区。值得注意的是，DWI 对超早期脑干缺血性病灶，在水平位不易发现，而往往在冠状位可清楚显示。

（2）急性期：血-脑屏障尚未明显破坏，缺血区有大量水分子聚集，T_1WI 和 T_2WI 明显延长，T_1WI 呈低信号，T_2WI 呈高信号。

（3）亚急性期及慢性期：由于正血红铁蛋白游离，T_1WI 呈边界清楚的低信号，T_2WI 和 FLAIR 均呈高信号；若病灶区水肿消除，坏死组织逐渐产生，囊性区形成，乃至脑组织萎缩，FLAIR 呈低信号或低信号与高信号混杂区，中线结构移向病侧。

（二）脑脊液检查

脑梗死患者脑脊液检查一般正常，大块梗死型患者可有压力增高和蛋白含量增高；出血性梗死时可见红细胞。

（三）经颅多普勒超声

TCD是诊断颅内动脉狭窄和闭塞的手段之一，对脑底动脉严重狭窄（＞65％）的检测有肯定的价值。局部脑血流速度改变与频谱图形异常是脑血管狭窄最基本的TCD改变。三维B超检查可协助发现颈内动脉粥样硬化斑块的大小和厚度，有没有管腔狭窄及严重程度。

（四）心电图检查

进一步了解心脏情况。

（五）血液学检查

1.血常规、血沉、抗"O"和凝血功能检查

了解有无感染征象、活动风湿和凝血功能情况。

2.血糖

了解有无糖尿病。

3.血清脂质

总胆固醇和三酰甘油有无增高。

4.脂蛋白

低密度脂蛋白胆固醇（LDL-C）由极低密度脂蛋白胆固醇（VLDL-C）转化而来。通常情况下，LDL-C从血浆中清除，其所含胆固醇酯由脂肪酸水解，当体内LDL-C显著升高时，LDL-C附着到动脉的内皮细胞与LDL受体结合，而易被巨噬细胞摄取，沉积在动脉内膜上形成动脉硬化。有一组报道，正常人组LDL-C为（2.051±0.853）mmol/L，脑梗死患者组为（3.432±1.042）mol/L。

5.载脂蛋白B

载脂蛋白B（ApoB）是血浆低密度脂蛋白（LDL）和极低密度脂蛋白（VLDL）的主要载脂蛋白，其含量能精确反映出LDL的水平，与动脉粥样硬化（AS）的发生关系密切。在AS的硬化斑块中，胆固醇并不是孤立地沉积于动脉壁上，而是以LDL整个颗粒形成沉积物；ApoB能促进沉积物与氨基多糖结合成复合物，沉积于动脉内膜上，从而加速AS形成。对总胆固醇（TC）、LDL-C均正常的脑血栓形成患者，ApoB仍然表现出较好的差别性。

ApoA-I的主要生物学作用是激活卵磷脂胆固醇转移酶，此酶在血浆胆固醇（Ch）酯化和HDL成熟（HDL→HDL_2→HDL_3）过程中起着极为重要的作用。ApoA-I与HDL_2可逆结合使Ch从外周组织转移到肝脏。因此，ApoA-I显著下降时，可形成AS。

6.血小板聚集功能

近些年来的研究提示血小板聚集功能亢进参与体内多种病理反应过程，尤其是对缺血性脑血管疾病的发生、发展和转归起重要作用。血小板最大聚集率（PMA）、解聚型出现率（PDC）和双相曲线型出现率（PBC），发现缺血型脑血管疾病PMA显著高于对照组，PDC明显低于对照组。

7.血栓烷A_2和前列环素

许多文献强调花生四烯酸（AA）的代谢产物在影响脑血液循环中起着重要作用，其中血栓烷A_2（TXA_2）和前列环素（PGI_2）的平衡更引人注目。脑组织细胞和血小板等质膜有丰富的不饱和脂肪酸，脑缺氧时，磷脂酶A_2被激活，分解膜磷脂使AA释放增加。后者在环氧化酶的作用下血小板和血管内皮细胞分别生成TXA_2和PGI_2。TXA_2和PGI_2水平改变在缺血性脑血管疾病的发生上是原发还是继发的问题，目前还不清楚。TXA_2大量产生，PGI_2的生成受到抑制，使正常情况下TXA_2与PGI_2之间的动态平衡受到破坏。TXA_2强烈的缩血管和促进血小板聚集

作用因失去对抗而占优势,对于缺血性低灌流的发生起着重要作用。

8.血液流变学

缺血性脑血管疾病全血黏度、血浆比黏度、血细胞比容升高,血小板电泳和红细胞电泳时间延长。通过对脑血管疾病进行 133 例脑血流(CBF)测定,并将黏度相关的几个变量因素与 CBF 做了统计学处理,发现全部患者的 CBF 均低于正常,证实了血液黏度因素与 CBF 的关系。有学者把血液流变学各项异常作为脑梗死的危险因素之一。

红细胞表面带有负电荷,其所带电荷越少,电泳速度就越慢。有一组报道显示脑梗死组红细胞电泳速度明显慢于正常对照组,说明急性脑梗死患者红细胞表面电荷减少,聚集性强,可能与动脉硬化性脑梗死的发病有关。

五、诊断与鉴别诊断

(一)诊断

(1)血栓形成性脑梗死为中年以后发病。

(2)常伴有高血压。

(3)部分患者发病前有 TIA 史。

(4)常在安静休息时发病,醒后发现症状。

(5)症状、体征可归为某一动脉供血区的脑功能受损,如病灶对侧偏瘫、偏身感觉障碍和偏盲,优势半球病变还有语言功能障碍。

(6)多无明显头痛、呕吐和意识障碍。

(7)大面积脑梗死有颅内高压症状,头痛、呕吐或昏迷,严重时发生脑疝。

(8)脑脊液检查多属正常。

(9)发病 12~48 小时后 CT 出现低密度灶。

(10)MRI 检查可更早发现梗死灶。

(二)鉴别诊断

1.脑出血

血栓形成性脑梗死和脑出血均为中老年人多见的急性起病的脑血管疾病,必须进行 CT/MRI 检查予以鉴别。

2.脑栓塞

血栓形成性脑梗死和脑栓塞同属脑梗死范畴,且均为急性起病,后者多有心脏病病史,或有其他肢体栓塞史,心电图检查可发现心房颤动等,以供鉴别诊断。

3.颅内占位性病变

少数颅内肿瘤、慢性硬膜下血肿和脑脓肿患者可以突然发病,表现为局灶性神经功能缺失症状,而易与脑梗死相混淆。但颅内占位性病变常有颅内高压症状和逐渐加重的临床经过,颅脑 CT 对鉴别诊断有确切的价值。

4.脑寄生虫病

如脑囊虫病、脑型血吸虫病,也可在癫痫发作后,急性起病,偏瘫。寄生虫的有关免疫学检查和神经影像学检查可帮助鉴别。

六、治疗

（一）溶栓治疗

理想的治疗方法是在缺血组织出现坏死之前，尽早清除栓子，早期使闭塞脑血管再开通，实现缺血区的供血重建，以减轻神经组织的损害，正因为如此，溶栓治疗脑梗死一直引起人们的广泛关注。国外早在1958年即有溶栓治疗脑梗死的报道，由于有脑出血等并发症，益处不大，溶栓疗法一度停止使用。近30多年来，由于溶栓治疗急性心肌梗死的患者取得了很大的成功，大大减小了心肌梗死的范围，病死率下降20%～50%，溶栓治疗脑梗死又受到了很大的鼓舞。再者，CT扫描能及时排除颅内出血，可在早期或超早期进行溶栓治疗，因而提高了疗效并且能够减少脑出血等并发症。

1.病例选择

(1)临床诊断符合急性脑梗死。

(2)头颅CT扫描排除颅内出血和大面积脑梗死。

(3)治疗前收缩压不宜>24.0 kPa(180 mmHg)，舒张压不宜>14.7 kPa(110 mmHg)。

(4)无出血素质或出血性疾病。

(5)年龄>18岁及<75岁。

(6)溶栓最佳时机为发病后6小时内，特别是3小时内。

(7)获得患者家属的书面知情同意。

2.禁忌证

(1)病史和体检符合蛛网膜下腔出血。

(2)CT扫描有颅内出血、肿瘤、动静脉畸形或动脉瘤。

(3)两次降压治疗后血压仍>24.0/14.7 kPa(180/110 mmHg)。

(4)过去30天内有手术史或外伤史，3个月内有脑外伤史。

(5)病史有血液疾病、出血素质、凝血功能障碍或使用抗凝药物史，凝血酶原时间(PT)>15秒，活化部分凝血活酶时间(APTT)>40秒，国际标准化比值(INR)>1.4，血小板计数<100×10⁹/L。

(6)脑卒中发病时有癫痫发作的患者。

3.治疗时间窗

前循环脑卒中的治疗时间窗一般认为在发病后6小时内(使用阿替普酶为3小时内)，后循环闭塞时的治疗时间窗适当放宽到12小时。这一方面是因为脑干对缺血耐受性更强，另一方面是由于后循环闭塞后预后较差，更积极的治疗有可能挽救患者的生命。许多研究者尝试放宽治疗时限，有认为脑梗死12～24小时早期溶栓治疗有可能对少部分患者有效。但美国卒中协会(ASA)和欧洲卒中促进会(EUSI)都赞同认真选择在缺血性脑卒中发作后3小时内早期恢复缺血脑的血流灌注，才可获得良好的转归。其也讨论了超过治疗时间窗溶栓的效果，EUSI的结论是目前仅能作为临床试验的组成部分。对于不能可靠地确定脑卒中发病时间的患者，包括睡眠觉醒时发现脑卒中发病的病例，不推荐进行静脉溶栓治疗。

4.溶栓药物

(1)尿激酶：从健康人新鲜尿液中提取分离，然后再进行高度精制而得到的蛋白质，没有抗原性，不引起变态反应。其溶栓特点为不仅溶解血栓表面，而且深入栓子内部，但对陈旧性血栓则难起作用。尿激酶是非特异性溶栓药，与纤维蛋白的亲和力差，常易引出出血并发症。尿激酶的剂量和疗程目前尚无统一标准,剂量波动范围也大。

静脉滴注法:尿激酶每次 100 万～150 万单位溶于 0.9％氯化钠注射液 500～1 000 mL 中,静脉滴注,仅用1 次。另外,还可尿激酶每次 20 万～50 万单位溶于 0.9％氯化钠注射液 500 mL 中,静脉滴注,每天 1 次,可连用 7～10 天。

动脉滴注法:选择性动脉给药有两种途径。一是超选择性脑动脉注射法,即经股动脉或肘动脉穿刺后,先进行脑血管造影,明确血栓所在的部位,再将导管插至颈动脉或椎-基底动脉的分支,直接将药物注入血栓所在的动脉或直接注入血栓处,达到较准确的选择性溶栓作用。在注入溶栓药后,还可立即再进行血管造影了解溶栓的效果。二是采用颈动脉注射法,常规颈动脉穿刺后,将溶栓药注入发生血栓的颈动脉,起到溶栓的效果。动脉溶栓尿激酶的剂量一般是 10 万～30 万单位,有学者报道药物剂量还可适当加大。但急性脑梗死取得疗效的关键是掌握最佳的治疗时间窗,才会取得更好的效果,治疗时间窗比给药途径更重要。

(2)阿替普酶(rt-PA):rt-PA 是第一种获得美国食品药品监督管理局(FDA)批准的溶栓药,特异性作用于纤溶酶原,激活血块上的纤溶酶原,而对血循环中的纤溶酶原亲和力小。因纤溶酶赖氨酸结合部位已被纤维蛋白占据,血栓表面的 α_2-抗纤溶酶作用很弱,但血中的纤溶酶赖氨酸结合部位未被占据,故可被 α_2-抗纤溶酶很快灭活。因此,rt-PA 优点为局部溶栓,很少产生全身抗凝、纤溶状态,而且无抗原性。但 rt-PA 半衰期短(3～5 分钟),而且血循环中纤维蛋白原激活抑制物的活性高于 rt-PA,会有一定的血管再闭塞,故临床溶栓必须用大剂量连续静脉滴注。rt-PA 治疗剂量是0.85～0.90 mg/kg,总剂量＜90 mg,10％的剂量先予静脉推注,其余 90％的剂量在 24 小时内静脉滴注。

美国卒中协会、美国心脏协会于 2007 年更新的《急性缺血性脑卒中早期处理指南》指出,早期治疗的策略性选择,发病接诊的当时第一阶段医师能做的就是 3 件事:①评价患者。②诊断、判断缺血的亚型。③分诊、介入、外科或内科,0～3 小时的治疗只有一个就是静脉溶栓,而且推荐使用 rt-PA。

《中国脑血管病防治指南》(卫生部疾病控制司、中华医学会神经病学分会,2004)建议:①对经过严格选择的发病 3 小时内的急性缺血性脑卒中患者,应积极采用静脉溶栓治疗,首选阿替普酶(rt-PA),无条件采用 rt-PA 时,可用尿激酶替代。②发病 3～6 小时的急性缺血性脑卒中患者,可应用静脉尿激酶溶栓治疗,但选择患者应更严格。③对发病 6 小时以内的急性缺血性脑卒中患者,在有经验和有条件的单位,可以考虑进行动脉内溶栓治疗研究。④基底动脉血栓形成的溶栓治疗时间窗和适应证,可以适当放宽。⑤超过时间窗溶栓,不会提高治疗效果,且会增加再灌注损伤和出血并发症,不宜溶栓,恢复期患者应禁用溶栓治疗。

美国《急性缺血性脑卒中早期处理指南》(美国卒中协会、美国心脏协会,2007)Ⅰ级建议:MCA 梗死小于 6 小时的严重脑卒中患者,动脉溶栓治疗是可以选择的,或可选择静脉内滴注 rt-PA;治疗要求患者处于一个有经验、能够立刻进行脑血管造影,且提供合格的介入治疗的脑卒中中心。鼓励相关机构界定遴选能进行动脉溶栓的个人标准。Ⅱ级建议:对于具有使用静脉溶栓禁忌证,诸如近期手术的患者,动脉溶栓是合理的。Ⅲ级建议:动脉溶栓的可获得性不应该一般地排除静脉内给 rt-PA。

(二)降纤治疗

降纤治疗可以降解血栓蛋白质,增加纤溶系统的活性,抑制血栓形成或促进血栓溶解。此类药物亦应早期应用,最好是在发病后 6 小时内,但没有溶栓药物严格,特别适应于合并高纤维蛋

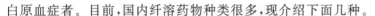

白原血症者。目前,国内纤溶药物种类很多,现介绍下面几种。

1.巴曲酶

巴曲酶能分解纤维蛋白原,抑制血栓形成,促进纤溶酶的生成,而纤溶酶是溶解血栓的重要物质。巴曲酶的剂量和用法:第 1 天 10 U,第 3 天和第 5 天各为 5~10 U 稀释于100~250 mL 0.9%氯化钠注射液中,静脉滴注 1 小时以上。对治疗前纤维蛋白原在 4 g/L 以上和突发性耳聋(内耳卒中)的患者,首次剂量为 15~20 U,以后隔天 5 U,疗程 1 周,必要时可增至 3 周。

2.精纯链激酶

精纯链激酶是以我国尖吻蝮蛇(又名"五步蛇")的蛇毒为原料,经现代生物技术分离、纯化而精制的蛇毒制剂。本品为缬氨酸蛋白水解酶,能直接作用于血中的纤维蛋白 α-链释放出肽 A。此时生成的肽 A 血纤维蛋白体的纤维系统,诱导 t-PA 的释放,增加t-PA 的活性,促进纤溶酶的生成,使已形成的血栓得以迅速溶解。本品不含出血毒素,因此很少引起出血并发症。剂量和用法:首次 10 U 稀释于 100 mL 0.9%氯化钠注射液中缓慢静脉滴注,第 2 天 10 U,第 3 天 5~10 U。必要时可适当延长疗程,1 次5~10 U,隔天静脉滴注 1 次。

3.降纤酶

降纤酶取材于东北白眉蝮蛇蛇毒,是单一成分蛋白水解酶。剂量和用法:急性缺血性脑卒中,首次 10 U 加入 0.9%氯化钠注射液 100~250 mL 中静脉滴注,以后每天或隔天 1 次,连用2 周。

4.注射用纤溶酶

从蝮蛇蛇毒中提取纤溶酶并制成制剂,其原理是利用抗体最重要的生物学特性——抗体与抗原能特异性结合,即抗体分子只与其相应的抗原发生结合。纤溶酶单克隆抗体纯化技术,就是用纤溶酶抗体与纤溶酶进行特异性结合,从而分离纯化纤溶酶,同时去除蛇毒中的出血毒素和神经毒。剂量和用法:对急性脑梗死(发病后 72 小时内)第 1~3 天每次 300 U 加入 5%葡萄糖注射液或 0.9%氯化钠注射液250 mL中静脉滴注,第 4~14 天每次 100~300 U。

5.安康乐得

安康乐得是马来西亚一种蝮蛇毒液的提纯物,是一种蛋白水解酶,能迅速有效地降低血纤维蛋白原,并可裂解纤维蛋白肽 A,导致低纤维蛋白血症。剂量和用法:2~5 AU/kg,溶于 250~500 mL 0.9%氯化钠注射液中,6~8 小时静脉滴注完,每天 1 次,连用 7 天。

《中国脑血管病防治指南》建议:①脑梗死早期(特别是 12 小时以内)可选用降纤治疗,高纤维蛋白血症更应积极降纤治疗。②应严格掌握适应证和禁忌证。

(三)抗血小板聚集药

抗血小板聚集药又称血小板功能抑制剂。随着对血栓性疾病发生机制认识的加深,发现血小板在血栓形成中起着重要的作用。近年来,抗血小板聚集药在预防和治疗脑梗死方面越来越引起人们的重视。

抗血小板聚集药主要包括血栓烷 A_2 抑制剂(阿司匹林)、ADP 受体拮抗剂(噻氯匹定、氯吡格雷)、磷酸二酯酶抑制剂(双嘧达莫)、糖蛋白(GP)Ⅱb/Ⅲa 受体拮抗剂和其他抗血小板药物。

1.阿司匹林

阿司匹林是一种强效的血小板聚集抑制剂。阿司匹林抗栓作用的机制,主要是基于对环氧化酶的不可逆性抑制,使血小板内花生四烯酸转化为血栓烷 A_2(TXA_2)受阻,因为 TXA_2 可使血小板聚集和血管平滑肌收缩。在脑梗死发生后,TXA_2 可增加脑血管阻力、促进脑水肿形成。

小剂量阿司匹林,可以最大限度地抑制 TXA_2 和最低限度地影响前列环素(PGI_2),从而达到比较理想的效果。国际脑卒中试验协作组和急性缺血性脑卒中临床试验协作组两项非盲法随机干预研究表明,脑卒中发病后 48 小时内应用阿司匹林是安全有效的。

阿司匹林预防和治疗缺血性脑卒中效果的不恒定,可能与用药剂量有关。有些研究者认为每天给75～325 mg最为合适。有学者分别给患者口服阿司匹林每天 50 mg、100 mg、325 mg 和 1 000 mg,进行比较,发现 50 mg/d 即可完全抑制 TXA_2 生成,出血时间从5.03分钟延长到6.96分钟,100 mg/d 出血时间7.78分钟,但 1 000 mg/d 反而缩减至 6.88 分钟。也有人观察到口服阿司匹林 45 mg/d,尿内 TXA_2 代谢产物能被抑制95%,而尿内 PGI_2 代谢产物基本不受影响;100 mg/d,则尿内 TXA_2 代谢产物完全被抑制,而尿内 PGI_2 代谢产物保持基线的25%～40%;若用 1 000 mg/d,则上述两项代谢产物完全被抑制。根据以上实验结果和临床体会提示,阿司匹林 100～150 mg/d 最为合适,既能达到预防和治疗的目的,又能避免发生不良反应。

《中国脑血管病防治指南》建议:①多数无禁忌证的未溶栓患者,应在脑卒中后尽早(最好48 小时内)开始使用阿司匹林。②溶栓患者应在溶栓 24 小时后,使用阿司匹林或阿司匹林与双嘧达莫缓释剂的复合制剂。③阿司匹林的推荐剂量为 150～300 mg/d,分2 次服用,2～4 周后改为预防剂量(50～150 mg/d)。

2.氯吡格雷

由于噻氯匹定有明显的不良反应,已基本被淘汰,被第2代 ADP 受体拮抗剂氯吡格雷取代。氯吡格雷和噻氯匹定一样对 ADP 诱导的血小板聚集有较强的抑制作用,对花生四烯酸、胶原、凝血酶、肾上腺素和血小板活化因子诱导的血小板聚集也有一定的抑制作用。与阿司匹林不同的是,它们对 ADP 诱导的血小板第Ⅰ相和第Ⅱ相的聚集均有抑制作用,且有一定的解聚作用。它还可以与红细胞膜结合,降低红细胞在低渗溶液中的溶解倾向,改变红细胞的变形能力。

氯吡格雷和阿司匹林均可作为治疗缺血性脑卒中的一线药物,多项研究都说明氯吡格雷的效果优于阿司匹林。氯吡格雷与阿司匹林合用防治缺血性脑卒中,比单用效果更好。氯吡格雷可用于预防颈动脉粥样硬化高危患者急性缺血事件。有文献报道23 例颈动脉狭窄患者,在颈动脉支架置入术前常规服用阿司匹林 100 mg/d,介入治疗前晚给予负荷剂量氯吡格雷 300 mg,术后服用氯吡格雷 75 mg/d,3 个月后经颈动脉彩超发现,新生血管内皮已完全覆盖支架,无血管闭塞和支架内再狭窄。

氯吡格雷的使用剂量为每次 50～75 mg,每天 1 次。它的不良反应与阿司匹林比较,发生胃肠道出血的风险明显降低,发生腹泻和皮疹的风险略有增加,但明显低于噻氯匹定。主要不良反应有头昏、头胀、恶心、腹泻,偶有出血倾向。氯吡格雷禁用于对本品过敏者及近期有活动性出血者。

3.双嘧达莫

双嘧达莫通过抑制磷酸二酯酶活性,阻止环腺苷酸(cAMP)的降解,提高血小板 cAMP 的水平,具有抗血小板黏附聚集的能力。双嘧达莫已作为预防和治疗冠心病、心绞痛的药物,而用于防治缺血性脑卒中的效果仍有争议。研究认为双嘧达莫与阿司匹林联合防治缺血性脑卒中,疗效是单用阿司匹林或双嘧达莫的 2 倍,并不会导致更多的出血不良反应。

美国 FDA 批准了阿司匹林和双嘧达莫复方制剂用于预防脑卒中。这一复方制剂每片含阿司匹林 50 mg 和缓释双嘧达莫 400 mg。一项单中心大规模随机试验发现,与单用小剂量阿司匹林比较,这种复方制剂可使脑卒中发生率降低 22%,但这项资料的价值仍有争论。

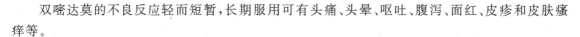

双嘧达莫的不良反应轻而短暂,长期服用可有头痛、头晕、呕吐、腹泻、面红、皮疹和皮肤瘙痒等。

4.血小板糖蛋白(GP)Ⅱb/Ⅲa受体拮抗剂

GPⅡb/Ⅲa受体拮抗剂是一种新型抗血小板药,其通过阻断GPⅡb/Ⅲa受体与纤维蛋白原配体的特异性结合,有效抑制各种血小板激活剂诱导的血小板聚集,进而防止血栓形成。GPⅡb/Ⅲa受体是一种血小板膜蛋白,是血小板活化和聚集反应的最后通路。GPⅡb/Ⅲa受体拮抗剂能完全抑制血小板聚集反应,是作用最强的抗血小板药。

GPⅡb/Ⅲa受体拮抗剂分3类,即抗体类如阿昔单抗、肽类如依替巴肽和非肽类如替罗非班。这3种药物均获美国FDA批准应用。

该药还能抑制动脉粥样硬化斑块的其他成分,对预防动脉粥样硬化和修复受损血管壁起重要作用。GPⅡb/Ⅲa受体拮抗剂在缺血性脑卒中二级预防中的剂量、给药途径、时间、监护措施以及安全性等目前仍在探讨之中。

有报道对于阿替普酶(rt-PA)溶栓和球囊血管成形术机械溶栓无效的大血管闭塞和急性缺血性脑卒中患者,GPⅡb/Ⅲa受体拮抗剂能够提高治疗效果。阿昔单抗的抗原性虽已减低,但仍有部分患者可引起变态反应。

5.西洛他唑

西洛他唑可抑制磷酸二酯酶(PDE),特别是PDEⅢ,提高cAMP水平,从而起到扩张血管和抗血小板聚集的作用,常用剂量为每次50~100 mg,每天2次。

为了检测西洛他唑对颅内动脉狭窄进展的影响,Kwan进行了一项多中心双盲随机与安慰剂对照研究,将135例大脑中动脉M1段或基底动脉狭窄有急性症状者随机分为两组,一组接受西洛他唑200 mg/d治疗,另一组给予安慰剂治疗,所有患者均口服阿司匹林100 mg/d,在进入试验和6个月后分别做MRA和TCD对颅内动脉狭窄程度进行评价。主要转归指标为MRA上有症状颅内动脉狭窄的进展,次要转归指标为临床事件和TCD的狭窄进展。西洛他唑组,45例有症状颅内动脉狭窄者中有3例(6.7%)进展、11例(24.4%)缓解;而安慰剂组15例(28.8%)进展、8例(15.4%)缓解,两组差异有显著性意义。

有症状的颅内动脉狭窄是一个动态变化的过程,西洛他唑有可能防止颅内动脉狭窄的进展。西洛他唑的不良反应可有皮疹、头晕、头痛、心悸、恶心、呕吐,偶有消化道出血、尿路出血等。

6.三氟柳

三氟柳的抗血栓形成作用是通过干扰血小板聚集的多种途径实现的,如不可逆性抑制环氧化酶(CoX)和阻断血栓素A_2(TXA$_2$)的形成。三氟柳抑制内皮细胞CoX的作用极弱,不影响前列腺素合成。另外,三氟柳及其代谢产物2-羟基-4-三氟甲基苯甲酸可抑制磷酸二酯酶,增加血小板和内皮细胞内cAMP的浓度,增强血小板的抗聚集效应,该药应用于人体时不会延长出血时间。

有研究将2 113例TIA或脑卒中患者随机分组,进行三氟柳(600 mg/d)或阿司匹林(325 mg/d)治疗,平均随访30.1个月,主要转归指标为非致死性缺血性脑卒中、非致死性心肌梗死和血管性疾病死亡的联合终点,结果两组联合终点发生率、各个终点事件发生率和存活率均无明显差异,三氟柳组出血性事件发生率明显低于阿司匹林组。

7.沙格雷酯

沙格雷酯是5-羟色胺受体阻滞剂,具有抑制由5-羟色胺增强的血小板聚集作用和由5-羟色胺引起的血管收缩的作用,可增加被减少的侧支循环血流量,改善周围循环障碍等。口服沙格雷酯后1～5小时即有抑制血小板的聚集作用,可持续4～6小时。口服每次100 mg,每天3次。不良反应较少,可有皮疹、恶心、呕吐和胃部灼热感等。

8.曲克芦丁

曲克芦丁能抑制血小板聚集,防止血栓形成,同时能对抗5-羟色胺、缓激肽引起的血管损伤,增加毛细血管抵抗力,降低毛细血管通透性。每次200 mg,每天3次,口服;或每次400～600 mg加入5%葡萄糖注射液或0.9%氯化钠注射液250～500 mL中静脉滴注,每天1次,可连用15～30天。不良反应较少,偶有恶心和便秘。

(四)扩血管治疗

扩张血管药目前仍然是广泛应用的药物,但脑梗死急性期不宜使用,因为脑梗死病灶后的血管处于麻痹状态,此时应用血管扩张药,能扩张正常血管,对病灶区的血管不但不能扩张,还要从病灶区盗血,称"偷漏现象"。因此,血管扩张药应在脑梗死发病2周后才应用。常用的扩张血管药有以下几种。

1.丁苯酞

每次200 mg,每天3次,口服。偶见恶心、腹部不适,有严重出血倾向者忌用。

2.倍他司汀

每次20 mg加入5%葡萄糖注射液500 mL中静脉滴注,每天1次,连用10～15天;或每次8 mg,每天3次,口服。有些患者会出现恶心、呕吐和皮疹等不良反应。

3.盐酸法舒地尔注射液

每次60 mg(2支)加入5%葡萄糖注射液或0.9%氯化钠注射液250 mL中静脉滴注,每天1次,连用10～14天。可有一过性颜面潮红、低血压和皮疹等不良反应。

4.丁咯地尔

每次200 mg加入5%葡萄糖注射液或0.9%氯化钠注射液250～500 mL中,缓慢静脉滴注,每天1次,连用10～14天。可有头痛、头晕、肠胃道不适等不良反应。

5.银杏达莫注射液

每次20 mL加入5%葡萄糖注射液或0.9%氯化钠注射液500 mL中静脉滴注,每天1次,可连用14天。偶有头痛、头晕、恶心等不良反应。

6.葛根素注射液

每次500 mg加入5%葡萄糖注射液或0.9%氯化钠注射液500 mL中静脉滴注,每天1次,连用14天。少数患者可出现皮肤瘙痒、头痛、头昏、皮疹等不良反应,停药后可自行消失。

7.灯盏花素注射液

每次20 mL(含灯盏花乙素50 g)加入5%葡萄糖注射液或0.9%氯化钠注射液250 mL中静脉滴注,每天1次,连用14天。偶有头痛、头昏等不良反应。

(五)钙通道阻滞剂

钙通道阻滞剂是继β受体阻滞剂之后,脑血管疾病治疗中最重要的进展之一。正常时细胞内钙离子浓度为10^{-9} mol/L,细胞外钙离子浓度比细胞内大10 000倍。在病理情况下,钙离子迅速内流到细胞内,使原有的细胞内外钙离子平衡破坏,结果造成:①由于血管平滑肌细胞内钙离子增多,导致血管痉挛,加重缺血、缺氧。②由于大量钙离子激活ATP酶,使ATP酶加速消耗,细胞内能量不足,多种代谢无法维持。③由于大量钙离子破坏了细胞膜的稳定性,使许多有害物质释放出来。④由于神经细胞内钙离子陡增,可加速已经衰竭的细胞死亡。使用钙通道阻滞剂的目的在于阻止钙离子内流到细胞内,阻断上述病理过程。

钙通道阻滞剂改善脑缺血和解除脑血管痉挛的可能机制:①解除缺血灶中的血管痉挛。②抑制肾上腺素能受体介导的血管收缩,增加脑组织葡萄糖利用率,继而增加脑血流量。③有梗死的半球内血液重新分布,缺血区脑血流量增加,高血流区血流量减少,对临界区脑组织有保护作用。以下为几种常用的钙通道阻滞剂。

1.尼莫地平

尼莫地平为选择性扩张脑血管作用最强的钙通道阻滞剂。口服,每次 40 mg,每天 3～4 次;注射液,每次24 mg,溶于 5％葡萄糖注射液 1 500 mL 中静脉滴注,开始注射时,1 mg/h,若患者能耐受,1 小时增至2 mg/h,每天 1 次,连续用药 10 天,以后改用口服。德国 Bayer 药厂生产的尼莫同(Nimotop),每次口服30～60 mg,每天 3 次,可连用 1 个月;注射液开始 2 小时可按照 0.5 mg/h 静脉滴注,如果耐受性良好,尤其血压无明显下降时,可增至 1 mg/h,连用 7～10 天后改为口服。该药规格为尼莫同注射液 50 mL 含尼莫地平 10 mg,一般每天静脉滴注 10 mg。不良反应比较轻微,口服时可有一过性消化道不适、头晕、嗜睡和皮肤瘙痒等。静脉给药可有血压下降(尤其是治疗前有高血压者)、头痛、头晕、皮肤潮红、多汗、心率减慢或心率加快等。

2.尼卡地平

尼卡地平对脑血管的扩张作用强于外周血管的作用。每次口服 20 mg,每天 3～4 次,连用 1～2 个月。可有胃肠道不适、皮肤潮红等不良反应。

3.氟桂利嗪

每次 5～10 mg,睡前服。可有嗜睡、乏力等不良反应。

4.桂利嗪

每次口服 25 mg,每天 3 次。可有嗜睡、乏力等不良反应。

(六)防治脑水肿

大面积脑梗死、出血性梗死的患者多有脑水肿,应给予降低颅压处理,如床头抬高 30°角,避免有害刺激、解除疼痛、适当吸氧和恢复正常体温等基本处理;有条件行颅内压测定者,脑灌注压应保持在 9.3 kPa(70 mmHg)以上;避免使用低渗和含糖溶液,如脑水肿明显者应快速给予降颅压处理。

1.甘露醇

甘露醇对缩小脑梗死面积与减轻病残有一定的作用。甘露醇除降低颅内压外,还可降低血液黏度、增加红细胞变形性、减少红细胞聚集、减少脑血管阻力、增加灌注压、提高灌注量、改善脑的微循环。同时,还可提高心排血量。每次 125～250 mL 静脉滴注,6 小时 1 次,连用 7～10 天。甘露醇治疗脑水肿疗效快、效果好。不良反应:降颅压有反跳现象,可能引起心力衰竭、肾功能损害、电解质紊乱等。

2.复方甘油注射液

复方甘油注射液能选择性脱出脑组织中的水分,可减轻脑水肿;在体内参加三羧酸循环代谢后转换成能量,供给脑组织,增加脑血流量,改善脑循环,因而有利于脑缺血病灶的恢复。每天 500 mL 静脉滴注,每天2 次,可连用 15～30 天。静脉滴注速度应控制在 2 mL/min,以免发生溶血反应。由于要控制静脉滴速,并不能用于急救。有大面积脑梗死的患者,有明显脑水肿甚至发生脑疝,一定要应用足量的甘露醇,或甘露醇与复方甘油同时或交替用药,这样可以维持恒定的降颅压作用和减少甘露醇的用量,从而减少甘露醇的不良反应。

3.七叶皂苷钠注射液

七叶皂苷钠注射液有抗渗出、消水肿、增加静脉张力、改善微循环和促进脑功能恢复的作用。每次 25 mg 加入 5%葡萄糖注射液或 0.9%氯化钠注射液 250~500 mL 中静脉滴注,每天 1 次,连用 10~14 天。

4.手术减压治疗

手术减压治疗主要适用于恶性大脑中动脉(MCA)梗死和小脑梗死。

(七)提高血氧和辅助循环

高压氧是有价值的辅助疗法,在脑梗死的急性期和恢复期都有治疗作用。最近研究提示,脑广泛缺血后,纠正脑的乳酸中毒或脑代谢产物积聚,可恢复神经功能。高压氧向脑缺血区域弥散,可使这些区域的细胞在恢复正常灌注前得以生存,从而减轻缺血缺氧后引起的病理改变,保护受损的脑组织。

(八)神经细胞活化剂

据一些药物实验研究报告,这类药物有一定的营养神经细胞和促进神经细胞活化的作用,但确切的效果,尚待进一步大宗临床验证和评价。

1.胞磷胆碱

胞磷胆碱参与体内卵磷脂的合成,有改善脑细胞代谢和促进意识恢复的作用。每次750 mg加入 5%葡萄糖注射液 250 mL 中静脉滴注,每天 1 次,连用 15~30 天。

2.三磷酸胞苷二钠

三磷酸胞苷二钠主要药效成分是三磷酸胞苷,该物质不仅能直接参与磷脂与核酸的合成,而且还间接参与磷脂与核酸合成过程中的能量代谢,有营养神经、调节物质代谢和抗血管硬化的作用。每次 60~120 mg 加入 5%葡萄糖注射液 250 mL 中静脉滴注,每天 1 次,可连用 10~14 天。

3.小牛血去蛋白提取物

小牛血去蛋白提取物是一种小分子肽、核苷酸和寡糖类物质,不含蛋白质和致热原。此药物可促进细胞对氧和葡萄糖的摄取和利用,使葡萄糖的无氧代谢转向为有氧代谢,使能量物质生成增多,延长细胞生存时间,促进组织细胞代谢、功能恢复和组织修复。每次 1 200~1 600 mg加入 5%葡萄糖注射液 500 mL 中静脉滴注,每天1次,可连用 15~30 天。

4.依达拉奉

依达拉奉是一种自由基清除剂,有抑制脂自由基的生成、抑制细胞膜脂质过氧化连锁反应及抑制自由基介导的蛋白质、核酸不可逆的破坏作用,是一种脑保护药物。每次 30 mg 加入 5%葡萄糖注射液250 mL中静脉滴注,每天 2 次,连用 14 天。

(九)其他内科治疗

1.调节和稳定血压

急性脑梗死患者的血压检测和治疗是一个存在争议的领域。因为血压偏低会减少脑血流灌注,加重脑梗死。在急性期,患者会出现不同程度的血压升高。原因是多方面的,如脑卒中后的应激反应、膀胱充盈、疼痛及机体对脑缺氧和颅内压升高的代偿反应等,且其升高的程度与脑梗死病灶大小和部位、疾病前是否患高血压有关。脑梗死早期的高血压处理取决于血压升高的程度及患者的整体情况。美国卒中协会(ASA)和欧洲卒中促进会(EUSI)都赞同:收缩压超过29.3 kPa(220 mmHg)或舒张压超过 16.0 kPa(120 mmHg),则应给予谨慎缓慢降压治疗,并严密观察血压变化,防止血压降得过低。然而有一些脑血管治疗中心,主张只有在出现下列情况才考虑降压治疗,如合并夹层动脉瘤、肾衰竭、心脏衰竭及高血压脑病时。但在溶栓治疗时,需及时降压治疗,应避免收缩压>24.7 kPa(185 mmHg),以防止继发性出血。降压推荐使用微输液泵静脉注射硝普钠,可迅速、平稳地降低血压至所需水平,也可用盐酸乌拉地尔、卡维地洛等。血压过低对脑梗死不利,应适当提高血压。

2.控制血糖

糖尿病是脑卒中的危险因素之一,并可加重急性脑梗死和局灶性缺血再灌注损伤。《缺血性脑卒中和短暂性脑缺血发作处理指南》[欧洲脑卒中促进会(EUSI),2008 年]指出,已证实急性脑卒中后高血糖与大面积脑梗死、皮质受累及其功能转归不良有关,但积极降低血糖能否改善患者的临床转归,尚缺乏足够证据。如果过去没有糖尿病史,只是急性脑卒中后血糖应激性升高,则不必应用降糖措施,输液中尽量不用葡萄糖注射液似可降低血糖水平;有糖尿病史的患者必须同时应用降糖药适当控制高血糖;血糖超过 10 mmol/L（180 mg/dL)时需降糖处理。

3.心脏疾病的防治

对并发心脏疾病的患者要采取相应防治措施,如果要应用甘露醇脱水治疗,则必须加用呋塞米以减少心脏负荷。

4.防治感染

对有吞咽困难或意识障碍的脑梗死患者,常常容易合并肺部感染,应给予相应抗生素和止咳化痰药物,必要时行气管切开,有利吸痰。

5.保证营养和水、电解质的平衡

特别是对有吞咽困难和意识障碍的患者,应采用鼻饲,保证营养、水与电解质的补充。

6.体温管理

在实验室脑卒中模型中,发热与脑梗死体积增大和转归不良有关。体温升高可能是中枢性高热或继发感染的结果,均与临床转归不良有关。应积极迅速找出感染灶并予以适当治疗,并可使用乙酰氨基酚进行退热治疗。

(十)康复治疗

脑梗死患者只要生命体征稳定,应尽早开始康复治疗,主要目的是促进神经功能的恢复。早期进行瘫痪肢体的功能锻炼和语言训练,防止关节挛缩和足下垂,可采用针灸、按摩、理疗和被动运动等措施。

七、预后与预防

(一)预后

(1)如果得到及时的治疗,特别是能及时在卒中单元获得早期溶栓疗法等系统规范的中西医结合治疗,可提高疗效,减少致残率,30%～50%的患者能自理生活,甚至恢复工作能力。

(2)脑梗死国外病死率为 6.9%～20%,其中颈内动脉系梗死为 17%,椎-基底动脉系梗死为18%。有研究者观察随访经 CT 证实的脑梗死 1～7 年的预后,发现:①累计生存率,6 个月为96.8%,12 个月为 91%,2 年为 81.7%,3 年为 81.7%,4 年为 76.5%,5 年为76.5%,6 年为 71%,7 年为 71%。急性期病死率为22.3%,其中颈内动脉系 22%,椎-基底动脉系 25%。意识障碍、肢体瘫痪和继发肺部感染是影响预后的主要因素。②累计病死率在开始半年内迅速上升,一年半达高峰,说明发病后一年半不能恢复自理者,继续恢复的可能性较小。

（二）预防

1.一级预防

一级预防是指发病前的预防,即通过早期改变不健康的生活方式,积极主动地控制危险因素,从而达到使脑血管疾病不发生或发病年龄推迟的目的。从流行病学角度看,只有一级预防才能降低人群发病率,所以对于病死率及致残率很高的脑血管疾病来说,重视并加强开展一级预防的意义远远大于二级预防。

对血栓形成性脑梗死的危险因素及其干预管理有下述几方面:服用降血压药物,有效控制高血压,防治心脏病,冠心病患者应服用小剂量阿司匹林,定期监测血糖和血脂,合理饮食和应用降糖药物和降脂药物,不抽烟、不酗酒,对动脉狭窄患者及无症状颈内动脉狭窄患者一般不推荐手术治疗或血管内介入治疗,对重度颈动脉狭窄(≥70%)的患者在有条件的医院可以考虑行颈动脉内膜切除术或血管内介入治疗。

2.二级预防

脑卒中首次发病后应尽早开展二级预防工作,可预防或降低再次发生率。二级预防有下述几个方面:正确评估首次发病机制,管理和控制血压、血糖、血脂和心脏病,应用抗血小板聚集药物,颈内动脉狭窄的干预同一级预防,有效降低同型半胱氨酸水平。

第四节　腔隙性脑梗死

腔隙性脑梗死是指大脑半球深部白质和脑干等中线部位,由直径为 $100\sim400\ \mu m$ 的穿支动脉血管闭塞导致的脑梗死。所引起的病灶为 $0.5\sim15.0\ mm^3$ 的梗死灶。大多由大脑前动脉、大脑中动脉、前脉络膜动脉和基底动脉的穿支动脉闭塞引起。脑深部穿动脉闭塞导致相应灌注区脑组织缺血、坏死、液化,由吞噬细胞将该处组织移走而形成小腔隙。好发于基底节、丘脑、内囊、脑桥的大脑皮质贯通动脉供血区。反复发生多个腔隙性脑梗死,称多发性腔隙性脑梗死。临床引起相应的综合征,常见的有纯运动性轻偏瘫、纯感觉性卒中、构音障碍-手笨拙综合征、共济失调性轻偏瘫和感觉运动性卒中。高血压和糖尿病是主要原因,特别是高血压尤为重要。腔隙性脑梗死占脑梗死的 $20\%\sim30\%$ 。

一、病因与发病机制

（一）病因

真正的病因和发病机制尚未完全清楚,但与下列因素有关。

1.高血压

长期高血压作用于小动脉及微小动脉壁,致脂质透明变性,管腔闭塞,产生腔隙性病变。舒张压增高是多发性腔隙性脑梗死的常见原因。

2.糖尿病

糖尿病时血浆低密度脂蛋白及极低密度脂蛋白的浓度增高,引起脂质代谢障碍,促进胆固醇合成,从而加速、加重动脉硬化的形成。

3.微栓子(无动脉病变)

各种类型小栓子阻塞小动脉导致腔隙性脑梗死,如胆固醇、红细胞增多症、纤维蛋白等。

4.血液成分异常

如红细胞增多症、血小板增多症和高凝状态,也可导致发病。

(二)发病机制

腔隙性脑梗死的发病机制还不完全清楚。微小动脉粥样硬化被认为是症状性腔隙性脑梗死常见的发病机制。在慢性高血压患者中,在粥样硬化斑为 $100\sim400~\mu m$ 的小动脉中,也能发现动脉狭窄和闭塞。颈动脉粥样斑块,尤其是多发性斑块,可能会导致腔隙性脑梗死;脑深部穿动脉闭塞,导致相应灌注区脑组织缺血、坏死,由吞噬细胞将该处脑组织移走,遗留小腔,因而导致该部位神经功能缺损。

二、病理

腔隙性脑梗死灶呈不规则圆形、卵圆形或狭长形。累及管径在 $100\sim400~\mu m$ 的穿动脉,梗死部位主要在基底节(特别是壳核和丘脑)、内囊和脑桥的白质。大多数腔隙性脑梗死位于豆纹动脉分支、大脑后动脉的丘脑深穿支、基底动脉的旁中央支供血区。阻塞常发生在深穿支的前半部分,因而梗死灶均较小,大多数直径为0.2~15 mm。病变血管可见透明变性、玻璃样脂肪变、玻璃样小动脉坏死、血管壁坏死和小动脉硬化等。

三、临床表现

本病常见于 40 岁以上的中老年人。腔隙性脑梗死患者中高血压的发病率约为 75%,糖尿病的发病率为 25%～35%,有 TIA 史者约有 20%。

(一)症状和体征

临床症状一般较轻,体征单一,一般无头痛、颅内高压症状和意识障碍。由于病灶小,又常位于脑的静区,故许多腔隙性脑梗死在临床上无症状。

(二)临床综合征

Fisher 根据病因、病理和临床表现,将其归纳为 21 种综合征,常见的有以下几种。

1.纯运动性轻偏瘫(pure motor hemiparesis,PMH)

PMH 最常见,约占 60%,有病灶对侧轻偏瘫,而不伴失语、感觉障碍和视野缺损,病灶多在内囊和脑干。

2.纯感觉性卒中(pure sensory stroke,PSS)

PSS 约占 10%,表现为病灶对侧偏身感觉障碍,也可伴有感觉异常,如麻木、烧灼和刺痛感。病灶在丘脑腹后外侧核或内囊后肢。

3.构音障碍-手笨拙综合征(dysarthria-clumsy hand syndrome,DCHS)

DCHS 约占 20%,表现为构音障碍、吞咽困难,病灶对侧轻度中枢性面、舌瘫,手的精细运动欠灵活,指鼻试验欠稳。病灶在脑桥基底部或内囊前肢及膝部。

4.共济失调性轻偏瘫(ataxic-hemiparesis,AH)

病灶同侧共济失调和病灶对侧轻偏瘫,下肢重于上肢,伴有锥体束征。病灶多在放射冠汇集至内囊处,或为脑桥基底部皮质脑桥束受损所致。

5.感觉运动性卒中(sensorimotor stroke,SMS)

SMS 少见,以偏身感觉障碍起病,再出现轻偏瘫,病灶位于丘脑腹后核及邻近内囊后肢。

6.腔隙状态

多次腔隙性脑梗死后,有进行性加重的偏瘫、严重的精神障碍、痴呆、平衡障碍、二便失禁、假性延髓性麻痹、双侧锥体束征和类帕金森综合征等。由于有效控制血压及治疗的进步,现在已很少见。

四、辅助检查

(一)神经影像学检查

1.颅脑 CT

非增强 CT 扫描显示为基底节区或丘脑呈卵圆形低密度灶,边界清楚,直径为 10～15 mm。由于病灶小,占位效应轻微,一般仅为相邻脑室局部受压,多无中线移位,梗死密度随时间逐渐减低,4 周后接近脑脊液密度,并出现萎缩性改变。增强扫描于梗死后 3 天至 1 个月可能发生均一或斑块性强化,以 2～3 周明显,待达到脑脊液密度时,则不再强化。

2.颅脑 MRI

MRI 显示比 CT 优越,尤其是对脑桥的腔隙性脑梗死和新旧腔隙性脑梗死的鉴别有意义,增强后能提高阳性率。颅脑 MRI 检查在 T_2WI 像上显示高信号,是小动脉阻塞后新的或陈旧的病灶。T_1WI 和 T_2WI 分别表现为低信号和高信号斑点状或斑片状病灶,呈圆形、椭圆形或裂隙形,最大直径常为数毫米,一般不超过 1 cm。急性期 T_1WI 的低信号和 T_2WI 的高信号,常不及慢性期明显,由于水肿的存在,使病灶看起来常大于实际梗死灶。注射造影剂后,T_1WI 急性期、亚急性期和慢性期病灶显示增强,呈椭圆形、圆形,也可呈环形。

3.CT 血管成像(CTA)、磁共振血管成像(MRA)

了解颈内动脉有无狭窄及闭塞程度。

(二)超声检查

经颅多普勒超声(TCD)了解颈内动脉狭窄及闭塞程度。三维B超检查了解颈内动脉粥样硬化斑块的大小和厚度。

(三)血液学检查

了解有无糖尿病和高脂血症等。

五、诊断与鉴别诊断

(一)诊断

(1)中老年人发病,多数患者有高血压病史,部分患者有糖尿病史或 TIA 史。

(2)急性或亚急性起病,症状比较轻,体征比较单一。

(3)临床表现符合 Fisher 描述的常见综合征之一。

(4)颅脑 CT 或 MRI 发现与临床神经功能缺损一致的病灶。

(5)预后较好,恢复较快,大多数患者不遗留后遗症状和体征。

(二)鉴别诊断

1.小量脑出血

小量脑出血均为中老年发病,有高血压和急起的偏瘫和偏身感觉障碍。但小量脑出血头颅

CT 显示高密度灶即可鉴别。

2.脑囊虫病

CT 均表现为低信号病灶。但是,脑囊虫病 CT 呈多灶性、小灶性和混合灶性病灶,临床表现常有头痛和癫痫发作,血和脑脊液囊虫抗体阳性,可供鉴别。

六、治疗

(一)抗血小板聚集药物

抗血小板聚集药物是预防和治疗腔隙性脑梗死的有效药物。

1.肠溶阿司匹林

每次 100 mg,每天 1 次,口服,可连用 6～12 个月。

2.氯吡格雷

每次 50～75 mg,每天 1 次,口服,可连用半年。

3.西洛他唑

每次 50～100 mg,每天 2 次,口服。

4.曲克芦丁

每次 200 mg,每天 3 次,口服;或每次 400～600 mg 加入 5%葡萄糖注射液或 0.9%氯化钠注射液500 mL中静脉滴注,每天 1 次,可连用 20 天。

(二)钙通道阻滞剂

1.氟桂利嗪

每次 5～10 mg,睡前口服。

2.尼莫地平

每次 20～30 mg,每天 3 次,口服。

3.尼卡地平

每次 20 mg,每天 3 次,口服。

(三)血管扩张药

1.丁苯酞

每次 200 mg,每天 3 次,口服。偶见恶心、腹部不适,有严重出血倾向者忌用。

2.丁咯地尔

每次 200 mg 加入 5%葡萄糖注射液或 0.9%氯化钠注射液 250 mL 中静脉滴注,每天 1 次,连用10～14 天;或每次 200 mg,每天 3 次,口服。可有头痛、头晕、恶心等不良反应。

3.倍他司汀

每次 6～12 mg,每天 3 次,口服。可有恶心、呕吐等不良反应。

(四)内科病的处理

有效控制高血压、糖尿病、高脂血症等,坚持药物治疗,定期检查血压、血糖、血脂、心电图和有关血液流变学指标。

七、预后与预防

(一)预后

Marie 和 Fisher 认为腔隙性脑梗死一般预后良好,下述几种情况影响本病的预后。

(1)梗死灶的部位和大小,如腔隙性脑梗死发生在脑的重要部位——脑桥和丘脑,以及大的和多发性腔隙性脑梗死者预后不良。

(2)有反复 TIA 发作,有高血压、糖尿病和严重心脏病(缺血性心脏病、心房颤动、心脏瓣膜病等),症状没有得到很好控制者预后不良。据报道,1 年内腔隙性脑梗死的复发率为 10%～18%;腔隙性脑梗死,特别是多发性腔隙性脑梗死半年后约有 23% 的患者发展为血管性痴呆。

（二）预防

控制高血压、防治糖尿病和 TIA 是预防腔隙性脑梗死发生和复发的关键。

(1)积极处理危险因素。①血压的调控:长期高血压是腔隙性脑梗死主要的危险因素之一。在降血压药物方面无统一规定应用的药物。选用降血压药物的原则是既要有效持久地降低血压,又不至于影响重要器官的血流量。可选用钙通道阻滞剂,如硝苯地平缓释片,每次20 mg,每天 2 次,口服;或尼莫地平,每次 30 mg,每天 1 次,口服。也可选用血管紧张素转换酶抑制剂(ACEI),如卡托普利,每次12.5～25 mg,每天 3 次,口服;或贝拉普利,每次5～10 mg,每天 1 次,口服。②调控血糖:糖尿病也是腔隙性脑梗死主要的危险因素之一。要积极控制血糖,注意饮食与休息。③调控高血脂:可选用辛伐他汀,每次 10～20 mg,每天 1 次,口服;或洛伐他汀,每次20～40 mg,每天 1～2 次,口服。④积极防治心脏病:要减轻心脏负荷,避免或慎用增加心脏负荷的药物,注意补液速度及补液量;对有心肌缺血、心肌梗死者应在心血管内科医师的协助下进行药物治疗。

(2)可以较长时期应用抗血小板聚集药物,如阿司匹林、氯吡格雷和中药活血化瘀药物。

(3)生活规律,心情舒畅,饮食清淡,适宜的体育锻炼。

第五节　阿尔茨海默病

痴呆是由脑功能障碍所致的获得性、持续性认知功能障碍综合征。痴呆患者具有以下认知领域中至少三项受损:记忆、计算、定向力、注意力、语言、运用、视空间技能、执行功能及精神行为异常,并且其严重程度已影响到患者的日常生活、社会交往和工作能力。

一、老年期痴呆常见的病因

（一）神经系统变性性疾病

阿尔茨海默病、额颞叶痴呆、亨廷顿病、帕金森痴呆、进行性核上性麻痹、关岛-帕金森痴呆综合征、脊髓小脑变性、自发性基底节钙化、纹状体黑质变性、异染性脑白质营养不良和肾上腺脑白质营养不良等。

（二）血管性疾病

脑梗死、脑动脉硬化(包括腔隙状态和皮质下动脉硬化性脑病)、脑栓塞、脑出血、血管炎症(如系统性红斑狼疮与 Behcet 综合征)、脑低灌注。

（三）外伤

外伤后脑病、拳击家痴呆。

（四）颅内占位

脑瘤（原发性、继发性）、脑脓肿及硬膜下血肿。

（五）脑积水

交通性脑积水（正常颅压脑积水）及非交通性脑积水。

（六）内分泌和营养代谢障碍性疾病

甲状腺、肾上腺、垂体和甲状旁腺功能障碍引起的痴呆；低血糖反应、糖尿病、肝性脑病、肝豆状核变性、尿毒症性脑病、透析性痴呆、脂代谢紊乱、卟啉血症、严重贫血、缺氧（心脏病、肺功能衰竭）、慢性电解质紊乱和肿瘤；维生素 B_{12}、维生素 B_6 及叶酸缺乏。

（七）感染

艾滋病、真菌性脑膜脑炎、寄生虫性脑膜脑炎、麻痹性痴呆、其他各种脑炎后遗症、亚急性海绵状脑病、格斯特曼综合征和进行性多灶性白质脑病。

（八）中毒

酒精、某些药物（抗高血压药、肾上腺皮质激素类、非甾体抗炎药、抗抑郁药、锂、抗胆碱制剂、巴比妥类和其他镇静安眠药、抗惊厥药、洋地黄制剂、抗心律失常药物、阿片类药物及多种药物滥用）。

（九）工业毒物和金属

铝、砷、铅、金、铋、锌、一氧化碳、有机溶剂、锰、甲醇、有机磷、汞、二硫化碳、四氯化碳、甲苯类、三氯甲烷。

阿尔茨海默病（Alzheimer's disease，AD）是一种以认知功能障碍、日常生活能力下降以及精神行为异常为特征的神经系统退行性疾病，是老年期痴呆最常见的原因之一。其特征性病理改变为老年斑、神经原纤维缠结和选择性神经元与突触丢失。临床特征为隐袭起病及进行性认知功能损害。记忆障碍突出，可有视空间技能障碍、失语、失算、失用、失认及人格改变等，并导致社交、生活或职业功能损害。病程通常为 4～12 年。绝大多数阿尔茨海默病为散发性，约 5％有家族史。

二、流行病学

阿尔茨海默病发病率随年龄增长而逐步上升。欧美国家 65 岁以上老人阿尔茨海默病患病率为 5％～8％，85 岁以上老人患病率高达 47％～50％。我国 60 岁以上人群阿尔茨海默病患病率为 3％～5％。目前我国约有 500 万痴呆患者，主要是阿尔茨海默病患者。发达国家未来 50 年内阿尔茨海默病的发病率将增加 2 倍。预计到 2025 年全球将有 2 200 万阿尔茨海默病患者，到 2050 年阿尔茨海默病患者将增加到 4 500 万。发达国家阿尔茨海默病已成为仅次于心血管病、肿瘤和卒中而位居第 4 位的死亡原因。

三、病因学

（一）遗传学因素——基因突变学说

迄今已筛选出 3 个阿尔茨海默病相关致病基因和 1 个易感基因，即第 21 号染色体的淀粉样前体蛋白（amyloid precursor protein，APP）基因、第 14 号染色体的早老素 1（presenilin1，PS-1）基因、第 1 号染色体的早老素 2（presenilin2，PS-2）基因和第 19 号染色体的载脂蛋白 E（apoli-poprotein E，apoE）ε4 等位基因。前三者与早发型家族性阿尔茨海默病有关，apoEε4 等位基因是晚发性家族性阿尔茨海默病的易感基因。

（二）非遗传因素

脑外伤、感染、铝中毒、吸烟、高热量饮食、叶酸不足、受教育水平低下及一级亲属中有唐氏综合征等都会增加阿尔茨海默病患病风险。

四、发病机制

目前针对阿尔茨海默病的病因及发病机制有多种学说，如淀粉样变级联假说、tau 蛋白过度磷酸化学说、神经递质功能障碍学说、自由基损伤学说、钙稳态失调学说等。任何一种学说都不能完全解释阿尔茨海默病所有的临床表现。

（一）淀粉样变级联假说

脑内 β 淀粉样蛋白（Aβ）产生与清除失衡所致神经毒性 Aβ（可溶性 Aβ 寡聚体）聚集和沉积启动阿尔茨海默病病理级联反应，并最终导致 NFT 和神经元丢失。Aβ 的神经毒性作用包括破坏细胞内 Ca^{2+} 稳态、促进自由基的生成、降低 K^+ 通道功能、增加炎症性细胞因子引起的炎症反应，并激活补体系统、增加脑内兴奋性氨基酸（主要是谷氨酸）的含量等。

（二）tau 蛋白过度磷酸化学说

神经原纤维缠结的核心成分为异常磷酸化的 tau 蛋白。阿尔茨海默病脑内细胞信号转导通路失控，引起微管相关蛋白——tau 蛋白过度磷酸化、异常糖基化以及泛素蛋白化，使其失去微管结合能力，自身聚集形成神经原纤维缠结。

（三）神经递质功能障碍学说

脑内神经递质活性下降是重要的病理特征。可累及乙酰胆碱（ACh）系统、兴奋性氨基酸、5-羟色胺、多巴胺和神经肽类等，尤其是基底前脑胆碱能神经元减少，海马突触间隙 ACh 合成、储存和释放减少，谷氨酸的毒性作用增加。

（四）自由基损伤学说

阿尔茨海默病脑内超氧化物歧化酶活性增强，脑葡萄糖-6-磷酸脱氢酶增多，脂质过氧化，造成自由基堆积。后者损伤生物膜，造成细胞内环境紊乱，最终导致细胞凋亡；损伤线粒体造成氧化磷酸化障碍，加剧氧化应激；改变淀粉样蛋白代谢过程。

（五）钙稳态失调学说

阿尔茨海默病患者神经元内质网钙稳态失衡，使神经元对凋亡和神经毒性作用的敏感性增强；改变 APP 剪切过程；导致钙依赖性生理生化反应超常运转，耗竭 ATP，产生自由基，造成氧化损伤。

（六）内分泌失调学说

流行病学研究结果表明，雌激素替代疗法能降低绝经妇女患阿尔茨海默病的危险性，提示雌激素缺乏可能增加阿尔茨海默病发病率。

（七）炎症反应

神经毒性 Aβ 通过与特异性受体如糖基化蛋白终产物受体、清除剂受体和丝氨酸蛋白酶抑制剂酶复合物受体结合，活化胶质细胞。后者分泌补体、细胞因子及氧自由基，启动炎症反应，形成由 Aβ、胶质细胞以及补体或细胞因子表达上调等共同构成的一个复杂的炎性损伤网络，促使神经元变性。

五、病理特征

本病的病理特征大体上呈弥散性皮质萎缩,尤以颞叶、顶叶、前额区及海马萎缩明显。脑回变窄,脑沟增宽,脑室扩大。镜下改变包括老年斑(senile plaque,SP)、神经原纤维缠结(neural fibrillar ytangles,NFT)、神经元与突触丢失、反应性星形胶质细胞增生、小胶质细胞活化以及血管淀粉样变。老年斑主要存在于新皮质、海马、视丘、杏仁核、尾状核、豆状核、迈纳特基底核与中脑。镜下表现为退变的神经轴突围绕淀粉样物质组成细胞外沉积物,形成直径 $50\sim200~\mu m$ 的球形结构。主要成分为 $A\beta$、早老素 1、早老素 2、α_1 抗糜蛋白酶、apoE 和泛素等。神经原纤维缠结主要成分为神经元胞质中过度磷酸化的 tau 蛋白和泛素的沉积物,以海马和内嗅区皮质最为常见。其他病理特征包括海马锥体细胞颗粒空泡变性,轴索、突触异常断裂和皮质动脉及小动脉淀粉样变等。

六、临床表现

本病通常发生于老年或老年前期,隐匿起病,缓慢进展。以近记忆力减退为首发症状,逐渐累及其他认知领域,并影响日常生活与工作能力。早期对生活丧失主动性,对工作及日常生活缺乏热情。病程中可出现精神行为异常,如幻觉、妄想、焦虑、抑郁、攻击、收藏、偏执、易激惹性、人格改变等。最常见的是偏执性质的妄想,如被窃妄想、认为配偶不忠有意抛弃其的妄想。随痴呆进展,精神症状逐渐消失,而行为学异常进一步加剧,如大小便失禁、不知饥饱等,最终出现运动功能障碍,如肢体僵硬、卧床不起。1996 年国际老年精神病学会制定了一个新的疾病现象术语,即"痴呆的行为精神症状"(behavioral and psychological symptom of dementia,BPSD),来描述痴呆过程中经常出现的知觉、思维内容、心境或行为紊乱综合征。这是精神生物学、心理学和社会因素综合作用的结果。

七、辅助检查

(一)神经影像学检查

头颅 MRI:早期表现为内嗅区和海马萎缩。质子核磁共振:对阿尔茨海默病早期诊断具有重要意义,表现为扣带回后部皮质肌醇升高。额颞顶叶和扣带回后部出现 N-乙酰门冬氨酸(NAA)水平下降。单光子发射计算机体层摄影(SPECT)及正电子发射体层成像(PET):SPECT 显像发现额颞叶烟碱型 AChR 缺失以及额叶、扣带回、顶叶及枕叶皮质 5-羟色胺受体密度下降。PET 显像提示此区葡萄糖利用下降。功能性磁共振成像(fMRI):早期阿尔茨海默病患者在接受认知功能检查时相应脑区激活强度下降或激活区范围缩小和远处部位的代偿反应。

(二)脑脊液蛋白质组学

脑脊液存在一些异常蛋白的表达,如 apoE、tau 蛋白、APP 及乙酰胆碱酯酶(AChE)等。

(三)神经心理学特点

通常表现为多种认知领域功能障碍和精神行为异常,以记忆障碍为突出表现,并且日常生活活动能力受损。临床常用的痴呆筛查量表有简易精神状态检查量表(minimental status examinate,MMSE)、画钟测验和日常生活能力量表等。痴呆诊断常用量表有记忆测查(逻辑记忆量表或听觉词语记忆测验)、注意力测查(数字广度测验)、言语流畅性测验、执行功能测查(stroop 色词-干扰测验或威斯康星卡片分类测验)和神经精神科问卷。痴呆严重程度评定量表有临床痴呆评定量表(clinical dementia rating,CDR)和总体衰退量表(global deterioration scale,GDS)。总体功能评估常用临床医师访谈时对病情变化的印象补充量表(CIBIC-Plus)。额叶执行功能检查内容包括启动(词语流畅性测验)、抽象(谚语解释、相似性测验)、反应-抑制和状态转换(交替次序、执行-不执行、运动排序测验、连线测验和威斯康星卡片分类测验)。痴呆鉴别常用量表有Hachinski 缺血量表(HIS)及汉密尔顿焦虑、抑郁量表。

1.记忆障碍

记忆障碍是阿尔茨海默病典型的首发症状,早期以近记忆力减退为主。随病情进展累及远记忆力。情景记忆障碍是筛选早期阿尔茨海默病的敏感指标。

2.其他认知领域功能障碍

其他认知领域功能障碍表现为定向力、判断与思维、计划与组织能力、熟练运用及社交能力下降。

3.失用

失用包括结构性失用(画立方体)、观念-运动性失用(对姿势的模仿)和失认、视觉性失认(对复杂图形的辨认)、自体部位辨认不能(手指失认)。

4.语言障碍

阿尔茨海默病早期即存在不同程度的语言障碍。核心症状是语义记忆包括语义启动障碍、语义记忆的属性概念和语义/词类范畴特异性损害。阿尔茨海默病患者对特定的词类(功能词、内容词、名词、动词等)表现出认知失常,即词类范畴特异性受损。可表现为找词困难、命名障碍和错语等。

5.精神行为异常

阿尔茨海默病病程中常常出现精神行为异常,如幻觉、妄想、焦虑、易激惹及攻击等。疾病早期往往有较严重的抑郁倾向,随后出现人格障碍、幻觉和妄想,虚构不明显。

6.日常生活活动能力受累

阿尔茨海默病患者由于失语、失用、失认、计算不能,通常不能继续原来的工作,不能继续理财。疾病晚期出现锥体系和锥体外系病变,如肌张力增高、运动迟缓及姿势异常。最终患者可呈强直性或屈曲性四肢瘫痪。

(四)脑电图检查

早期 α 节律丧失及电位降低,常见弥散性慢波,且脑电节律减慢的程度与痴呆严重程度相关。

八、诊断标准

(一)美国《精神障碍诊断与统计手册》第 4 版制定的痴呆诊断标准

(1)多个认知领域功能障碍。①记忆障碍:学习新知识或回忆以前学到的知识的能力受损。②以下认知领域至少有 1 项受损:失语,失用,失认,执行功能损害。

(2)认知功能障碍导致社交或职业功能显著损害,或者较原有水平显著减退。

(3)隐匿起病,认知功能障碍逐渐进展。

(4)同时排除意识障碍、神经症、严重失语以及脑变性疾病(额颞叶痴呆、路易体痴呆以及帕金森痴呆等)或全身性疾病所引起的痴呆。

（二）阿尔茨海默病临床常用的诊断标准

阿尔茨海默病临床常用的诊断标准有 DSM-Ⅳ-R、ICD-10 和 1984 年 Mckhann 等制定的美国国立神经病学或语言障碍和卒中-老年性痴呆及相关疾病协会研究用诊断标准（NINCDS-ADRDA），将阿尔茨海默病分为肯定、很可能、可能等不同等级。

1.临床很可能阿尔茨海默病

（1）痴呆：老年或老年前期起病，主要表现为记忆障碍和一个以上其他认知领域功能障碍（失语、失用和执行功能损害），造成明显的社会或职业功能障碍。认知功能或非认知功能障碍进行性加重。认知功能损害不是发生在谵妄状态，也不是由其他引起进行性认知功能障碍的神经系统或全身性疾病所致。

（2）支持诊断：单一认知领域功能如言语（失语症）、运动技能（失用症）、知觉（失认症）的进行性损害；日常生活能力损害或精神行为学异常；家族史，尤其是有神经病理学或实验室证据者；非特异性 EEG 改变如慢波活动增多；头颅 CT 示有脑萎缩。

（3）排除性特征：突然起病或卒中后起病。病程早期出现局灶性神经功能缺损体征如偏瘫、感觉缺失、视野缺损、共济失调。起病时或疾病早期出现抽搐发作或步态障碍。

2.临床可能阿尔茨海默病

临床可能阿尔茨海默病有痴呆症状，但没有发现足以引起痴呆的神经、精神或躯体疾病；在起病或病程中出现变异；继发于足以导致痴呆的躯体或脑部疾病，但这些疾病并不是痴呆的病因；在缺乏可识别病因的情况下出现单一的、进行性加重的认知功能障碍。

3.肯定阿尔茨海默病

符合临床很可能痴呆诊断标准，并且有病理结果支持。

根据临床痴呆评定量表、韦氏成人智力量表（全智商）可把痴呆分为轻度、中度和重度痴呆三级。具体标准有以下几点。

（1）轻度痴呆：虽然患者的工作和社会活动有明显障碍，但仍有保持独立生活能力，并且个人卫生情况良好，判断能力几乎完好无损。全智商 55～70。

（2）中度痴呆：独立生活能力受到影响（独立生活有潜在危险），对社会和社会交往的判断力有损害，不能独立进行室外活动，需要他人的某些扶持。全智商 40～54。

（3）重度痴呆：日常生活严重受影响，随时需要他人照料，即不能维持最低的个人卫生，患者已变得语无伦次或缄默不语，不能做判断或不能解决问题。全智商 40 以下。

九、鉴别诊断

（一）血管性痴呆

血管性痴呆可突然起病或逐渐发病，病程呈波动性进展或阶梯样恶化。可有多次卒中史，既往有高血压、动脉粥样硬化、糖尿病、心脏疾病、吸烟等血管性危险因素。通常有神经功能缺损症状和体征，影像学上可见多发脑缺血软化灶。每次脑卒中都会加重认知功能障碍。早期记忆功能多正常或仅受轻微影响，但常伴有严重的执行功能障碍，表现为思考、启动、计划和组织功能障碍，抽象思维和情感也受影响；步态异常常见，如步态不稳、拖曳步态或碎步。

（二）额颞叶痴呆

额颞叶痴呆具有鉴别价值的是临床症状出现的时间顺序。额颞叶痴呆病早期出现人格改变、言语障碍和精神行为学异常，遗忘出现较晚。影像学上以额颞叶萎缩为特征。约 1/4 的患者脑内存在皮克小体。阿尔茨海默病患者早期出现记忆力、定向力、计算力、视空间技能和执行功能障碍。人格与行为早期相对正常。影像学上表现为广泛性皮质萎缩。

（三）路易体痴呆

路易体痴呆主要表现为波动性持续（1～2天）认知功能障碍、鲜明的视幻觉和帕金森综合征。视空间技能、近事记忆及注意力受损程度较阿尔茨海默病患者严重。以颞叶、海马、扣带回、新皮质、黑质及皮质下区域广泛的路易体为特征性病理改变。病程3～8年。一般对镇静剂异常敏感。

（四）增龄性记忆减退

50岁以上的社区人群约50％存在记忆障碍。此类老年人可有记忆减退的主诉，主要影响记忆的速度与灵活性，但自知力保存，对过去的知识和经验仍保持良好。很少出现计算、命名、判断、思维、语言与视空间技能障碍，且不影响日常生活活动能力。神经心理学测查证实其记忆力正常，无精神行为学异常。

（五）抑郁性神经症

抑郁性神经症是老年期常见的情感障碍性疾病，鉴别如表3-2。

表 3-2　真性痴呆与假性痴呆鉴别

	假性痴呆	真性痴呆
起病	较快	较缓慢
认知障碍主诉	详细、具体	不明确
痛苦感	强烈	无
近事记忆与远事记忆	丧失同样严重	近事记忆损害比远事记忆严重
界限性遗忘	有	无
注意力	保存	受损
典型回答	不知道	近似性错误
对能力的丧失	加以夸张	隐瞒
简单任务	不竭力完成	竭力完成
对认知障碍的补偿	不设法补偿	依靠日记、日历设法补偿
同样困难的任务	完成有明显的障碍	普遍完成差
情感	受累	不稳定，浮浅
社会技能	丧失较早，且突出	早期常能保存
定向力检查	常答"不知道"	定向障碍不常见
行为与认知障碍严重程度	不相称	相称
认知障碍夜间加重	不常见	常见
睡眠障碍	有	不常有
既往精神疾病史	常有	不常有

抑郁性神经症诊断标准（《中国精神疾病分类方案与诊断标准》，第2版，CCMD-Ⅱ-R）有以下几点。

1.症状

心境低落每天出现，晨重夜轻，持续2周以上，至少有下述症状中的4项。①对日常活动丧失兴趣，无愉快感；精力明显减退，无原因的持续疲乏感。②精神运动性迟滞或激越。伴发精神症状如焦虑、易激惹、淡漠、疑病症、强迫症状或情感解体(有情感却泪流满面地说我对家人无感情)。③自我评价过低、自责、内疚感,可达妄想程度。④思维能力下降、意志行为减退、联想困难。⑤反复想死的念头或自杀行为。⑥失眠、早醒、睡眠过多。⑦食欲缺乏,体重明显减轻或性欲下降。⑧性欲减退。

2.严重程度

社会功能受损;给本人造成痛苦和不良后果。

3.排除标准

不符合脑器质性精神障碍、躯体疾病与精神活性物质和非依赖性物质所致精神障碍;可存在某些分裂性症状,但不符合精神分裂症诊断标准。

(六)轻度认知功能损害(mild cognitive impairment,MCI)

过去多认为 MCI 是介于正常老化与痴呆的一种过渡阶段,目前认为 MCI 是一种独立的疾病,患者可有记忆障碍或其他认知领域损害,但不影响日常生活。

(七)帕金森痴呆疾病

帕金森痴呆疾病早期主要表现为帕金森病典型表现,多巴类药物治疗有效。疾病晚期出现痴呆及精神行为学异常(错觉、幻觉、妄想及抑郁等)。帕金森痴呆属于皮质下痴呆,多属于轻中度痴呆。

(八)正常颅压性脑积水

正常颅压性脑积水常见于中老年患者,隐匿性起病。临床上表现为痴呆、步态不稳及尿失禁三联征。无头痛、呕吐及视盘水肿等症。腰穿脑脊液压力不高。神经影像学检查有脑室扩大的证据。

(九)亚急性海绵状脑病

亚急性海绵状脑病急性或亚急性起病,迅速出现智能损害,伴肌阵挛,脑电图在慢波背景上出现特征性三相波。

十、治疗

由于本病病因未明,至今尚无有效的治疗方法。目前仍以对症治疗为主。

(一)神经递质治疗药物

1.拟胆碱能药物

拟胆碱能药物主要通过抑制 AChE 活性,阻止 ACh 降解,提高胆碱能神经元功能。有 3 种途径加强胆碱能效应:ACh 前体药物、胆碱酯酶抑制剂(acetylcholinesterase inhibitor,AChEI)及胆碱能受体激动剂。

(1)补充 ACh 前体:包括胆碱及卵磷脂。动物实验表明,胆碱和卵磷脂能增加脑内 ACh 生成,但在阿尔茨海默病患者身上未得到证实。

(2)胆碱酯酶抑制剂(AChEI)为最常用和最有效的药物。通过抑制乙酰胆碱酯酶而抑制乙酰胆碱降解,增加突触间隙乙酰胆碱浓度。第一代 AChEI 他克林,由于肝脏毒性和胃肠道反应而导致临床应用受限。第二代 AChEI 有盐酸多奈哌齐、重酒石酸卡巴拉美汀、石杉碱甲、庚基毒扁豆碱、加兰他敏、美曲磷脂等,具有选择性好、作用时间长等优点,是目前治疗阿尔茨海默病的首选药物。①盐酸多奈哌齐:商品名为安理申、思博海,是治疗轻中度阿尔茨海默病的首选药物。开始服用剂量为 5 mg/d,睡前服用。如无不良反应,4~6 周后剂量增加到 10 mg/d。不良反应主要与胆碱能作用有关,包括恶心、呕吐、腹泻、肌肉痉挛、胃肠不适、头晕等,大多在起始剂量时出现,症状较轻,无肝毒性。②重酒石酸卡巴拉汀:商品名为艾斯能(Exelon)。用于治疗轻中度阿尔茨海默病。选择性抑制皮质和海马 AChE 优势亚型-G1。同时抑制丁酰胆碱酯酶,外周胆碱能不良反应少。开始剂量 1.5 mg,每天 2 次或 3 次服用。如能耐受,2 周后增至 6 mg/d。逐渐加量,最大剂量12 mg/d。不良反应包括恶心、呕吐、消化不良和食欲缺乏等,随着治疗的延续,不良反应的发生率降低。③石杉碱甲:我国学者从石杉科石杉属植物蛇足石杉(千层塔)提取出来的新生物碱,不良反应小,无肝毒性。适用于良性记忆障碍、阿尔茨海默病和脑器质性疾病引起的记忆障碍。0.2～0.4 mg/d,分 2 次口服。④加兰他敏:由石蒜科植物沃氏雪莲花和水仙属植物中提取的生物碱,用于治疗轻中度阿尔茨海默病。推荐剂量为 15～30 mg/d,1 个疗程至少 8～10 周。不良反应有恶心、呕吐及腹泻等。缓慢加大剂量可增强加兰他敏的耐受性。1 个疗程至少 8～10 周。无肝毒性。⑤美曲磷脂:属于长效 AChEI,不可逆性抑制中枢神经系统乙酰胆碱酯酶。胆碱能不良反应小,主要是胃肠道反应。⑥庚基毒扁豆碱:毒扁豆碱亲脂性衍生物,属长效 AChEI。毒性仅为毒扁豆碱的 1/50,胆碱能不良反应小。推荐剂量40～60 mg/d。

(3)胆碱能受体(烟碱受体或毒蕈碱受体)激动剂:以往研究过的非选择性胆碱能受体激动剂包括毛果芸香碱及槟榔碱等因缺乏疗效或兴奋外周 M 受体而产生不良反应,现已弃用。选择性作用于 M_1 受体的新药正处于临床试验中。

2.N-甲基-D-天冬氨酸(NMDA)受体拮抗剂

此型代表药物有盐酸美金刚,用于中重度阿尔茨海默病治疗。

(二)以 Aβ 为治疗靶标

未来治疗将以 Aβ 为靶点减少脑内 Aβ 聚集和沉积作为药物干预的目标。包括减少 Aβ 产生、加快清除、阻止其聚集,或对抗 Aβ 的毒性和抑制它所引起的免疫炎症反应与凋亡的方法都成为合理的阿尔茨海默病治疗策略。

此类药物目前尚处于研究阶段。α 分泌酶激动剂不是首选的分泌酶靶点。APP 经 β 位点 APP 内切酶-1 和高度选择性 γ 分泌酶抑制剂可能是较好的靶途径。

(1)Aβ 免疫治疗:1999 年动物实验发现,Aβ42 主动免疫阿尔茨海默病小鼠模型能清除脑内斑块,并改善认知功能。Aβ 免疫治疗的可能机制:抗体 FC 段受体介导小胶质细胞吞噬 Aβ 斑块、抗体介导的淀粉样蛋白纤维解聚和外周 Aβ 沉积学说。2001 年轻中度阿尔茨海默病患者 Aβ42 主动免疫 I 期临床试验显示人体较好的耐受性。II 期临床试验结果提示,Aβ42 主动免疫后患者血清和脑脊液中出现抗 Aβ 抗体。IIA 期临床试验部分受试者出现血-脑屏障损伤及中枢神经系统非细菌性炎症。炎症的出现可能与脑血管淀粉样变有关。为了减少不良反应,可采取其他措施将潜在的危险性降到最低,如降低免疫剂量、诱发较为温和的免疫反应、降低免疫原的可能毒性、表位疫苗诱发特异性体液免疫反应,或是使用特异性被动免疫而不激发细胞免疫反应。通过设计由免疫原诱导的 T 细胞免疫反应,就不会直接对 Aβ 发生反应,因此不可能引起传统的 T 细胞介导的自身免疫反应。这种方法比单纯注射完整的 Aβ 片段会产生更多结构一致的 Aβ 抗体,并增强抗体反应。这一假设已经得到 APP 转基因鼠和其他种的动物实验的证实。将 Aβ 的第 16～33 位氨基酸进行部分突变后,也可以提高疫苗的安全性。通过选择性地激活针对 β 淀粉样蛋白的特异性体液免疫反应、改进免疫原等方法,避免免疫过程中所涉及的细胞免疫反应,可能是成功研制阿尔茨海默病疫苗的新方法。另外,人源化 Aβ 抗体的被动免疫治疗可以完全避免针对 Aβ 细胞反应。如有不良反应出现,可以停止给药,治疗药物会迅速从身体内被清除。虽然主动免疫能够改善阿尔茨海默病动物的精神症状,但那毕竟只是仅由淀粉样蛋白沉积引起行为学损伤的模型。Aβ42 免疫不能对神经元纤维缠结有任何影响。神经元纤维缠结与认知功能损伤密切相关。

(2)金属螯合剂的治疗:Aβ 积聚在一定程度上依赖于 Cu^{2+}/Zn^{2+} 的参与。活体内螯合这些金属离子可以阻止 Aβ 聚集和沉积。抗生素氯碘羟喹具有 Cu^{2+}/Zn^{2+} 螯合剂的功能,治疗 APP 转基因小鼠数月后 Aβ 沉积大大减少。相关药物已进入 Ⅱ 期临床试验。

(三)神经干细胞(nerve stem cell,NSC)移植

神经干细胞移植临床应用最关键的问题是如何在损伤部位定向诱导分化为胆碱能神经元。目前,体内外 NSC 的定向诱导分化尚未得到很好的解决,尚处于实验阶段。

(四)tau 蛋白与阿尔茨海默病治疗

以 tau 蛋白为位点的药物研究和开发也成为国内、外学者关注的焦点。

(五)非胆碱能药物

长期大剂量吡拉西坦、茴拉西坦或奥拉西坦能促进神经元 ATP 合成,延缓阿尔茨海默病病程进展,改善命名和记忆功能。银杏叶制剂可改善神经元代谢,减缓阿尔茨海默病进展。双氢麦角碱为 3 种麦角碱双氢衍生物的等量混合物,有较强的 α 受体阻断作用,能改善神经元对葡萄糖的利用。可与多种生物胺受体结合,改善神经递质传递功能。1～2 mg,每天 3 次口服。长期使用非甾体抗炎药物能降低阿尔茨海默病的发病风险。选择性 COX-2 抑制剂提倡用于阿尔茨海默病治疗。辅酶 Q 和单胺氧化酶抑制剂司来吉林能减轻神经元细胞膜脂质过氧化导致的线粒体 DNA 损伤。他汀类药物能够降低阿尔茨海默病的危险性。钙通道阻滞药尼莫地平可通过调节阿尔茨海默病脑内钙稳态失调而改善学习和记忆功能。神经生长因子和脑源性神经营养因子能够改善学习、记忆功能和促进海马突触重建,减慢残存胆碱能神经元变性,现已成为阿尔茨海默病治疗候选药物之一。

(六)精神行为异常的治疗

一般选择安全系数高、不良反应少的新型抗精神病药物,剂量通常为成人的 1/4 左右。小剂量开始,缓慢加量。常用的抗精神病药物有奥氮平(5 mg)、维斯通(1 mg)或思瑞康(50～100 mg),每晚一次服用,视病情而增减剂量。阿尔茨海默病患者伴发抑郁时首先应加强心理治疗,必要时可考虑给予小剂量抗抑郁药。

十一、预后

目前的治疗方法都不能有效遏制阿尔茨海默病进展。即使治疗病情仍会逐渐进展,通常病程为4～12 年。患者多死于并发症,如肺部感染、压疮和深静脉血栓形成。加强护理对阿尔茨海默病患者的治疗尤为重要。

第六节 帕 金 森 病

帕金森病(Parkinson disease,PD)也称为震颤麻痹,是一种常见的神经系统变性疾病,临床

上特征性表现为静止性震颤、运动迟缓、肌强直及姿势步态异常。病理特征是黑质多巴胺能神经元变性缺失和路易(Lewy)小体形成。

一、病因及发病机制

研究显示,农业环境如杀虫剂和除草剂使用,以及遗传因素等是 PD 较确定的危险因素。居住农村或橡胶厂附近、饮用井水、从事田间劳动、在工业化学品厂工作等也可能是危险因素。吸烟与 PD 发病间存在负相关,被认为是保护因素,但吸烟有众多危害性,不能因其是 PD 的保护因素而提倡吸烟。饮茶和喝咖啡者患病率也较低。

本病的发病机制复杂,可能与下列因素有关。

(一)环境因素

例如,20 世纪 80 年代初美国加州一些吸毒者因误用 1-甲基-4-苯基-1,2,3,6-四氢吡啶(MPTP),出现酷似原发性 PD 的某些病理变化、生化改变、症状和药物治疗反应,给猴注射MPTP 也出现相似效应。鱼藤酮为脂溶性,可穿过血-脑屏障,研究表明鱼藤酮可抑制线粒体复合体 I 活性,导致大量氧自由基和凋亡诱导因子产生,使多巴胺(DA)能神经元变性。与 MPP^+ 结构相似的百草枯及其他吡啶类化合物,也被证明与帕金森病发病相关。利用 MPTP 和鱼藤酮制作的动物模型已成为帕金森病实验研究的有效工具。锰剂和铁剂等也被报道参与了帕金森病的发病。

(二)遗传因素

流行病学资料显示,10%～15%的 PD 患者有家族史,呈不完全外显的常染色体显性或隐性遗传,其余为散发性 PD。目前已定位 13 个 PD 的基因位点,分别被命名为 PARK1-13,其中9 个致病基因已被克隆。

1.常染色体显性遗传性帕金森病致病基因

常染色体显性遗传性帕金森病致病基因包括 α-突触核蛋白基因(*PARK1/PARK4*)、UCH-L1 基因(*PARK5*)、LRRK2 基因(*PARK8*)、GIGYF2 基因(*PARK11*)和 HTRA2/Omi 基因(*PARK13*)。①α-突触核蛋白基因(*PARK1*)定位于 4 号染色体长臂 4q21～23,α-突触核蛋白可能增高 DA 能神经细胞对神经毒素的敏感性,α-突触核蛋白基因 A la53Thr 和 A la39Pro 突变导致 α-突触核蛋白异常沉积,最终形成路易小体;②富亮氨酸重复序列激酶 2(LRRK2)基因(*PARK8*),是目前为止帕金森病患者中突变频率最高的常染色体显性帕金森病致病基因,与晚发性帕金森病相关;③HTRA2 也与晚发性 PD 相关;④泛素蛋白 C 末端羟化酶-L1(UCH-L1)为*PARK5* 基因突变,定位于 4 号染色体短臂 4p14。

2.常染色体隐性遗传性帕金森病致病基因

常染色体隐性遗传性帕金森病致病基因包括 Parkin 基因(*PARK2*)、PINK1 基因(*PARK6*)、DJ-1 基因(*PARK7*)和 ATP13A2 基因(*PARK9*)。

(1)Parkin 基因定位于 6 号染色体长臂 6q25.2～27,基因突变常导致 Parkin 蛋白功能障碍,酶活性减弱或消失,造成细胞内异常蛋白质沉积,最终导致 DA 能神经元变性。Parkin 基因突变是早发性常染色体隐性家族性帕金森病的主要病因之一。

(2)ATP13A2 基因突变在亚洲人群中较为多见,与常染色体隐性遗传性早发性帕金森病相关,该基因定位在 1 号染色体,包含 29 个编码外显子,编码 1 180 个氨基酸的蛋白质,属于三磷腺苷酶的 P 型超家族,主要利用水解三磷腺苷释能驱动物质跨膜转运,ATP13A2 蛋白的降解途径主要有 2 个:溶酶体通路和蛋白酶体通路。蛋白酶体通路的功能障碍是导致神经退行性病变的因素之一,蛋白酶体通路 E3 连接酶 Parkin 蛋白的突变可以导致 PD。

(3)PINK1 基因最早在 3 个欧洲帕金森病家系中发现,该基因突变分布广泛,在北美、亚洲及中国台湾地区均有报道,该基因与线粒体的融合、分裂密切相关,且与 Parkin、DJ-1 和 Htra2 等帕金森病致病基因间存在相互作用,提示其在帕金森病发病机制中发挥重要作用。

(4)DJ-1 基因是氢过氧化物反应蛋白,参与机体氧化应激。DJ-1 基因突变后 DJ-1 蛋白功能受损,增加氧化应激反应对神经元的损害。DJ-1 基因突变与散发性早发性帕金森病的发病有关。

3.细胞色素 P4502D6 基因和某些线粒体 DNA 突变

细胞色素 P4502D6 基因和某些线粒体 DNA 突变可能是 PD 发病易感因素之一,可能使 P450 酶活性下降,使肝脏解毒功能受损,易造成 MPTP 等毒素对黑质纹状体损害。

(三)氧化应激与线粒体功能缺陷

氧化应激是 PD 发病机制的研究热点。自由基可使不饱和脂肪酸发生脂质过氧化(LPO),后者可氧化损伤蛋白质和 DNA,导致细胞变性死亡。PD 患者由于 B 型单胺氧化酶(MAO-B)活性增高,可产生过量羟基自由基,破坏细胞膜。在氧化的同时,黑质细胞内 DA 氧化产物聚合形成神经黑色素,与铁结合产生 Fenton 反应可形成羟基自由基。在正常情况下细胞内有足够的抗氧化物质,如脑内的谷胱甘肽(GSH)、谷胱甘肽过氧化物酶(GSH-PX)和超氧化物歧化酶(SOD)等,因而 DA 氧化产生自由基不会产生氧化应激,保证免遭自由基损伤。PD 患者黑质部还原型 GSH 降低和 LPO 增加,铁离子(Fe^{2+})浓度增高和铁蛋白含量降低,使黑质成为易受氧化应激侵袭的部位。近年发现线粒体功能缺陷在 PD 发病中起重要作用。对 PD 患者线粒体功能缺陷认识源于对 MPTP 作用机制的研究,MPTP 通过抑制黑质线粒体呼吸链复合物Ⅰ活性导致 PD。体外实验证实 MPTP 活性成分 MPP^+ 能造成 MES 23.5 细胞线粒体膜电势下降,氧自由基生成增加。PD 患者黑质线粒体复合物Ⅰ活性可降低 32%～38%,复合物Ⅰ活性降低使黑质细胞对自由基损伤敏感性显著增加。在多系统萎缩及进行性核上性麻痹患者黑质中未发现复合物Ⅰ活性改变,表明 PD 黑质复合物Ⅰ活性降低可能是 PD 相对特异性改变。PD 患者存在线粒体功能缺陷可能与遗传和环境因素有关,研究提示 PD 患者存在线粒体 DNA 突变,复合物Ⅰ是由细胞核和线粒体两个基因组编码翻译,两组基因任何片段缺损都可影响复合物Ⅰ功能。近年来 PARK1 基因突变受到普遍重视,它的编码蛋白就位于线粒体内。

(四)免疫及炎性机制

阿布拉姆斯基(Abramsky)提出 PD 发病与免疫及炎性机制有关。研究发现 PD 患者细胞免疫功能降低,白介素-1(IL-1)活性降低明显。PD 患者脑脊液(CSF)中存在抗 DA 能神经元抗体。细胞培养发现,PD 患者的血浆及 CSF 中的成分可抑制大鼠中脑 DA 能神经元的功能及生长。采用立体定向技术将 PD 患者血 IgG 注入大鼠一侧黑质,黑质酪氨酸羟化酶(TH)及 DA 能神经元明显减少,提示可能有免疫介导性黑质细胞损伤。许多环境因素如 MPTP、鱼藤酮、百草枯、铁剂等诱导的 DA 能神经元变性与小胶质细胞激活有关,小胶质细胞是脑组织主要的免疫细胞,在神经变性疾病发生中小胶质细胞不仅是简单地"反应性增生",而且参与了整个病理过程。小胶质细胞活化后可通过产生氧自由基等促炎因子,对神经元产生毒性作用。DA 能神经元对氧化应激十分敏感,而活化的小胶质细胞是氧自由基产生的主要来源。此外,中脑黑质是小胶质细胞分布最为密集的区域,决定了小胶质细胞的活化在帕金森病发生发展中有重要作用。

（五）年龄因素

PD主要发生于中老年,40岁以前很少发病。研究发现自30岁后黑质DA能神经元、酪氨酸羟化酶(TH)和多巴脱羧酶(DDC)活力,以及纹状体DA递质逐年减少,DA的D_1和D_2受体密度减低。然而,罹患PD的老年人毕竟是少数,说明生理性DA能神经元退变不足以引起PD。只有黑质DA能神经元减少50%以上,纹状体DA递质减少80%以上,临床才会出现PD症状,老龄只是PD的促发因素。

（六）泛素-蛋白酶体系统功能异常

泛素-蛋白酶体系统(ubiquitin-proteasome system,UPS)可选择性降低细胞内的蛋白质,在细胞周期性增殖及凋亡相关蛋白的降解中发挥重要作用。Parkin基因突变常导致UPS功能障碍,不能降解错误折叠的蛋白,错误折叠蛋白的过多异常聚集则对细胞有毒性作用,引起氧化应激增强和线粒体功能损伤。应用蛋白酶体抑制剂已经构建成模拟PD的细胞模型。

（七）兴奋性毒性作用

应用微透析及高压液相色谱(HPLC)检测发现,由MPTP制备的PD猴模型纹状体中兴奋性氨基酸(谷氨酸、天冬氨酸)含量明显增高。若细胞外间隙谷氨酸浓度异常增高,过度刺激受体可对CNS产生明显毒性作用。动物实验发现,脑内注射微量谷氨酸可导致大片神经元坏死,谷氨酸兴奋性神经毒作用是通过N-甲基-D-天冬氨酸(NMDA)受体介导的,与DA能神经元变性有关。谷氨酸可通过激活NMDA受体产生一氧化氮(NO)损伤神经细胞,并释放更多的兴奋性氨基酸,进一步加重神经元损伤。

（八）细胞凋亡

PD发病过程存在细胞凋亡及神经营养因子缺乏等。细胞凋亡是帕金森病患者DA能神经元变性的基本形式,许多基因及其产物通过多种机制参与DA能神经元变性的凋亡过程。此外,多种迹象表明多巴胺转运体和囊泡转运体的异常表达与DA能神经元的变性直接相关。其他如神经细胞自噬、钙稳态失衡可能也参与帕金森病的发病。

目前,大多数学者认同帕金森病并非单一因素引起,是由遗传因素、环境因素、免疫及炎性因素、线粒体功能缺陷、兴奋性氨基酸毒性、神经细胞自噬及老化等多种因素通过多种机制共同作用所致。

二、病理及生化病理

（一）病理

PD主要病理改变是含色素神经元变性、缺失,黑质致密部DA能神经元最显著。镜下可见神经细胞减少,黑质细胞黑色素消失,黑色素颗粒游离散布于组织和巨噬细胞内,伴不同程度神经胶质增生。正常人黑质细胞随年龄增长而减少,黑质细胞80岁时从原有42.5万减至20万个,PD患者少于10万个,出现症状时DA能神经元丢失50%以上,蓝斑、中缝核、迷走神经背核、苍白球、壳核、尾状核及丘脑底核等也可见轻度改变。

残留神经元胞浆中出现嗜酸性包涵体路易(Lewy)小体是本病重要的病理特点,Lewy小体是细胞质蛋白质组成的玻璃样团块,中央有致密核心,周围有细丝状晕圈。一个细胞有时可见多个大小不同的Lewy小体,见于约10%的残存细胞,黑质明显,苍白球、纹状体及蓝斑等亦可见,α-突触核蛋白和泛素是Lewy小体的重要组分。α-突触核蛋白在许多脑区含量丰富,多集中于神经元突触前末梢。在小鼠或果蝇体内过量表达α-突触核蛋白可产生典型的帕金森病症状。尽管α-突触核蛋白基因突变仅出现在小部分家族性帕金森病患者中,但该基因表达的蛋白是路易小体的主要成分,提示它在帕金森病发病过程中起重要作用。

（二）生化病理

PD 最显著的生物化学特征是脑内 DA 含量减少。DA 和乙酰胆碱（ACh）作为纹状体两种重要神经递质,功能相互拮抗,两者平衡对基底核环路活动起重要的调节作用。脑内 DA 递质通路主要为黑质-纹状体系,黑质致密部 DA 能神经元自血流摄入左旋酪氨酸,在细胞内酪氨酸羟化酶（TH）作用下形成左旋多巴（L-dopa）－经多巴胺脱羧酶（DDC）－DA－通过黑质-纹状体束,DA 作用于壳核、尾状核突触后神经元,最后被分解成高香草酸（HVA）。由于特发性帕金森病 TH 和 DDC 减少,使 DA 生成减少。单胺氧化酶 B（MAO-B）抑制剂减少神经元内 DA 分解代谢,增加脑内 DA 含量。儿茶酚-氧位-甲基转移酶（COMT）抑制剂减少 L-dopa 外周代谢,维持 L-dopa 稳定血浆浓度（图 3-1）,可用于 PD 治疗。

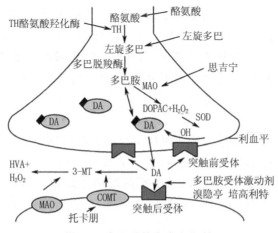

图 3-1　多巴胺的合成和代谢

PD 患者黑质 DA 能神经元变性丢失,黑质-纹状体 DA 通路变性,纹状体 DA 含量显著降低（＞80％）,使 ACh 系统功能相对亢进,是导致肌张力增高、动作减少等运动症状的生化基础。此外,中脑-边缘系统和中脑-皮质系统 DA 含量亦显著减少,可能导致智能减退、行为情感异常、言语错乱等高级神经活动障碍。DA 递质减少程度与患者症状严重度一致,病变早期通过 DA 更新率增加（突触前代偿）和 DA 受体失神经后超敏现象（突触后代偿）,临床症状可能不明显（代偿期）,随疾病的进展可出现典型 PD 症状（失代偿期）。基底核其他递质或神经肽如去甲肾上腺素（NE）、5-羟色胺（5-HT）、P 物质（SP）、脑啡肽（ENK）、生长抑素（SS）等也有变化。

三、临床表现

帕金森病通常在 40～70 岁发病,60 岁后发病率增高,在 30 岁前发病者少见,男性略多。起病隐袭,发展缓慢,主要表现为静止性震颤、肌张力增高、运动迟缓和姿势步态异常等,症状出现孰先孰后可因人而异。首发症状以震颤最多见（60％～70％）,其次为步行障碍（12％）、肌强直（10％）和运动迟缓（10％）。症状常自一侧上肢开始,逐渐波及同侧下肢、对侧上肢与下肢,呈 N 字形的进展顺序（65％～70％）;25％～30％的病例可自一侧的下肢开始,两侧下肢同时开始极少见,不少病例疾病晚期症状仍存在左右差异。

（一）静止性震颤

静止性震颤常为 PD 的首发症状,多由一侧上肢远端（手指）开始,逐渐扩展到同侧下肢及对侧肢体,上肢震颤幅度较下肢明显,下颌、口唇、舌及头部常最后受累。典型表现为静止性震颤,拇指与屈指示指呈搓丸样动作,节律4～6 Hz,静止时出现,精神紧张时加重,随意动作时减轻,睡眠时消失;常伴交替旋前与旋后、屈曲与伸展运动。令患者活动一侧肢体如握拳或松拳,可引起另侧肢体出现震颤,该试验有助于发现早期轻微震颤。少数患者尤其70岁以上发病者可能不出现震颤。部分患者可合并姿势性震颤。

(二)肌强直

锥体外系病变导致屈肌与伸肌张力同时增高,关节被动运动时始终保持阻力增高,似弯曲软铅管,称为铅管样强直,如患者伴有震颤,检查者感觉在均匀阻力中出现断续停顿,如同转动齿轮,称为齿轮样强直,是肌强直与静止性震颤叠加所致。这两种强直与锥体束受损的折刀样强直不同,后者可伴腱反射亢进及病理征。以下的临床试验有助于发现轻微的肌强直:①令患者运动对侧肢体,被检肢体肌强直可更明显;②头坠落试验,患者仰卧位,快速撤离头下枕头时头常缓慢落下,而非迅速落下;③令患者把双肘置于桌上,使前臂与桌面成垂直位,两臂及腕部肌肉尽量放松,正常人此时腕关节与前臂约成90°角屈曲,PD患者腕关节或多或少保持伸直,好像竖立的路标,称为"路标现象"。老年患者肌强直可能引起关节疼痛,是肌张力增高使关节血供受阻所致。

(三)运动迟缓

患者表现为随意动作减少,包括始动困难和运动迟缓,因肌张力增高、姿势反射障碍出现一系列特征性运动障碍症状,如起床、翻身、步行和变换方向时运动迟缓,面部表情肌活动减少,常双眼凝视,瞬目减少,呈面具脸,以及手指精细动作如扣纽扣、系鞋带等困难,书写时字越写越小,称为写字过小征等。口、咽、腭肌运动障碍,使讲话缓慢,语音低沉单调,流涎,严重时吞咽困难。

(四)姿势步态异常

患者四肢、躯干和颈部肌强直呈特殊屈曲体姿,头部前倾,躯干俯屈,上肢肘关节屈曲,腕关节伸直,前臂内收,指间关节伸直,拇指对掌。下肢髋关节与膝关节均略呈弯曲,随疾病进展姿势障碍加重,晚期自坐位、卧位起立困难。早期下肢拖曳,逐渐变为小步态,起步困难,起步后前冲,越走越快,不能及时停步或转弯,称慌张步态,行走时上肢摆动减少或消失;因躯干僵硬,转弯时躯干与头部连带小步转弯,与姿势平衡障碍导致重心不稳有关。患者害怕跌倒,遇小障碍物也要停步不前。

(五)非运动症状

PD的非运动症状包括疾病早期常出现的嗅觉减退、快动眼期睡眠行为障碍、便秘等。

(1)嗅觉缺失经常出现在运动症状前,是PD的早期特征,嗅觉检测作为一种可能的生物学标记物,有助于将来对PD高危人群的识别。

(2)抑郁症在PD患者中常见,约占患者的50%,多为疾病本身的表现,患者可能同时伴有5-羟色胺递质功能减低;通常应用5-羟色胺再摄取抑制剂,如舍曲林50 mg、西酞普兰20 mg等治疗可改善。运动症状好转常可使抑郁症状缓解。

(3)快动眼期睡眠行为障碍(RBD)可见于30%的PD患者,20%～38%的RBD患者可能发展为PD。与正常人相比,RBD患者存在明显的嗅觉障碍、颜色辨别力及运动速度受损。功能影像学显示特发性RBD患者纹状体内存在多巴胺转运体减少,RBD同样可能是PD的早期标志物,其确切的病理基础尚不清楚,可能与蓝斑下核及桥脚核等下位脑干病变有关。

（4）便秘是 PD 患者的常见症状,具有顽固性、反复性、波动性及难治性等特点。可能与肠系膜神经丛的神经元变性导致胆碱能功能降低,胃肠道蠕动减弱有关,此外,抗胆碱药等抗帕金森病药物可使蠕动功能下降,加重便秘。

（5）其他症状:诸如皮脂腺、汗腺分泌亢进引起脂颜、多汗,交感神经功能障碍导致直立性低血压等;部分患者晚期出现轻度认知功能减退或痴呆、视幻觉等,通常不严重。

（六）辅助检查

（1）PD 患者的 CT、MRI 检查通常无特征性异常。

（2）生化检测:高效液相色谱-电化学法(HPLC-EC)检测患者 CSF 和尿中高香草酸(HVA)含量降低,放免法检测 CSF 中生长抑素含量降低。血及脑脊液常规检查无异常。

（3）基因及生物标志物:家族性 PD 患者可采用 DNA 印迹技术、PCR、DNA 序列分析等检测基因突变。采用蛋白组学等技术检测血清、CSF、唾液中 α-突触核蛋白、DJ-1 等潜在的早期 PD 生物学标志物。

（4）超声检查可见对侧中脑黑质的高回声(图 3-2)。

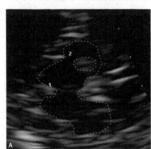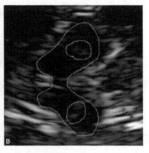

图 3-2 帕金森的超声表现

A.偏侧帕金森病对侧中脑黑质出现高回声;B.双侧帕金森病两侧中脑黑质出现高回声

（5）功能影像学检测。①DA 受体功能显像:PD 纹状体 DA 受体,主要是 D_2 受体功能发生改变,PET 和 SPECT 可动态观察 DA 受体,SPECT 较简便经济,特异性 D_2 受体标记物碘-123 Iodobenzamide (^{123}I-IBZM)合成使 SPECT 应用广泛;②DA 转运蛋白(dopamine transporter, DAT)功能显像:纹状体突触前膜 DAT 可调控突触间隙中 DA 有效浓度,使 DA 对突触前和突触后受体发生时间依赖性激动,早期 PD 患者 DAT 功能较正常下降 31%～65%,应用[123]I-β-CIT PET 或[98m]Tc-TRODAT-1 SPECT 可检测 DAT 功能,用于 PD 早期和亚临床诊断(图 3-3);③神经递质功能显像:[18]F-dopa 透过血-脑屏障入脑,多巴脱羧酶将[18]F-dopa 转化为[18]F-DA,PD 患者纹状体区[18]F-dopa 放射性聚集较正常人明显减低,提示多巴脱羧酶活性降低。

（6）药物试验:目前临床已很少采用。

左旋多巴试验:①试验前 24 小时停用左旋多巴、多巴胺受体激动剂、抗胆碱能药、抗组胺药;②试验前 30 分钟和试验开始前各进行 1 次临床评分;③早 8～9 时患者排尿便,然后口服 375～500 mg 多巴丝肼;④服药 45～150 分钟按 UPDRS-Ⅲ量表测试患者的运动功能;⑤病情减轻为阳性反应。

多巴丝肼弥散剂试验:药物吸收快,很快达到有效浓度,代谢快,用药量较小,可短时间(10～30 分钟)内确定患者对左旋多巴反应。对 PD 诊断、鉴别诊断及药物选择等有价值。

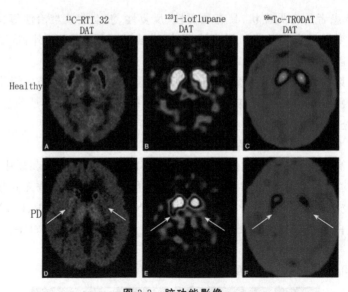

图 3-3　脑功能影像

注:显示帕金森病患者的纹状体区 DAT 活性降低

阿扑吗啡试验:①②项同左旋多巴试验;③皮下注射阿扑吗啡 2 mg;④用药后 30～120 分钟,测试患者的运动功能,病情减轻为阳性反应,如阴性可分别隔 4 小时用 3 mg、5 mg 或 10 mg 阿扑吗啡重复试验。

四、诊断及鉴别诊断

(一)诊断

英国帕金森病协会脑库(UKPDBB)诊断标准以及中国帕金森病诊断标准均依据中老年发病,缓慢进展性病程,必备运动迟缓及至少具备静止性震颤、肌强直或姿势步态障碍中的一项,结合对左旋多巴治疗敏感即可做出临床诊断(表 3-3)。联合嗅觉、经颅多普勒超声及功能影像(PET/SPECT)检查有助于早期发现临床前帕金森病。帕金森病的临床与病理诊断符合率约为 80%。

表 3-3　英国 PD 协会脑库(UKPDBB)临床诊断标准

包括标准	排除标准	支持标准
运动迟缓(随意运动启动缓慢,伴随重复动作的速度和幅度进行性减少)	反复卒中病史,伴随阶梯形进展的 PD 症状	确诊 PD 需具备以下 3 个或 3 个以上的条件
并至少具备以下中的一项:肌强直;4～6 Hz 静止性震颤;不是由于视力、前庭或本体感觉障碍导致的姿势不稳	反复脑创伤病史	单侧起病
	明确的脑炎病史	静止性震颤
	动眼危象	疾病逐渐进展
	在服用抗精神病类药物过程中出现症状	持久性的症状不对称,以患侧受累更重

续表

包括标准	排除标准	支持标准
	一个以上的亲属发病	左旋多巴治疗有明显疗效（70%～100%）
	病情持续好转	严重的左旋多巴诱导的舞蹈症
	起病 3 年后仍仅表现单侧症状	左旋多巴疗效持续 5 年或更长时间
	核上性凝视麻痹	临床病程 10 年或更长时间
	小脑病变体征	
	疾病早期严重的自主神经功能紊乱	
	早期严重的记忆、语言和行为习惯紊乱的痴呆	
	巴宾斯基征阳性	
	CT 扫描显示脑肿瘤或交通性脑积水	
	大剂量左旋多巴治疗无效（排除吸收不良导致的无效）	
	MPTP 接触史	

（二）鉴别诊断

PD 主要需与其他原因引起的帕金森综合征鉴别（表 3-4）。在所有帕金森综合征中，约 75% 为原发性帕金森病，约 25% 为其他原因引起的帕金森综合征。

表 3-4　帕金森病与帕金森综合征的鉴别

鉴别
1.原发性帕金森病
少年型帕金森综合征
2.继发性（后天性、症状性）帕金森综合征
感染：脑炎后、慢病毒感染
药物：神经安定剂（吩噻嗪类及丁酰苯类）、利血平、甲氧氯普胺、α-甲基多巴、锂剂、氟桂利嗪、桂利嗪
毒物：MPTP 及其结构类似的杀虫剂和除草剂、一氧化碳、锰、汞、二硫化碳、甲醇、乙醇
血管性：多发性脑梗死、低血压性休克
创伤：拳击性脑病
其他：甲状旁腺功能异常、甲状腺功能减退、肝脑变性、脑瘤、正压性脑积水
3.遗传变性性帕金森综合征
常染色体显性遗传路易小体病、亨廷顿病、肝豆状核变性、Hallervorden-Spatz 病、橄榄脑桥小脑萎缩、脊髓小脑变性、家族性基底核钙化、家族性帕金森综合征伴周围神经病、神经棘红细胞增多症、苍白球黑质变性
4.多系统变性（帕金森叠加征群）
进行性核上性麻痹、Shy-Drager 综合征、纹状体黑质变性、帕金森综合征-痴呆-肌萎缩性侧索硬化复合征、皮质基底核变性、阿尔茨海默病、偏侧萎缩-偏侧帕金森综合征

1.继发性帕金森综合征

继发性帕金森综合征有明确的病因可寻，如感染、药物、中毒、脑动脉硬化、创伤等。继发于甲型脑炎(昏睡性脑炎)后的帕金森综合征,目前已罕见。多种药物均可导致药物性帕金森综合征,一般是可逆的。在拳击手中偶见头部创伤引起的帕金森综合征。老年人基底核区多发性腔隙性梗死可引起血管性帕金森综合征,患者有高血压、动脉硬化及卒中史,步态障碍较明显,震颤少见,常伴锥体束征。

2.伴发于其他神经变性疾病的帕金森综合征

不少神经变性疾病具有帕金森综合征表现。这些神经变性疾病各有其特点,有些为遗传性,有些为散发的,除程度不一的帕金森症状外,还有其他症状,如不自主运动、垂直性眼球凝视障碍(见于进行性核上性麻痹)、直立性低血压(Shy-Drager 综合征)、小脑性共济失调(橄榄脑桥小脑萎缩)、出现较早且严重的痴呆(路易体痴呆)、角膜色素环(肝豆状核变性)、皮质复合感觉缺失、锥体束征和失用、失语(皮质基底核变性)等。此外,所伴发的帕金森病症状,经常以强直、少动为主,静止性震颤很少见,对左旋多巴治疗不敏感。

3.早期患者须与原发性震颤、抑郁症、脑血管病鉴别

(1)原发性震颤较常见,约 1/3 的患者有家族史,在各年龄期均可发病,姿势性或动作性震颤为唯一的表现,无肌强直和运动迟缓,饮酒或用普萘洛而后震颤可显著减轻。

(2)抑郁症可伴表情贫乏、言语单调、随意运动减少,但无肌强直和震颤,抗抑郁剂治疗有效。

(3)早期帕金森病症状限于一侧肢体,患者常主诉一侧肢体无力或不灵活,若无震颤,易误诊为脑血管病,询问原发病和仔细体检易于鉴别。

五、治疗原则

帕金森病的治疗原则是采取综合治疗,包括药物治疗、手术治疗、康复治疗、心理治疗等,目前应用的所有治疗手段,只能改善症状,不能阻止病情发展。其中药物治疗是首选的主要的治疗手段。

六、药物治疗

(一)药物治疗原则

应从小剂量开始,缓慢递增,以较小剂量达到较满意的疗效。治疗应考虑个体化特点,用药选择不仅要考虑病情特点,而且要考虑患者的年龄、就业状况、经济承受能力等因素。药物治疗目标是延缓疾病进展、控制症状,并尽可能延长症状控制的年限,同时尽量减少药物不良反应和并发症。

(二)保护性治疗

保护性治疗的目的是延缓疾病发展,改善患者症状。原则上,帕金森病一旦被诊断就应及早进行保护性治疗。目前临床应用的保护性治疗药物主要是单胺氧化酶 B 型(MAO-B)抑制剂。曾报道司来吉兰+维生素 E 疗法(DATATOP)可推迟使用左旋多巴、延缓疾病发展约 9 个月,可用于早期轻症 PD 患者;但司来吉兰的神经保护作用仍未定论。多巴胺受体激动剂和辅酶 Q_{10} 也可能有神经保护作用。

(三)症状性治疗

选择药物的原则如下。

(1)老年前期(<65 岁)患者,且不伴智能减退,可以选择以下药物。①多巴胺受体激动剂;②MAO-B 抑制剂司来吉兰,或加用维生素 E;③复方左旋多巴+儿茶酚-氧位-甲基转移酶

(COMT)抑制剂;④金刚烷胺和(或)抗胆碱能药,震颤明显而其他抗帕金森病药物效果不佳时,可试用抗胆碱能药;⑤复方左旋多巴,一般在①、②、④方案治疗效果不佳时加用。在某些患者,如果出现认知功能减退,或因特殊工作之需,需要显著改善运动症状,复方左旋多巴也可作为首选。

(2)老年期(≥65岁)患者或伴智能减退:首选复方左旋多巴,必要时可加用多巴胺受体激动剂、MAO-B抑制剂或COMT抑制剂。尽可能不用苯海索,尤其老年男性患者,除非有严重震颤,并明显影响患者的日常生活或工作能力时。

(四)治疗药物

1.抗胆碱能药

抗胆碱能药可抑制ACh的活力,可提高脑内DA的效应和调整纹状体内的递质平衡,临床常用盐酸苯海索。对震颤和强直有效,对运动迟缓疗效较差,适于震颤明显年龄较轻的患者。常用1～2 mg口服,每天3次。该药改善症状短期效果较明显,但常见口干、便秘和视物模糊等不良反应,偶可见神经精神症状。闭角型青光眼及前列腺肥大患者禁用。中国指南建议苯海索由于有较多的不良反应,尽可能不用,尤其老年男性患者。

2.金刚烷胺

金刚烷胺可促进神经末梢DA释放,阻止再摄取,轻度改善少动、强直和震颤等。起始剂量50 mg,每天2～3次,1周后增至100 mg,每天2～3次,一般不超过300 mg/d,老年人不超过200 mg/d。药效可维持数月至一年。不良反应较少,如不安、意识模糊、下肢网状青斑、踝部水肿和心律失常等,肾功能不全、癫痫、严重胃溃疡和肝病患者慎用,哺乳期妇女禁用。

3.左旋多巴(L-dopa)及复方左旋多巴

PD患者迟早要用到L-dopa治疗。L-dopa可透过血-脑屏障,被脑DA能神经元摄取后脱羧变为DA,改善症状,对震颤、强直、运动迟缓等运动症状均有效。由于95%以上的L-dopa在外周脱羧成为DA,仅约1%通过血-脑屏障进入脑内,为减少外周不良反应,增强疗效,多用L-dopa与外周多巴脱羧酶抑制剂(DCI)按4:1制成的复方左旋多巴制剂,用量较L-dopa减少3/4。

(1)复方左旋多巴剂型:包括标准片、控释片、水溶片等。

标准片:多巴丝肼(Madopar)由L-dopa与苄丝肼按4:1组成,多巴丝肼250为L-dopa 200 mg加苄丝肼50 mg,多巴丝肼125为L-dopa 100 mg加苄丝肼25 mg;国产多巴丝肼胶囊成分与多巴丝肼相同。息宁(Sinemet)250和Sinemet 125是由L-dopa与卡比多巴按4:1组成。

控释片:有多巴丝肼液体动力平衡系统(madopar-HBS)和息宁控释片。①多巴丝肼-HBS:剂量为125 mg,由L-dopa 100 mg加苄丝肼25 mg及适量特殊赋形剂组成。口服后药物在胃内停留时间较长,药物基质表面先形成水化层,通过弥散作用逐渐释放,在小肠pH较高的环境中逐渐被吸收。多种因素可影响药物的吸收,如药物溶解度、胃液与肠液的pH、胃排空时间等。本品不应与制酸药同时服用。②息宁控释片:L-dopa 200 mg加卡比多巴50 mg,制剂中加用单层分子基质结构,药物不断溶释,达到缓释效果,口服后120～150分钟达到血浆峰值浓度;片中间有刻痕,可分为半片服用。

水溶片:弥散型多巴丝肼,剂量为125 mg,由L-dopa 100 mg加苄丝肼25 mg组成。其特点是易在水中溶解,吸收迅速,很快达到治疗阈值浓度。

(2)用药时机:何时开始复方左旋多巴治疗尚有争议,长期用药会产生疗效减退、症状波动及异动症等运动并发症。一般应根据患者年龄、工作性质、症状类型等决定用药。年轻患者可适当推迟使用,患者因职业要求不得不用 L-dopa 时应与其他药物合用,减少复方左旋多巴剂量。年老患者可早期选用 L-dopa,因发生运动并发症机会较少,对合并用药耐受性差。

(3)用药方法:从小剂量开始,根据病情逐渐增量,用最低有效量维持。

标准片:复方左旋多巴开始用 62.5 mg(1/4 片),每天 2～4 次,根据需要逐渐增至 125 mg,每天 3～4 次;最大剂量一般不超过 250 mg,每天 3～4 次;空腹(餐前 1 小时或餐后 2 小时)用药疗效好。

控释片:优点是减少服药次数,有效血药浓度稳定,作用时间长,可控制症状波动;缺点是生物利用度较低,起效缓慢,标准片转换成为控释片时每天剂量应相应增加并提前服用;适于症状波动或早期轻症患者。

水溶片:易在水中溶解,吸收迅速,10 分钟起效,作用维持时间与标准片相同,该剂型适用于有吞咽障碍或置鼻饲管、清晨运动不能、"开-关"现象和剂末肌张力障碍患者。

(4)运动并发症及其他药物不良反应:主要有周围性和中枢性两类,前者为恶心、呕吐、低血压、心律失常(偶见);后者有症状波动、异动症和精神症状等。前者的不良反应可以通过小剂量开始渐增剂量、餐后服药、加用多潘立酮等避免或减轻。后者的不良反应都在长期用药后发生,一般经过 5 年治疗后,约 50％患者会出现症状波动或异动症等运动并发症。具体处理详见本节运动并发症的治疗。

4.DA 受体激动剂

DA 受体包括五种类型,D_1 受体和 D_2 受体亚型与 PD 治疗关系密切。DA 受体激动剂:①直接刺激纹状体突触后 DA 受体,不依赖于多巴脱羧酶将 L-dopa 转化为 DA 发挥效应;②血浆半衰期(较复方左旋多巴)长;③推测可持续而非波动性刺激 DA 受体,预防或延迟运动并发症发生;PD 早期单用 DA 受体激动剂有效,若与复方左旋多巴合用,可提高疗效,减少复方左旋多巴用量,且可减少或避免症状波动或异动症的发生。

(1)适应证:PD 后期患者用复方左旋多巴治疗产生症状波动或异动症,加用 DA 受体激动剂可减轻或消除症状,减少复方左旋多巴用量。疾病后期黑质纹状体 DA 能系统缺乏多巴脱羧酶,不能把外源性 L-dopa 脱羧转化为 DA,用复方左旋多巴无效,用 DA 受体激动剂可能有效。发病年纪轻的早期患者可单独应用,应从小剂量开始,渐增量至获得满意疗效。不良反应与复方左旋多巴相似,症状波动和异动症发生率低,直立性低血压和精神症状发生率较高。

(2)该类药物有两种类型:麦角类和非麦角类。目前大多推荐非麦角类 DA 受体激动剂,尤其是年轻患者病程初期。这类长半衰期制剂能避免对纹状体突触后膜 DA 受体产生"脉冲"样刺激,从而预防或减少运动并发症的发生。麦角类 DA 受体激动剂可导致心脏瓣膜病和肺胸膜纤维化,多不主张使用。

非麦角类:被美国神经病学学会、运动障碍学会,以及我国帕金森病治疗指南推荐为一线治疗药物。①普拉克索:新一代选择性 D_2、D_3 受体激动剂,开始 0.125 mg,每天 3 次,每周增加 0.125 mg,逐渐加量至 0.5～1.0 mg,每天 3 次,最大不超过 4.5 mg/d;服用左旋多巴的 PD 晚期患者加服普拉克索可改善左旋多巴不良反应,对震颤和抑郁有效。②罗匹尼罗:用于早期或进展期 PD,开始 0.25 mg,每天 3 次,逐渐加量至 2～4 mg,每天 3 次,症状波动和异动症发生率低,常见意识模糊、幻觉及直立性低血压。③吡贝地尔:缓释型选择性 D_2、D_3 受体激动剂,对中脑-皮质和边缘叶通路 D_3 受体有激动效应,改善震颤作用明显,对强直和少动也有作用;初始剂量 50 mg,每天 1 次,第 2 周增至 50 mg,每天 2 次,有效剂量 150 mg/d,分 3 次口服,最大不超过

250 mg/d。④罗替戈汀：一种透皮贴剂，有 4.5 mg/10 cm²、8 mg/20 cm²、13.5 mg/30 cm²、18 mg/40 cm²等规格；早期使用 4.5 mg/10 cm²，以后视病情发展及治疗反应可增大剂量，均每天 1 贴；治疗 PD 优势为可连续、持续释放药物，消除首关效应，提供稳态血药水平，避免对 DA 受体脉冲式刺激，减少口服药治疗突然"中断"状态，减少服左旋多巴等药物易引起运动波动、"开-关"现象等。⑤阿扑吗啡：D₁ 和 D₂ 受体激动剂，可显著减少"关期"状态，对症状波动，尤其"开-关"现象和肌张力障碍疗效明显，采取笔式注射法给药后 5～15 分钟起效，有效作用时间 60 分钟，每次给药 0.5～2 mg，每天可用多次，便携式微泵皮下持续灌注可使患者每天保持良好运动功能；也可经鼻腔给药。

麦角类：①溴隐亭，D₂ 受体激动剂，开始 0.625 mg/d，每隔 3～5 天增加0.625 mg，通常治疗剂量 7.5～15 mg/d，分 3 次口服；不良反应与左旋多巴类似，错觉和幻觉常见，精神病病史患者禁用，相对禁忌证包括近期心肌梗死、严重周围血管病和活动性消化性溃疡等。②α-二氢麦角隐亭，2.5 mg，每天 2 次，每隔 5 天增加 2.5 mg，有效剂量 30～50 mg/d，分 3 次口服。上述四种药物之间的参考剂量转换：吡贝地尔：普拉克索：溴隐亭：α-二氢麦角隐亭为100：1：10：60。③卡麦角林，所有 DA 受体激动剂中半衰期最长（70 小时），作用时间最长，适于 PD 后期长期应用复方左旋多巴产生症状波动和异动症患者，有效剂量 2～10 mg/d，平均4 mg/d，只需每天 1 次，较方便。④利舒脲，具有较强的选择性 D₂ 受体激动作用，对 D₁ 受体作用很弱。按作用剂量比，其作用较溴隐亭强 10～20 倍，但作用时间短于溴隐亭；其 t₁/₂ 短（平均 2.2 小时），该药为水溶性，可静脉或皮下输注泵应用，主要用于因复方左旋多巴治疗出现明显的"开-关"现象者；治疗须从小剂量开始，0.05～0.1 mg/d，逐渐增量，平均有效剂量为 2.4～4.8 mg/d。

5.单胺氧化酶 B（MAO-B）抑制剂

抑制神经元内 DA 分解，增加脑内 DA 含量。合用复方左旋多巴有协同作用，减少 L-dopa 约 1/4 用量，延缓"开-关"现象。MAO-B 抑制剂中的司来吉兰 2.5～5 mg，每天2次，因可引起失眠，不宜傍晚服用。不良反应有口干、胃纳少和直立性低血压等，胃溃疡患者慎用。该药可与左旋多巴合用，亦可单独应用，可缓解 PD 症状，也可能有神经保护作用。第二代 MAO-B 抑制剂雷沙吉兰已投入临床应用，其作用优于第 1 代司来吉兰 5～10 倍，对各期 PD 患者症状均有改善作用，也可能有神经保护作用；其代谢产物为一种无活性非苯丙胺物质 Aminoindan，安全性较第 1 代 MAO-B 抑制剂好。唑尼沙胺原为抗癫痫药，偶然发现应用唑尼沙胺 300 mg/d 有效控制癫痫的同时，也显著改善 PD 症状，抗 PD 机制证实为抑制 MAO-B 活性。

6.儿茶酚-氧位-甲基转移酶（COMT）抑制剂

COMT 是由脑胶质细胞分泌参与 DA 分解酶之一。COMT 抑制剂通过抑制脑内、脑外 COMT 活性，提高左旋多巴生物利用度，显著改善左旋多巴疗效。COMT 抑制剂本身不会对 CNS 产生影响，在外周主要阻止左旋多巴被 COMT 催化降解成 3-氧甲基多巴。须与复方左旋多巴合用，单独使用无效，用药次数一般与复方左旋多巴次数相同。主要用于中晚期 PD 患者的剂末现象、"开-关"现象等症状波动的治疗，可使"关"期时限缩短，"开"期时限增加，也推荐用于早期 PD 患者初始治疗，希望通过持续 DA 能刺激（CDS），以推迟出现症状波动等运动并发症，但尚有待进一步研究证实。①恩他卡朋：亦名珂丹，是周围 COMT 抑制剂，100～200 mg 口服；可提高 CNS 对血浆左旋多巴利用，提高血药浓度，增强左旋多巴疗效，减少临床用量；该药耐受性良好，主要不良反应是胃肠道症状，尿色变浅，但无严重肝功能损害报道。②托卡朋：亦名答是美，100～200 mg 口服；该药是治疗 PD 安全有效的辅助药物，不良反应有腹泻、意识模糊、转氨酶升高,偶有急性重症肝炎报道,应注意肝脏毒副作用,用药期间须监测肝功能。

7.腺苷 A_{2A} 受体阻断剂

腺苷 A_{2A} 受体在基底核选择性表达,与运动行为有关。多项证据表明,阻断腺苷 A_{2A} 受体能够减轻 DA 能神经元的退变。

伊曲茶碱是一种新型腺苷 A_{2A} 受体阻断剂,可明显延长 PD 患者"开期"症状,缩短"关期",具有良好安全性和耐受性,临床上已用于 PD 治疗。

(五)治疗策略

1.早期帕金森病治疗(Hoehn&Yahr Ⅰ～Ⅱ级)

疾病早期若病情未对患者造成心理或生理影响,应鼓励患者坚持工作,参与社会活动和医学体疗(关节活动、步行、平衡及语言锻炼、面部表情肌操练、太极拳等),可暂缓用药。若疾病影响患者的日常生活和工作能力,应开始症状性治疗。

2.中期帕金森病治疗(Hoehn&Yahr Ⅲ级)

若在早期阶段首选 DA 受体激动剂、司来吉兰或金刚烷胺/抗胆碱能药治疗的患者,发展至中期阶段时症状改善往往已不明显,此时应添加复方左旋多巴治疗;若在早期阶段首选小剂量复方左旋多巴治疗患者,应适当增加剂量,或添加 DA 受体激动剂、司来吉兰或金刚烷胺,或 COMT 抑制剂。

3.晚期帕金森病治疗(Hoehn&Yahr Ⅳ～Ⅴ级)

晚期帕金森病临床表现极复杂,包括疾病本身进展,也有药物不良反应因素。晚期患者治疗,一方面继续力求改善运动症状,另一方面需处理伴发的运动并发症和非运动症状。

(六)运动并发症治疗

运动并发症,如症状波动和异动症是晚期 PD 患者治疗中最棘手的问题,包括药物剂量、用法等治疗方案调整及手术治疗(主要是脑深部电刺激术)。

1.症状波动的治疗

症状波动有 3 种形式。

(1)疗效减退或剂末恶化:每次用药的有效作用时间缩短,症状随血液药物浓度发生规律性波动,可增加每天服药次数或增加每次服药剂量或改用缓释剂,也可加用其他辅助药物。

(2)"开-关"现象:症状在突然缓解("开期")与加重("关期")之间波动,开期常伴异动症;多见于病情严重者,发生机制不详,与服药时间、血浆药物浓度无关;处理困难,可试用 DA 受体激动剂。

(3)冻结现象:患者行动踌躇,可发生于任何动作,突出表现是步态冻结,推测是情绪激动使细胞过度活动,增加去甲肾上腺素能介质输出所致;如冻结现象发生在复方左旋多巴剂末期,伴 PD 其他体征,增加复方左旋多巴单次剂量可使症状改善;如发生在"开期",减少复方左旋多巴量,加用 MAO-B 抑制剂或 DA 受体激动剂或许有效,部分患者经过特殊技巧训练也可改善。

2.异动症的治疗

异动症(abnormal involuntary movements,AIMs)又称为运动障碍,常表现为舞蹈-手足徐动症样、肌张力障碍样动作,可累及头面部、四肢及躯干。

异动症常见的 3 种形式如下。①剂峰异动症或改善-异动症-改善(improvement-dyskinesia-improvement,I-D-I):常出现在血药浓度高峰期(用药 1～2 小时),与用药过量或 DA 受体超敏有关,减少复方左旋多巴单次剂量可减轻异动症,晚期患者治疗窗较窄,减少剂量虽有利于控制异动症,但患者往往不能进入"开期",故减少复方左旋多巴剂量时需加用 DA 受体激动剂。②双相异动症或异动症-改善-异动症(dyskinesia-improvement-dyskinesia,D-I-D):剂峰和剂末均可出现,机制不清,治疗困难,可尝试增加复方左旋多巴每次剂量或服药次数,或加用 DA 受体激动剂。③肌张力障碍:常表现为足或小腿痛性痉挛,多发生于清晨服药前,可睡前服用复方左旋多巴控释剂或长效 DA 受体激动剂,或起床前服用弥散型多巴丝肼或标准片;发生于剂末或剂峰的肌张力障碍可相应增减复方左旋多巴用量。

不常见的异动症也有 3 种形式。①反常动作:可能由于情绪激动使神经细胞产生或释放 DA 引起少动现象短暂性消失;②少动危象:患者较长时间不能动,与情绪改变无关,是 PD 严重的少动类型,可能由纹状体 DA 释放耗竭所致;③出没现象:表现出没无常的少动,与服药时间无关。

（七）非运动症状的治疗

帕金森病的非运动症状主要包括精神障碍、自主神经功能紊乱、感觉障碍等。

1.精神障碍的治疗

PD 患者的精神症状表现形式多种多样,如生动梦境、抑郁、焦虑、错觉、幻觉、欣快、轻躁狂、精神错乱及意识模糊等。治疗原则:首先考虑依次逐减或停用抗胆碱能药、金刚烷胺、DA 受体激动剂、司来吉兰等抗帕金森病药物;若采取以上措施患者仍有症状,可将复方左旋多巴逐步减量;经药物调整无效的严重幻觉、精神错乱、意识模糊可加用非经典抗精神病药如氯氮平、喹硫平;氯氮平被 B 级推荐,可减轻意识模糊和精神障碍,不阻断 DA 能药效,可改善异动症,但需定期监测粒细胞;喹硫平被 C 级推荐,不影响粒细胞数;奥氮平不推荐用于 PD 精神症状治疗(B 级推荐)。抑郁、焦虑、痴呆等可为疾病本身表现,用药不当可能加重。精神症状常随运动症状波动,"关期"出现抑郁、焦虑,"开期"伴欣快、轻躁狂,改善运动症状常使这些症状缓解。较重的抑郁症、焦虑症可用 5-羟色胺再摄取抑制剂。对认知障碍和痴呆可应用胆碱酯酶抑制剂,如石杉碱甲、多奈哌齐、利斯的明或加兰他敏。

2.自主神经功能障碍治疗

自主神经功能障碍常见便秘、排尿障碍及直立性低血压等。便秘增加饮水量和高纤维含量食物对大部分患者有效,停用抗胆碱能药,必要时应用通便剂;排尿障碍患者需减少晚餐后摄水量,可试用奥昔布宁、莨菪碱等外周抗胆碱能药;直立性低血压患者应增加盐和水摄入量,睡眠时抬高头位,穿弹力裤,从卧位站起宜缓慢,α肾上腺素能激动剂米多君治疗有效。

3.睡眠障碍

睡眠障碍较常见,主要为失眠和快速眼动期睡眠行为异常(RBD),可应用镇静安眠药。失眠若与夜间帕金森病运动症状相关,睡前需加用复方左旋多巴控释片。若伴不宁腿综合征(RLS)睡前加用 DA 受体激动剂如普拉克索,或复方左旋多巴控释片。

七、手术及干细胞治疗

(1)中晚期 PD 患者常不可避免地出现药物疗效减退及严重并发症,通过系统的药物调整无法解决时可考虑选择性手术治疗。苍白球损毁术的远期疗效不尽如人意,可能有不可预测的并发症,临床已很少施行。

目前,推荐深部脑刺激疗法(deep brain stimulation,DBS),优点是定位准确、损伤范围小、并发症少、安全性高和疗效持久等,缺点是费用昂贵。适应证:①原发性帕金森病,病程 5 年以上;②服用复方左旋多巴曾有良好疗效,目前疗效明显下降或出现严重的运动波动或异动症,影响生活质量;③除外痴呆和严重的精神疾病。

(2)细胞移植:将自体肾上腺髓质或异体胚胎中脑黑质细胞移植到患者纹状体,纠正 DA 递质缺乏,改善 PD 运动症状,目前已很少采用。酪氨酸羟化酶(TH)、神经营养因子,如胶质细胞源性神经营养因子(GNDF)和脑源性神经营养因子(BDNF)基因治疗,以及干细胞,包括骨髓基质干细胞、神经干细胞、胚胎干细胞和诱导性潜能干细胞移植治疗在动物实验中显示出良好疗效,已进行少数临床试验也显示一定的疗效。随着基因治疗的目的基因越来越多,基因治疗与干细胞移植联合应用可能是将来发展的方向。

八、中医、康复及心理治疗

中药或针灸和康复治疗作为辅助手段对改善症状也可起到一定作用。对患者进行语言、进食、走路及各种日常生活训练和指导,日常生活帮助如设在房间和卫生间的扶手、防滑橡胶桌垫、大把手餐具等,可改善生活质量。适当运动如打太极拳等对改善运动症状和非运动症状可有一定的帮助。教育与心理疏导也是 PD 治疗中不容忽视的辅助措施。

九、预后

PD 是慢性进展性疾病,目前尚无根治方法。多数患者发病数年仍能继续工作,也可能较快进展而致残。疾病晚期可因严重肌强直和全身僵硬,终至卧床不起。死因常为肺炎、骨折等并发症。

第七节 脑性瘫痪

中华医学会儿科学分会神经学组 2004 年全国小儿脑性瘫痪专题研讨会讨论通过的脑性瘫痪定义:出生前到生后 1 个月内各种原因所引起的脑损伤或发育缺陷所致的运动障碍及姿势异常。主要是指由围生期各种病因所引起的,获得性非进行性脑病导致的先天性运动障碍及姿势异常疾病或综合征。其是在大脑生长发育期受损后所造成的运动瘫痪,是一种严重致残性疾病。

其特点是非进行性的两侧肢体对称性瘫痪亦称 Litter 病;脑性瘫痪的概念由英格拉姆(Ingram)首先使用。本病发病率相当高,不同国家和地区的发生率为 0.06%～0.59%,日本较高,为0.2%～0.25%。

一、病因及病理

(一)病因包括遗传性和获得性
1.出生前病因
如妊娠早期病毒感染、妊娠毒血症、母体的胎盘血液循环障碍和放射线照射等。

2.围生期病因

早产是重要的确定病因，以及脐带脱垂或绕颈、胎盘早剥、前置胎盘、羊水堵塞、胎粪吸入等导致胎儿脑缺氧，难产等所致胎儿窒息、缺氧，以及早产、产程过长、产钳损伤和颅内出血及核黄疸等。

3.出生后病因

如各种感染、外伤、中毒、颅内出血和严重窒息等。病因不明者可能与遗传有关。人体维持正常肌张力调节及姿势反射依赖皮质下行纤维抑制作用与周围Ⅰa类传入纤维易化作用的动态平衡，当脑发育异常使皮质下行束受损时，抑制作用减弱可引起痉挛性运动障碍和姿势异常。感知能力如视、听力受损可导致智力低下，基底节受损可引起手足徐动，小脑受损可发生共济失调等。

（二）病理改变

病理改变以弥散的不等程度的大脑皮质发育不良或脑白质软化、皮质萎缩或萎缩性脑叶硬化等为特征，皮质核基底节有分散的、状如大理石样的病灶瘢痕，为缺血性病理损害，多见于缺氧窒息婴儿。出血性病理损害为室管膜下出血或脑室内出血，有时为脑内点状出血或局部出血，多见于未成熟儿（妊娠不足32周），可能因此期脑血管较脆弱，血管神经发育不完善，脑血流调节能力较差所致。脑局部白质硬化和脑积水、脑穿通畸形、锥体束变性等也可见。产前病变以脑发育不良为主，围生期病变以瘢痕、硬化、软化和部分脑萎缩、脑实质缺陷为主。

二、临床分型及表现

脑性瘫痪临床表现复杂多样，多始自婴幼儿期。严重者生后即有征象，多数病例在数月后家人试图扶起病儿站立时发现。临床主要表现为锥体束征和锥体外束损害征，智能发育障碍和癫痫发作。

运动障碍是本病的主要症状，由于锥体束和锥体外束发育不良而致肢体瘫痪。多数是在生后数月始被发现患儿肢体活动异常的。个别严重病例可在出生后不久即出现肌肉强直、角弓反张、授乳困难。一般出现不等程度的瘫痪，肌张力增高，肌腱反射亢进，病理征阳性。均为对称性两侧损害，下肢往往重于上肢。

根据运动障碍的临床表现分为如下几种类型。

（一）痉挛型

痉挛型运动障碍以锥体系受损为主，又称痉挛性脑性瘫痪。利特（Litter）最早提出缺氧-缺血性产伤（脑病）的概念，后称Litter病，是脑性瘫痪中最为常见和典型的一类。常表现为双下肢痉挛性瘫痪、膝踝反射亢进、病理征阳性。由于肌张力增高比瘫痪更明显，尤其是两腿内收肌、膝关节的伸肌和足部跖屈肌肌张力突出的增高，所以患儿在步行时两髋内收，两膝互相交叉和马蹄内翻足，使用足尖走路而呈剪刀式步态。患儿这种异常费力地向前迈步状态，一眼望去便可确认是痉挛性双侧瘫痪。可伴有延髓麻痹，表现为吞咽和构音困难、下颌反射亢进、不自主哭笑、核上性眼肌麻痹、面瘫等，还可伴有语言及智能障碍。根据病情可分为以下几种。

1.轻度

最初24小时症状明显，表现为易惊、肢体及下颌颤抖，称紧张不安婴儿；Moro下限反应，肌张力正常，腱反射灵敏，前囟柔软，EEG正常，可完全恢复。

2.中度

患者表现为嗜睡、迟钝和肌张力低下，运动正常，48～72 小时后恢复或恶化，若伴抽搐、脑水肿、低钠血症或肝损伤提示预后不良。

3.重度

生后即昏迷，呼吸不规则，需机械通气维持，生后 12 小时内发生惊厥，肌张力低下，Moro 反射无反应，吸吮力弱，光反射和眼球运动存在。中至重度患儿如及时纠正呼吸功能不全和代谢异常仍可望存活，可能遗留锥体系、锥体外系和小脑损伤体征及精神发育迟滞。

（二）不随意运动型

不随意运动型运动障碍以锥体外系受损为主，又称手足徐动型脑性瘫痪，多由核黄疸或新生儿窒息引起，主要侵害基底神经节，常见双侧手足徐动症，生后数月或数年出现，可见舞蹈、肌张力障碍、共济失调性震颤、肌阵挛和半身颤搐等。轻症患儿易误诊为多动症。

（三）核黄疸

核黄疸继发于 Rh 与 ABO 血型不相容或肝脏葡萄糖醛酸转移酶缺乏的成红细胞增多症，血清胆红素高于 250 mg/L 时具有中枢神经系统毒性作用，可导致神经症状。酸中毒、缺氧及低体重婴儿易患病。轻症生后 24～36 小时出现黄疸和肝大、脾大，4 天后黄疸渐退，不产生明显神经症状。重症生后或数小时出现黄疸并急骤加重，肝脾及心脏肿大，黏膜和皮肤点状出血；3～5 天婴儿变得倦怠、吸吮无力、呼吸困难、呕吐、昏睡、肌强直和抽搐发作，可伴舞蹈征、手足徐动、肌张力障碍或痉挛性瘫等，多在数天至 2 周内死亡；存活者遗留精神发育迟滞、耳聋和肌张力低，不能坐、立和行走。

（四）共济失调型

共济失调型运动障碍以小脑受损为主，是一种少见的脑性瘫痪。由于小脑发育不良以致患儿出现肌张力减低，躯体平衡失调，坐姿及动作不稳、步态笨拙和经常跌倒，行走时双足横距加宽，辨距不良，并伴意向性震颤、语言缓慢、断续或呈爆发式语言和运动发育迟缓。CT 和 MRI可见小脑萎缩。

（五）肌张力低下型

肌张力低下型运动障碍往往是其他类型的过渡形式，多见于幼儿，主要表现为肌张力减低，关节活动幅度增大，肌腱反射正常或活跃，病理征阳性。多无肌肉萎缩。患者往往不能站立、行走，甚至不能竖颈。随年龄增长肌张力可逐渐增高而转为痉挛性瘫痪。

（六）混合型

脑性瘫痪的患儿多伴有以下症状。

1.反射异常

姿势反射、原始反射、体位姿势反射的异常和手足徐动、舞蹈样动作。这类不自主运动可单独出现，也可两者同时伴发，但均为双侧性，并因随意运动和情绪激动而加重症状。

2.智能障碍

由于大脑皮质发育不良，几乎所有患儿都合并有一定程度的智能和行为缺陷。智能障碍的程度和瘫痪的轻重并不平行。随着智能障碍的出现，还可伴发言语发育迟滞，说话较晚，并有构音障碍。

3.癫痫发作

有的患儿合并有癫痫大小发作，脑电图异常。此外还可出现斜视、弱视、听力减退、牙齿发育不良以及短暂性高热等。

根据偏瘫、截瘫和四肢瘫,脑性瘫痪又可分为以下类型。

(1)先天性婴儿偏瘫:婴儿及儿童早期出现。

(2)后天性婴儿偏瘫:3～18个月的正常婴儿常以痫性发作起病,发作后出现严重偏瘫,伴或不伴失语。

(3)四肢瘫:较少见,多为双侧脑病变。

(4)截瘫:多因脑或脊柱病变,如先天性囊肿、肿瘤和脊柱纵裂等。

按瘫痪部位(痉挛型)可分为以下几种情况。①单瘫:单个肢体受累。②双瘫:四肢受累,上肢轻,下肢重。③三肢瘫:三个肢体受累。④偏瘫:半侧肢体受累。⑤四肢瘫:四肢受累,上、下肢受累程度相似。

三、影像学检查

X线检查头颅片可见双侧不对称,病侧不如健侧膨隆,岩骨和蝶骨位置较高,额突较大,两侧颞骨鳞部或顶骨局部变薄或隆起。CT、MRI可见广泛性程度不等的脑萎缩,有局灶体征者可见大脑皮质和髓质发育不良、脑软化灶、囊性变、脑室扩大或脑穿通畸形等。

四、诊断和鉴别诊断

(一)诊断

本病缺乏特异性诊断指标,主要依靠临床诊断。我国小儿脑性瘫痪会议(2004年)所定诊断条件为以下几点。

(1)引起脑性瘫痪(简称"脑瘫")的脑损伤为非进行性。

(2)引起运动障碍的病变部位在脑部。

(3)症状在婴儿期出现。

(4)有时合并智力障碍、癫、感知觉障碍及其他异常。

(5)除外进行性疾病所致的中枢性运动障碍及正常小儿暂时性的运动发育迟缓。

高度提示脑性瘫痪的临床表现有以下几种情况:①早产儿,低体重儿,出生时及新生儿期严重缺氧、惊厥、颅内出血和核黄疸等。②精神发育迟滞、情绪不稳和易惊,运动发育迟缓、肌张力增高及痉挛典型表现。③锥体外系症状伴双侧耳聋和上视麻痹。

(二)鉴别诊断

1.遗传性痉挛性截瘫

单纯型儿童期起病,双下肢肌张力增高、腱反射亢进、病理征及弓形足,缓慢进展病程,有家族史。

2.共济失调毛细血管扩张症(Louis-Barr综合征)

常染色体隐性遗传病,呈进展性,表现为共济失调、锥体外系症状、眼结合膜毛细血管扩张和甲胎蛋白显著增高等,因免疫功能低下常见支气管炎和肺炎等。

3.脑炎后遗症

患者有脑炎病史,表现为智力减退、易激惹、兴奋、躁动和痫性发作等。

五、治疗

脑性瘫痪尚无有效的病因治疗,目前主要采取物理疗法、康复训练和药物治疗等适当措施帮助患儿获得最大限度的功能改善。痉挛、运动过多、手足徐动、肌张力障碍及共济失调等可采用康复训练配合药物治疗,必要时手术治疗。

(一)物理疗法及康复训练

(1)完善的护理、充足的营养和良好的卫生。

(2)长期坚持科学的智能、语言和技能训练。

(3)采取物理疗法、体疗和按摩等促使肌肉松弛,改善下肢运动功能、步态和姿势。

(4)手指作业治疗有利于进食、穿衣、写字等与生活自理有关的动作训练。

(5)支具和矫正器可帮助控制无目的动作,改善姿势和防止畸形。

(二)药物治疗

1.下肢痉挛影响活动者

下肢痉挛影响活动者可以试用巴氯酚,自小量开始,成人 5 mg,每天 2 次口服,5 天后改为每天 3 次,以后每隔 3～5 天增加 5 mg,可用 20～30 mg/d 维持;儿童初始剂量 0.75～1.5 mg/(kg·d),此药也可鞘内注射;不良反应有嗜睡、恶心、眩晕、呼吸抑制,偶有尿潴留;或用苯海索,有中枢抗胆碱能作用,2～4 mg 口服,每天 3 次;或用氯硝西泮,成人首次剂量 3 mg,静脉注射,数分钟奏效,半清除期22～32 小时,有呼吸及心脏抑制作用。

2.震颤治疗

震颤治疗可试用苯海拉明。

3.运动过多

运动过多可试用氟哌啶醇、安定和丙戊酸钠。

4.伴发癫痫者

伴发癫痫者应给予抗癫痫药。

5.核黄疸治疗

重症病例出生即出现黄疸、呕吐、昏睡、总胆红素迅速上升及血红蛋白下降等,应交换输血,必要时多次输血,降低血清非结合胆红素水平,保护神经系统;血清蛋白可促进胆红素结合,紫外线照射可促进间接胆红素转化。

(三)手术治疗

1.选择性脊神经后根切断术(SPR)

SPR 是显微外科技术与电生理技术结合,选择性切断脊神经后根部分与肌牵张反射有关的 Ⅰa 类肌梭传入纤维,减少调节肌张力与姿势反射的 γ 环路中周围兴奋性传入,纠正皮质病变使下行抑制受损导致的肢体痉挛状态;脑性瘫痪痉挛型如无严重系统疾病、脊柱畸形及尿便障碍,可首选 SPR 加康复训练,3～10 岁时施行为宜;患儿术前应有一定的行走能力、智力接近正常,术后坚持系统的康复训练也是治疗成功的基本条件。

2.矫形外科手术

矫形外科手术适用于内收痉挛、肌腱挛缩和内翻马蹄足等,可松解痉挛软组织,恢复肌力平衡及稳定关节。

第四章

心内科疾病

第一节　原发性高血压

高血压是一种以体循环动脉压升高为主要表现的临床综合征,是最常见的心血管疾病。可分为原发性及继发性两大类。在绝大多数患者中,高血压的病因不明,称之为原发性高血压,又称高血压病,占总高血压患者的95%以上;在不足5%的患者中,血压升高是某些疾病的一种临床表现,本身有明确而独立的病因,称之为继发性高血压。

我国高血压的发病率较高,1991年全国高血压的抽样普查显示,血压>18.7/12.0 kPa(140/90 mmHg)的人占13.49%,美国>18.7/12.0 kPa(140/90 mmHg)的人占24%。在我国高血压的致死率和致残率也较高。

我国高血压的知晓率、治疗率和控制率均较低。据2000年的资料,我国高血压的知晓率为26.3%,治疗率为21.2%,控制率为2.8%。

一、病因和发病机制

原发性高血压的病因尚未完全阐明,目前认为是在一定的遗传背景下多种后天环境因素作用使正常血压调节机制失代偿所致。

（一）遗传和基因因素

高血压病有明显的遗传倾向,据估计人群中至少20%的血压变异是由遗传决定的。流行病学研究提示高血压发病有明显的家族聚集性。双亲无高血压、一方有高血压或双亲均有高血压,其子女高血压发生率分别为3%、28%和46%。单卵双生的同胞血压一致性较双卵双生同胞更为明显。

（二）环境因素

高血压可能是遗传易感性和环境因素相互影响的结果。体重超重、膳食中高盐和中度以上饮酒是国际上已确定且亦为我国的流行病学研究证实的与高血压发病密切相关的危险因素。

国人平均体重指数(BMI)中年男性和女性分别为21～24.5和21～25,近10年国人的BMI均值及超重率有增加的趋势。BMI与血压呈显著相关,前瞻性研究表明,基线BMI每增加1 kg/m^2,高血压的发生危险5年内增加9%。每天饮酒量与血压呈线性相关。

膳食中钠盐摄入量与人群血压水平和高血压病患病率呈显著相关性。每天为满足人体生理平衡仅需摄入 0.5 g 氯化钠。国人食盐量每天北方为 12～18 g,南方为 7～8 g,高于西方国家。每人每天食盐平均摄入量增加 2 g,收缩压和舒张压分别增高 0.3 kPa(2.0 mmHg)和 0.2 kPa(1.2 mmHg)。我国膳食钙摄入量低于中位数人群中,膳食钠/钾比值亦与血压呈显著相关。

（三）交感神经活性亢进

交感神经活性亢进是高血压发病机制中的重要环节。动物实验表明,条件反射可形成狗的神经精神源性高血压。长期处于应激状态如从事驾驶员、飞行员、外科医师、会计师、电脑等职业者高血压的患病率明显增加。原发性高血压患者中约 40% 循环中儿茶酚胺水平升高。长期的精神紧张、焦虑、压抑等所致的反复应激状态及对应激的反应性增强,使大脑皮质下神经中枢功能紊乱,交感神经和副交感神经之间的平衡失调,交感神经兴奋性增加,其末梢释放儿茶酚胺增多。

（四）肾素-血管紧张素-醛固酮系统（RAAS）

人体内存在两种 RAAS,即循环 RAAS 和局部 RAAS。血管紧张素Ⅱ（AngⅡ）是循环 RAAS 的最重要成分,通过强有力的直接收缩小动脉或通过刺激肾上腺皮质球状带分泌醛固酮而扩大血容量,或通过促进肾上腺髓质和交感神经末梢释放儿茶酚胺,均可显著升高血压。此外,体内其他激素如糖皮质激素、生长激素、雌激素等升高血压的途径亦主要经 RAAS 而产生。近年来发现,很多组织,例如血管壁、心脏、中枢神经、肾脏肾上腺中均有 RAAS 各成分的 mRNA 表达,并有 AngⅡ受体和盐皮质激素受体存在。

引起 RAS 激活的主要因素:肾灌注减低,肾小管内液钠浓度减少,血容量降低,低钾血症,利尿药及精神紧张,寒冷,直立运动,等等。

目前认为,醛固酮在 RAAS 中占有不可缺少的重要地位。它具有依赖于 AngⅡ的一面,又有不完全依赖于 AngⅡ的独立作用,特别是在心肌和血管重塑方面。它除了受 AngⅡ的调节外,还受低钾、促肾上腺皮质激素（ACTH）等的调节。

（五）血管重塑

血管重塑既是高血压所致的病理改变,也是高血压维持的结构基础。血管壁具有感受和整合急、慢性刺激并做出反应的能力,其结构处于持续的变化状态。高血压伴发的阻力血管重塑包括营养性重塑和肥厚性重塑两类。血压因素、血管活性物质和生长因子及遗传因素共同参与了高血压血管重塑的过程。

（六）内皮细胞功能受损

血管管腔的表面均覆盖着内皮组织,其细胞总数几乎和肝脏相当,可看作人体内最大的脏器之一。内皮细胞不仅是一种屏障结构,而且具有调节血管舒缩功能、血流稳定性和血管重塑的重要作用。血压升高使血管壁剪切力和应力增加,去甲肾上腺素等血管活性物质增多,可明显损害内皮及其功能。内皮功能障碍可能是高血压导致靶器官损害及其合并症的重要原因。

（七）胰岛素抵抗

高血压病患者中约有半数存在胰岛素抵抗现象。胰岛素抵抗指的是机体组织对胰岛素作用敏感性和(或)反应性降低的一种病理生理反应,还使血管对体内升压物质反应增强,血中儿茶酚胺水平增加。高胰岛素血症可影响跨膜阳离子转运,使细胞内钙升高,加强缩血管作用。此外,还可影响糖、脂代谢及脂质代谢。上述这些改变均能促使血压升高,诱发动脉粥样硬化病变。

二、病理解剖

高血压的主要病理改变是动脉的病变和左心室的肥厚。随着病程的进展,心、脑、肾等重要脏器均可累及,其结构和功能因此发生不同程度的改变。

(一)心脏

高血压病引起的心脏改变主要包括左心室肥厚和冠状动脉粥样硬化。血压升高和其他代谢内分泌因素引起心肌细胞体积增大和间质增生,使左心室体积和重量增加,从而导致左心室肥厚。血压升高和冠状动脉粥样硬化有密切的关系。冠状动脉粥样硬化病变的特点为动脉壁上出现纤维素性和纤维脂肪性斑块,并有血栓附着。随斑块的扩大和管腔狭窄的加重,可产生心肌缺血;斑块的破裂、出血及继发性血栓形成等可堵塞管腔造成心肌梗死。

(二)脑

脑小动脉尤其颅底动脉环是高血压动脉粥样硬化的好发部位,可造成脑卒中,颈动脉的粥样硬化可导致同样的后果。近半数高血压病患者脑内小动脉有许多微小动脉瘤,这是导致脑出血的重要原因。

(三)肾

高血压持续 5~10 年,即可引起肾脏小动脉硬化(弓状动脉硬化及小叶间动脉内膜增厚,入球小动脉玻璃样变),管壁增厚,管腔变窄,进而继发肾实质缺血性损害(肾小球缺血性皱缩、硬化,肾小管萎缩,肾间质炎性细胞浸润及纤维化),造成良性小动脉性肾硬化症。良性小动脉性肾硬化症发生后,由于部分肾单位被破坏,残存肾单位为代偿排泄废物,肾小球即会出现高压、高灌注及高滤过("三高"),而此"三高"又有两面性,若持续存在又会促使残存肾小球本身硬化,加速肾损害的进展,最终引起肾衰竭。

三、临床特点

(一)血压变化

高血压病初期血压呈波动性,血压可暂时性升高,但仍可自行下降和恢复正常。血压升高与情绪激动、精神紧张、焦虑及体力活动有关,休息或去除诱因血压便下降。随病情迁延,尤其是在并发靶器官损害或有合并症之后,血压逐渐呈稳定和持久升高,此时血压仍可波动,但多数时间血压处于正常水平以上,情绪和精神变化可使血压进一步升高,休息或去除诱因并不能使之有效下降和恢复正常。

(二)症状

大多数患者起病隐袭,症状阙如或不明显,仅在体检或因其他疾病就医时才被发现。有的患者可出现头痛、心悸、后颈部或颞部搏动感,还可表现为神经官能症状如失眠、健忘或记忆力减退、注意力不集中、耳鸣、情绪易波动或发怒及神经质等。病程后期心脑肾等靶器官受损或有合并症时,可出现相应的症状。

(三)合并症的表现

左心室肥厚的可靠体征为抬举性心尖冲动,表现为心尖冲动明显增强,搏动范围扩大及心尖冲动左移,提示左心室增大。主动脉瓣区第 2 心音可增加,带有金属音调。合并冠心病时可发生心绞痛,心肌梗死,甚至猝死。晚期可发生心力衰竭。

脑血管合并症是我国高血压病最为常见的合并症,年发病率为 120/10 万~180/10 万,是急性心肌梗死的 4~6 倍。早期可有一过性脑缺血发作(TIA),还可发生脑血栓形成、脑栓塞(包括腔隙性脑梗死)、高血压脑病及颅内出血等。长期持久血压升高可引起良性小动脉性肾硬化症,从而导致肾实质的损害,可出现蛋白尿、肾功能损害,严重者可出现肾衰竭。

眼底血管被累及可出现视力进行性减退,严重高血压可促使形成主动脉夹层并破裂,常可致命。

四、实验室和特殊检查

(一)血压的测量

测量血压是诊断高血压和评估其严重程度的主要依据。目前评价血压水平的方法有以下3种。

1.诊所偶测血压

诊所偶测血压(简称"偶测血压")系由医护人员在标准条件下按统一的规范进行测量,是目前诊断高血压和分级的标准方法。应相隔2分钟重复测量,以2次读数平均值为准,如2次测量的收缩压或舒张压读数相差超过0.7 kPa(5 mmHg),应再次测量,并取3次读数的平均值。

2.自测血压

采用无创半自动或全自动电子血压计在家中或其他环境中患者给自己或家属给患者测量血压,称为自测血压,它是偶测血压的重要补充,在诊断单纯性诊所高血压,评价降压治疗的效果,改善治疗的依从性等方面均极其有益。

3.动态血压监测

一般监测的时间为24小时,测压时间间隔白天为30分钟,夜间为60分钟。动态血压监测提供24小时,白天和夜间各时间段血压的平均值和离散度,可较为客观和敏感地反映患者的实际血压水平,且可了解血压的变异性和昼夜变化的节律性,估计靶器官损害与预后,比偶测血压更为准确。

动态血压监测的参考标准正常值:24小时低于17.3/10.7 kPa(130/80 mmHg),白天低于18.0/11.3 kPa(135/85 mmHg),夜间低于16.7/10.0 kPa(125/75 mmHg)。夜间血压均值一般较白天均值低10%~20%。正常血压波动曲线形状如长柄勺,夜间2~3时处于低谷,凌晨迅速上升,上午6~8时和下午4~6时出现两个高峰,之后缓慢下降。早期高血压患者的动态血压曲线波动幅度较大,晚期患者波动幅度较小。

(二)尿液检查

肉眼观察尿的透明度、颜色,有无血尿;测比重、pH、蛋白和糖含量,并做镜检。尿比重降低(<1.010)提示肾小管浓缩功能障碍。正常尿液pH在5.0~7.0。某些肾脏疾病如慢性肾炎并发的高血压可在血糖正常的情况下出现糖尿,系由于近端肾小管重吸收障碍引起。尿微量蛋白可采用放免法或酶联免疫法测定,其升高程度,与高血压病程及合并的肾功能损害有密切关系。尿转铁蛋白排泄率更为敏感。

(三)血液生化检查

测定血钾、尿素氮、肌酐、尿酸、空腹血糖、血脂,还可检测一些选择性项目如血浆肾素活性(PRA)、醛固酮。

(四)X线胸片

早期高血压患者可无特殊异常,后期患者可见主动脉弓迂曲延长、左心室增大。X线胸片对主动脉夹层、胸主动脉及腹主动脉缩窄有一定的帮助,但进一步确诊还需做相关检查。

(五)心电图检查

体表心电图对诊断高血压患者是否合并左心室肥厚、左心房(简称"左房")负荷过重和心律失常有一定帮助。心电图诊断左心室肥厚的敏感性不如超声心动图,但对评估预后有帮助。

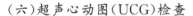

（六）超声心动图（UCG）检查

UCG 能可靠地诊断左心室肥厚，其敏感性较心电图高 7～10 倍。左心室重量指数（LVMI）是一项反映左心肥厚及其程度的较为准确的指标，与病理解剖的符合率和相关性较高。UCG 还可评价高血压患者的心脏功能，包括收缩功能、舒张功能。如疑有颈动脉、外周动脉和主动脉病变，应做血管超声检查；疑有肾脏疾病的患者，应做肾脏 B 超。

（七）眼底检查

眼底检查可发现眼底的血管病变和视网膜病变。血管病变包括变细、扭曲、反光增强、交叉压迫及动静脉比例降低。视网膜病变包括出血、渗出、视盘水肿等。高血压眼底改变可分为 4 级。

Ⅰ级：视网膜小动脉出现轻度狭窄、硬化、痉挛和变细。

Ⅱ级：小动脉呈中度硬化和狭窄，出现动脉交叉压迫症，视网膜静脉阻塞。

Ⅲ级：动脉中度以上狭窄伴局部收缩，视网膜有棉絮状渗出、出血和水肿。

Ⅳ级：视盘水肿并有Ⅲ级眼底的各种表现。

高血压眼底改变与病情的严重程度和预后相关。Ⅲ和Ⅳ级眼底，是急进型和恶性高血压诊断的重要依据。

五、诊断和鉴别诊断

高血压患者应进行全面的临床评估。评估的方法是详细询问病史、做体格检查和实验室检查，必要时还要进行一些特殊的器械检查。

（一）诊断标准和分类

如表 4-1 所示，根据 1999 年世界卫生组织高血压专家委员会（WHO/ISH）确定的标准和中国高血压防治指南（1999 年 10 月）的规定，18 岁以上成年人高血压定义：在未服抗高血压药物的情况下收缩压≥18.7 kPa（140 mmHg）和（或）舒张压≥12.0 kPa（90 mmHg）。患者既往有高血压史，目前正服用抗高血压药物，血压虽已低于 18.7/12.0 kPa（140/90 mmHg），也应诊断为高血压；患者收缩压与舒张压属于不同的级别时，应按两者中较高的级别分类。

表 4-1 1999 年 WHO 血压水平的定义和分类

类别	收缩压/mmHg	舒张压/mmHg
理想血压	＜120	＜80
正常血压	＜120	＜85
正常高值	130～139	85～89
1 级高血压（轻度）	140～159	90～99
亚组：临界高血压	140～149	90～94
2 级高血压（中度）	160～179	100～109
3 级高血压（重度）	≥180	≥110
单纯收缩期高血压	≥140	＜90
亚组：临界收缩期高血压	140～149	＜90

注：1 mmHg＝0.133 kPa

（二）高血压的危险分层

高血压是脑卒中和冠心病的独立危险因素。高血压病患者的预后和治疗决策不仅要考虑血压水平,还要考虑到心血管疾病的危险因素、靶器官损害和相关的临床状况,并可根据某几项因素合并存在时对心血管事件绝对危险的影响,做出危险分层的评估,即将心血管事件的绝对危险性分为 4 类:低危、中危、高危和极高危。在随后的 10 年中发生一种主要心血管事件的危险性低危组、中危组、高危组和极高危组分别为低于 15％、15％～20％、20％～30％和高于 30％(见表 4-2)。

表 4-2　影响预后的因素

心血管疾病的危险因素	靶器官损害	合并的临床情况
用于危险性分层的危险因素: 　1.收缩压和舒张压的水平(1～3 级) 　2.男性＞55 岁 　3.女性＞65 岁 　4.吸烟 　5.胆固醇＞5.72 mmol/L　(2.2 mg/dL) 　6.糖尿病 　7.早发心血管疾病家族史(发病年龄＜55 岁,女＜65 岁) 加重预后的其他因素: 　1.高密度脂蛋白胆固醇降低 　2.低密度脂蛋白胆固醇升高 　3.糖尿病伴微量清蛋白尿 　4.葡萄糖耐量减低 　5.肥胖 　6.以静息为主的生活方式 　7.血浆纤维蛋白原增高	1.左心室肥厚(心电图、超声心动图或 X 线) 2.蛋白尿和(或)血浆肌酐水平升高 106～177 μmol/L(1.2～2.0 mg/dL) 3.超声或 X 线证实有动脉粥样硬化斑块(颈、髂、股或主动脉) 4.视网膜普遍或灶性动脉狭窄	脑血管病: 　1.缺血性脑卒中 　2.脑出血 　3.短暂性脑缺血发作(TIA) 心脏疾病: 　1.心肌梗死 　2.心绞痛 　3.冠状动脉血运重建 　4.充血性心力衰竭 肾脏疾病: 　1.糖尿病肾病 　2.肾衰竭(血肌酐水平＞177μmol/L或 2.0 mg/dL) 血管疾病: 　1.夹层动脉瘤 　2.症状性动脉疾病 　3.重度高血压性视网膜病变:出血或渗出、视盘水肿

高血压危险分层的主要根据是弗明翰研究中心的平均年龄 60 岁(45～80 岁)患者随访10 年心血管疾病死亡、非致死性脑卒中和心肌梗死的资料。但西方国家高血压人群中并发的脑卒中发病率相对较低,而心力衰竭或肾脏疾病较常见,故这一危险性分层仅供我们参考(见表 4-3)。

表 4-3　高血压病的危险分层

危险因素和病史	血压(kPa)		
	1 级	2 级	3 级
Ⅰ无其他危险因素	低危	中危	高危
Ⅱ1～2 危险因素	中危	中危	极高危
Ⅲ≥3 个危险因素或靶器官损害或糖尿病	高危	高危	极高危
Ⅳ并存的临床情况	极高危	极高危	极高危

(三)鉴别诊断

在确诊高血压病之前应排除各种类型的继发性高血压,因为有些继发性高血压的病因可消除,其原发疾病治愈后,血压即可恢复正常。常见的继发性高血压有下列几种类型。

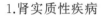

1.肾实质性疾病

慢性肾小球肾炎、慢性肾盂肾炎、多囊肾和糖尿病肾病等均可引起高血压。这些疾病早期均有明显的肾脏病变的临床表现,在病程的中后期出现高血压,至终末期肾病阶段高血压几乎都和肾功能不全相伴发。因此,根据病史、尿常规和尿沉渣细胞计数不难与原发性高血压的肾脏损害相鉴别。肾穿刺病理检查有助于诊断慢性肾小球肾炎;多次尿细菌培养和静脉肾盂造影对诊断慢性肾盂肾炎有价值。糖尿病肾病者均有多年糖尿病史。

2.肾血管性高血压

单侧或双侧肾动脉主干或分支病变可导致高血压。肾动脉病变可为先天性或后天性。先天性肾动脉狭窄主要为肾动脉肌纤维发育不良所致;后天性狭窄由大动脉炎、肾动脉粥样硬化、动脉内膜纤维组织增生等病变所致。此外,肾动脉周围粘连或肾蒂扭曲也可导致肾动脉狭窄。此病在成人高血压中不足 1%,但在骤发的重度高血压和临床上有可疑诊断线索的患者中则有较高的发病率。如有骤发的高血压并迅速进展至急进性高血压、中青年尤其是 30 岁以下的高血压且无其他原因、腹部或肋脊角闻及血管杂音,提示肾血管性高血压的可能。可疑病例可做肾动脉多普勒超声、口服卡托普利激发后做同位素肾图和肾素测定、肾动脉造影,数字减影血管造影术(DSA),有助于做出诊断。

3.嗜铬细胞瘤

嗜铬细胞瘤 90% 位于肾上腺髓质,右侧多于左侧。交感神经节和体内其他部位的嗜铬组织也可发生此病。肿瘤释放出大量儿茶酚胺,引起血压升高和代谢紊乱。高血压可为持续性,亦可呈阵发性。阵发性高血压发作的持续时间从十多分钟至数天,间歇期亦长短不等。发作频繁者一天可数次。发作时除血压骤然升高外,还有头痛、心悸、恶心、多汗、四肢冰冷和麻木感、视力减退、上腹或胸骨后疼痛等。典型的发作可由于情绪改变如兴奋、恐惧、发怒而诱发。年轻人难以控制的高血压,应注意与此病相鉴别。此病如表现为持续性高血压则难与原发性高血压相鉴别。血和尿儿茶酚胺及其代谢产物香草基杏仁酸(VMA)的测定、酚妥拉明试验、胰高血糖素激发试验、可乐定抑制试验、甲氧氯普胺试验有助于做出诊断。超声、放射性核素及电子计算机 X 线体层显像(CT)、磁共振显像可显示肿瘤的部位。

4.原发性醛固酮增多症

病因为肾上腺肿瘤或增生所致的醛固酮分泌过多,典型的症状和体征见以下 3 个方面。

(1)轻至中度高血压。

(2)多尿尤其夜尿增多、口渴、尿比重下降、碱性尿和蛋白尿。

(3)发作性肌无力或瘫痪、肌痛、抽搐或手足麻木感等。

凡高血压者合并上述 3 项临床表现,并有低钾血症、高血钠性碱中毒而无其他原因可解释的,应考虑此病之可能。实验室检查可发现血和尿醛固酮升高,血浆肾素降低、尿醛固酮排泄增多等。

5.库欣综合征

库欣综合征为肾上腺皮质肿瘤或增生分泌糖皮质激素过多所致。除高血压外,有向心性肥胖、满月脸、水牛背、皮肤紫纹、毛发增多、血糖增高等特征,诊断一般并不困难。24 小时尿中 17-羟及 17-酮类固醇增多,地塞米松抑制试验及肾上腺皮质激素兴奋试验阳性有助于诊断。颅内蝶鞍 X 线检查、肾上腺 CT 扫描及放射性碘化胆固醇肾上腺扫描可用于病变定位。

6.主动脉缩窄

主动脉缩窄多数为先天性血管畸形,少数为多发性大动脉炎所引起。特点为上肢血压增高而下肢血压不高或降低,呈上肢血压高于下肢血压的反常现象。肩胛间区、胸骨旁、腋部可有侧支循环动脉的搏动和杂音或腹部听诊有血管杂音。胸部 X 线摄影可显示肋骨受侧支动脉侵蚀引起的切迹。主动脉造影可确定诊断。

六、治疗

(一)高血压患者的评估和监测程序

如图 4-1 所示,确诊高血压病的患者应根据其危险因素、靶器官损害及相关的临床情况做出危险分层。高危和极高危患者应立即开始用药物治疗。中危和低危患者则先监测血压和其他危险因素,而后再根据血压状况决定是否开始药物治疗。

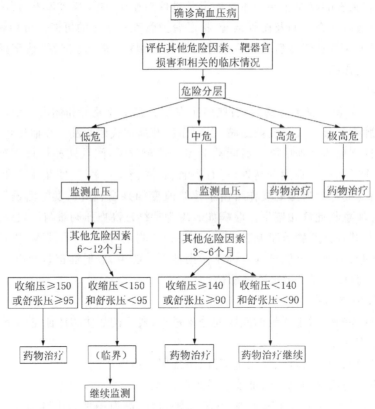

图 4-1 高血压病患者评估和处理程序(血压单位为 mmHg)

(二)降压的目标

根据新指南的精神,中青年高血压患者血压应降至 17.3/11.3 kPa(130/85 mmHg)以下。有研究表明,舒张压达到较低目标血压组的糖尿病患者,其心血管病危险明显降低,故伴糖尿病者应把血压降至 17.3/10.7 kPa(130/80 mmHg)以下;高血压合并肾功能不全、尿蛋白超过 1 g/24 h,至少应将血压降至 17.3/10.7 kPa(130/80 mmHg),甚至 16.7/10.0 kPa(125/75 mmHg)以下;老年高血压患者的血压应控制在 18.7/12.0 kPa(140/90 mmHg)以下,且尤应重视降低收缩压。

（三）非药物治疗

高血压应采取综合措施治疗,任何治疗方案都应以非药物疗法为基础。积极有效的非药物治疗可通过多种途径干扰高血压的发病机制,起到一定的降压作用,并有助于减少靶器官损害的发生。非药物治疗的具体内容包括以下几项。

1.戒烟

吸烟所致的加压效应使高血压合并症如脑卒中、心肌梗死和猝死的危险性显著增加,并降低或抵消降压治疗的疗效,加重脂质代谢紊乱,降低胰岛素敏感性,减弱内皮细胞依赖性血管扩张效应和增加左心室肥厚的倾向。戒烟对心血管的良好益处,任何年龄组在戒烟1年后即可显示出来。

2.戒酒或限制饮酒

戒酒和减少饮酒可使血压显著降低。

3.减轻和控制体重

体重减轻10%,收缩压可降低0.8 kPa(6.6 mmHg)。超重10%以上的高血压患者体重减少5 kg,血压便明显降低,且有助于改善伴发的危险因素如糖尿病、高脂血症、胰岛素抵抗和左心室肥厚。新指南中建议体重指数(kg/m^2)应控制在24以下。

4.合理膳食

按WHO的建议,钠摄入每天应少于2.4 g(相当于氯化钠6 g)。通过食用含钾丰富的水果(如香蕉、橘子)和蔬菜(如油菜、苋菜、香菇、大枣等),增加钾的摄入。要减少膳食中的脂肪,适量补充优质蛋白质。

5.增加体力活动

根据新指南提供的参考标准,常用运动强度指标可用运动时的最大心率达到180次/分或170次/分减去平时心率,如要求精确则采用最大心率的60%～85%作为运动适宜心率。运动频度一般要求每周3～5次,每次持续20～60分钟即可。中老年高血压患者可选择步行、慢跑、上楼梯、骑自行车等。

6.减轻精神压力,保持心理平衡

长期精神压力和情绪忧郁既是导致高血压,又是降压治疗效果欠佳的重要原因。应对患者作耐心的劝导和心理疏导,鼓励其参加体育、文化和社交活动,鼓励高血压患者保持宽松、平和、乐观的健康心态。

（四）初始降压治疗药物的选择

高血压病的治疗应采取个体化的原则。应根据高血压危险因素、靶器官损害及合并疾病等情况选择初始降压药物。

（五）高血压病的药物治疗

1.药物治疗原则

(1)采用最小的有效剂量以获得可能的疗效而使不良反应减至最小。

(2)为了有效防止靶器官损害,要求一天24小时内稳定降压,并能防止从夜间较低血压到清晨血压突然升高而导致猝死、脑卒中和心脏病发作。要达到此目的,最好使用每天一次给药而有持续降压作用的药物。

(3)单一药物疗效不佳时不宜过多增加单种药物的剂量,而应及早采用两种或两种以上药物联合治疗,这样有助于提高降压效果而不增加不良反应。

(4)判断某一种或几种降压药物是否有效及是否需要更改治疗方案时,应充分考虑该药物达到最大疗效所需的时间。在药物发挥最大效果前过于频繁地改变治疗方案是不合理的。

(5)高血压病是一种终身性疾病,一旦确诊后应坚持终身治疗。

2.降压药物的选择

目前临床常用的降压药物有许多种类。无论选用何种药物,其治疗目的均是将血压控制在理想范围,预防或减轻靶器官损害。降压药物的选用应根据治疗对象的个体情况、药物的作用、代谢、不良反应和药物的相互作用确定。

3.临床常用的降压药物

临床常用的药物主要有六大类:利尿药、α₁受体阻滞剂、钙通道阻滞剂、血管紧张素转换酶抑制剂(ACEI)、β受体阻滞剂及血管紧张素Ⅱ受体拮抗剂。降压药物的疗效和不良反应情况个体间差异很大,临床应用时要充分注意。具体选用哪一种或几种药物就参照前述的用药原则全面考虑。

(1)利尿药:此类药物可减少细胞外液容量、降低心排血量,并通过利钠作用降低血压。降压作用较弱,起作用较缓慢,但与其他降压药物联合应用时常有相加或协同作用,常可作为高血压的基础治疗。螺内酯不仅可以降压,而且能抑制心肌及血管的纤维化。

种类和应用方法:有噻嗪类、保钾利尿药和襻利尿药3类。降压治疗中比较常用的利尿药有下列几种:氢氯噻嗪12.5~25 mg,每天一次;阿米洛利5~10 mg,每天一次;吲达帕胺1.25~2.5 mg,每天一次;氯噻酮12.5~25 mg,每天一次;螺内酯20 mg,每天一次;氨苯蝶啶25~50 mg,每天一次。在少数情况下用呋塞米20~40 mg,每天2次。

主要适应证:利尿药可作为无并发症高血压患者的首选药物,主要适用于轻中度高血压,尤其是老年高血压包括老年单纯性收缩期高血压、肥胖及并发心力衰竭患者。襻利尿药作用迅速,肾功能不全时应用较多。

注意事项:利尿药应用可降低血钾,尤以噻嗪类和呋塞米为明显,长期应用者应适量补钾(每天1~3 g),并鼓励多吃水果和富含钾的绿色蔬菜。此外,噻嗪类药物可干扰糖、脂和尿酸代谢,故应慎用于糖尿病和血脂代谢失调者,禁用于痛风患者。保钾利尿药因可升高血钾,应尽量避免与ACEI合用,禁用于肾功能不全者。利尿药的不良反应与剂量密切相关,故宜采用小剂量。

(2)β受体阻滞剂:通过减慢心率、减低心肌收缩力、降低心排血量、减低血浆肾素活性等多种机制发挥降压作用。其降压作用较弱,起效时间较长(1~2周)。

主要适应证:主要适用于轻中度高血压,尤其是在静息时心率较快(>80次/分)的中青年患者,也适用于高肾素活性的高血压、伴心绞痛或心肌梗死后及伴室上性快速心律失常者。

种类和应用方法:常用于降压治疗的β₁受体阻滞剂有美托洛尔25~50 mg,每天1~2次;阿替洛尔25 mg,每天1~2次;比索洛尔2.5~10 mg,每天1次。选择性α₁受体阻滞剂和非选择性β受体阻滞剂有:拉贝洛尔每次0.1 g,每天3~4次,以后按需增至0.6~0.8 g,重症高血压可达每天1.2~2.4 g;卡维地洛6.25~12.5 mg,每天2次。拉贝洛尔和美托洛尔均有静脉制剂,可用于重症高血压或高血压危象而需要较迅速降压治疗的患者。

注意事项:常见的不良反应有疲乏和肢体冷感,可出现躁动不安、胃肠功能不良等。还可能影响糖代谢、脂代谢,因此伴有心脏传导阻滞、哮喘、慢性阻塞性肺部疾病及周围血管疾病患者应列为禁忌;因此类药可掩盖低血糖反应,因此应慎用于胰岛素依赖性糖尿病患者。长期应用者突然停药可发生反跳现象,即原有的症状加重、恶化或出现新的表现,较常见有血压反跳性升高,伴头痛、焦虑、震颤、出汗等,称之为撤药综合征。

(3)钙通道阻滞剂(CCB):主要通过阻滞细胞质膜的钙离子通道、松弛周围动脉血管的平滑肌,使外周血管阻力下降而发挥降压作用。

主要适应证:可用于各种程度的高血压,尤其是老年高血压、伴冠心病心绞痛、周围血管病、糖尿病或糖耐量异常妊娠期高血压及合并有肾脏损害的患者。

种类和应用方法:应优先考虑使用长效制剂如非洛地平缓释片 2.5~5 mg,每天 1 次;硝苯地平控释片 30 mg,每天 1 次;氨氯地平 5 mg,每天 1 次;拉西地平 4 mg,每天 1~2 次;维拉帕米缓释片 120~240 mg,每天 1 次;地尔硫䓬缓释片 90~180 mg,每天 1 次。由于有诱发猝死之嫌,速效二氢吡啶类钙通道阻滞剂的临床使用正在逐渐减少,而提倡应用长效制剂。其价格一般较低廉,在经济条件落后的农村及边远地区速效制剂仍不失为一种可供选择的抗高血压药物,可使用硝苯地平或尼群地平普通片剂 10 mg,每天 2~3 次。

注意事项:主要不良反应为血管扩张所致的头痛、颜面潮红和踝部水肿,发生率在 10% 以下,需要停药的只占极少数。踝部水肿系毛细血管前血管扩张而非水、钠潴留所致。硝苯地平的不良反应较明显且可引起反射性心率加快,但若从小剂量开始逐渐加大剂量,可明显减轻或减少这些不良反应。非二氢吡啶类对传导功能及心肌收缩力有负性影响,因此禁用于心脏传导阻滞和心力衰竭时。

(4)血管紧张素转换酶抑制剂(ACEI):通过抑制血管紧张素转换酶使血管紧张素 Ⅱ 生成减少,并抑制缓激肽,使缓激肽降解。这类药物可抑制循环和组织的 RAAS,减少神经末梢释放去甲肾上腺素和血管内皮形成内皮素;还可作用于缓激肽系统,抑制缓激肽降解,增加缓激肽和扩张血管的前列腺素的形成。这些作用不仅能有效降低血压,而且具有靶器官保护的功能。

ACEI 对糖代谢和脂代谢无影响,血浆尿酸可能降低。即使合用利尿药亦可维持血钾稳定,因 ACEI 可防止利尿药所致的继发性高醛固酮血症。此外,ACEI 在产生降压作用时不会引起反射性心动过速。

种类和应用方法:常用的 ACEI 有卡托普利 25~50 mg,每天 2~3 次;依那普利 5~10 mg,每天 1~2 次;贝那普利 5~20 mg,雷米普利 2.5~5 mg,培哚普利 4~8 mg,西那普利 2.5~10 mg,福辛普利 10~20 mg,均每天 1 次。

主要适应证:ACEI 可用来治疗轻中度或严重高血压,尤其适用于伴左心室肥厚、左心室功能不全或心力衰竭、糖尿病并有微量蛋白尿、肾脏损害(血肌酐 <265 μmol/L)并有蛋白尿等患者。本药还可安全地使用于伴有慢性阻塞性肺部疾病或哮喘、周围血管疾病或雷诺现象、抑郁症及胰岛素依赖性糖尿病患者。

注意事项:最常见不良反应为持续性干咳,发生率为 3%~22%。多见于用药早期(数天至几周),亦可出现于治疗的后期,其机制可能由于 ACEI 抑制了激肽酶 Ⅱ,使缓激肽的作用增强和前列腺素形成。症状不重应坚持服药,半数可在 2~3 月内咳嗽消失。改用其他 ACEI,咳嗽可能不出现。福辛普利和西拉普利引起干咳少见。其他可能发生不良反应有低血压、高钾血症、血管神经性水肿(偶尔可致喉痉挛、喉或声带水肿)、皮疹及味觉障碍。

双侧肾动脉狭窄或单侧肾动脉严重狭窄、合并高血钾血症或严重肾衰竭等患者 ACEI 应列为禁忌。因有致畸危险也不能用于合并妊娠的妇女。

(5)血管紧张素 Ⅱ 受体拮抗剂(ARB):这类药物可选择性阻断 Ang Ⅱ 的 Ⅰ 型受体而起作用,

具有 ACEI 相似的血流动力学效应。从理论上讲,其比 ACEI 存在如下优点:①作用不受 ACE 基因多态性的影响。②还能抑制非 ACE 催化产生的 Ang Ⅱ 的致病作用。③促进 Ang Ⅱ 与血管紧张素 Ⅱ 型受体(AT$_2$)结合发挥"有益"效应。这 3 项优点结合起来将可能使 ARB 的降血压及对靶器官保护作用更有效,但需要大规模的临床试验进一步证实,目前尚无循证医学的证据表明 ARB 的疗效优于或等同于 ACEI。

种类和应用方法:目前在国内上市的 ARB 有 3 类。第一、二、三代分别为氯沙坦、缬沙坦、依贝沙坦。氯沙坦 50~100 mg,每天 1 次,氯沙坦和小剂量氢氯噻嗪(25 mg/d)合用,可明显增强降压效应;缬沙坦 80~160 mg,每天 1 次;依贝沙坦 150 mg,每天 1 次;替米沙坦 80 mg,每天 1 次;坎地沙坦 1 mg,每天 1 次。

主要适应证:适用对象与 ACEI 相同。目前主要用于 ACEI 治疗后发生干咳等不良反应且不能耐受的患者。氯沙坦有降低血尿酸作用,尤其适用于伴高尿酸血症或痛风的高血压患者。

注意事项:此类药物的不良反应轻微而短暂,因不良反应需中止治疗者极少。不良反应为头晕、与剂量有关的直立性低血压、皮疹、血管神经性水肿、腹泻、肝功能异常、肌痛和偏头痛等。禁用对象与 ACEI 相同。

(6)α$_1$ 受体阻滞剂:这类药可选择性阻滞血管平滑肌突触后膜 α$_1$ 受体,使小动脉和静脉扩张,外周阻力降低。长期应用对糖代谢并无不良影响,且可改善脂代谢,升高 HDL-C 水平,还能减轻前列腺增生患者的排尿困难,缓解症状。降压作用较可靠,但是否与利尿药、受体阻滞剂一样具有降低病死率的效益,尚不清楚。

种类和应用方法:常用制剂有哌唑嗪 1 mg,每天 1 次;多沙唑嗪 1~6 mg,每天 1 次;特拉唑嗪 1~8 mg,每天 1 次;苯哌地尔 25~50 mg,每天 2 次。

适应证:目前一般用于轻中度高血压,尤其适用于伴高脂血症或前列腺肥大患者。

注意事项:主要不良反应为"首剂现象",多见于首次给药后 30~90 分钟,表现为严重的直立性低血压、眩晕、晕厥、心悸等,系由于内脏交感神经的收缩血管作用被阻滞后,静脉舒张使回心血量减少。首剂现象以哌唑嗪较多见,特拉唑嗪较少见。合用 β 受体阻滞剂、低钠饮食或曾用过利尿药者较易发生。防治方法是首剂量减半,临睡前服用,服用后平卧或半卧休息 60~90 分钟,并在给药前至少一天停用利尿药。其他不良反应有头痛、嗜睡、口干、心悸、鼻塞、乏力、性功能障碍等,常可在连续用药过程中自行减轻或缓解。有研究表明哌唑嗪能增加高血压患者的病死率,因此现在临床上已很少应用。

(六)降压药物的联合应用

降压药物的联合应用已公认为是较好和合理的治疗方案。

1.联合用药的意义

研究表明,单药治疗使高血压患者血压达标(<140/90 mmHg 或 18.7/12.0 kPa)比率仅为 40%~50%,而两种药物的合用可使 70%~80% 的患者血压达标。HOT 试验结果表明,达到预定血压目标水平的患者中,采用单一药物、两药合用或三药合用的患者分别占 30%~40%、40%~50% 和少于 10%,处于联合用药状态约占 68%。

联合用药可减少单一药物剂量,提高患者的耐受性和依从性。单药治疗如效果欠佳,只能加大剂量,这就增加不良反应发生的危险性,且有的药物随剂量增加,不良反应增大的危险性超过了降压作用增加的效益,亦即药物的危险/效益比转向不利的一面。联合用药可避免此种两难局面。

联合用药还可使不同的药物互相取长补短,有可能减轻或抵消某些不良反应。任何药物在长期治疗中均难以完全避免其不良反应,如β受体阻滞剂的减慢心率作用,CCB可引起踝部水肿和心率加快。这些不良反应如能选择适当的合并用药就有可能被矫正或消除。

2.利尿药为基础的两种药物联合应用

大型临床试验表明,噻嗪类利尿药可与其他降压药有效地合用,故在需要合并用药时利尿药可作为基础药物。常采用下列合用方法。

(1)利尿药+ACEI或血管紧张素Ⅱ受体拮抗剂:利尿药的不良反应是激活肾素-血管紧张素醛固酮(RAAS),造成一系列不利于降低血压的负面作用。然而,这反而增强了ACEI或血管紧张素Ⅱ受体拮抗剂对RAAS的阻断作用,亦即这两种药物通过利尿药对RAAS的激活,可产生更强有力的降压效果。此外,ACEI和血管紧张素Ⅱ受体拮抗剂由于可使血钾水平稍上升,从而能防止利尿药长期应用所致的电解质紊乱,尤其是低血钾等不良反应。

(2)利尿药+β受体阻滞剂或α_1受体阻滞剂:β受体阻滞剂可抵消利尿药所致的交感神经兴奋和心率增快作用,而噻嗪类利尿药又可消除β受体阻滞剂或α_1受体阻滞剂的促肾滞钠作用。此外,在对血管的舒缩作用上噻嗪类利尿药可加强α_1受体阻滞剂的扩血管效应,而抵消β受体阻滞剂的缩血管作用。

3.CCB为基础的两药合用

我国临床上初治药物中仍以CCB最为常用。国人对此类药一般均有良好反应,CCB为基础的联合用药在我国有广泛的基础。

(1)CCB+ACEI:前者具有直接扩张动脉的作用,后者通过阻断RAAS和降低交感活性,既扩张动脉,又扩张静脉,故两药在扩张血管上有协同降压作用。二氢吡啶类CCB产生的踝部水肿可被ACEI消除。两药在心肾和血管保护上,在抗增殖和减少蛋白尿上亦均有协同作用。此外,ACEI可阻断CCB所致反射性交感神经张力增加和心率加快的不良反应。

(2)二氢吡啶类CCB+β受体阻滞剂:前者具有的扩张血管和轻度增加心排血量的作用,正好抵消β-受体阻滞剂的缩血管及降低心排血量作用。两药对心率的相反作用可使患者心率不受影响。

4.其他的联合应用方法

如两药合用仍不能奏效,可考虑采用3种药物合用,例如噻嗪类利尿药加ACEI加水溶性β受体阻滞剂(阿替洛尔),或噻嗪类利尿药加ACEI加CCB,以及利尿药加β受体阻滞剂加其他血管扩张剂(肼屈嗪)。

七、高血压危象

(一)定义和分类

临床已经有许多不同的名词被用于血压重度急性升高的情况。但多数研究者将高血压急症定义为收缩压或舒张压急剧增高(如舒张压增高到16.0 kPa或120 mmHg或以上),同时伴有中枢神经系统、心脏或肾脏等靶器官损伤。高血压急症较少见,此类患者需要在严密监测下通过静脉给药的方法使血压立即降低。与高血压急症不同,如果患者的血压重度增高,但无急性靶器官损害的证据,则定义为高血压次急症。对此类患者,需在48小时内使血压逐渐下降。两者统称为高血压危象(见表4-4)。

表 4-4　高血压危象的分类

高血压急症	高血压次急症
高血压脑病	进急性恶性高血压
颅内出血	循环中儿茶酚胺水平过高
动脉硬化栓塞性脑梗死	降压药物的撤药综合征
急性肺水肿	服用拟交感神经药物
急性冠脉综合征	食物或药物与单胺氧化酶抑制剂相互作用
急性主动脉夹层	围术期高血压
急性肾衰竭	
肾上腺素能危象	
子痫	

（二）临床表现

高血压危象的症状和体征的轻重往往因人而异。一般症状可有出汗、潮红、苍白、眩晕、濒死感、耳鸣、鼻出血；心脏症状可有心悸、心律失常、胸痛、呼吸困难、肺水肿；脑部症状可有头痛、头晕、恶心、眩目、局部症状、痛性痉挛、昏迷等；肾脏症状有少尿、血尿、蛋白尿、电解质紊乱、氮质血症、尿毒症；眼部症状有闪光、点状视觉、视物模糊、视觉缺陷、复视、失明。

（三）高血压危象的治疗

1.治疗的一般原则

对高血压急症患者,需在 ICU 中严密监测（必要时进行动脉内血压监测）,通过静脉给药迅速控制血压（但并非降至正常水平）。对高血压次急症患者,应在 24～48 小时逐渐降低血压（通常给予口服降压药）。

静脉用药控制血压的即刻目标是在 30～60 分钟将舒张压降低 $10\%～15\%$,或降到14.7 kPa（110 mmHg）左右。对急性主动脉夹层患者,应 15～30 分钟达到这一目标。以后用口服降压药维持。

2.高血压急症的治疗

导致高血压急症的疾病基础很多。目前有多种静脉用药可作降压之用（见表 4-5）。

表 4-5　高血压急症静脉用药的选择

症状	药物选择
急性肺水肿	硝普钠或乌拉地尔,与硝酸甘油和一种襻利尿药合用
急性心肌缺血	柳氨苄心定或美托洛尔,与硝酸甘油合用。如血压控制不满意,可加用尼卡地平或非诺多泮
脑卒中	柳氨苄心定、尼卡地平或非诺多泮
急性主动脉夹层	柳氨苄心定、硝普钠加美托洛尔
子痫	肼屈嗪,亦可选用柳氨苄心定或尼卡地平
急性肾衰竭/微血管性贫血	非诺多泮或尼卡地平
儿茶酚胺危象	尼卡地平、维拉帕米或非诺多泮

（1）高血压脑病：高血压脑病的首选治疗包括静脉注射硝普钠、柳氨苄心定、乌拉地尔或尼卡

地平。

（2）脑血管意外：对任何种类的急性脑卒中患者给予紧急降压治疗所能得到的益处目前还都是推测性的，还缺少充分的临床和实验研究证据。①颅内出血：血压小于 24.0/14.0 kPa（180/105 mmHg）无须降压。血压大于 30.7/16.0 kPa（230/120 mmHg）可静脉给予柳胺苄心定、拉贝洛尔、硝普钠、乌拉地尔。血压在 24.0～30.7/20.0～16.0 kPa（180～230/150～120 mmHg）可静脉给药，也可口服给药。②急性缺血性脑卒中（中风）：参照颅内出血的治疗。

（3）急性主动脉夹层：一旦确定为主动脉夹层的诊断，即应力图在 15～30 分钟内使血压降至最低可以耐受的水平（保持足够的器官灌注）。最初的治疗应包括联合使用静脉硝普钠和一种静脉给予的 β 受体阻滞剂，其中美托洛尔最为常用。尼卡地平或非诺多泮也可使用。柳氨苄心定兼有 α-和 β 受体阻滞作用，可作为硝普钠和 β 受体阻滞剂联合方案的替代。另外，地尔硫䓬静脉滴注也可用于主动脉夹层。

（4）急性左心室衰竭和肺水肿：严重高血压可诱发急性左心室衰竭。在这种情况下，可给予扩血管药如硝普钠直接减轻心脏后负荷。也可选用硝酸甘油。

（5）冠心病和急性心肌梗死：静脉给予硝酸甘油是这种高血压危象时的首选药物。次选药为柳氨苄心定，静脉给予。如血压控制不满意，可加用尼卡地平或非诺多泮。

（6）围术期高血压：降压药物的选用应根据患者的背景情况，在密切观察下可选用乌拉地尔、柳氨苄心定、硝普钠和硝酸甘油等。

（7）子痫：近年来，在舒张压超过 15.3 kPa（115 mmHg）或发生子痫时，传统上采用肼屈嗪静脉注射，此药能有效降低血压而不减少胎盘血流。现今在有重症监护的条件下，静脉给予柳氨苄心定和尼卡地平被认为更安全有效。如惊厥出现或迫近，可注射硫酸镁。

第二节　继发性高血压

继发性高血压也称症状性高血压，是指由一定的基础疾病引起的高血压，占所有高血压患者的1%～5%。由于继发性高血压的出现与某些确定的疾病和原因有关，一旦这些原发疾病（如原发性醛固酮增多症、嗜铬细胞瘤、肾动脉狭窄等）治愈后，高血压即可消失。所以临床上，对一个高血压患者（尤其是初发病例），应给予全面详细评估，以发现有可能的继发性高血压的病因，以利于进一步治疗。

一、继发性高血压的基础疾病

（一）肾性高血压

（1）肾实质性：急、慢性肾小球肾炎，多囊肾，糖尿病肾病，肾积水。

（2）肾血管性：肾动脉狭窄、肾内血管炎。

（3）肾素分泌性肿瘤。

（4）原发性钠潴留（Liddles 综合征）。

（二）内分泌性高血压

(1)肢端肥大症。

(2)甲状腺功能亢进。

(3)甲状腺功能减退。

(4)甲状旁腺功能亢进。

(5)肾上腺皮质:库欣综合征、原发性醛固酮增多症、嗜铬细胞瘤。

(6)女性长期口服避孕药。

(7)绝经期综合征等等。

（三）血管病变

主动脉缩窄、多发性大动脉炎。

（四）颅脑病变

脑肿瘤、颅内压增高、脑外伤、脑干感染等。

（五）药物

如糖皮质激素、拟交感神经药、甘草等。

（六）其他

高原病、红细胞增多症、高血钙等。

二、常见的继发性高血压几种类型的特点

（一）肾实质性疾病所致的高血压

1.急性肾小球肾炎

(1)多见于青少年。

(2)起病急。

(3)有链球菌感染史。

(4)发热、血尿、水肿等表现。

2.慢性肾小球肾炎

应注意与高血压病引起的肾脏损害相鉴别。

(1)反复水肿史。

(2)贫血明显。

(3)血浆蛋白低。

(4)蛋白尿出现早而血压升高相对轻。

(5)眼底病变不明显。

3.糖尿病肾病

无论是胰岛素依赖型糖尿病(1型)或非胰岛素依赖型糖尿病(2型),均可发生肾损害而有高血压,肾小球硬化、肾小球毛细血管基膜增厚为主要的病理改变,早期肾功能正常,仅有微量蛋白尿,血压也可能正常;病情发展,出现明显蛋白尿及肾功能不全时血压升高。

对于肾实质病变引起的高血压,可以应用 ACEI 治疗,对肾脏有保护作用,除降低血压外,还可减少蛋白尿,延缓肾功能恶化。

（二）嗜铬细胞瘤

肾上腺髓质或交感神经节等嗜铬细胞肿瘤,间歇或持续分泌过多的肾上腺素和去甲肾上腺

素,出现阵发性或持续性血压升高。其临床特点包括以下几个方面。

(1)有剧烈头痛、心动过速、出汗、面色苍白、血糖增高、代谢亢进等特征。

(2)对一般降压药物无效。

(3)血压增高期测定血或尿中儿茶酚胺及其代谢产物香草基杏仁酸(VMA),显著增高。

(4)超声、放射性核素、CT、磁共振显像可显示肿瘤的部位。

(5)大多数肿瘤为良性,可做手术切除。

(三)原发性醛固酮增多症

此病系肾上腺皮质增生或肿瘤分泌过多醛固酮所致。其特征包括以下几点。

(1)长期高血压伴顽固的低血钾。

(2)肌无力、周期性瘫痪、烦渴、多尿等。

(3)血压多为轻、中度增高。

(4)实验室检查:有低血钾、高血钠、代谢性碱中毒、血浆肾素活性降低、尿醛固酮排泄增多。

(5)螺内酯试验(+)具有诊断价值。

(6)超声、放射性核素、CT 可做定位诊断。

(7)大多数原发性醛固酮增多症是由单一肾上腺皮质腺瘤所致,手术切除是最好的治疗方法。

(8)螺内酯是醛固酮拮抗剂,可使血压降低,血钾升高,症状减轻。

(四)库欣综合征

由于肾上腺皮质肿瘤或增生,导致皮质醇分泌过多。其临床特点表现为以下几点。

(1)水、钠潴留,高血压。

(2)向心性肥胖、满月脸、多毛、皮肤纹、血糖升高。

(3)24 小时尿中 17-羟类固醇或 17-酮类固醇增多。

(4)肾上腺皮质激素兴奋者试验阳性。

(5)地塞米松抑制试验阳性。

(6)颅内蝶鞍 X 线检查、肾上腺 CT 扫描及放射性碘化胆固醇肾上腺扫描可用于病变定位。

(五)肾动脉狭窄

(1)可为单侧或双侧。

(2)青少年患者的病变性质多为先天性或炎症性,老年患者多为动脉粥样硬化性。

(3)高血压进展迅速或高血压突然加重,呈恶性高血压表现。

(4)舒张压中、重度升高。

(5)四肢血压多不对称,差别大,有时呈无脉症。

(6)体检时可在上腹部或背部肋脊角处闻及血管杂音。

(7)眼底呈缺血性进行性改变。

(8)对各类降压药物疗效较差。

(9)大剂量断层静脉肾盂造影,放射性核素肾图有助于诊断。

(10)肾动脉造影可明确诊断。

(11)药物治疗可选用 ACEI 或钙通道阻滞剂,但双侧肾动脉狭窄者不宜应用,以避免可能使肾小球滤过率进一步降低,肾功能恶化。

（12）经皮肾动脉成形术（PTRA）手术简便，疗效好，为首选治疗。

（13）必要时，可行血流重建术、肾移植术、肾切除术。

（六）主动脉缩窄

主动脉缩窄为先天性血管畸形，少数为多发性大动脉炎引起。其临床特点表现为以下几点。

（1）上肢血压增高而下肢血压不高或降低，呈上肢血压高于下肢的反常现象。

（2）肩胛间区、胸骨旁、腋部可有侧支循环动脉的搏动和杂音或腹部听诊有血管杂音。

（3）胸部 X 线摄影可显示肋骨受侧支动脉侵蚀引起的切迹。

（4）主动脉造影可确定诊断。

第三节　稳定性心绞痛

一、概述

心绞痛是由于暂时性心肌缺血引起的以胸痛为主要特征的临床综合征，是冠状动脉粥样硬化性心脏病（冠心病）的最常见表现。通常见于冠状动脉至少一支主要分支管腔直径狭窄在 50％以上的患者，当应激时，冠状动脉血流不能满足心肌代谢的需要，导致心肌缺血，而引起心绞痛发作，休息或含服硝酸甘油可缓解。

稳定性心绞痛（stable angina pectoris，SAP）是指心绞痛发作的程度、频度、性质及诱发因素在数周内无显著变化的患者。心绞痛也可发生在瓣膜病（尤其是主动脉瓣病变）、肥厚型心肌病和未控制的高血压及甲状腺功能亢进、严重贫血等患者。冠状动脉"正常"者也可由于冠状动脉痉挛或内皮功能障碍等原因发生心绞痛。某些非心脏性疾病如食道、胸壁或肺部疾病也可引起类似心绞痛的症状，临床上需注意鉴别。

二、病因和发病机制

稳定性心绞痛是一种以胸、下颌、肩、背或臂的不适感为特征的临床症候群，其典型表现为劳累、情绪波动或应激后发作，休息或服用硝酸甘油后可缓解。有些不典型的稳定性心绞痛以上腹部不适感为临床表现。威廉·赫伯登 William Heberden 在 1772 年首次提出"心绞痛的概念"，并将之描述为与运动有关的胸区压抑感和焦虑，不过那时还不清楚它的病因和病理机制。现在我们知道它由心肌缺血引起。心肌缺血最常见的原因是粥样硬化性冠状动脉疾病，其他原因还包括肥厚型或扩张型心肌病、动脉硬化及其他较少见的心脏疾病。

心肌供氧和需氧的不平衡产生了心肌缺血。心肌氧供取决于动脉氧饱和度、心肌氧扩散度和冠脉血流，而冠脉血流又取决于冠脉管腔横断面积和冠脉微血管的调节。管腔横断面积和微血管都受到管壁内粥样硬化斑块的影响，从而因运动时心率增快、心肌收缩增强及管壁紧张度增加导致心肌需氧增加，最终引起氧的供需不平衡。心肌缺血引起交感激活，产生心肌耗氧增加、冠状动脉收缩等一系列效应从而进一步加重缺血。缺血持续加重，导致心脏代谢紊乱、血流重分配、区域性以至整体性舒张和收缩功能障碍，心电图改变，最终引起心绞痛。缺血心肌释放的腺

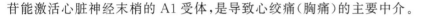

苷能激活心脏神经末梢的 A1 受体,是导致心绞痛(胸痛)的主要中介。

心肌缺血也可以无症状。无痛性心肌缺血可能因为缺血时间短或不甚严重,或因为心脏传入神经受损,或缺血性疼痛在脊的和脊上的部位受到抑制。患者显示出无痛性缺血表现、气短及心悸都提示心绞痛存在。

对大多数患者来说,稳定性心绞痛的病理因素是动脉粥样硬化、冠脉狭窄。正常血管床能自我调节,例如在运动时冠脉血流增加为平时的 5~6 倍。动脉粥样化斑块减少了血管腔横断面积,使得运动时冠脉血管床自我调节的能力下降,从而产生不同严重程度的缺血。若管腔径减少>50%,当运动或应激时,冠脉血流不能满足心脏代谢需要从而导致心肌缺血。内皮功能受损也是心绞痛的病因之一。心肌桥是心绞痛的罕见病因。

用血管内超声(IVUS)观察稳定性心绞痛患者的冠状动脉斑块。发现 1/3 的患者至少有1 个斑块破裂,6% 的患者有多个斑块破裂。合并糖尿病的患者更易发生斑块破裂。临床上应重视稳定性心绞痛患者的治疗,防止其发展为急性冠脉综合征(ACS)。

三、诊断

胸痛患者应根据年龄、性别、心血管危险因素、疼痛的特点来估计冠心病的可能性,并依据病史、体格检查、相关的无创检查及有创检查结果做出诊断及分层危险的评价。

(一)病史及体格检查

1.病史

详尽的病史是诊断心绞痛的基石。在大多数病例中,通过病史就能得出心绞痛的诊断。

(1)部位。典型的心绞痛部位是在胸骨后或左前胸,范围常不局限,可以放射到颈部、咽部、颌部、上腹部、肩背部、左臂及左手指侧,也可以放射至其他部位,心绞痛还可以发生在胸部以外如上腹部、咽部、颈部等。每次心绞痛发作部位往往是相似的。

(2)性质。常呈紧缩感、绞榨感、压迫感、烧灼感、胸憋、胸闷或有窒息感、沉重感,有的患者只述为胸部不适,主观感觉个体差异较大,但一般不会是针刺样疼痛,有的表现为乏力、气短。

(3)持续时间。呈阵发性发作,持续数分钟,一般不会超过 10 分钟,也不会转瞬即逝或持续数小时。

(4)诱发因素及缓解方式。慢性稳定性心绞痛的发作与劳力或情绪激动有关,如走快路、爬坡时诱发,停下休息即可缓解,多发生在劳力当时而不是之后。舌下含服硝酸甘油可在 2~5 分钟迅速缓解症状。

非心绞痛的胸痛通常无上述特征,疼痛通常局限于左胸的某个部位,持续数个小时甚至数天;不能被硝酸甘油缓解甚至因触诊加重。胸痛的临床分类见表 4-6,加拿大心血管学会分级法见表 4-7 所示。

表 4-6　胸痛的临床分类

典型心绞痛	符合下述 3 个特征
	胸骨下疼痛伴特殊性质和持续时间
	运动及情绪激动诱发
	休息或硝酸甘油缓解
非典型心绞痛	符合上述 2 个特征
非心性胸痛	符合上述 1 个特征或完全不符合

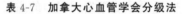

表 4-7　加拿大心血管学会分级法

级别	症状程度
Ⅰ级	一般体力活动不引起心绞痛,例如行走和上楼,但紧张、快速或持续用力可引起心绞痛的发作
Ⅱ级	日常体力活动稍受限制,快步行走或上楼、登高、饭后行走或上楼、寒冷或风中行走、情绪激动可发作心绞痛或仅在睡醒后数小时内发作。在正常情况下以一般速度平地步行 200 m 以上或登一层以上的楼梯受限
Ⅲ级	日常体力活动明显受限,在正常情况下以一般速度平地步行 100～200 m 或登一层楼梯时可发作心绞痛
Ⅳ级	轻微活动或休息时即可以出现心绞痛症状

2.体格检查

稳定性心绞痛体检常无明显异常,心绞痛发作时可有心率增快、血压升高、焦虑、出汗,有时可闻及第四心音、第三心音或奔马律,或出现心尖部收缩期杂音,第二心音逆分裂,偶闻双肺底啰音。体检尚能发现其他相关情况,如心脏瓣膜病、心肌病等非冠状动脉粥样硬化性疾病,也可发现高血压、脂质代谢障碍所致的黄色瘤等危险因素,颈动脉杂音或周围血管病变有助于动脉粥样硬化的诊断。体检尚需注意肥胖(体重指数及腰围),有助于了解有无代谢综合征。

(二)基本实验室检查

(1)了解冠心病危险因素,空腹血糖、血脂检查,包括血总胆固醇(TC)、高密度脂蛋白胆固醇(HDL-C)、低密度脂蛋白胆固醇(LDL-C)及三酰甘油(TG)。必要时做糖耐量试验。

(2)了解有无贫血(可能诱发心绞痛),检查血红蛋白是否减少。

(3)甲状腺,必要时检查甲状腺功能。

(4)行尿常规、肝肾功能、电解质、肝炎相关抗原、人类免疫缺陷病毒(HIV)检查及梅毒血清试验,需在冠状动脉造影前进行。

(5)胸痛较明显者,需查血心肌肌钙蛋白(cTnT 或 cTnI)、肌酸激酶(CK)及同工酶(CK-MB),以与急性冠状动脉综合征(acute coronary syndrome,ACS)相鉴别。

(三)胸部 X 线检查

胸部 X 线检查常用于可疑心脏病患者的检查,然而,对于稳定性心绞痛患者,该检查并不能提供有效特异的信息。

(四)心电图检查

1.静息心电图检查

所有可疑心绞痛患者均应常规行静息 12 导联心电图。怀疑血管痉挛的患者于疼痛发作时行心电图尤其有意义。心电图同时可以发现诸如左室肥厚、左束支传导阻滞、预激、心律失常及传导障碍等情况,这些信息可发现胸痛的可能机制,并能指导治疗措施。静息心电图对危险分层也有意义。但不主张重复此项检查除非当时胸痛发作或功能分级有改变。

2.心绞痛发作时心电图检查

在胸痛发作时争取心电图检查,缓解后立即复查。静息心电图正常不能排除冠心病心绞痛的诊断,但如果有 ST-T 改变符合心肌缺血时,特别是在疼痛发作时检出,则支持心绞痛的诊断。心电图显示陈旧性心肌梗死时,则心绞痛可能性增加。静息心电图有 ST 段压低或 T 波倒置但胸痛发作时呈"假性正常化",也有利于冠心病心绞痛的诊断。24 小时动态心电图表现如有与症状一致 ST-T 变化,则对诊断有参考价值。

（五）核素心室造影

1. ^{201}Tc 心肌显像

铊随冠脉血流被正常心肌细胞摄取,休息时铊显像所示主要见于心肌梗死后瘢痕部位。在冠状动脉供血不足部位的心肌,则明显的灌注缺损仅见于运动后缺血区。变异型心绞痛发作时心肌急性缺血区常显示特别明显的灌注缺损。

2. 放射性核素心腔造影

红细胞被标记上放射性核素,得到心腔内血池显影,可测定左心室射血分数及显示室壁局部运动障碍。

3. 正电子发射断层心肌显像（PET）

除可判断心肌血流灌注外,还可了解心肌代谢状况,准确评估心肌活力。

（六）负荷试验

1. 心电图运动试验

（1）适应证:①有心绞痛症状怀疑冠心病,可进行运动,静息心电图无明显异常的患者,为达到诊断目的。②确定稳定型冠心病的患者心绞痛症状明显改变者。③确诊的稳定型冠心病患者用于危险分层。

（2）禁忌证:急性心肌梗死早期、未经治疗稳定的急性冠状动脉综合征、未控制的严重心律失常或高度房室传导阻滞、未控制的心力衰竭、急性肺动脉栓塞或肺梗死、主动脉夹层、已知左冠状动脉主干狭窄、重度主动脉瓣狭窄、肥厚型梗阻性心肌病、严重高血压、活动性心肌炎、心包炎、电解质异常等。

（3）方案（Burce 方案）:运动试验的阳性标准为运动中出现典型心绞痛,运动中或运动后出现 ST 段水平或下斜型下降≥1 mm（J 点后 60～80 毫秒）,或运动中出现血压下降者。

（4）需终止运动试验的情况:①出现明显症状（如胸痛、乏力、气短、跛行）；症状伴有意义的 ST 段变化。②ST 段明显压低（压低＞2 mm 为终止运动相对指征；≥4 mm 为终止运动绝对指征）。③ST 段抬高≥1 mm。④出现有意义的心律失常；收缩压持续降低 1.3 kPa（10 mmHg）或血压明显升高[收缩压＞33.3 kPa（250 mmHg）或舒张压＞15.3 kPa（115 mmHg）]。⑤已达目标心率者。有上述情况一项者需终止运动试验。

2. 核素负荷试验（心肌负荷显像）

（1）核素负荷试验的适应证:①静息心电图异常、LBBB、ST 段下降＞1 mm、起搏心律、预激综合征等心电图运动试验难以精确评估者。②心电图运动试验不能下结论,而冠状动脉疾病可能性较大者。

（2）药物负荷试验:包括双嘧达莫、腺苷或多巴酚丁胺药物负荷试验,用于不能运动的患者。

（七）多层 CT 或电子束 CT 扫描

多层 CT 或电子束 CT 平扫可检出冠状动脉钙化并进行积分。人群研究显示钙化与冠状动脉病变的高危人群相联系,但钙化程度与冠状动脉狭窄程度却并不相关,因此,不推荐将钙化积分常规用于心绞痛患者的诊断评价。

CT 造影为显示冠状动脉病变及形态的无创检查方法。有较高阴性预测价值,若 CT 冠状动脉造影未见狭窄病变,一般可不进行有创检查。但 CT 冠状动脉造影对狭窄病变及程度的判断仍有一定限度,特别当钙化存在时会显著影响狭窄程度的判断,而钙化在冠心病患者中相当普遍,因此,仅能作为参考。

（八）有创性检查

1.冠状动脉造影

冠状动脉造影至今仍是临床上评价冠状动脉粥样硬化和相对较为少见的非冠状动脉粥样硬化性疾病所引起的心绞痛的最精确的检查方法。对糖尿病、年龄＞65岁老年患者、年龄＞55岁女性的胸痛患者冠状动脉造影更有价值。

（1）适应证：①严重稳定性心绞痛（CCS分级3级或以上者），特别是药物治疗不能很好缓解症状者。②无创方法评价为高危的患者，无论心绞痛严重程度如何。③心脏停搏存活者。④患者有严重的室性心律失常。⑤血管重建（PCI,CABG）的患者有早期中等或严重的心绞痛复发。⑥伴有慢性心力衰竭或左室射血分数（LVEF）明显减低的心绞痛患者。⑦无创评价属中、高危的心绞痛患者需考虑大的非心脏手术，尤其是血管手术（如主动脉瘤修复、颈动脉内膜剥脱术、股动脉搭桥术等）。

（2）不推荐行冠状动脉造影：严重肾功能不全、造影剂过敏、精神异常不能合作者或合并其他严重疾病，血管造影的得益低于风险者。

2.冠状动脉内超声显像

血管内超声检查可较为精确地了解冠状动脉腔径，血管腔内及血管壁粥样硬化病变情况，指导介入治疗操作并评价介入治疗效果，但不是一线的检查方法，只在特殊的临床情况及为科研目的而进行。

四、治疗

（一）治疗目标

1.防止心肌梗死和死亡，改善预后

防止心肌梗死和死亡，主要是减少急性血栓形成的发生率，阻止心室功能障碍的发展。上述目标需通过生活方式的改善和药物干预来实现：①减少斑块形成。②稳定斑块，减轻炎症反应，保护内皮功能。③对于已有内皮功能受损和斑块破裂，需阻止血栓形成。

2.减轻或消除症状

改善生活方式、药物干预和血管再通术均是减轻和消除症状的手段，根据患者的个体情况选择合适的治疗方法。

（二）一般治疗

1.戒烟

大量数据表明，对于许多患者而言，吸烟是冠心病起源的最重要的可逆性危险因子，因此，强调戒烟是非常必要的。

2.限制饮食和酒精摄入

对确诊的冠心病患者，限制饮食是有效的干预方式。推荐食用水果、蔬菜、谷类、谷物制品、脱脂奶制品、鱼、瘦肉等，也就是所谓的"地中海饮食"。具体食用量需根据患者总胆固醇及低密度脂蛋白胆固醇来制定。超重患者应减轻体重。

适量饮酒是有益的，但大量饮酒肯定有害，尤其对于有高血压和心衰的患者。很难定义适量饮酒的酒精量，因此提倡限酒。稳定的冠心病患者可饮少量（＜50 g/d）低度酒（如葡萄酒）。

3.ω-3不饱和脂肪酸

鱼油中富含的ω-3不饱和脂肪酸能降低血中三酰甘油，被证实能降低近期心肌梗死患者的

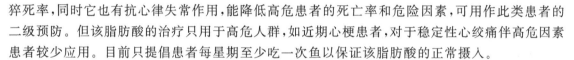

猝死率,同时它也有抗心律失常作用,能降低高危患者的死亡率和危险因素,可用作此类患者的二级预防。但该脂肪酸的治疗只用于高危人群,如近期心梗患者,对于稳定性心绞痛伴高危因素患者较少应用。目前只提倡患者每星期至少吃一次鱼以保证该脂肪酸的正常摄入。

4.维生素和抗氧化剂

目前尚无研究证实维生素的摄入能减少冠心病患者的心血管危险因素,同样,许多大型试验也没有发现抗氧化剂能给患者带来益处。

5.积极治疗高血压、糖尿病及其他疾病

稳定性心绞痛患者也应积极治疗高血压、糖尿病、代谢综合征等疾病,因这些疾病本身有促进冠脉疾病发展的危险性。

确诊冠心病的患者血压应降至 17.3/11.3 kPa(130/85 mmHg);如合并糖尿病或肾脏疾病,血压还应降至 17.3/10.7 kPa(130/80 mmHg)。糖尿病是心血管并发症的危险因子,需多方干预。研究显示:心血管病伴 2 型糖尿病患者在应用降糖药的基础上加用吡格列酮,其非致死性心肌梗死、脑卒中(中风)和病死率减少了 16%。

6.运动

鼓励患者在可耐受范围内进行运动,运动能提高患者运动耐量、减轻症状,对减轻体重、降低血脂和血压、增加糖耐量和胰岛素敏感性都有明显效益。

7.缓解精神压力

精神压力是心绞痛发作的重要促发因素,而心绞痛的诊断又给患者带来更大的精神压力。缓解紧张情绪,适当放松可以减少药物的摄入和手术的必要。

8.开车

稳定性心绞痛患者可以允许开车,但是要限定车载重和避免商业运输。高度紧张的开车是应该避免的。

(三)急性发作时治疗

发作时应立即休息,至少应迅速停止诱发心绞痛的活动。随即舌下含服硝酸甘油以缓解症状。对初次服用硝酸甘油的患者应嘱其坐下或平卧,以防发生低血压,还有诸如头晕、头胀痛、面红等不良反应。

应告知患者,若心绞痛发作>10 分钟,休息和舌下含服硝酸甘油不能缓解,应警惕发生心肌梗死并应及时就医。

(四)药物治疗

1.对症治疗,改善缺血

(1)短效硝酸酯制剂:硝酸酯类药为内皮依赖性血管扩张剂,能减少心肌需氧和改善心肌灌注,从而缓解心绞痛症状。快速起效的硝酸甘油能使发作的心绞痛迅速缓解。口服该药因肝脏首过效应,在肝内被有机硝酸酯还原酶降解,生物利用度极低。舌下给药吸收迅速完全,生物利用度高。硝酸甘油片剂暴露在空气中会变质,因而宜在开盖后 3 月内使用。

硝酸甘油引起剂量依赖性血管舒张不良反应,如头痛、面红等。过大剂量会导致低血压和反射性交感神经兴奋引起心动过速。对硝酸甘油无效的心绞痛患者应怀疑心肌梗死的可能。

(2)长效硝酸酯制剂:长效硝酸酯制剂能降低心绞痛发作的频率和严重程度,并能增加运动耐量。长效制剂只是对症治疗,并无研究显示它能改善预后。血管舒张不良反应如头痛、面红与短效制剂类似。其代表药有硝酸异山梨酯、单硝酸异山梨醇。

当机体内硝酸酯类浓度达到并超过阈值,其对心绞痛的治疗作用减弱,缓解疼痛的作用大打折扣,即发生硝酸酯类耐药。因此,患者服用长效硝酸酯制剂时应有足够长的间歇期以保证治疗的高效。

(3)β受体阻滞剂:β受体阻滞剂能抑制心脏 β-肾上腺素能受体,从而减慢心率、减弱心肌收缩力、降低血压,以减少心肌耗氧量,可以减少心绞痛发作和增加运动耐量。用药后要求静息心率降至 55～60 次/分,严重心绞痛患者如无心动过缓症状,可降至 50 次/分。

只要无禁忌证,β受体阻滞剂应作为稳定性心绞痛的初始治疗药物。β受体阻滞剂能降低心肌梗死后稳定性心绞痛患者死亡和再梗死的风险。目前可用于治疗心绞痛的β受体阻滞剂有很多种,当给予足够剂量时,均能有效预防心绞痛发作。更倾向于使用选择性 $β_1$-受体阻滞剂,如美托洛尔、阿替洛尔及比索洛尔。同时具有 α 和 β 受体阻滞的药物,在慢性稳定性心绞痛的治疗中也有效。

有严重心动过缓和高度房室传导阻滞、窦房结功能紊乱、明显的支气管痉挛或支气管哮喘的患者,禁用β受体阻滞剂。外周血管疾病及严重抑郁是应用β受体阻滞剂的相对禁忌证。慢性肺心病的患者可小心使用高度选择性 $β_1$-受体阻滞剂。没有固定狭窄的冠状动脉痉挛造成的缺血,如变异性心绞痛,不宜使用β受体阻滞剂,这时钙通道阻滞剂是首选药物。

推荐使用无内在拟交感活性的β受体阻滞剂。β受体阻滞剂的使用剂量应个体化,从较小剂量开始。

(4)钙通道阻滞剂:钙通道阻滞剂通过改善冠状动脉血流和减少心肌耗氧起缓解心绞痛作用,对变异性心绞痛或以冠状动脉痉挛为主的心绞痛,钙通道阻滞剂是一线药物。地尔硫草和维拉帕米能减慢房室传导,常用于伴有心房颤动或心房扑动的心绞痛患者,而不应用于已有严重心动过缓、高度房室传导阻滞和病态窦房结综合征的患者。

长效钙通道阻滞剂能减少心绞痛的发作。ACTION 试验结果显示,硝苯地平控释片没有显著降低一级疗效终点(全因死亡、急性心肌梗死、顽固性心绞痛、新发心力衰竭、致残性脑卒中及外周血管成形术的联合终点)的相对危险,但对于一级疗效终点中的多个单项终点而言,硝苯地平控释片组降低达到统计学差异或有降低趋势。值得注意的是,亚组分析显示,占 52% 的合并高血压的冠心病患者中,一级终点相对危险下降 13%。CAMELOT 试验结果显示,氨氯地平组主要终点事件(心血管性死亡、非致死性心肌梗死、冠状血管重建、由于心绞痛而入院治疗、慢性心力衰竭入院、致死或非致死性卒中及新诊断的周围血管疾病)与安慰剂组比较相对危险降低达31%,差异有统计学意义。长期应用长效钙通道阻滞剂的安全性在 ACTION 及大规模降压试验 ALLHAT 及 ASCOT 中都得到了证实。

外周水肿、便秘、心悸、面部潮红是所有钙通道阻滞剂常见的不良反应,低血压也时有发生,其他不良反应还包括头痛、头晕、虚弱无力等。

当稳定性心绞痛合并心力衰竭而血压高且难于控制者必须应用长效钙通道阻滞剂时,可选择氨氯地平、硝苯地平控释片或非洛地平。

(5)钾通道开放剂:钾通道开放剂的代表药物为尼克地尔,除了抗心绞痛外,该药还有心脏保护作用。一项针对尼克地尔的试验证实稳定性心绞痛患者服用该药能显著减少主要冠脉事件的发生。但是,尚没有降低治疗后死亡率和非致死性心肌梗死发生率的研究,因此,该药的临床效益还有争议。

(6)联合用药:β受体阻滞剂和长效钙通道阻滞剂联合用药比单用一种药物更有效。此外,两药联用时,β受体阻滞剂还可减轻二氢吡啶类钙通道阻滞剂引起的反射性心动过速不良反应。非二氢吡啶类钙通道阻滞剂地尔硫䓬或维拉帕米可作为对β受体阻滞剂有禁忌的患者的替代治疗。但非二氢吡啶类钙通道阻滞剂和β受体阻滞剂的联合用药能使传导阻滞和心肌收缩力的减弱更明显,要特别警惕。老年人、已有心动过缓或左室功能不良的患者应尽量避免合用。

2.改善预后的药物治疗

与稳定性心绞痛并发的疾病如糖尿病和高血压应予以积极治疗,同时还应纠正高脂血症。HMG-CoA还原酶抑制剂(他汀类药物)和血管紧张素转换酶抑制剂(ACEI)除各自的降脂和降压作用外,还能改善患者预后。对缺血性心脏病患者,还需加用抗血小板药物。

阿司匹林通过抑制血小板内环氧化酶使血栓素 A_2 合成减少,达到抑制血小板聚集的作用。其应用剂量为每天 75～150 mg。CURE 研究发现每天阿司匹林剂量若＞200 mg 或＜100 mg 反而增加心血管事件发生的风险。

所有患者如无禁忌证(活动性胃肠道出血、阿司匹林过敏或既往有阿司匹林不耐受的病史),给予阿司匹林 75～100 mg/d。不能服用阿司匹林者,则可应用氯吡格雷作为替代。

所有冠心病患者应用他汀类药物。他汀类降脂治疗减少动脉粥样硬化性心脏病并发症,可同时应用于患者的一级和二级预防。他汀类除了降脂作用外,还有抗炎作用和防血栓形成,能降低心血管危险性。血脂控制目标:总胆固醇(TC)＜4.5 mmol/L,低密度脂蛋白胆固醇(LDL-C)至少应＜2.59 mmol/L;建议逐步调整他汀类药物剂量以达到上述目标。

ACEI 可防止左心室重塑,减少心衰发生的危险,降低病死率,如无禁忌可常规使用。在稳定性心绞痛患者中,合并糖尿病、心力衰竭或左心室收缩功能不全的高危患者应该使用 ACEI。所有冠心病患者均能从 ACEI 治疗中获益,但低危患者获益可能较小。

(五)非药物治疗(血运重建)

血运重建的主要指征:有冠脉造影指征及冠脉严重狭窄;药物治疗失败,不能满意控制症状;无创检查显示有大量的危险心肌;成功的可能性很大,死亡及并发症危险可接受;患者倾向于介入治疗,并且对这种疗法的危险充分知情。

1.冠状动脉旁路移植手术(CABG)

40 多年来,CABG 逐渐成了治疗冠心病的最普通的手术,CABG 对冠心病的治疗价值已进行了较深入的研究。对于低危患者(年病死率＜1%)CABG 并不比药物治疗给患者更多的预后获益。在比较 CABG 和药物治疗的临床试验的荟萃分析中,CABG 可改善中危至高危患者的预后。对观察性研究及随机对照试验数据的分析表明,某些特定的冠状动脉病变解剖类型手术预后优于药物治疗:①左主干的明显狭窄。②3 支主要冠状动脉近段的明显狭窄。③2 支主要冠状动脉的明显狭窄,其中包括左前降支(LAD)近段的高度狭窄。

根据研究人群不同,CABG 总的手术死亡率在 1%～4%,目前已建立了很好的评估患者个体风险的危险分层工具。尽管左胸廓内动脉的远期通畅率很高,大隐静脉桥发生阻塞的概率仍较高。血栓阻塞可在术后早期发生,大约 10% 在术后 1 年发生,5 年以后静脉桥自身会发生粥样硬化改变。静脉桥10 年通畅率为 50%～60%。

CABG 指征如下。

(1)心绞痛伴左主干病变(ⅠA)。

(2)心绞痛伴三支血管病变,大面积缺血或心室功能差(ⅠA)。

(3)心绞痛伴双支或 3 支血管病变,包括左前降支(LAD)近端严重病变(ⅠA)。

(4)CCSⅠ~Ⅳ,多支血管病变、糖尿病(症状治疗ⅡaB)(改善预后ⅠB)。

(5)CCSⅠ~Ⅳ,多支血管病变、非糖尿病(ⅠA)。

(6)药物治疗后心绞痛分级CCSⅠ~Ⅳ,单支血管病变,包括LAD近端严重病变(ⅠB)。

(7)心绞痛经药物治疗分级CCSⅠ~Ⅳ,单支血管病变,不包括LAD近端严重病变(ⅡaB)。

(8)心绞痛经药物治疗症状轻微(CCSⅠ),单支、双支、三支血管病变,但有大面积缺血的客观证据(ⅡbC)。

2.经皮冠状动脉介入治疗(PCI)

30多年来,PCI日益普遍应用于临床,由于创伤小、恢复快、危险性相对较低,易于被医师和患者接受。PCI的方法包括单纯球囊扩张、冠状动脉支架术、冠状动脉旋磨术、冠状动脉定向旋切术等。随着经验的积累、器械的进步,特别是支架极为普遍的应用和辅助用药的发展,这一治疗技术的应用范围得到了极大的拓展。近年来,冠心病的药物治疗也获较大发展,对于稳定性心绞痛并且冠状动脉解剖适合行PCI患者的成功率提高,手术相关的死亡风险为0.3%~1.0%。对于低危的稳定性心绞痛患者,包括强化降脂治疗在内的药物治疗在减少缺血事件方面与PCI一样有效。对于相对高危险患者及多支血管病变的稳定性心绞痛患者,PCI缓解症状更为显著,生存率获益尚不明确。

经皮冠脉血运重建的指征:

(1)药物治疗后心绞痛CCS分级Ⅰ~Ⅳ,单支血管病变(ⅠA)。

(2)药物治疗后心绞痛CCS分级Ⅰ~Ⅳ,多支血管病变,非糖尿病(ⅠA)。

(3)稳定性心绞痛,经药物治疗症状轻微(CCS分级Ⅰ),为单支、双支或3支血管病变,但有大面积缺血的客观证据(ⅡbC)。

成功的PCI使狭窄的管腔狭窄程度减少20%~50%,血流达到TIMIⅢ级,心绞痛消除或显著减轻,心电图变化改善;但半年后再狭窄率为20%~30%。如不成功需行冠状动脉旁路移植手术。

第四节　不稳定性心绞痛和非ST段抬高型心肌梗死

不稳定性心绞痛(UA)指介于稳定性心绞痛和急性心肌梗死之间的临床状态,包括除了稳定性劳力性心绞痛以外的初发型、恶化型劳力性心绞痛和各型自发性心绞痛。它是在粥样硬化病变的基础上,发生了冠状动脉内膜下出血、斑块破裂、破损处血小板与纤维蛋白凝集形成血栓、冠状动脉痉挛及远端小血管栓塞引起的急性或亚急性心肌供氧减少。它是ACS中的常见类型。若UA伴有血清心肌坏死标志物明显升高,此时可确立非ST段抬高型心肌梗死(NSTEMI)的诊断。

一、发病机制

ACS有着共同的病理生理学基础,即在冠状动脉粥样硬化的基础上,粥样斑块松动、裂纹或破裂,使斑块内高度致血栓形成的物质暴露于血流中,引起血小板在受损表面黏附、活化、聚集,形成血栓,导致病变血管完整性或非完全性闭塞。冠状动脉病变的严重程度,主要取决于斑块的稳定性,与斑块的大小无直接关系。不稳定斑块具有如下特征:脂质核较大,纤维帽较薄,含大量的巨噬细胞和 T 细胞,血管平滑肌细胞含量较少。UA/NSTEMI 的特征是心肌供氧和需氧之间平衡失调,目前发现其最常见病因是心肌血流灌注减少,这是由粥样硬化斑块破裂发生的非阻塞性血栓引发冠状动脉狭窄所致。血小板聚集和破裂斑块碎片导致的微血管栓塞,使得许多患者的心肌标志物释放。其他原因包括动力性阻塞(冠状动脉痉挛或收缩)、进行性机械性阻塞、炎症和(或)感染、继发性 UA 即心肌氧耗增加或氧输送障碍的情况(包括贫血、感染、甲状腺功能亢进、心律失常、血液高黏滞状态或低血压等),实际上这 5 种病因相互关联。

近年来的研究发现,导致粥样斑块破裂的机制如下。

(1)斑块内 T 细胞通过合成细胞因子 γ-干扰素(IFN-γ)能抑制平滑肌细胞分泌间质胶原使斑块纤维帽结构变薄弱。

(2)斑块内巨噬细胞、肥大细胞可分泌基质金属蛋白酶如胶原酶、凝胶酶、基质溶解酶等,加速纤维帽胶原的降解,使纤维帽变得更易受损。

(3)冠状动脉管腔内压力升高、冠状动脉血管张力增加或痉挛、心动过速时心室过度收缩和扩张所产生的剪切力及斑块滋养血管破裂均可诱发与正常管壁交界处的斑块破裂。由于收缩压、心率、血液黏滞度、内源性组织纤溶酶原激活剂(tPA)活性、血浆肾上腺素和皮质激素水平的昼夜节律性变化一致,使每天晨起后6时至11时最易诱发冠状动脉斑块破裂和血栓形成,由此产生了每天凌晨和上午心肌梗死(MI)高发的规律。

二、病理解剖

冠状动脉病变或粥样硬化斑块的慢性进展,可导致冠状动脉严重狭窄甚至完全闭塞,但由于侧支循环的逐渐形成,通常不一定产生 MI。若冠状动脉管腔未完全闭塞,仍有血供,临床上表现为 NSTEMI 即非 Q 波型 MI 或 UA,心电图仅出现 ST 段持续压低或 T 波倒置。如果冠状动脉闭塞时间短,累计心肌缺血<20 分钟,组织学上无心肌坏死,也无心肌酶或其他标志物的释出,心电图呈一过性心肌缺血改变,临床上就表现为 UA;如果冠状动脉严重阻塞时间较长,累计心肌缺血>20 分钟,组织学上有心肌坏死,血清心肌坏死标志物也会异常升高,心电图上呈持续性心肌缺血改变而无 ST 段抬高和病理性 Q 波出现,临床上即可诊断为 NSTEMI 或非 Q 波型 MI。NSTEMI 虽然心肌坏死面积不大,但心肌缺血范围往往不小,临床上依然很高危;这可以是冠状动脉血栓性闭塞已有早期再通,或痉挛性闭塞反复发作,或严重狭窄的基础上急性闭塞后已有充分的侧支循环建立的结果。NSTEMI 时的冠状动脉内附壁血栓多为白血栓,也有可能是斑块成分或血小板血栓向远端栓塞所致,偶有由破裂斑块疝出而堵塞冠状动脉管腔者被称为斑块灾难。

三、临床表现

UA 的临床表现一般具有以下 3 个特征之一:①静息时或夜间发生心绞痛,常持续 20 分钟以上;②新近发生的心绞痛(病程在 2 个月内)且程度严重;③近期心绞痛逐渐加重(包括发作的频度、持续时间、严重程度和疼痛放射到新的部位)。发作时可有出汗、皮肤苍白湿冷、恶心、呕吐、心动过速、呼吸困难、出现第三或第四心音等表现。而原来可以缓解心绞痛的措施此时变得无效或不完全有效。UA 患者中约 20% 发生 NSTEMI 需通过血肌钙蛋白和心肌酶检查来判定。

UA 和 NSTEMI 中很少有严重的左心室功能不全所致的低血压(心源性休克)。

UA 或 NSTEMI 的 Braunwald 分级是根据 UA 发生的严重程度将之分为Ⅰ、Ⅱ、Ⅲ级,而根据其发生的临床环境将之分为 A、B、C 级。

Ⅰ级:初发的、严重或加剧性心绞痛。发生在就诊前 2 个月内,无静息时疼痛。每天发作 3 次或 3 次以上,或稳定性心绞痛患者心绞痛发作更频繁或更严重,持续时间更长,或诱发体力活动的阈值降低。

Ⅱ级:静息型亚急性心绞痛。在就诊前 1 个月内发生过 1 次或多次静息性心绞痛,但近 48 小时内无发作。

Ⅲ级:静息型急性心绞痛。在 48 小时内有 1 次或多次静息性心绞痛发作。

A 级:继发性 UA。在冠状动脉狭窄的基础上,同时伴有冠状动脉血管床以外的疾病引起心肌氧供和氧需之间平衡的不稳定,加剧心肌缺血。这些因素包括贫血、感染、发热、低血压、快速性心律失常、甲状腺功能亢进、继发于呼吸衰竭的低氧血症。

B 级:原发性 UA。无可引起或加重心绞痛发作的心脏以外的因素,且患者 2 周内未发生过 MI。这是 UA 的常见类型。

C 级:MI 后 UA。在确诊 MI 后 2 周内发生的 UA。约占 MI 患者的 20%。

四、危险分层

由于不同的发病机制造成不同类型 ACS 的近、远期预后有较大的差别,因此正确识别 ACS 的高危人群并给予及时和有效的治疗可明显改善其预后,具有重要的临床意义。对于 ACS 的危险性评估遵循以下原则:首先是明确诊断,然后进行临床分类和危险分层,最终确定治疗方案。

(一)高危非 ST 段抬高型 ACS 患者的评判标准

美国心脏病学会/美国心脏病协会(ACC/AHA)将具有以下临床或心电图情况中的 1 条作为高危非 ST 段抬高型 ACS 患者的评判标准。

(1)缺血症状在 48 小时内恶化。

(2)长时间进行性静息性胸痛(>20 分钟)。

(3)低血压,新出现杂音或杂音突然变化,心力衰竭,心动过缓或心动过速,年龄>75 岁。

(4)心电图改变:静息性心绞痛伴一过性 ST 段改变(>0.05 mV),新出现的束支传导阻滞,持续性室性心动过速。

(5)心肌标志物(cTnI、cTnT)明显增高。

(二)中度危险性 ACS 患者的评判标准

中度危险性为无高度危险特征但具备下列中的 1 条。

(1)既往 MI、周围或脑血管疾病,或冠状动脉搭桥,既往使用阿司匹林。

(2)长时间(>20 分钟)静息性胸痛已缓解,或过去 2 周内新发 CCS 分级Ⅲ级或Ⅳ级心绞痛,但无长时间(>20 分钟)静息性胸痛,并有高度或中度冠状动脉疾病可能;夜间心绞痛。

(3)年龄>70 岁。

(4)心电图改变:T 波倒置>0.2 mV,病理性 Q 波或多个导联静息 ST 段压低<0.1 mV。

(5)TnI 或 TnT 轻度升高。

(三)低度危险性 ACS 患者的评判标准

低度危险性为无上述高度、中度危险特征,但有下列特征。

（1）心绞痛的频率、程度和持续时间延长，诱发胸痛阈值降低，2周至2个月内新发心绞痛。

（2）胸痛期间心电图正常或无变化。

（3）心脏标志物正常。近年来，在结合上述指标的基础上，将更为敏感和特异的心肌生化标志物用于危险分层，其中最具代表性的是心肌特异性肌钙蛋白、C反应蛋白、高敏C反应蛋白、脑钠肽和纤维蛋白原。

五、辅助检查

（一）心电图检查

心电图检查应在症状出现10分钟内进行。UA发作时心电图有一过性ST段偏移和（或）T波倒置；如心电图变化持续12小时以上，则提示发生NSTEMI。NSTEMI时不出现病理性Q波，但有持续性ST段压低≥0.1 mV（aVR导联有时还有V_1导联则ST段抬高），或伴对称性T波倒置，相应导联的R波电压进行性降低，ST段和T波的这种改变常持续存在（图4-2）。

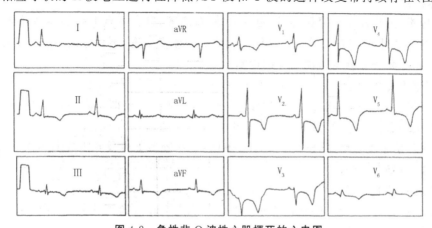

图4-2 急性非Q波性心肌梗死的心电图

图示除Ⅰ、aVL、aVR外各导联ST段压低伴T波倒置

（二）心脏标志物检查

UA时，心脏标志物一般无异常增高；NSTEMI时，血CK-MB或肌钙蛋白常有明显升高。肌钙蛋白T或I及C反应蛋白升高是协助诊断和提示预后较差的指标。

（三）其他

需施行各种介入性治疗时，可先行选择性冠状动脉造影，必要时行血管内超声或血管镜检查，明确病变情况。

六、诊断

对年龄>30岁的男性和年龄>40岁的女性（糖尿病患者更年轻）主诉符合上述临床表现的心绞痛时应考虑ACS，但须先与其他原因引起的疼痛相鉴别。随即进行一系列的心电图和心脏标志物的检测，以判别为UA、NSTEMI、STEMI。

七、鉴别诊断

（一）急性心包炎

急性心包炎，尤其是急性非特异性心包炎，可有较剧烈而持久的心前区疼痛，心电图有ST

段和 T 波变化。但心包炎患者在疼痛的同时或以前已有发热和血白细胞计数增高,疼痛常于深呼吸和咳嗽时加重,坐位前倾时减轻。体检可发现心包摩擦音,心电图除 aVR 外,各导联均有 ST 段弓背向下的抬高,无异常 Q 波出现。

(二)急性肺动脉栓塞

肺动脉大块栓塞常可引起胸痛、咯血、气急和休克,但有右心负荷急剧增加的表现,如发绀、肺动脉瓣区第二心音亢进、三尖瓣区出现收缩期杂音、颈静脉充盈、肝大、下肢水肿等。发热和白细胞增多出现也较早,多在 24 小时内。心电图示电轴右偏,Ⅰ 导联出现 S 波或原有的 S 波加深,Ⅲ 导联出现 Q 波和 T 波倒置,aVR 导联出现高 R 波,胸导联过渡区向左移,右胸导联 T 波倒置。血乳酸脱氢酶总值增高,但其同工酶和肌酸磷酸激酶不增高,D-二聚体可升高,其敏感性高但特异性差。肺部 X 线检查、放射性核素肺通气-灌注扫描、X 线 CT 和必要时选择性肺动脉造影有助于诊断。

(三)急腹症

急性胰腺炎、消化性溃疡穿孔、急性胆囊炎、胆石症等,患者可有上腹部疼痛及休克,可能与 ACS 患者疼痛波及上腹部者混淆。但仔细询问病史和体格检查,不难做出鉴别。心电图检查和血清肌钙蛋白、心肌酶等测定有助于明确诊断。

(四)主动脉夹层分离

主动脉夹层分离以剧烈胸痛起病,颇似 ACS。但疼痛一开始即达高峰,常放射到背、肋、腹、腰和下肢,两上肢血压及脉搏可有明显差别,少数有主动脉瓣关闭不全,可有下肢暂时性瘫痪或偏瘫。X 线胸片示主动脉增宽,X 线、CT 或 MRI 主动脉断层显像及超声心动图探测到主动脉壁夹层内的液体,可确立诊断。

(五)其他疾病

急性胸膜炎、自发性气胸、带状疱疹等心脏以外疾病引起的胸痛,依据特异性体征、X 线胸片和心电图特征不难鉴别。

八、预后

约 30% 的 UA 患者在发病 3 个月内发生 MI,猝死较少见,其近期死亡率低于 NSTEMI 或 STEMI。但 UA 或 NSTEMI 的远期死亡率和非致死性事件的发生率高于 STEMI,这可能与其冠状动脉病变更严重有关。

九、治疗

ACS 是内科急症,治疗结局主要受是否迅速诊断和治疗的影响,因此应及早发现,及早住院,并加强住院前的就地处理。UA 或 NSTEMI 的治疗目标是稳定斑块、治疗残余心肌缺血、进行长期的二级预防。溶栓治疗不宜用于 UA 或 NSTEMI。

(一)一般治疗

UA 或 NSTEMI 患者应住入冠心病监护病室,卧床休息至少 12~24 小时,给予持续心电监护。病情稳定或血运重建后症状控制,应鼓励早期活动。下肢做被动运动可防止静脉血栓形成。活动量的增加应循序渐进。应尽量对患者进行必要的解释和鼓励,使其能积极配合治疗,解除焦虑和紧张,可以应用小剂量的镇静剂和抗焦虑药物,使患者得到充分休息和减轻心脏负担。保持大便通畅,便时避免用力,如便秘可给予缓泻剂。有明确低氧血症(动脉血氧饱和度低于 92%)

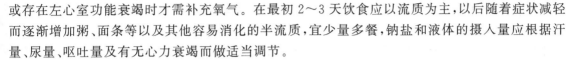

或存在左心室功能衰竭时才需补充氧气。在最初 2～3 天饮食应以流质为主,以后随着症状减轻而逐渐增加粥、面条等以及其他容易消化的半流质,宜少量多餐,钠盐和液体的摄入量应根据汗量、尿量、呕吐量及有无心力衰竭而做适当调节。

(二)抗栓治疗

抗栓治疗可预防冠状动脉内进一步血栓形成、促进内源性纤溶活性溶解血栓和减少冠状动脉狭窄程度,从而可减少事件进展的风险和预防冠状动脉完全阻塞的进程。

1.抗血小板治疗

(1)环氧化酶抑制剂:阿司匹林可降低 ACS 患者的短期和长期病死率。若无禁忌证,ACS患者入院时都应接受阿司匹林治疗,起始负荷剂量为 160～325 mg(非肠溶制剂),首剂应嚼碎,加快其吸收,以便迅速抑制血小板激活状态,以后改用小剂量维持治疗。除非对阿司匹林过敏或有其他禁忌证,主张长期服用小剂量 75～100 mg/d 维持。

(2)二磷酸腺苷(ADP)受体拮抗剂:氯吡格雷和噻氯匹定能拮抗血小板 ADP 受体,从而抑制血小板聚集,可用于对阿司匹林不能耐受患者的长期口服治疗。氯吡格雷起始负荷剂量为300 mg,以后 75 mg/d 维持;噻氯匹定起效较慢,不良反应较多,宜少用。对于非 ST 段抬高型ACS 患者无论是否行介入治疗,阿司匹林加氯吡格雷均为常规治疗,应联合应用 12 个月,对于放置药物支架的患者,这种联合治疗时间应更长。

(3)血小板膜糖蛋白Ⅱb/Ⅲa(GPⅡb/Ⅲa)受体拮抗剂:激活的 GPⅡb/Ⅲa 受体与纤维蛋白原结合,形成在激活血小板之间的桥梁,导致血小板血栓形成。阿昔单抗是直接抑制 GPⅡb/Ⅲa 受体的单克隆抗体,在血小板激活起重要作用的情况下,特别是患者进行介入治疗时,该药多能有效地与血小板表面的GPⅡb/Ⅲa 受体结合,从而抑制血小板的聚集;一般使用方法是先静脉注射0.25 mg/kg,然后10 μg/(kg·h)静脉滴注 12～24 小时。合成的该类药物还包括替罗非班和依替巴肽。以上 3 种 GPⅡb/Ⅲa 受体拮抗剂静脉制剂均适用于 ACS 患者急诊 PCI(首选阿昔单抗,因目前其安全性证据最多),可明显降低急性和亚急性血栓形成的发生率,如果在 PCI 前6 小时内开始应用该类药物,疗效更好。若未行 PCI,GPⅡb/Ⅲa 受体拮抗剂可用于高危患者,尤其是心脏标志物升高或尽管接受合适的药物治疗症状仍持续存在或两者兼有的患者。GPⅡb/Ⅲa 受体拮抗剂应持续应用 24～36 小时,静脉滴注结束之前进行血管造影。不推荐常规联合应用 GPⅡb/Ⅲa 受体拮抗剂和溶栓药。近年来还合成了多种 GPⅡb/Ⅲa 受体拮抗剂的口服制剂,如西拉非班、珍米洛非班、拉米非班等,但其在剂量、生物利用度和安全性方面均需进一步研究。

(4)环核苷酸磷酸二酯酶抑制剂:近年来一些研究显示西洛他唑加阿司匹林与噻氯匹定加阿司匹林在介入治疗中预防急性和亚急性血栓形成方面有同等的疗效,可作为噻氯匹定的替代药物。

2.抗凝治疗

除非有禁忌证(如活动性出血或已应用链激酶或复合纤溶酶链激酶),所有患者应在抗血小板治疗的基础上常规接受抗凝治疗,抗凝治疗药物的选择应根据治疗策略及缺血和出血事件的风险进行。常用抗凝药包括普通肝素、低分子肝素、磺达肝癸钠和比伐卢定。需紧急介入治疗者,应立即开始使用普通肝素或低分子肝素或比伐卢定。对选择保守治疗且出血风险高的患者,应优先选择磺达肝癸钠。

(1)普通肝素和低分子肝素:普通肝素的推荐剂量是先给予 80 U/kg 静脉注射,然后以

18 U/(kg·h)的速度静脉滴注维持,治疗过程中需注意开始用药或调整剂量后 6 小时测定活化部分凝血活酶时间(APTT),根据 APTT 调整肝素用量,使 APTT 控制在 45～70 秒。但是,肝素对富含血小板的血栓作用较小,且肝素的作用可由于肝素结合血浆蛋白而受影响。未口服阿司匹林的患者停用肝素后可能使胸痛加重,与停用肝素后引起继发性凝血酶活性增高有关。因此,肝素以逐渐停用为宜。低分子肝素与普通肝素相比,具有更合理的抗 Ⅹa 因子及 Ⅱa 因子活性的作用,可以皮下应用,不需要实验室监测,临床观察表明,低分子肝素较普通肝素有疗效肯定、使用方便的优点。使用低分子肝素的参考剂量:依诺肝素 40 mg、那曲肝素 0.4 mL 或达肝素5 000～7 500 U,皮下注射,每 12 小时一次,通常在急性期用 5～6 天。磺达肝癸钠是 Ⅹa 因子抑制剂,最近有研究表明在降低非 ST 段抬高型 ACS 的缺血事件方面效果和低分子肝素相当,但出血并发症明显减少,因此安全性较好,但不能单独用于介入治疗中。

(2)直接抗凝血酶的药物:在接受介入治疗的非 ST 段抬高型 ACS 人群中,用直接抗凝血酶药物比伐卢定较联合应用肝素/低分子肝素和 GPⅡb/Ⅲa 受体拮抗剂的出血并发症少,安全性更好,临床效益相当。但其远期效果尚缺乏随机双盲的对照研究。

(三)抗心肌缺血治疗

1.硝酸酯类药物

硝酸酯类药物可选择口服,舌下含服,经皮肤或经静脉给药。硝酸甘油为短效硝酸酯类,对有持续性胸部不适、高血压、急性左心衰竭的患者,在最初 24～48 小时的治疗中,静脉内应用有利于控制心肌缺血发作。先给予舌下含服 0.3～0.6 mg,继以静脉滴注,开始 5～10 μg/min,每5～10 分钟增加 5～10 μg,直至症状缓解或平均压降低 10% 但收缩压不低于 12.0 kPa(90 mmHg)。目前推荐静脉应用硝酸甘油的患者症状消失 24 小时后,就改用口服制剂或应用皮肤贴剂。药物耐受现象可能在持续静脉应用硝酸甘油 24～48 小时出现。由于在 NSTEMI 患者中未观察到硝酸酯类药物具有减少死亡率的临床益处,因此在长期治疗中此类药物应逐渐减量至停用。

2.镇痛剂

如硝酸酯类药物不能使疼痛迅速缓解,应立即给予吗啡,10 mg 稀释成 10 mL,每次2～3 mL 静脉注射。哌替啶 50～100 mg 肌内注射,必要时 1～2 小时后再注射 1 次,以后每 4～6 小时可重复应用,注意呼吸功能的抑制。给予吗啡后如出现低血压,可仰卧或静脉滴注生理盐水来维持血压,很少需要用升压药。如出现呼吸抑制,应给予纳洛酮 0.4～0.8 mg。有使用吗啡禁忌证(低血压和既往过敏史)者,可选用哌替啶替代。疼痛较轻者可用罂粟碱,30～60 mg 肌内注射或口服。

3.β 受体阻滞剂

β 受体阻滞剂可用于所有无禁忌证(如心动过缓、心脏传导阻滞、低血压或哮喘)的 UA 和NSTEMI 患者,可减少心肌缺血发作和心肌梗死的发展。使用 β 受体阻滞剂的方案:①首先排除有心力衰竭、低血压[收缩压低于 12.0 kPa(90 mmHg)]、心动过缓(心率低于 60 次/分)或有房室传导阻滞(P-R 间期>0.24 秒)的患者;②给予美托洛尔,静脉推注每次 5 mg,共 3 次;③每次推注后观察 2～5 分钟,如果心率低于 60 次/分或收缩压低于 13.3 kPa(100 mmHg),则停止给药,静脉注射美托洛尔的总量为 15 mg;④如血流动力学稳定,末次静脉注射后 15 分钟,开始改为口服给药,每 6 小时 50 mg,持续 2 天,以后渐增为 100 mg,2 次/天。作用极短的 β 受体阻滞剂艾司洛尔静脉注射 50～250 μg/(kg·min),安全而有效,甚至可用于左心功能减退的患者,药物作用在停药后 20 分钟内消失,用于有 β 受体阻滞剂相对禁忌证,而又希望减慢心率的患者。β受体阻滞剂的剂量应调整到患者安静时心率 50～60 次/分。

4.钙通道阻滞剂

钙通道阻滞剂与 β 受体阻滞剂一样能有效地减轻症状。但所有的大规模临床试验表明,钙通道阻滞剂应用于 UA,不能预防 AMI 的发生或降低病死率,目前仅推荐用于全量硝酸酯和β受体阻滞剂之后仍有持续性心肌缺血的患者或对 β 受体阻滞剂有禁忌的患者,应选用心率减慢型的非二氢吡啶类钙通道阻滞剂。对心功能不全的患者,应用 β 受体阻滞剂后再加用钙通道阻滞剂应特别谨慎。

5.血管紧张素转换酶抑制剂(ACEI)

近年来一些临床研究显示,对 UA 和 NSTEMI 患者,短期应用 ACEI 并不能获得更多的临床益处。但长期应用对预防再发缺血事件和死亡有益。因此除非有禁忌证(如低血压、肾衰竭、双侧肾动脉狭窄和已知的过敏),所有 UA 和 NSTEMI 患者都可选用 ACEI。

6.调脂治疗

所有 ACS 患者应在入院 24 小时之内评估空腹血脂谱。近年的研究表明,他汀类药物可以稳定斑块,改善内皮细胞功能,因此如无禁忌证,无论血基线 LDL-C 水平和饮食控制情况如何,均建议早期应用他汀类药物,使 LDL-C 水平降至＜800 g/L。常用的他汀类药物有辛伐他汀20～40 mg/d、普伐他汀10～40 mg/d、氟伐他汀 40～80 mg/d、阿托伐他汀 10～80 mg/d或瑞舒伐他汀 10～20 mg/d。

(四)血运重建治疗

1.经皮冠状动脉介入术(PCI)

UA 和 NSTEMI 的高危患者,尤其是血流动力学不稳定、心脏标志物显著升高、顽固性或反复发作心绞痛伴有动态 ST 段改变、有心力衰竭或危及生命的心律失常者,应早期行血管造影术和 PCI(如可能,应在入院 72 小时内)。PCI 能改善预后,尤其是同时应用 GPⅡb/Ⅲa 受体拮抗剂时。对中危患者及有持续性心肌缺血证据的患者,也有早期行血管造影的指征,可以识别致病的病变、评估其他病变的范围和左心室功能。对中高危患者,PCI 或 CABG 具有明确的潜在益处。但对低危患者,不建议进行常规的介入性检查。

2.冠状动脉旁路移植术(CABG)

对经积极药物治疗而症状控制不满意及高危患者(包括持续ST段压低、cTnT升高等),应尽早(72 小时内)进行冠状动脉造影,根据下列情况选择治疗措施:①严重左冠状动脉主干病变(狭窄＞50%),危及生命,应及时外科手术治疗;②有多支血管病变,且有左心室功能不全(LVEF＜50%)或伴有糖尿病者,应进行 CABG;③有 2 支血管病变合并左前降支近段严重狭窄和左心室功能不全(LVEF＜50%)或无创性检查显示心肌缺血的患者,建议施行 CABG;④对PCI 效果不佳或强化药物治疗后仍有缺血的患者,建议施行 CABG;⑤弥漫性冠状动脉远端病变的患者,不适合行 PCI 或 CABG。

第五节　ST 段抬高型心肌梗死

心肌梗死(MI)是在冠状动脉病变的基础上,发生冠状动脉血供急剧减少或中断,使相应的心肌严重而持久地急性缺血所致的部分心肌急性坏死。临床表现为胸痛,急性循环功能障碍,反映心肌急性缺血、损伤和坏死一系列特征性心电图演变,以及血清心肌酶和心肌结构蛋白的变化。MI 的原因常是在冠状动脉粥样硬化病变的基础上继发血栓形成,NSTEMI 前已述及,本段阐述 ST 段抬高型心肌梗死(STEMI)。其他非动脉粥样硬化的原因如冠状动脉栓塞、主动脉夹层累及冠状动脉开口、冠状动脉炎、冠状动脉先天性畸形等所导致的 MI 在此不做介绍。

一、病理解剖

若冠状动脉管腔急性完全闭塞,血供完全停止,导致所供区域心室壁心肌透壁性坏死,临床上表现为典型的 STEMI,即传统的 Q 波型 MI。在冠状动脉闭塞后 20~30 分钟,受其供血的心肌即有少数坏死,开始了 AMI 的病理过程。1~2 小时后绝大部分心肌呈凝固性坏死,心肌间质则充血、水肿,伴多量炎性细胞浸润。以后,坏死的心肌纤维逐渐溶解,形成肌溶灶,随后渐有肉芽组织形成。坏死组织 1~2 周后开始吸收,并逐渐纤维化,在 6~8 周后进入慢性期形成瘢痕而愈合,称为陈旧性或愈合性 MI。瘢痕大者可逐渐向外凸出而形成室壁膨胀瘤。梗死附近心肌的血供随侧支循环的建立而逐渐恢复。病变可波及心包出现反应性心包炎,波及心内膜引起附壁血栓形成。在心腔内压力的作用下,坏死的心壁可破裂(心脏破裂),破裂可发生在心室游离壁、乳头肌或心室间隔处。

病理学上,MI 可分为透壁性和非透壁性(或心内膜下)两种。前者坏死累及心室壁全层,多由冠状动脉持续闭塞所致;后者坏死仅累及心内膜下或心室壁内,未达心外膜,多是冠状动脉短暂闭塞而持续开通的结果。不规则片状非透壁 MI 多见于 STEMI 在未形成透壁 MI 前早期再灌注(溶栓或 PCI 治疗)成功的患者。

尸解资料表明,AMI 患者 75% 以上有一支以上的冠状动脉严重狭窄;1/3~1/2 所有 3 支冠状动脉均存在有临床意义的狭窄。STEMI 发生后数小时所做的冠状动脉造影显示,90% 以上的 MI 相关动脉发生完全闭塞。少数 AMI 患者冠状动脉正常,可能为血管腔内血栓的自溶、血小板一过性聚集造成闭塞或严重的持续性冠状动脉痉挛的发作使冠状动脉血流减少所致。左冠状动脉前降支闭塞最多见,可引起左心室前壁、心尖部、下侧壁、前间隔和前内乳头肌梗死;左冠状动脉回旋支闭塞可引起左心室高侧壁、膈面及左心房梗死,并可累及房室结;右冠状动脉闭塞可引起左心室膈面、后间隔及右心室梗死,并可累及窦房结和房室结。右心室(简称"右室")及左心房、右心房(简称"右房")梗死较少见。左冠状动脉主干闭塞则引起左心室广泛梗死。

MI 时冠状动脉内血栓既有白血栓(富含血小板),又有红血栓(富含纤维蛋白和红细胞)。STEMI 的闭塞性血栓是白、红血栓的混合物,从堵塞处向近端延伸部分为红血栓。

二、病理生理

ACS 具有共同的病理生理基础(详见前文"不稳定性心绞痛和非 ST 段抬高型心肌梗死")。

STEMI的病理生理特征是心肌丧失收缩功能所产生的左心室收缩功能降低、血流动力学异常和左心室重构所致。

（一）左心室功能

冠状动脉急性闭塞时相关心肌依次发生4种异常收缩形式：①运动同步失调，即相邻心肌节段收缩时相不一致；②收缩减弱，即心肌缩短幅度减小；③无收缩；④反常收缩，即矛盾运动，收缩期膨出。于梗死部位发生功能异常的同时，正常心肌在早期出现收缩增强。由于非梗死节段发生收缩加强，梗死区产生矛盾运动。然而，非梗死节段出现代偿性收缩运动增强，对维持左室整体收缩功能的稳定有重要意义。若非梗死区有心肌缺血，即"远处缺血"存在，则收缩功能也可降低，主要见于非梗死区域冠状动脉早已闭塞，供血主要依靠此次MI相关冠状动脉者。同样，若MI区心肌在此次冠状动脉闭塞以前就已有冠状动脉侧支循环形成，则对于MI区乃至左室整体收缩功能的保护也有重要意义。

（二）心室重构

MI致左室节段和整体收缩、舒张功能降低的同时，机体启动了交感神经系统兴奋、肾素-血管紧张素-醛固酮系统激活和Frank-Starling等代偿机制，一方面通过增强非梗死节段的收缩功能、增快心率、代偿性增加已降低的心搏量（SV）和心排血量（CO），并通过左室壁伸展和肥厚增加左室舒张末容积（LVEDV）进一步恢复SV和CO，降低升高的左室舒张末期压（LVEDP）；但另一方面，也同时开启了左心室重构的过程。

MI发生后，左室腔大小、形态和厚度发生变化，总称为心室重构。重构过程反过来影响左室功能和患者的预后。重构是左室扩张和非梗死心肌肥厚等因素的综合结果，使心室变形（球形变）。除了梗死范围以外，另两个影响左室扩张的重要因素是左室负荷状态和梗死相关动脉的通畅程度。左室压力升高有导致室壁张力增加和梗死扩张的危险，而通畅的梗死区相关动脉可加快瘢痕形成，增加梗死区组织的修复，减少梗死扩展和心室扩大的危险。

1.梗死扩展

梗死扩展是指梗死心肌节段随后发生的面积扩大，而无梗死心肌量的增加。梗死扩展的原因：①肌束之间的滑动，致使单位容积内心肌细胞减少；②正常心肌细胞碎裂；③坏死区内组织丧失。梗死扩展的特征为梗死区不成比例的变薄和扩张。心尖部是心室最薄的部位，也是最容易受到梗死扩展损伤的区域。梗死扩展后，心力衰竭和室壁瘤等致命性并发症发生率增高，严重者可发生心室破裂。

2.心室扩大

心室心肌存活部分的扩大也与重构有重要关联。心室重构在梗死发生后立即开始，并持续数月甚至数年。在大面积梗死的情况下，为维持心搏量，有功能的心肌增加了额外负荷，可能会发生代偿性肥厚，这种适应性肥厚虽能代偿梗死所致的心功能障碍，但存活的心肌最终也受损，导致心室的进一步扩张，心脏整体功能障碍，最后发生心力衰竭。心室的扩张程度与梗死范围、梗死相关动脉的开放迟早和心室非梗死区的局部肾素-血管紧张素系统的激活程度有关。心室扩大及不同部位的心肌电生理特性的不一致，使患者有患致命性心律失常的危险。

三、临床表现

按临床过程和心电图的表现，本病可分为急性期、演变期和慢性期3期，但临床症状主要出现在急性期，部分患者还有一些先兆表现。

（一）诱发因素

本病在春、冬季发病较多，与气候寒冷、气温变化大有关，常在安静或睡眠时发病，以清晨6时至午间12时发病最多。大约有1/2的患者能查明诱发因素，如剧烈运动、过重的体力劳动、创伤、情绪激动、精神紧张或饱餐、急性失血、出血性或感染性休克，主动脉瓣狭窄、发热、心动过速等引起的心肌耗氧增加、血供减少都可能是MI的诱因。在变异型心绞痛患者中，反复发作的冠状动脉痉挛也可发展为AMI。

（二）先兆

半数以上患者在发病前数天有乏力、胸部不适，活动时心悸、气急、烦躁、心绞痛等前驱症状，其中以新发生心绞痛（初发型心绞痛）或原有心绞痛加重（恶化型心绞痛）最为突出。心绞痛发作较以往频繁、性质较剧、持续较久、硝酸甘油疗效差、诱发因素不明显；疼痛时伴有恶心、呕吐、大汗和心动过速，或伴有心功能不全、严重心律失常、血压大幅度波动等；同时心电图示ST段一过性明显抬高（变异型心绞痛）或压低，T波倒置或增高（"假性正常化"），应警惕近期内发生MI的可能。发现先兆及时积极治疗，有可能使部分患者避免发生MI。

（三）症状

随梗死的大小、部位、发展速度和原来心脏的功能情况等而轻重不同。

1.疼痛

疼痛是最先出现的症状，疼痛部位和性质与心绞痛相同，但常发生于安静或睡眠时，疼痛程度较重，范围较广，持续时间可长达数小时或数天，休息或含用硝酸甘油片多不能缓解，患者常烦躁不安、出汗、恐惧，有濒死之感。在我国，1/6～1/3的患者疼痛的性质及部位不典型，如位于上腹部，常被误认为胃溃疡穿孔或急性胰腺炎等急腹症；位于下颌或颈部，常被误认为牙病或骨关节病。部分患者无疼痛，多为糖尿病患者或老年人，一开始即表现为休克或急性心力衰竭；少数患者在整个病程中都无疼痛或其他症状，而事后才发现患过MI。

2.全身症状

全身症状主要是发热，伴有心动过速、白细胞计数增高和血细胞沉降率增快等，由坏死物质吸收所引起。一般在疼痛发生后24～48小时出现，程度与梗死范围常呈正相关，体温在38℃上下，很少超过39℃，持续1周左右。

3.胃肠道症状

约1/3有疼痛的患者，在发病早期伴有恶心、呕吐和上腹胀痛，与迷走神经受坏死心肌刺激和心排血量降低组织灌注不足等有关；肠胀气也不少见；重症者可发生呃逆（以下壁心肌梗死多见）。

4.心律失常

心律失常见于75%～95%的患者，多发生于起病后2周内，尤以24小时内最多见。各种心律失常中以室性心律失常为最多，尤其是室性期前收缩，如室性期前收缩频发（每分钟5次以上），成对出现，心电图上表现为多源性或落在前一心搏的易损期时，常预示即将发生室性心动过速或心室颤动。冠状动脉再灌注后可能出现加速性室性自主心律与室性心动过速，多数历时短暂，自行消失。室上性心律失常则较少，阵发性心房颤动比心房扑动和室上性心动过速更多见，多发生在心力衰竭患者中。窦性心动过速的发生率为30%～40%，发病初期出现的窦性心动过速多为暂时性，持续性窦性心动过速是梗死面积大、心排血量降低或左心功能不全的反应。各种程度的房室传导阻滞和束支传导阻滞也较多，严重者发生完全性房室传导阻滞。发生完全性左束支传导阻滞时MI的心电图表现可被掩盖。前壁MI易发生室性心律失常。下壁（膈面）MI易发生房室传导阻滞,其阻滞部位多在房室束以上,预后较好。前壁 MI 而发生房室传导阻滞时,往往是多个束支同时发生传导阻滞的结果,其阻滞部位在房室束以下,且常伴有休克或心力衰竭,预后较差。

5.低血压和休克

疼痛期血压下降常见,可持续数周后再上升,但常不能恢复以往的水平,未必是休克。如疼痛缓解而收缩压低于 10.7 kPa(80 mmHg),患者烦躁不安、面色苍白、皮肤湿冷、脉细而快、大汗淋漓、尿量减少(<20 mL/h)、反应迟钝,甚至昏厥者,则为休克的表现。休克多在起病后数小时至 1 周发生,见于 20% 的患者,主要是心源性,为心肌广泛(40% 以上)坏死、心排血量急剧下降所致,神经反射引起的周围血管扩张为次要的因素,有些患者还有血容量不足的因素参与。严重的休克可在数小时内致死,一般持续数小时至数天,可反复出现。

6.心力衰竭

心力衰竭主要是急性左心衰竭,可在起病最初数天内发生或在疼痛、休克好转阶段出现,为梗死后心脏舒缩力显著减弱或不协调所致,发生率为 20%~48%。患者出现呼吸困难、咳嗽、发绀、烦躁等,严重者可发生肺水肿或进而发生右心衰竭,出现颈静脉怒张、肝肿痛和水肿等。右心室 MI 者,一开始即可出现右心衰竭的表现。

发生于 AMI 时的心力衰竭称为泵衰竭,根据临床上有无心力衰竭及其程度,常按 Killip 分级法分级:第 Ⅰ 级为左心衰竭代偿阶段,无心力衰竭征象,肺部无啰音,但肺楔压可升高;第 Ⅱ 级为轻至中度左心衰竭,肺啰音的范围小于肺野的 50%,可出现第三心音奔马律、持续性窦性心动过速、有肺淤血的 X 线表现;第 Ⅲ 级为重度心力衰竭,急性肺水肿,肺啰音的范围大于两肺野的 50%;第 Ⅳ 级为心源性休克,血压12.0 kPa(90 mmHg),少尿,皮肤湿冷、发绀,呼吸加速,脉搏快。

AMI 时,重度左心室衰竭或肺水肿与心源性休克同样由左心室排血功能障碍引起。在血流动力学上,肺水肿以左心室舒张末期压及左房压与肺楔压的增高为主,而休克则心排血量和动脉压的降低更为突出,心排血指数比左心室衰竭时更低。因此,心源性休克较左心室衰竭更严重。此两者可以不同程度合并存在,是泵衰竭的最严重阶段。

(四)血流动力学分型

AMI 时心脏的泵血功能并不能通过一般的心电图、胸片等检查而完全反映出来,及时进行血流动力学监测,能为早期诊断和及时治疗提供重要依据。根据血流动力学指标肺楔压(PCWP)和心脏指数(CI)评估有无肺淤血和周围灌注不足的表现,可将 AMI 分为 4 个血流动力学亚型。

Ⅰ型:既无肺淤血又无周围组织灌注不足,心功能处于代偿状态。CI>2.2 L/(min·m²),PCWP≤2.4 kPa(18 mmHg),病死率约为 3%。

Ⅱ型:有肺淤血,无周围组织灌注不足,为常见临床类型。CI>2.2 L/(min·m²),PCWP>2.4 kPa(18 mmHg),病死率约为 9%。

Ⅲ型:有周围组织灌注不足,无肺淤血,多见于右心室梗死或血容量不足者。CI≤2.2 L/(min·m²),PCWP≤2.4 kPa(18 mmHg),病死率约为 23%。

Ⅳ型:兼有周围组织灌注不足与肺淤血,为最严重类型。CI≤2.2 L/(min·m²),PCWP>2.4 kPa(18 mmHg),病死率约为 51%。

由于 AMI 时影响心脏泵血功能的因素较多,因此以上分型基本反映了血流动力学变化的状况,不能包括所有泵功能改变的特点。AMI血流动力学紊乱的临床表现主要包括低血压状态、肺淤血、急性左心衰竭、心源性休克等。

（五）体征

AMI时心脏体征可在正常范围内,体征异常者大多数无特征性:心脏可有轻至中度增大;心率增快或减慢;心尖区第一心音减弱,可出现第三或第四心音奔马律。前壁心肌梗死的早期,可能在心尖区和胸骨左缘之间扪及迟缓的收缩期膨出,是心室壁反常运动所致,常在几天至几周内消失。10%～20%的患者在发病后2～3天出现心包摩擦音,多在2天内消失,少数持续1周以上。发生二尖瓣乳头肌功能失调者,心尖区可出现粗糙的收缩期杂音;发生心室间隔穿孔者,胸骨左下缘出现响亮的收缩期杂音,常伴震颤。右室梗死较重者可出现颈静脉怒张,深吸气时更为明显。除发病极早期可出现一过性血压增高外,几乎所有患者在病程中都会有血压降低,起病前有高血压者,血压可降至正常;起病前无高血压者,血压可降至正常以下,且可能不再恢复到起病之前的水平。

四、并发症

并发症可分为机械性、缺血性、栓塞性和炎症性。

（一）机械性并发症

1.心室游离壁破裂

3%的MI患者可发生心室游离壁破裂,是心脏破裂最常见的一种,占MI死亡患者的10%。心室游离壁破裂常在发病1周内出现,早高峰在MI后24小时内,晚高峰在MI后3～5天。早期破裂与胶原沉积前的梗死扩展有关,晚期破裂与梗死相关室壁的扩展有关。心脏破裂多发生在第1次MI、前壁梗死、老年和女性患者中。其他危险因素包括MI急性期的高血压、既往无心绞痛和心肌梗死、缺乏侧支循环、心电图上有Q波、应用糖皮质激素或非甾类抗炎药、MI症状出现后14小时以后的溶栓治疗。心室游离壁破裂的典型表现包括持续性心前区疼痛、心电图ST-T改变、迅速进展的血流动力学衰竭、急性心包填塞和电机械分离。心室游离壁破裂也可为亚急性,即心肌梗死区不完全或逐渐破裂,形成包裹性心包积液或假性室壁瘤,患者能存活数月。

2.室间隔穿孔

比心室游离壁破裂少见,有0.5%～2%的MI患者会发生室间隔穿孔,常发生于AMI后3～7天。AMI后,胸骨左缘突然出现粗糙的全收缩期杂音或可触及收缩期震颤,或伴有心源性休克和心力衰竭,应高度怀疑室间隔穿孔,此时应进一步做Swan-Ganz导管检查与超声心动图检查。

3.乳头肌功能失调或断裂

乳头肌功能失调总发生率可高达50%,二尖瓣乳头肌因缺血、坏死等使收缩功能发生障碍,造成不同程度的二尖瓣脱垂或关闭不全,心尖区出现收缩中晚期喀喇音和吹风样收缩期杂音,第一心音可不减弱,可引起心力衰竭。轻症者可以恢复,其杂音可以消失。乳头肌断裂极少见,多发生在二尖瓣后内乳头肌,故在下壁MI中较为常见。后内乳头肌大多是部分断裂,可导致严重二尖瓣反流伴有明显的心力衰竭;少数完全断裂者则发生急性二尖瓣大量反流,造成严重的急性肺水肿,约1/3的患者迅速死亡。

4.室壁膨胀瘤

室壁膨胀瘤或称室壁瘤。绝大多数并发于 STEMI,多累及左心室心尖部,发生率为 5％～20％。为在心室腔内压力影响下,梗死部位的心室壁向外膨出而形成。见于 MI 范围较大的患者,常于起病数周后才被发现。发生较小室壁瘤的患者可无症状与体征;但发生较大室壁瘤的患者,可出现顽固性充血性心力衰竭及复发性、难治的致命性心律失常。体检可发现心浊音界扩大,心脏搏动范围较广泛或心尖抬举样搏动,可有收缩期杂音。心电图上除了有 MI 的异常 Q 波外,约 2/3 的患者同时伴有持续性 ST 段弓背向上抬高。X 线透视和摄片、超声心动图、放射性核素心脏血池显像、磁共振成像及左心室选择性造影可见局部心缘突出,搏动减弱或有反常搏动。室壁瘤按病程可分为急性和慢性室壁瘤。急性室壁瘤在 MI 后数天内形成,易发生心脏破裂和形成血栓。慢性室壁瘤多见于 MI 愈合期,由于其瘤壁为致密的纤维瘢痕所替代,所以一般不会引起破裂。

（二）缺血性并发症

1.梗死延展

梗死延展指同一梗死相关冠状动脉供血部位的 MI 范围的扩大,可表现为心内膜下 MI 转变为透壁性 MI 或 MI 范围扩大到邻近心肌,多有梗死后心绞痛和缺血范围的扩大。梗死延展多发生在 AMI 后的 2～3 周,多数原梗死区相应导联的心电图有新的梗死性改变且 CK 或肌钙蛋白升高时间延长。

2.再梗死

再梗死指 AMI 4 周后再次发生的 MI,既可发生在原来梗死的部位,也可发生在任何其他心肌部位。如果再梗死发生在 AMI 后 4 周内,则其心肌坏死区一定受另一支有病变的冠状动脉支配。通常再梗死发生在与原梗死区不同的部位,诊断多无困难;若再梗死发生在与原梗死区相同的部位,尤其是 NSTEMI 的再梗死、反复多次的灶性梗死,常无明显的或特征性的心电图改变,可使诊断发生困难,此时迅速上升且又迅速下降的酶学指标如 CK-MB 比肌钙蛋白更有价值。CK-MB 恢复正常后又升高或超过原先水平的 50％ 对再梗死具有重要的诊断价值。

（三）栓塞性并发症

MI 并发血栓栓塞主要是指心室附壁血栓或下肢静脉血栓破碎脱落所致的体循环栓塞或肺动脉栓塞。左心室附壁血栓形成在 AMI 患者中较多见,尤其在急性大面积前壁 MI 累及心尖部时,其发生率可高达 60％,而体循环栓塞并不常见,国外一般发生率在 10％ 左右,我国一般在 2％ 以下。附壁血栓的形成和血栓栓塞多发生在梗死后的第 1 周内。最常见的体循环栓塞为脑卒中,也可产生肾、脾或四肢等动脉栓塞;如栓子来自下肢深部静脉,则可产生肺动脉栓塞。

（四）炎症性并发症

1.早期心包炎

早期心包炎发生于 MI 后 1～4 天,发生率约为 10％。早期心包炎常发生在透壁性 MI 患者中,系梗死区域心肌表面心包并发纤维素性炎症所致。临床上可出现一过性的心包摩擦音,伴有进行性加重的胸痛,疼痛随体位而改变。

2.后期心包炎（心肌梗死后综合征或 Dressier 综合征）

后期心包炎发病率为 1％～3％,于 MI 后数周至数月内出现,并可反复发生。其发病机制尚不明确,推测为自身免疫反应所致;有研究认为它是一种变态反应,是机体对心肌坏死物质所形成的自身抗原的变态反应。临床上可表现为突然起病,发热,胸膜性胸痛,白细胞计数升高和血沉增快,心包或胸膜摩擦音持续 2 周以上,超声心动图发现心包积液,少数患者可伴有少量胸腔积液或肺部浸润。

五、危险分层

STEMI 的患者具有以下任何 1 项者可被确定为高危患者。

(1)年龄>70 岁。

(2)前壁 MI。

(3)多部位 MI(指 2 个部位以上)。

(4)伴有血流动力学不稳定如低血压、窦性心动过速、严重室性心律失常、快速心房颤动、肺水肿或心源性休克等。

(5)左、右束支传导阻滞源于 AMI。

(6)既往有 MI 病史。

(7)合并糖尿病和未控制的高血压。

六、辅助检查

(一)心电图检查

虽然一些因素限制了心电图对 MI 的诊断和定位的能力,如心肌损伤的范围、梗死的时间及其位置、传导阻滞的存在、陈旧性 MI 的存在、急性心包炎、电解质浓度的变化以及服用有影响的药物等,然而标准 12 导联心电图的系列观察(必要时 18 导联),仍然是临床上对 STEMI 检出和定位的有用方法。

1.特征性改变

在面向透壁心肌坏死区的导联上出现以下特征性改变:①宽而深的 Q 波(病理性Q波)。②ST 段抬高呈弓背向上型。③T 波倒置,往往宽而深,两支对称;在背向梗死区的导联上则出现相反的改变,即R 波增高,ST 段压低,T 波直立并增高。

2.动态性改变

(1)起病数小时内可无异常,或出现异常高大、两支不对称的 T 波。

(2)数小时后,ST 段明显抬高,弓背向上,与直立的 T 波连接,形成单向曲线。数小时到2 天出现病理性 Q 波(又称Q波型 MI),同时 R 波减低,为急性期改变。Q 波在 3~4 内稳定不变,以后70%~80%永久存在。

(3)如不进行治疗干预,ST 段抬高持续数天至 2 周,逐渐回到基线水平,T 波则变为平坦或倒置,是为亚急性期改变。

(4)数周至数月以后,T 波呈"V"形倒置,两支对称,波谷尖锐,为慢性期改变,T 波倒置可永久存在,也可在数月到数年内逐渐恢复(图 4-3、图 4-4)。合并束支传导阻滞尤其左束支传导阻滞或在原来部位再次发生 AMI 时,心电图表现多不典型,不一定能反映 AMI。

微型的和多发局灶型 MI,心电图中既不出现 Q 波也始终无 ST 段抬高,但有心肌坏死的血清标志物升高,属 NSTEMI 范畴。

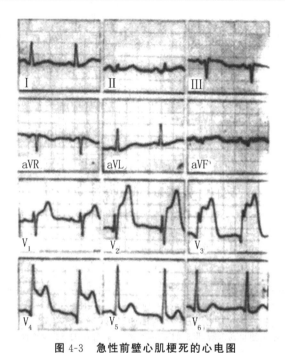

图 4-3 急性前壁心肌梗死的心电图

图示 V_3、V_4 导联 QRS 波呈 qR 型,ST 段明显抬高,V_2 导联呈 qRS 型,ST 段明显抬高,V_1 导联 ST 段亦抬高

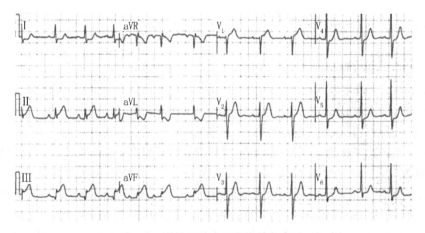

图 4-4 急性下壁心肌梗死的心电图

图示 Ⅱ、Ⅲ、aVF 导联 ST 段抬高,Ⅲ导联 QRS 波呈 qR 型,Ⅰ、aVL 导联 ST 段压低

3.定位和定范围

STEMI 的定位和定范围可根据出现特征性改变的导联数来判断(表 4-8)。

表 4-8 ST 段抬高型心肌梗死的心电图定位诊断

导联	前间隔	局限前壁	前侧壁	广泛前壁下壁*	下间壁	下侧壁	高侧壁**	正后壁***
V_1	+			+	+			
V_2	+			+	+			
V_3	+	+		+	+			

导联	前间隔	局限前壁	前侧壁	广泛前壁下壁*	下间壁	下侧壁	高侧壁**	正后壁***
V_4		+		+				
V_5		+	+	+		+		
V_6						+		
V_7			+			+		+
V_8								+
aVR								
AVL		±	+	±	-	-	-	-
aVF		…	…	…	+	+	+	-
I		±	+	±	-	-	-	-
II		…	…	…	+	+	+	-
III		…	…	…	+	+	+	-

注:①+:正面改变,表示典型 Q 波、ST 段抬高及 T 波倒置等变化;②-:反面改变,表示与+相反的变化;③±:可能有正面改变;④…:可能有反面改变

* 即膈面,右心室 MI 不易从心电图得到诊断,但此时 CR4R(或 V_{4R})导联的 ST 段抬高,可作为下壁 MI 扩展到右心室的参考指标

** 在 V_5、V_6、V_7 导联高 1～2 肋间处有正面改变

*** V_1、V_2、V_3 导联 R 波增高

(二)心脏标志物测定

1.血清酶学检查

以往用于临床诊断 MI 的血清酶学指标包括肌酸磷酸激酶(CK 或 CPK)及其同工酶 CK-MB、谷草转氨酶(GOT)、乳酸脱氢酶(LDH)及其同工酶,但因 GOT 和 LDH 分布于全身许多器官,对 MI 的诊断特异性较差,目前临床已不推荐应用。AMI 发病后,血清酶活性随时相而变化。CK 在起病 6 小时内增高,24 小时内达高峰,3～4 天恢复正常。

CK 的同工酶 CK-MB 诊断 AMI 的敏感性和特异性均极高,分别达到 100% 和 99%,在起病后 4 小时内增高,16～24 小时达高峰,3～4 天恢复正常。STEMI 静脉内溶栓治疗时,CK 及其同工酶 CK-MB 可作为阻塞的冠状动脉再通的指标之一。冠状动脉再通,心肌血流再灌注时,坏死心肌内积聚的酶被再灌注血流"冲刷",迅速进入血液循环,从而使酶峰距 STEMI 发病时间提早出现,酶峰活性水平高于阻塞冠状动脉未再通者。用血清 CK-MB 活性水平增高和峰值前移来判断 STEMI 静脉溶栓治疗后冠状动脉再通,约有 95% 的敏感性和 88% 的特异性。

2.心肌损伤标志物测定

在心肌坏死时,除了血清心肌酶活性的变化外,心肌内含有的一些蛋白质类物质也会从心肌组织内释放出来,并出现在外周循环血液中,因此可作为心肌损伤的判定指标。这些物质主要包括肌钙蛋白和肌红蛋白。

肌钙蛋白(Tn)是肌肉组织收缩的调节蛋白,心肌肌钙蛋白(cTn)与骨骼肌中的 Tn 在分子结构和免疫学上是不同的,为心肌所独有,具有很高的特异性。cTn 共有 cTnT、cTnI、cTnC 3 个亚单位。

cTnT 在健康人血清中的浓度一般小于 0.06 ng/L。通常,在 AMI 后 3～4 小时开始升高,

2～5天达到峰值,持续 10～14 天;其动态变化过程与 MI 时间、梗死范围大小、溶栓治疗及再灌注情况有密切关系。由于血清 cTnT 的高度敏感性和良好重复性,它对早期和晚期 AMI 及 UA 患者的灶性心肌坏死均具有很高的诊断价值。

cTnI 也是一种对心肌损伤和坏死具有高度特异性的血清学指标,其正常值上限为 3.1 ng/L,在 AMI 后 4～6 小时或更早即可升高,24 小时后达到峰值,约 1 周后降至正常。

肌红蛋白在 AMI 发病后 2～3 小时即已升高,12 小时内多达峰值,24～48 小时恢复正常,由于其出现时间较 cTn 和 CK-MB 早,故它是目前能用来最早诊断 AMI 的生化指标。但是肌红蛋白广泛存在于心肌和骨骼肌中,两者在免疫学上也是相同的,而且又主要经肾脏代谢清除,因而与血清酶学指标相似,也存在特异性较差的问题,如慢性肾功能不全、骨骼肌损伤时,肌红蛋白水平均会增高,此时应予以仔细鉴别。

3.其他检查

组织坏死和炎症反应的非特异性指标:AMI 发病 1 周内白细胞可增至 $10 \times 10^9/L$～ $20 \times 10^9/L$,中性粒细胞多在 75%～90%,嗜酸性粒细胞减少或消失。血细胞沉降率增快,可持续1～3周,能较准确地反映坏死组织被吸收的过程。血清游离脂肪酸、C 反应蛋白在 AMI 后均增高。血清游离脂肪酸显著增高者易发生严重室性心律失常。此外,AMI 时,由于应激反应,血糖可升高,糖耐量可暂降低,2～3 周后恢复正常。STEMI 患者在发病 24～48 小时血胆固醇保持或接近基线水平,但以后会急剧下降。因此所有 STEMI 患者应在发病 24～48 小时测定血脂谱,超过 24 小时者,要在 AMI 发病 8 周后才能获得更准确的血脂结果。

(三)放射性核素心肌显影

利用坏死心肌细胞中的钙离子能结合放射性锝焦磷酸盐或坏死心肌细胞的肌凝蛋白可与其特异性抗体结合的特点,静脉注射 ^{99m}Tc-焦磷酸盐或 ^{111}In-抗肌凝蛋白单克隆抗体进行"热点"显像,或者利用坏死心肌血供断绝和瘢痕组织中无血管以至 ^{201}Tl 或 ^{99m}Tc-MIBI 不能进入细胞的特点,静脉注射这些放射性核素进行"冷点"显像,均可显示 MI 的部位和范围。前者主要用于急性期,后者用于慢性期。用门电路 γ 闪烁显像法进行放射性核素心腔造影(常用 ^{99m}Tc-标记的红细胞或清蛋白),可观察心室壁的运动和左心室的射血分数,有助于判断心室功能,判断梗死后造成的室壁运动失调和室壁瘤。目前多用单光子发射计算机断层显像(SPECT)来检查,新的方法正电子发射计算机断层扫描(PET)可观察心肌的代谢变化,判断心肌是否存活。如心脏标志物或心电图阳性,做诊断时不需要做心肌显像。出院前或出院后不久,症状提示 ACS 但心电图无诊断意义和心脏标志物正常的患者应接受负荷心肌显像检查(药物或运动负荷的放射性核素或超声心动图心肌显像)。显像异常的患者提示在以后的 3～6 个月发生并发症的危险增加。

(四)超声心动图检查

根据超声心动图上所见的室壁运动异常可对心肌缺血区域做出判断。在评价有胸痛而无特征性心电图变化时,超声心动图有助于除外主动脉夹层。对 MI 患者,床旁超声心动图对发现机械性并发症很有价值,如评估心脏整体和局部功能、乳头肌功能不全、室壁瘤和室间隔穿孔等。多巴酚丁胺负荷超声心动图检查还可用于评价心肌存活性。

(五)选择性冠状动脉造影

需施行各种介入性治疗时,可先行选择性冠状动脉造影,明确病变情况,制定治疗方案。

七、诊断和鉴别诊断

WHO 的 AMI 诊断标准依据典型的临床表现、特征性的心电图改变、血清心肌坏死标志物水平动态改变,3 项中具备 2 项特别是后 2 项即可确诊,一般并不困难。无症状的患者,诊断较困难。凡年老患者突然发生休克、严重心律失常、心力衰竭、上腹胀痛或呕吐等表现而原因未明者,或原有高血压而血压突然降低且无原因可寻者,都应想到 AMI 的可能。此外有较重而持续较久的胸闷或胸痛者,即使心电图无特征性改变,也应考虑本病的可能,都宜先按 AMI 处理,并在短期内反复进行心电图观察和血清肌钙蛋白或心肌酶等测定,以确定诊断。当存在左束支传导阻滞图形时,MI 的心电图诊断较困难,因它与 STEMI 的心电图变化相类似,此时,与 QRS 波同向的 ST 段抬高和至少 2 个胸导联 ST 段抬高>5 mm,强烈提示 MI。一般来说,有疑似症状并新出现的左束支传导阻滞应按 STEMI 来治疗。无病理性 Q 波的心内膜下 MI 和小的透壁性或非透壁性或微小 MI,鉴别诊断参见前文"不稳定性心绞痛和非 ST 段抬高型心肌梗死"段。血清肌钙蛋白和心肌酶测定的诊断价值更大。

2007 年欧洲和美国心脏病学会对 MI 制定了新的定义,将 MI 分为急性进展性和陈旧性两类,把血清心肌坏死标志物水平动态改变列为诊断急性进展性 MI 的首要和必备条件。

(一)急性进展性 MI 的定义

(1)心肌坏死生化标志物典型的升高和降低,至少伴有下述情况之一:①心肌缺血症状;②心电图病理性 Q 波形成;③心电图 ST 段改变提示心肌缺血;④做过冠状动脉介入治疗,如血管成形术。

(2)病理发现 AMI。

(二)陈旧性 MI 的定义

(1)系列心电图检查提示新出现的病理性 Q 波,患者可有或可不记得有任何症状,心肌坏死生化标志物已降至正常。

(2)病理发现已经或正在愈合的 MI,然后将 MI 再分为 5 种临床类型。Ⅰ型:自发性 MI,与原发的冠状动脉事件如斑块糜烂、破裂、夹层形成等而引起的心肌缺血相关;Ⅱ型:MI 继发于心肌的供氧和耗氧不平衡所导致的心肌缺血,如冠状动脉痉挛、冠状动脉栓塞、贫血、心律失常、高血压或低血压;Ⅲ型:心脏性猝死,有心肌缺血的症状和新出现的 ST 段抬高或新的左束支传导阻滞,造影或尸检证实冠状动脉内有新鲜血栓,但未及采集血样之前或血液中心肌坏死生化标志物升高之前患者就已死亡;Ⅳa 型:MI 与 PCI 相关;Ⅳb 型:MI 与支架内血栓有关,经造影或尸检证实;Ⅴ型:MI 与 CABG 相关。

此外,还需与变异型心绞痛相鉴别。心绞痛几乎都在静息时发生,常呈周期性,多发生在午夜至上午 8 时,常无明显诱因,历时数十秒至 30 分钟。发作时心电图显示有关导联的 ST 段短时抬高、R 波增高,相对应导联的 ST 段压低,T 波可有高尖表现(图 4-5),常并发各种心律失常。本病是冠状动脉痉挛所引起,多发生在已有冠状动脉狭窄的基础上,但其临床表现与冠状动脉狭窄程度不成正比,少数患者冠状动脉造影可以正常。吸烟是本病的重要危险因素,麦角新碱或过度换气试验可诱发冠状动脉痉挛。药物治疗以钙通道阻滞剂和硝酸酯类最有效。病情稳定后根据冠状动脉造影结果再定是否需要血运重建治疗。

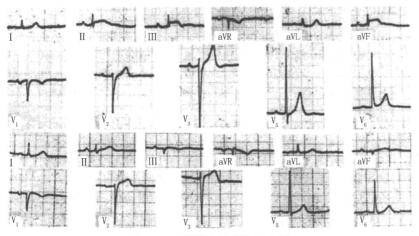

图 4-5 变异型心绞痛的心电图

上两行为心绞痛发作时,示Ⅱ、Ⅲ、aVF ST 段抬高,aVL ST 段稍压低,V_2、V_3、V_5、V_6,T 波增高。下两行心绞痛发作过后上述变化消失

八、预后

STEMI 的预后与梗死范围的大小、侧支循环产生的情况、有无其他疾病并存及治疗是否及时有关。总病死率约为 30%,住院死亡率约为 10%,发生严重心律失常、休克或心力衰竭者病死率尤高,其中休克患者病死率可高达 80%。死亡多在第 1 周内,尤其是在数小时内。出院前或出院 6 周内进行负荷心电图检查,运动耐量好不伴有心电图异常者预后良好,运动耐量差者预后不良。MI 长期预后的影响因素主要为患者的心功能状况、梗死后心肌缺血及心律失常、梗死的次数和部位及患者的年龄、是否合并高血压和糖尿病等。AMI 再灌注治疗后梗死相关冠状动脉再通与否是影响 MI 急性期良好预后和长期预后的重要独立因素。

九、防治

治疗原则是保护和维持心脏功能,挽救濒死的心肌,防止梗死面积扩大,缩小心肌缺血范围,及时处理各种并发症,防止猝死,使患者不但能度过急性期,且康复后还能保持尽可能多的有功能的心肌。

（一）一般治疗

参见前文"不稳定性心绞痛和非 ST 段抬高型心肌梗死"。

（二）再灌注治疗

及早再通闭塞的冠状动脉,使心肌得到再灌注,挽救濒死的心肌或缩小心肌梗死的范围,是一种关键的治疗措施。它还可极有效地解除疼痛。

1.溶栓治疗

纤维蛋白溶解（纤溶）药物被证明能减小冠状动脉内血栓,早期静脉应用溶栓药物能提高 STEAMI 患者的生存率,其临床疗效已被公认,故明确诊断后应尽早用药,来院至开始用药时间应<30 分钟。而对于非 ST 段抬高型 ACS,溶栓治疗不仅无益反而有增加 AMI 的倾向,因此标准溶栓治疗目前仅用于 STEAMI 患者。

（1）溶栓治疗的适应证:①持续性胸痛超过 30 分钟,含服硝酸甘油片症状不能缓解。②相邻

2个或更多导联 ST 段抬高>0.2 mV。③发病 6 小时以内者。若发病 6~24 小时,患者仍有胸痛,并且 ST 段抬高导联有 R 波者,也可考虑溶栓治疗。发病至溶栓药物给予的时间是影响溶栓治疗效果的最主要因素,最近有研究认为如果在发病 3 小时内给予溶栓药物,则溶栓治疗的效果和直接 PCI 治疗效果相当,但 3 小时后进行溶栓其效果不如直接 PCI 术,且出血等并发症增加。④年龄在 70 岁以下者。对于年龄>75 岁的 AMI 患者,溶栓治疗会增加脑出血的风险,是否溶栓治疗需权衡利弊,如患者为广泛前壁 AMI,具有很高的心源性休克和死亡的发生率,在无条件行急诊介入治疗的情况下仍应进行溶栓治疗。反之,如患者为下壁 AMI,血流动力学稳定,可不进行溶栓治疗。

(2)溶栓治疗的禁忌证:①近期(14 天内)有活动性出血(胃肠道溃疡出血、咯血、痔疮出血等),做过外科手术或活体组织检查,心肺复苏术后(体外心脏按压、心内注射、气管插管),不能实施压迫的血管穿刺及外伤史者;②高血压患者血压>24.0/14.7 kPa(180/110 mmHg),或不能排除主动脉夹层分离者;③有出血性脑血管意外史,或半年内有缺血性脑血管意外(包括 TIA)史者;④对扩容和升压药无反应的休克;⑤妊娠、感染性心内膜炎、二尖瓣病变合并心房颤动且高度怀疑左心房内有血栓者;⑥糖尿病合并视网膜病变者;⑦出血性疾病或有出血倾向者,严重的肝肾功能障碍及进展性疾病(如恶性肿瘤)者。

(3)治疗步骤:①溶栓前检查血常规、血小板计数、出凝血时间、APTT 及血型,配血备用;②即刻口服阿司匹林 300 mg,以后每天 100 mg,长期服用;③进行溶栓治疗。

(4)溶栓药物:①非特异性溶栓剂,对血栓部位或体循环中纤溶系统均有作用的尿激酶(UK 或 r-UK)和链激酶(SK 或 rSK);②选择性作用于血栓部位纤维蛋白的药物,有组织型纤维蛋白溶酶原激活剂(tPA)、重组型组织纤维蛋白溶酶原激活剂(rt-PA);③单链尿激酶型纤溶酶原激活剂(SCUPA)、甲氧苯基化纤溶酶原链激酶激活剂复合物(APSAC);④新的溶栓剂还有 TNK-组织型纤溶酶原激活剂(TNK-tPA)、瑞替普酶(rPA)、拉诺普酶(nPA)、葡激酶(SAK)等。

(5)给药方案:①UK:30 分钟内静脉滴注 100 万~150 万单位;或冠状动脉内注入 4 万单位,继以每分钟 0.6 万~2.4 万单位的速度注入,血管再通后用量减半,继续注入 30~60 分钟,总量 50 万单位左右。②SK:150 万单位静脉滴注,60 分钟内滴完;冠状动脉内给药先给 2 万单位,继以 0.2 万~0.4 万单位注入,共 30 分钟,总量 25 万~40 万单位。对链激酶过敏者,宜于治疗前半小时用异丙嗪 25 mg 肌内注射,并与少量的地塞米松(2.5~5 mg)同时滴注,可防止其引起的寒战、发热等不良反应。③rt-PA:100 mg 在 90 分钟内静脉给予,先静脉注射 15 mg,继而 30 分钟内静脉滴注 50 mg,其后 60 分钟内再给予 35 mg(国内有报道,用上述剂量的一半也能奏效)。冠状动脉内用药剂量减半。用 rt-PA 前,先用肝素 5 000 U,静脉推注;然后,700~1 000 U/h,静脉滴注 48 小时;以后改为皮下注射 7 500 U,每 12 小时 1 次,连用 3~5 天,用药前注意出血倾向。④TNK-tPA:40 mg 静脉一次性注入,无须静脉滴注。溶栓药应用期间密切注意出血倾向,并需监测 APTT 或 ACT。冠状动脉内注射药物需通过周围动脉置入导管达冠状动脉口处才能实现,因此比较费时,只宜用于介入性诊治过程中并发的冠状动脉内血栓栓塞;而静脉注射药物可以迅速实行,故目前多选静脉注射给药。

(6)溶栓治疗期间的辅助抗凝治疗:UK 和 SK 为非选择性的溶栓剂,故在溶栓治疗后短时间内(6~12 小时)不存在再次血栓形成的可能,对于溶栓有效的 AMI 患者,可于溶栓治疗 6~12 小时后开始给予低分子量肝素皮下注射。对于溶栓治疗失败者,辅助抗凝治疗则无明显临床益处。rt-PA 和葡激酶等为选择性的溶栓剂,故溶栓使血管再通后仍有再次血栓形成的可能,因此在溶栓治疗前后均应给予充分的肝素治疗。溶栓前先给予 5 000 U 肝素冲击量,然后以 1 000 U/h 的肝素持续静脉滴注 24～48 小时,以出血时间延长 2 倍为基准,调整肝素用量。也可选择低分子量肝素替代普通肝素治疗,其临床疗效相同,如依诺肝素,首先静脉推注 30 mg,然后以 1 mg/kg 的剂量皮下注射,每 12 小时 1 次,用 3～5 天为宜。

(7)溶栓再通的判断指标如下。

直接指征:冠状动脉造影观察血管再通情况,冠状动脉造影所示血流情况通常采用 TIMI 分级。TIMI 0 级:梗死相关冠状动脉完全闭塞,远端无造影剂通过。TIMI 1 级:少量造影剂通过血管阻塞处,但远端冠状动脉不显影。TIMI 2 级:梗死相关冠状动脉完全显影但与正常血管相比血流较缓慢。TIMI 3 级:梗死相关冠状动脉完全显影且血流正常。根据 TIMI 分级达到 2、3 级者表明血管再通,但 2 级者通而不畅。

间接指征:①心电图抬高的 ST 段于 2 小时内回降＞50％;②胸痛于 2 小时内基本消失;③2 小时内出现再灌注性心律失常(短暂的加速性室性自主节律,房室或束支传导阻滞突然消失,或下后壁心肌梗死的患者出现一过性窦性心动过缓、窦房传导阻滞)或低血压状态;④血清 CK-MB 峰值提前出现在发病 14 小时内。具备上述 4 项中 2 项或 2 项以上者,考虑再通,但②和③两项组合不能被判定为再通。

2.介入治疗

PCI 是指 AMI 的患者未经溶栓治疗直接进行冠状动脉血管成形术,其中支架植入术的效果优于单纯球囊扩张术。近年试用冠状动脉内注射自体干细胞希望有助于心肌的修复。目前直接 PCI 已被公认为首选的最安全有效的恢复心肌再灌注的治疗手段,梗死相关血管的开通率高于药物溶栓治疗,尽早应用可恢复心肌再灌注,降低近期病死率,预防远期的心力衰竭发生,尤其适用于来院时发病时间已超过 3 小时或对溶栓治疗有禁忌的患者。一般要求患者到达医院至球囊扩张时间＜90 分钟。在适宜于做 PCI 的患者中,PCI 之前应给予抗血小板药和抗凝治疗。施行 PCI 的适应证还包括血流动力学不稳定、有溶栓禁忌证、恶性心律失常、需要安装经静脉临时起搏或需要反复电复律及年龄＞75 岁。溶栓治疗失败者,即胸痛或 ST 段抬高在溶栓开始后持续≥60 分钟或胸痛和 ST 段抬高复发,则应考虑做补救性 PCI,但是只有在复发起病后 90 分钟内即能开始 PCI 者获益较大,否则应重复应用溶栓药,不过重复给予溶栓药物会增加严重出血风险。直接 PCI 后,尤其是放置支架后,可应用 GPⅡb/Ⅲa 受体拮抗剂辅助治疗,持续用 24～36 小时。直接 PCI 的开展需要有经验的介入心脏病医师、完善的心血管造影设备、抢救设施和人员配备。我国 2001 年制定的《急性心肌梗死诊断和治疗指南》提出具备施行 AMI 介入治疗条件的医院应:①能在患者来院 90 分钟内施行 PTCA;②其心导管室每年施行 PTCA＞100 例并有心外科待命的条件;③施术者每年独立施行 PTCA＞30 例;④AMI 直接 PTCA 成功率在 90％以上;⑤在所有送到心导管室的患者中,能完成 PTCA 者在 85％以上。无条件施行介入治疗的医院宜迅速将患者送到测算能在患者起病 6 小时内施行介入治疗的医院治疗。如测算转送后患者无法在 6 小时内接受 PCI,则宜就地进行溶栓治疗或溶栓后转送。

发生 STEAMI 后再灌注策略的选择需要根据发病时间、施行直接 PCI 的能力(包括时间间隔)、患者的危险性(包括出血并发症)等综合考虑。优选溶栓的情况一般包括就诊早,发病≤3 小时,且不能及时进行 PCI;介入治疗不可行,如导管室被占用,动脉穿刺困难或不能转运到达有经验的导管室;介入治疗不能及时进行,如就诊至球囊扩张时间＞90 分钟。优选急诊介入治疗的情况:①就诊晚,发病＞3 小时;②有经验丰富的导管室,就诊至球囊扩张时间＜90 分钟,

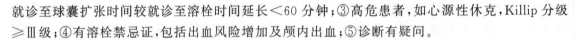

就诊至球囊扩张时间较就诊至溶栓时间延长＜60 分钟；③高危患者，如心源性休克，Killip 分级≥Ⅲ级；④有溶栓禁忌证，包括出血风险增加及颅内出血；⑤诊断有疑问。

3.冠状动脉旁路移植术(CABG)

下列患者可考虑进行急诊 CABG：①实行了溶栓治疗或 PCI 后仍有持续的或反复的胸痛；②冠状动脉造影显示高危冠状动脉病变(左冠状动脉主干病变)；③有 MI 并发症如室间隔穿孔或乳头肌功能不全所引起的严重二尖瓣反流。

(三)其他药物治疗

1.抗血小板治疗

抗血小板治疗能减少 STEMI 患者的主要心血管事件(死亡、再发致死性或非致死性 MI 和卒中)的发生，因此除非有禁忌证，所有患者应给予本项治疗。其用法见前文"不稳定性心绞痛和非 ST 段抬高型心肌梗死"段。

2.抗凝治疗

除非有禁忌证，所有 STEMI 患者无论是否采用溶栓治疗，都应在抗血小板治疗的基础上常规接受抗凝治疗。抗凝治疗能建立和维持梗死相关动脉的通畅，并能预防深静脉血栓形成、肺动脉栓塞及心室内血栓形成。其用法见前文"不稳定性心绞痛和非 ST 段抬高型心肌梗死"段。

3.硝酸酯类药物

对于有持续性胸部不适、高血压、大面积前壁 MI、急性左心衰竭的患者，在最初24～48 小时的治疗中，静脉内应用硝酸甘油有利于控制心肌缺血发作，缩小梗死面积，降低短期甚至长期病死率。其用法见前文"不稳定性心绞痛和非 ST 段抬高型心肌梗死"段。有下壁 MI，可疑右室梗死或明显低血压的患者[收缩压低于 12.0 kPa(90 mmHg)]，尤其合并明显心动过缓或心动过速时，硝酸酯类药物能降低心室充盈压，引起血压降低和反射性心动过速，应慎用或不用。无并发症的 MI 低危患者不必常规给予硝酸甘油。

4.镇痛剂

选择用药和用法见"不稳定性心绞痛和非 ST 段抬高型心肌梗死"段。

5.β 受体阻滞剂

MI 发生后最初数小时内静脉注射 β 受体阻滞剂可通过缩小梗死面积、降低再梗死率、降低室颤的发生率和病死率而改善预后。无禁忌证的 STEMI 患者应在 MI 发病的 12 小时内开始使用β 受体阻滞剂治疗。其用法见"不稳定性心绞痛和非 ST 段抬高型心肌梗死"段。

6.血管紧张素转换酶抑制剂(ACEI)

近来大规模临床研究发现，ACEI 如卡托普利、雷米普利等有助于改善恢复期心肌的重构，减少 AMI 的病死率，减少充血性心力衰竭的发生，特别是对前壁 MI、心力衰竭或心动过速的患者。因此，除非有禁忌证，所有 STEMI 患者都可选用 ACEI。给药时应从小剂量开始，逐渐增加至目标剂量。对于高危患者，ACEI 的最大益处在恢复期早期即可获得，故可在溶栓稳定后24 小时以上使用，由于 ACEI 具有持续的临床益处，可长期应用。对于不能耐受 ACEI 的患者(如咳嗽反应)，血管紧张素Ⅱ受体拮抗剂可能也是一种有效的选择，但目前不是 MI 后的一线治疗。

7.调脂治疗

见"不稳定性心绞痛和非 ST 段抬高型心肌梗死"段。

8.钙通道阻滞剂

非二氢吡啶类钙通道阻滞剂维拉帕米或地尔硫草用于急性期 STEMI，除了能控制室上性心律失常,对减少梗死范围或心血管事件并无益处。因此不建议对 STEMI 患者常规应用非二氢吡啶类钙通道阻滞剂。但非二氢吡啶类钙通道阻滞剂可用于硝酸酯和 β 受体阻滞剂之后仍有持续性心肌缺血或心房颤动伴心室率过快的患者。血流动力学表现在 Killip Ⅱ 级以上的 MI 患者应避免应用非二氢吡啶类钙通道阻滞剂。

9.葡萄糖-胰岛素-钾溶液(GIK)

应用 GIK 能降低血浆游离脂肪酸浓度和改善心脏做功,GIK 还给缺血心肌提供必要的代谢支持,对大面积 MI 和心源性休克患者尤为重要。氯化钾 1.5 g、普通胰岛素 8 U 加入 10% 的葡萄糖液 500 mL 中静脉滴注,每天 1~2 次,1~2 周为 1 个疗程。近年,还有建议在上述溶液中再加入硫酸镁 5 g,但不主张常规补镁治疗。

(四)抗心律失常治疗

1.室性心律失常

应寻找和纠正导致室性心律失常可纠治的原因。血清钾低者推荐用氯化钾,通常可静脉滴注 10 mmol/h 以保持血钾在 4.0 mmol/L 以上,但对于严重的低钾血症(K^+<2.5 mmol/L),可通过中心静脉滴注 20~40 mmol/h。在 MI 早期静脉注射 β 受体阻滞剂继以口服维持,可降低室性心律失常(包括心室颤动)的发生率和无心力衰竭或低血压患者的病死率。预防性应用其他药物(如利多卡因)会增加死亡危险,故不推荐应用。室性异位搏动在心肌梗死后较常见,不需做特殊处理。非持续性(<30 秒)室性心动过速在最初 24~48 小时常不需要治疗。多形性室速、持续性(≥3 秒)单形室速或任何伴有血流动力学不稳定(如心力衰竭、低血压、胸痛)症状的室速都应给予同步心脏电复律。血流动力学稳定的室速可给予静脉注射利多卡因、普鲁卡因胺或胺碘酮等药物治疗。

(1)利多卡因:50~100 mg 静脉注射(如无效,5~10 分钟后可重复),控制后静脉滴注,1~3 mg/min 维持(利多卡因 100 mg 加入 5% 葡萄糖液 100 mL 中滴注,1~3 mL/min)。情况稳定后可考虑改用口服美西律 150~200 mg,每 6~8 小时一次维持。

(2)胺碘酮:静脉注射,首剂 75~150 mg 稀释于 20 mL 生理盐水中,于 10 分钟内注入;如有效继以 1.0 mg/min 维持静脉滴注 6 小时后改为 0.5 mg/min,总量<1200 mg/d;静脉用药 2~3 天后改为口服,口服负荷量为 600~800 mg/d,7 天后酌情改为维持量 100~400 mg/d。

(3)索他洛尔:静脉注射,首剂用 1~1.5 mg/kg,用 5% 葡萄糖液 20 mL 稀释,于 15 分钟内注入,疗效不明显时可再注射一剂 1.5 mg/kg,后可改为口服,160~640 mg/d。

无论血清镁是否降低,均可用硫酸镁(5 分钟内静脉注射 2 g)来治疗复杂性室性心律失常。发生心室颤动时,应立即进行非同步直流电除颤,用最合适的能量(一般 300 J),争取一次除颤成功。在无电除颤条件时可立即做胸外心脏按压和口对口人工呼吸,心腔内注射利多卡因 100~200 mg,并施行其他心脏复苏处理。急性期过后,仍有复杂性室性心律失常或非持续性室速尤其是伴有显著左心室收缩功能不全者,死亡危险增加,应考虑安装 ICD,以预防猝死。在 ICD 治疗前,应行冠状动脉造影和其他检查以了解有无复发性心肌缺血,若有则需要行 PCI 或 CABG。加速的心室自主心律一般无须处理,但如由于心房输送血液入心室的作用未能发挥而引起血流动力学失调,则可用阿托品以加快窦性心律而控制心脏搏动,仅在偶然情况下需要用人工心脏起搏或抑制异位心律的药物来治疗。

2.缓慢的窦性心律失常

除非存在低血压或心率<50 次/分,一般不需要治疗。对于伴有低血压的心动过缓(可能减

少心肌灌注),可静脉注射硫酸阿托品 0.5～1 mg,如疗效不明显,几分钟后可重复注射。最好是多次小剂量注射,因大剂量阿托品会诱发心动过速。虽然静脉滴注异丙肾上腺素也有效,但由于它会增加心肌的氧需量和心律失常的危险,因此不推荐使用。药物无效或发生明显不良反应时也可考虑应用人工心脏起搏器。

3.房室传导阻滞

二度Ⅰ型和Ⅱ型房室传导阻滞 QRS 波不宽者及并发于下壁 MI 的三度房室传导阻滞,心率＞50 次/分且 QRS 波不宽者,无须处理,但应严密监护。下列情况是安置临时起搏器的指征:①二度Ⅱ型或三度房室传导阻滞 QRS 波增宽者;②二度或三度房室传导阻滞出现过心室停搏;③三度房室传导阻滞心率＜50 次/分,伴有明显低血压或心力衰竭,经药物治疗效果差;④二度或三度房室传导阻滞合并频发室性心律失常。AMI 后 2～3 周进展为三度房室传导阻滞或阻滞部位在希氏束以下者应安置永久起搏器。

4.室上性快速心律失常

如窦性心动过速、频发房性期前收缩、阵发性室上性心动过速、心房扑动和心房颤动等,可选用 β 受体阻滞剂、洋地黄类、维拉帕米、胺碘酮等药物治疗。对后三者治疗无效时可考虑应用同步直流电复律器或人工心脏起搏器复律,尽量缩短快速心律失常持续的时间。

5.心脏停搏

立即做胸外心脏按压和人工呼吸,注射肾上腺素、异丙肾上腺素、乳酸钠和阿托品等,并施行其他心脏复苏处理。

(五)抗低血压和心源性休克治疗

根据休克纯属心源性,抑或尚有周围血管舒缩障碍,或血容量不足等因素存在,而分别处理。

1.补充血容量

约 20% 的患者由于呕吐、出汗、发热、使用利尿药和不进饮食等原因而有血容量不足,需要补充血容量来治疗,但又要防止补充过多而引起心力衰竭。可根据血流动力学监测结果来决定输液量。如中心静脉压低,在 0.5～1.0 kPa(5～10 cmH$_2$O),肺楔压在 0.8 kPa(6 mmHg)以下,心排血量低,提示血容量不足,可静脉滴注低分子右旋糖酐或 5%～10% 葡萄糖液,输液后如中心静脉压上升＞1.8 kPa(18 cmH$_2$O),肺楔压＞2.0～2.4 kPa(15～18 mmHg),则应停止。右心室梗死时,中心静脉压的升高则未必是补充血容量的禁忌。

2.应用升压药

补充血容量,血压仍不升,而肺楔压和心排血量正常时,提示周围血管张力不足,可选用血管收缩药。①多巴胺:10～30 mg 加入 5% 葡萄糖液 100 mL 中静脉滴注,也可和间羟胺同时滴注。②多巴酚丁胺:20～25 mg 溶于 5% 葡萄糖液 100 mL 中,以 2.5～10 μg/(kg·min)的剂量静脉滴注,作用与多巴胺相类似,但增加心排血量的作用较强,增快心率的作用较轻,无明显扩张肾血管的作用。③间羟胺:10～30 mg 加入 5% 葡萄糖液 100 mL 中静脉滴注,或 5～10 mg 肌内注射。但对长期服用胍乙啶或利血平的患者疗效不佳。④去甲肾上腺素:作用与间羟胺相同,但较快、较强而较短,对长期服用胍乙啶或利血平的人仍有效。1～2 mg 重酒石酸盐加入 5% 葡萄糖液 100 mL 中静脉滴注。渗出管外易引起局部损伤及坏死,如同时加入 2.5～5 mg 酚妥拉明可减轻局部血管收缩的作用。

3.应用血管扩张剂

经上述处理,血压仍不升,而肺楔压增高,心排血量低,或周围血管显著收缩,以致四肢厥冷,并有发绀时,可用血管扩张药以减低周围循环阻力和心脏的后负荷,降低左心室射血阻力,增强收缩功能,从而增加心排血量,改善休克状态。血管扩张药要在血流动力学严密监测下谨慎应用,可选用硝酸甘油($50\sim100$ μg/min静脉滴注)或单硝酸异山梨酯($2.5\sim10$ mg/次,舌下含服或$30\sim100$ μg/min静脉滴注)、硝普钠($15\sim400$ μg/min静脉滴注)、酚妥拉明($0.25\sim1$ mg/min静脉滴注)等。

4.治疗休克的其他措施

其他措施包括纠正酸中毒、纠正电解质紊乱、避免脑缺血、保护肾功能,必要时应用糖皮质激素和洋地黄制剂。

上述治疗无效时可用主动脉内球囊反搏术(IABP)以增高舒张期动脉压而不增加左心室收缩期负荷,并有助于增加冠状动脉灌流,使患者获得短期的循环支持。对持续性心肌缺血、顽固性室性心律失常、血流动力学不稳定或休克的患者如存在合适的冠状动脉解剖学病变,应尽早做选择性冠状动脉造影,随即施行 PCI 或 CABG,可挽救一些患者的生命。

5.中医中药治疗

中医学用于“回阳救逆”的四逆汤(熟附子、干姜、炙甘草)、独参汤或参附汤,对治疗本病伴血压降低或休克者有一定疗效。患者如兼有阴虚表现时可用生脉散(人参、五味子、麦冬)。这些方剂均已制成针剂,紧急使用也较方便。

(六)心力衰竭治疗

心力衰竭治疗主要是治疗左心室衰竭。治疗取决于病情的严重性。病情较轻者,给予襻利尿药(如静脉注射呋塞米 $20\sim40$ mg,每天 1 次或 2 次),它可降低左心室充盈压,一般即可见效。病情严重者,可应用血管扩张剂(如静脉注射硝酸甘油)以降低心脏前负荷和后负荷。治疗期间,常通过带球囊的右心导管(Swan-Ganz 导管)监测肺动脉楔压。只要体动脉收缩压持续>13.3 kPa(100 mmHg),即可用 ACEI。开始治疗最好给予小剂量的短效 ACEI(如口服卡托普利 $3.125\sim6.25$ mg,每 $4\sim6$ 小时 1 次;如能耐受,则逐渐增加剂量)。一旦达到最大剂量(卡托普利的最大剂量为 50 mg,每天 3 次),即用长效 ACEI(如福辛普利、赖诺普利、雷米普利)取代作为长期应用。如心力衰竭持续在 NYHA 心功能分级Ⅱ级或Ⅱ级以上,应加用醛固酮拮抗剂(如依普利酮、螺内酯)。严重心力衰竭者给予动脉内球囊反搏可提供短期的血流动力学支持。若血管重建或外科手术修复不可行时,应考虑心脏移植。永久性左心室或双心室植入式辅助装置可用作心脏移植前的过渡;如不可能做心脏移植,左心室辅助装置有时可作为一种永久性治疗。这种装置偶可使患者康复并可在 $3\sim6$ 个月去除。

(七)并发症治疗

对于有附壁血栓形成者,抗凝治疗可减少栓塞的危险,如无禁忌证,治疗开始即静脉应用足量肝素,随后给予华法林 $3\sim6$ 个月,使 INR 维持在 $2\sim3$。当左心室扩张伴弥漫性收缩活动减弱、存在室壁膨胀瘤或慢性心房颤动时,应长期应用抗凝药和阿司匹林。室壁膨胀瘤形成伴左心室衰竭或心律失常时可行外科切除术。AMI 时 ACEI 的应用可减轻左心室重构和降低室壁膨胀瘤的发生率。并发心室间隔穿孔、急性二尖瓣关闭不全都可导致严重的血流动力改变或心律失常,宜积极采用手术治疗,但手术应延迟至 AMI 后 6 周以上,因此时梗死心肌可得到最大限度的愈合。如血流动力学不稳定持续存在,尽管手术死亡危险很高,也宜早期进行。急性的心室游离壁破裂外科手术的成功率极低,几乎都是致命的。假性室壁瘤是左心室游离壁的不完全破裂,可通过外科手术修补。心肌梗死后综合征严重病例必须用其他非甾体抗炎药(NSAIDs)或皮质

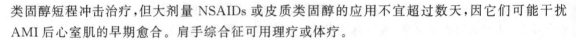

类固醇短程冲击治疗,但大剂量 NSAIDs 或皮质类固醇的应用不宜超过数天,因它们可能干扰 AMI 后心室肌的早期愈合。肩手综合征可用理疗或体疗。

（八）右室心肌梗死的处理

治疗措施与左心室 MI 略有不同,右室 MI 时常表现为下壁 MI 伴休克或低血压而无左心衰竭的表现,其血流动力学检查常显示中心静脉压、右心房和右心室充盈压增高,而肺楔压、左心室充盈压正常甚至下降。治疗宜补充血容量,从而增高心排血量和动脉压。在血流动力学监测下,静脉滴注输液,直到低血压得到纠治,但肺楔压如达 2.0 kPa(15 mmHg),即应停止。如此时低血压未能纠正,可用正性肌力药物。不能用硝酸酯类药和利尿药,它们可降低前负荷(从而减少心排血量),引起严重的低血压。伴有房室传导阻滞时,可予以临时起搏。

（九）康复和出院后治疗

出院后最初 3～6 周体力活动应逐渐增加。鼓励患者恢复中等量的体力活动(步行、体操、太极拳等)。如 AMI 后 6 周仍能保持较好的心功能,则绝大多数患者都能恢复其所有正常的活动。与生活方式、年龄和心脏状况相适应的有规律的运动计划可降低缺血事件发生的风险,增强总体健康状况。对患者的生活方式提出建议,进一步控制危险因素,可改善患者的预后。

十、出院前评估

（一）出院前的危险分层

出院前应对 MI 患者进行危险分层以决定是否需要进行介入性检查。对早期未行介入性检查而考虑进行血运重建治疗的患者,应及早评估左心室射血分数和进行负荷试验,根据负荷试验的结果发现心肌缺血者应进行心导管检查和血运重建治疗。仅有轻微或无缺血发作的患者只需给予药物治疗。

（二）左心室功能的评估

左心室功能状况是影响 ACS 预后最主要的因素之一,也是心血管事件最准确的预测因素之一。评估左心室功能包括患者症状(劳力性呼吸困难等)的评估、物理检查结果(如肺部啰音、颈静脉压升高、心脏扩大、第三心音奔马律等)及心室造影、放射性核素心室显像和超声心动图。MI 后左心室射血分数<40％是一项比较敏感的指标。无创性检查中以核素测值最为可靠,超声心动图的测值也可作为参考。

（三）心肌存活的评估

MI 后左室功能异常部分是由坏死和瘢痕形成所致,部分是由存活但功能异常的心肌细胞即冬眠或顿抑心肌所致,后者通过血管重建治疗可明显改善左室功能。因此鉴别纤维化但功能异常的心肌细胞所导致的心室功能异常具有重要的预后和治疗意义。评价心肌存活力常用的无创性检查包括核素成像和多巴酚丁胺超声心动图负荷试验等,这些检查能准确评估节段性室壁运动异常的恢复。近几年正逐渐广泛应用的正电子发射体层摄影及造影剂增强 MRI 能更准确预测心肌局部功能的恢复。

第六节 心 房 颤 动

心房颤动简称"房颤",是指心房无序除极、电活动丧失,产生快速无序的颤动波,导致心房无有效收缩,是最严重的心房电活动紊乱。有学者研究表明,30 岁以上患者 20 年内发生心房颤动的总概率为 2%,60 岁以后发病率显著增加,平均每 10 年发病率增加 1 倍。目前国内房颤的流行病学资料较少,一项对 14 个自然人群房颤现状的大规模流行病学调查显示,房颤发生率为 0.77%。在所有房颤患者中,房颤发生率按病因分类,非瓣膜性、瓣膜性和孤立性房颤所占比例分别为 65.2%、12.9%和 21.9%。非瓣膜性房颤发生率明显高于瓣膜性房颤和孤立性房颤,其中 1/3 为阵发性房颤,2/3 为持续或永久性房颤。

一、病因和发病机制

房颤的病因与房扑相似。阵发性房颤可见于无器质性心脏病患者,而持续性房颤则多伴有器质性心脏病,如高血压心脏病、风湿性心脏病、冠心病、心肌病等。其他病因尚有房间隔缺损、肺栓塞、二尖瓣、三尖瓣狭窄或关闭不全,慢性心功能不全使心房扩大,涉及心脏的中毒性、代谢性疾病,如甲状腺功能亢进性心脏病、心包炎、酒精中毒等。亦可见于胸腔手术后、胸部外伤,甚至子宫内的胎儿亦可发生。少数患者病因不明,称为特发性房颤。

房颤的发生机制主要涉及两个方面。其一是房颤的触发因素,包括交感神经和副交感神经刺激、心动过缓、房性期前收缩或心动过速、房室旁路和急性心房牵拉等。其二是房颤发生和维持的基质,这是房颤发作和维持的必要条件,以心房有效不应期的缩短和心房扩张为特征的电重构和解剖重构是房颤持续的基质,重构变化可能有利于形成多发折返子波。此外,还与心房某些电生理特性变化有关,包括有效不应期离散度增加、局部阻滞、传导减慢和心肌束的分隔等。

随着对局灶驱动机制、心肌袖、电重构的认识,以及非药物治疗方法的不断深入,目前认为房颤是多种机制共同作用的结果。①折返机制:包括多发子波折返学说和自旋波折返假说。②触发机制:由于异位局灶自律性增强,通过触发和驱动机制发动和维持房颤,而绝大多数异位兴奋灶(90%以上)在肺静脉内,尤其是左、右上肺静脉。组织学上可看到肺静脉入口处的平滑肌细胞中有横纹肌成分,即心肌细胞呈袖套样延伸到肺静脉内,而且上肺静脉比下肺静脉的袖套样结构更宽、更完善,形成心肌袖。肺静脉内心肌袖是产生异位兴奋的解剖学基础。腔静脉和冠状静脉窦在胚胎发育过程中也可形成肌袖,并有可以诱发房颤的异位兴奋灶存在。异位兴奋灶也可以存在于心房的其他部位,包括界嵴、房室交界区、房间隔、Marshall 韧带和心房游离壁等。③自主神经机制:心房肌的电生理特性不同程度地受自主神经系统的调节,自主神经张力改变在房颤中起着重要作用。部分学者称其为神经源性房颤,并根据发生机制的不同将其分为迷走神经性房颤和交感神经性房颤两类。前者多发生在夜间或餐后,尤其多见于无器质性心脏病的男性患者;后者多见于白昼,多由运动、情绪激动和静脉滴注异丙肾上腺素等诱发。迷走神经性房颤与不应期缩短和不应期离散性增高有关;交感神经性房颤则主要是由于心房肌细胞兴奋性增高、触发激动和微折返环形成。而在器质性心脏病中,心脏生理性的迷走神经优势逐渐丧失,交感神经性房颤更为常见。

二、房颤的分类

临床上常根据病因、起病时间、心室率、自主神经作用、发生机制及部位等对房颤进行分类。然而,到目前为止仍没有一种分类方法能满足所有的要求。目前,临床上常将房颤分为初发房颤、阵发性房颤、持续性房颤、永久性房颤。①初发房颤:首次发现,无论其有无症状和能否自行复律;②阵发性房颤:持续时间<7天,一般<48小时,多为自限性;③持续性房颤:持续时间>7天,常不能自行复律,药物复律的成功率较低,常需电转复;④永久性房颤:复律失败或复律后24小时内又复发的房颤,可以是房颤的首发表现或由反复发作的房颤发展而来,对于持续时间较长、不适合复律或患者不愿意复律的房颤也归于此类。有些房颤患者不能获得准确的房颤病史,尤其是无症状或症状轻微者,常采用新近发生的或新近发现的房颤来命名,新近发生的房颤也可指房颤持续时间<24小时。房颤的一次发作事件是指发作持续时间>30秒。

三、临床表现

房颤是临床上最为常见的心律失常之一。充血性心力衰竭、瓣膜性心脏病、卒中病史、左心房扩大、二尖瓣和主动脉瓣功能异常、经治疗的高血压及高龄是房颤发生的独立危险因素。阵发性房颤可见于器质性心脏病患者,尤其在情绪激动时,或急性酒精中毒、运动、手术后,但更多见于器质性心脏病患者。持续性房颤患者多有心血管疾病,最常见于二尖瓣病变、高血压性心脏病、房间隔缺损、冠心病、肺心病等。新近发生的房颤则应考虑甲状腺功能亢进等代谢性疾病。

心房无序的颤动失去了有效的收缩与舒张,心房泵血功能恶化或丧失,加之房室结对快速心房激动的递减传导,引起心室极不规则的反应。因此,心律失常、心功能受损和心房附壁血栓形成是房颤患者的主要病理生理特点。房颤可有症状,也可无症状,即使对于同一患者也是如此。房颤引起的症状由多种因素决定,包括发作时的心室率、心功能、伴随的疾病、房颤持续时间及患者感知症状的敏感性等,其危害主要有三方面:①引起胸闷、心悸、体力下降等症状;②降低心泵功能;③导致系统栓塞等严重并发症。严重时可出现低血压、心绞痛、急性肺水肿、昏厥甚至猝死。

大多数患者有心悸、呼吸困难、胸痛、疲乏、头晕和黑矇等症状,由于心房利钠肽的分泌增多还可引起多尿。部分房颤患者无任何症状,偶然的机会或者出现房颤的严重并发症如卒中、栓塞或心力衰竭时才被发现。有些患者有左心室功能不全的症状,可能继发于房颤时持续的快速心室率。晕厥并不常见,但却是一种严重的并发症,常提示存在窦房结功能障碍及房室传导功能异常、主动脉瓣狭窄、肥厚型心肌病、脑血管疾病或存在房室旁路等。

典型的房颤体征为心律绝对不规则、第一心音强弱不等、脉搏短绌。如果房颤患者心室率突然变得规整,应怀疑它可能转变成窦性心律、房性心动过速、下传比例固定的心房扑动,或交界性、室性心动过速。

四、心电图诊断

房颤的心电图特点:①P波消失,仅见心房电活动呈振幅不等、形态不一的小的不规则的基线波动,称为f波,频率为350~600次/分;②QRS波群形态和振幅略有差异,R-R间期绝对不等。其原因在于大量心房冲动由于波振面的冲突而相互抵消,或侵入房室结,使房室结对后来的冲动部分不起反应,阻滞在房室交界区未下传到心室(隐匿性传导,导致心室律不规则),此时决定心室反应速率的主要因素是房室结的不应期和最大起搏频率(图4-6)。

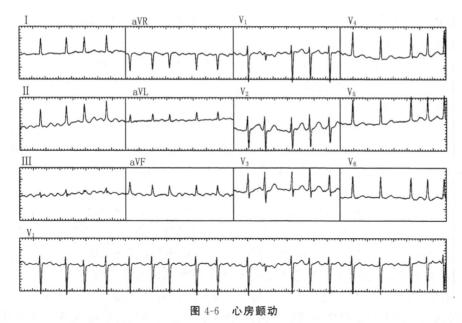

图 4-6　心房颤动

各导联 P 波消失,代之以不规则的 f 波,以Ⅱ、Ⅲ、aVF 和 V_1 导联为明显,QRS 波群形态正常,R-R 间期绝对不等

房颤时的心室率取决于房室结的电生理特性、迷走神经和交感神经的张力水平,以及药物的影响等。在未经治疗的房室传导正常的患者,则伴有不规则的快速心室反应,心室率通常在 100～160 次/分。当患者伴有预激综合征时,房颤的心室反应有时超过 300 次/分,可导致心室颤动。如果房颤合并房室传导阻滞,由于房室传导系统发生不同程度的传导障碍,可以出现长 R-R 间期。房颤持续过程中,心室节律若快且规则(超过 100 次/分),提示交界性或室性心动过速;若慢且规则(30～60 次/分),提示完全性房室传导阻滞。如出现 R-R 间期不规则的宽 QRS 波群,常提示存在房室旁路前传或束支阻滞。当 f 波细微、快速而难以辨认时,经食管或心腔内电生理检查将有助于诊断。

五、治疗

房颤患者的治疗目标是减少血栓栓塞和控制症状。后者主要是控制房颤时的心室率和(或)恢复及维持窦性心律。其治疗主要包括以下 5 方面。

(一)复律治疗

对阵发性、持续性房颤和经选择的慢性房颤患者,转复为窦性心律是所希望的治疗终点。

初发 48 小时内的房颤多推荐应用药物复律,时间更长的则采用电复律。对于房颤伴较快心室率并且症状重、血流动力学不稳定的患者,包括伴有经房室旁路前传的房颤患者,则应尽早或紧急电复律。伴有潜在病因的患者,如甲亢、感染、电解质紊乱等,在病因未纠正前,一般不予复律。

1.药物复律

新近发生的房颤用药物转复为窦性心律的成功率可达 70% 以上,但持续时间较长的房颤复律成功率较低。静脉注射依布利特复律的速度最快,用 2 mg 可使房颤在 30 分钟内或以后的 30～40 分钟转复为窦性心律,比静脉注射普鲁卡因胺或索他洛尔的疗效更好。依布利特的主要不良反应是尖端扭转型室性心动过速,对心动过缓、低钾血症、低镁血症、心室肥厚、心力衰竭者及女性患者应慎用。静脉应用普罗帕酮、普鲁卡因胺和胺碘酮也可复律。胺碘酮复律的速度较慢,虽然控制心室率的效果在给予300～400 mg时已达到,但静脉给药剂量≥1 g约需要24小时才能复律。对持续时间较短的房颤,Ⅰc类抗心律失常药物氟卡尼和普罗帕酮在2.5小时复律的效果优于胺碘酮,而氟卡尼和普罗帕酮的复律效果无差异。快速静脉应用艾司洛尔对复律房颤有效,而洋地黄制剂对复律无效。

目前最常用于复律的静脉药物有普罗帕酮、胺碘酮和依布利特。静脉应用抗心律失常药物时应行心电监护。如有心功能不良或器质性心脏病,首选胺碘酮;如心功能正常或无器质性心脏病,可首选普罗帕酮,也可用氟卡尼或索他洛尔。对于症状不明显的房颤患者也可口服抗心律失常药物进行复律。

对新近发生的房颤采用药物复律,需要仔细分析患者的临床情况,对拟用的抗心律失常药物的药理特性要有充分了解。无器质性心脏病的房颤患者静脉应用或口服普罗帕酮是有效和安全的,而对有缺血性心脏病、左心室射血分数降低、心力衰竭或严重传导障碍的患者,应该避免应用Ⅰc类药物。胺碘酮、索他洛尔和新Ⅲ类抗心律失常药物如依布利特和多菲利特,复律是有效的,但有少数患者(1%～4%)可能并发尖端扭转型室性心动过速,因此在住院期间进行复律较为妥当。对房颤电复律失败或早期复发的病例,在择期行电复律前应先应用胺碘酮、索他洛尔等药物以提高房颤复律的成功率。对房颤持续时间≥48小时或持续时间不明的患者,在复律前后均应常规应用华法林抗凝治疗。

2.直流电复律

(1)体外直流电复律:体外(经胸)直流电复律对房颤转复为窦性心律十分有效和简便,并且只要操作得当则相对安全。主要的适应证是药物复律失败的阵发性或持续性房颤且必须维持窦性心律者,对于心室率快、症状重且有血流动力学恶化倾向的房颤患者常作为一线治疗。起始能量以150～200 J为宜,如复律失败,可用更高的能量。电复律必须与R波同步。

房颤患者经适当的准备和抗凝治疗,电复律并发症很少,但也可发生体循环栓塞、室性期前收缩、非持续性或持续性室性心动过速、窦性心动过缓、低血压、肺水肿及暂时性ST段抬高等症状、体征。体外电复律对左心室功能严重损害的患者要十分谨慎,因为有发生肺水肿的可能。体外直流电复律的禁忌证包括洋地黄毒性反应、低钾血症、急性感染性或炎性疾病、未代偿的心力衰竭及未满意控制的甲状腺功能亢进等。恢复窦性心律后可进一步了解窦房结功能状况或房室传导情况。如果患者疑有房室传导阻滞或窦房结功能低下,电复律前应有预防性心室起搏的准备。

(2)心内直流电复律:1993年以来,复律的低能量(<20 J)心内电击技术已用于临床。该技术采用两个表面积大的导管电极,分别置于右心房(负极)和冠状静脉窦(正极)。其中一根电极导管也可置于左肺动脉作为正极,或者因冠状静脉窦插管失败作为替代(正极)。对房颤的各种亚组患者,包括体外直流电复律失败的房颤患者,复律的成功率可达70%～89%。该技术也可用于对电生理检查或导管消融过程中发生的房颤进行复律,但放电必须与R波准确同步。

(3)电复律与药物联合应用:对于反复发作的持续性房颤,约25%的患者电复律不能成功,或虽复律成功,但窦性心律仅能维持数个心动周期或数分钟后又转为房颤,另25%的患者复律成功后2周内复发。若电复律失败,可在应用抗心律失常药物后再次体外电复律,必要时考虑心内电复律。与电复律前给予安慰剂或频率控制药物比较,胺碘酮可提高电复律的成功率,复律后房颤复发的比例也降低。给予地尔硫䓬、氟卡尼、普鲁卡因胺、普罗帕酮和维拉帕米并不提高复律的成功率,对电复律成功后预防房颤复发的作用也不明确。有研究提示,在电复律前28天给予胺碘酮或索他洛尔,两者对房颤自发复律和电复律的成功率效益相同($P=0.98$)。对房颤复律失败或早期复发的病例,推荐在择期复律前给予胺碘酮、索他洛尔。

(4)植入型心房除颤器:心内直流电复律的研究已近20年,为了便于重复多次尽早复律,20世纪90年代初已研制出一种类似植入型心律转复除颤器(implantable cardioverter defibrillator,ICD)的植入型心房除颤器(implantable atrial defibrillator,IAD)。IAD发放低能量(<6 J)电击,以尽早有效地终止房颤,恢复窦性心律,尽可能减少患者的不适感觉。尽管动物实验和早期的临床经验表明,低能量心房内除颤对阵发性房颤、新近发生的房颤或慢性房颤患者都有较好的疗效(75%~80%),能减少房颤负荷和住院次数,但由于该技术为创伤性的治疗方法、费用昂贵,且不能预防复发,因此不推荐常规使用。

(二)维持窦性心律

无论是阵发性还是持续性房颤,大多数房颤在转复成功后都会复发,因此,通常需要应用抗心律失常药物预防房颤复发以维持窦性心律。常选用Ⅰa、Ⅰc及Ⅲ类(胺碘酮、索他洛尔)抗心律失常药物及导管消融预防复发。

在使用抗心律失常药物前,应注意检查有无心血管疾病和其他相关因素。首次发现的房颤、偶发房颤或可以耐受的阵发性房颤,很少需要预防性用药。β受体阻滞剂对仅在运动时发生的房颤比较有效。

在选择抗心律失常药物进行窦性心律的长期维持治疗时,首先要评估药物的有效性、安全性及耐受性。有研究提示,现有的抗心律失常药物在维持窦性心律中,虽可改善患者的症状,但有效性差,不良反应较多,且不降低总病死率。

在考虑疗效的同时,药物选择还需密切注意和妥善处理以下问题。

1.对脏器的毒性作用

普罗帕酮、氟卡尼、索他洛尔、多菲利特、丙吡胺对脏器的毒性作用相对较低,如患者应用胺碘酮治疗,则需注意并尽可能防止胺碘酮对脏器的毒性作用。

2.致心律失常作用

一般说来,在结构正常的心脏,Ⅰc类抗心律失常药物很少诱发室性心律失常。在有器质性心脏病的患者,致心律失常作用的发生率较高,其发生率及类型与所用药物和本身心脏病的类型有关。Ⅰ类抗心律失常药物一般应当避免在心肌缺血、心力衰竭和显著心室肥厚的情况下使用。选择药物的原则如下。

(1)若无器质性心脏病,首选Ⅰc类抗心律失常药物;索他洛尔、多菲利特、丙吡胺和阿齐利特可作为第二选择。

(2)若伴高血压,药物的选择与第一条相同。若伴有左心室肥厚,有可能引起尖端扭转型室性心动过速,故胺碘酮可作为第二选择。但对有显著心室肥厚(室间隔厚度≥14 mm)的患者,Ⅰ类抗心律失常药物不适宜使用。

(3)若伴心肌缺血,避免使用Ⅰ类抗心律失常药物。可选择胺碘酮、索他洛尔,也可选择多菲利特与β受体阻滞剂合用。

(4)若伴心力衰竭,应慎用抗心律失常药物,必要时可考虑应用胺碘酮,或多菲利特,并适当加用β受体阻滞剂。

(5)若合并预激综合征(WPW综合征),应首选对房室旁路行射频消融治疗。

（6）对迷走神经性房颤，丙吡胺具有抗胆碱能活性，疗效肯定；不宜使用胺碘酮，因该药具有一定的β受体阻断作用，可加重该类房颤的发作。对交感神经性房颤，β受体阻滞剂可作为一线治疗药物，此外还可选用索他洛尔和胺碘酮。

（7）对孤立性房颤可先试用β受体阻滞剂；普罗帕酮、索他洛尔和氟卡尼的疗效肯定；胺碘酮和多菲利特仅作为替代治疗。

在药物治疗过程中，如出现明显不良反应或患者要求停药，则应该停药；如药物治疗无效或效果不肯定，应及时停药。

鉴于目前已有的抗心律失常药物的局限性和现有导管消融研究的结果，在维持窦性心律方面经导管消融优于药物治疗。

（三）控制过快的心室率

药物维持窦性心律和控制心室率的研究显示，没有发现控制心室率在死亡率和生活质量方面逊于维持窦性心律的治疗。主要原因可能是复律并维持窦性心律治疗过程中的风险，尤其是抗心律失常药物的不良反应，抵消了维持窦性心律所带来的益处，故在降低房颤复发率的同时并没有改善患者的预后。因此，长期用药时应评价抗心律失常药物的益处和风险。对于部分房颤患者而言，心室率控制后可显著减轻或消除症状，改善心功能，提高生活质量。控制心室率在以下情况下可作为一线治疗：①无转复窦性心律指征的持续性房颤；②房颤已持续数年，在没有其他方法干预的情况下（如经导管消融治疗），即使转复为窦性心律也很难维持；③抗心律失常药物复律和维持窦性心律的风险大于房颤本身；④心脏器质性疾病，如左心房内径大于 55 mm、二尖瓣狭窄等，如未纠正，很难长期保持窦性节律。

控制房颤患者过快心室率，使患者静息时心室率维持在 60～80 次/分，运动时维持在 90～115 次/分，可采用洋地黄制剂、钙通道阻滞剂（地尔硫䓬、维拉帕米）及β受体阻滞剂单独应用或联合应用某些抗心律失常药物。β受体阻滞剂是房颤时控制心室率的一线药物，钙通道阻滞剂如维拉帕米和地尔硫䓬也是常用的一线药物，对控制运动时快速心室率的效果比地高辛好，β受体阻滞剂和地高辛合用控制心室率的效果优于单独使用。洋地黄制剂（例如地高辛）对控制静息时的心室率有效，但对控制运动时的心室率无效，仅用于伴有慢性心力衰竭的房颤患者，对其他房颤患者不单独作为一线药物。对伴有房室旁路前传的房颤患者，禁用钙通道阻滞剂、洋地黄制剂和β受体阻滞剂，因房颤时心房激动经房室结前传受到抑制后可使其经房室旁路前传加快，致心室率明显加快，产生严重血流动力学障碍，甚或诱发室性心动过速和（或）心室颤动。对伴有房室旁路前传且血流动力学不稳定的房颤患者，首选直流电复律；血流动力学异常不明显者，静脉注射普罗帕酮、胺碘酮或普鲁卡因胺。为了迅速地控制心室率，可经静脉应用β受体阻滞剂或维拉帕米、地尔硫䓬。

对于发作频繁、药物不能控制的快速心室率患者或不能耐受药物治疗且症状严重的患者，可考虑导管消融改良房室结以减慢心室率、消融房室结阻断房室传导后植入永久性人工心脏起搏器治疗。

（四）抗凝治疗

房颤是卒中的独立危险因素，房颤患者发生卒中的危险是窦性心律者的 5～6 倍。在有血栓栓塞危险因素的房颤患者中，应用华法林进行抗凝治疗是目前唯一可明确改善患者预后的药物治疗手段。任何有血栓栓塞危险因素的房颤患者如无抗凝治疗禁忌证均应给予长期口服华法林治疗，并使其国际标准化比率（INR）维持在2.0～3.0，而最佳值为2.5左右，75 岁以上患者的 INR

宜维持在 2.0～2.5。INR＜1.5 不可能有抗凝效果,INR＞3.0 出血风险明显增加。对年龄＜65 岁无其他危险因素的房颤患者可不予以抗凝剂,65～75 岁无危险因素的持续性房颤患者可给予阿司匹林 300～325 mg/d 预防治疗。

对阵发性或持续性房颤,如行复律治疗,当房颤持续时间在 48 小时以内,复律前不需要抗凝。当房颤持续时间不明或≥48 小时,临床可有两种抗凝方案。一种是先开始华法林抗凝治疗,使 INR 达到2.0～3.0三个星期后复律。在 3 周有效抗凝治疗之前,不应开始抗心律失常药物治疗。另一种是行经食管超声心动图检查,且静脉注射肝素,如果没有发现心房血栓,可进行复律。复律后肝素和华法林合用,直到 INR≥2.0 停用肝素,继续应用华法林。在转复为窦性心律后几周,患者仍然有全身性血栓栓塞的可能,无论房颤是自行转复为窦性心律或是经药物或直流电复律,均需再行抗凝治疗至少 4 周,复律后在短时间内心房的收缩功能尚未完全恢复。

华法林抗凝治疗可显著降低缺血性脑卒中的发生率,但应注意其出血性事件的危险,对每例患者应当评估风险/效益比。华法林初始剂量 2.5～3 mg/d,2～4 天起效,5～7 天达治疗高峰。因此,在开始治疗时应隔天监测 INR,直到 INR 连续 2 次在目标范围内,然后每周监测 2 次,共1～2 周。稳定后,每月复查 2 次。华法林剂量根据 INR 调整,如果 INR 低于 1.5,则增加华法林的剂量,如高于 3.0,则减少华法林的剂量。华法林剂量每次增减的幅度一般在 0.625 mg/d 以内,剂量调整后需重新监测 INR。由于华法林的药代动力学受多种食物、药物、酒精等的影响,因此,华法林的治疗需长期监测和随访,将 INR 控制在治疗范围内。

阿司匹林有预防血栓栓塞事件的作用,但其效果远比华法林差,仅应用于对华法林有禁忌证或者脑卒中的低危患者。因阿司匹林与华法林联合应用的抗凝作用并不优于单独应用华法林,而出血的危险却明显增加,因此不建议两者联用。氯吡格雷也可用于预防血栓形成,临床多用75 mg 顿服,其优点是不需要监测 INR,出血危险性低,但预防脑卒中的效益远不如华法林,即使氯吡格雷与阿司匹林合用,其预防卒中的作用也不如华法林。

(五)非药物治疗

对一部分反复发作、症状较重而药物治疗效果不理想的患者,可选择进行非药物治疗,包括心房起搏、导管消融及心房除颤器等。

第七节 心房扑动

心房扑动简称"房扑",是一种大折返的房性心律失常,因其折返环通常占据了心房的大部分区域,故房扑又称为大折返性房速。依其折返环解剖结构及心电图表现不同分为典型房扑(一型)及非典型房扑(二型)。典型房扑围绕三尖瓣环、终末嵴和欧氏嵴呈逆钟向或顺钟向折返;其他已知的确定的房扑类型还包括围绕心房手术切开瘢痕的、心房特发性纤维化区域的、心房内其他解剖结构或功能性传导屏障的大折返,由于引起这些房扑的屏障多变,因此称为非典型房扑。

一、病因

临床所见房扑较房颤为少。阵发性房扑可见于无器质性心脏病患者,而持续性房扑则多伴有器质性心脏病,如风湿性心脏病、冠心病、心肌病等。其他病因尚有房间隔缺损、肺栓塞,二尖瓣、三尖瓣狭窄或关闭不全,慢性心功能不全使心房扩大,以及涉及心脏的中毒性、代谢性疾病,如甲状腺功能亢进性心脏病、心包炎、酒精中毒等,也可见于胸腔手术后、胸部外伤,甚至子宫内的胎儿亦可发生。少数患者病因不明。儿童持续发作心房扑动增加猝死的可能性。

二、临床表现

临床表现为心悸、胸闷、乏力等症状。有些房扑患者症状较为隐匿,仅表现为活动时乏力。房扑可加重或诱发心力衰竭。

房扑可被看作是一种过渡性异常心电活动,常自行转复为窦性心律或进展为房颤,持续数月乃至数年的房扑十分罕见。房扑引发的系统栓塞少于房颤。颈动脉窦按摩一般可使房扑时心室率逐步成倍数减慢,但难以转复为窦性心律。一旦停止按摩,心室率即以相反的方式恢复如初。体力活动、增强交感神经张力或减弱副交感神经张力可成倍加快心室率。

体格检查:在颈静脉波中可见快速扑动波,如果扑动波与下传的 QRS 波群关系不变,则第一心音强度亦恒定不变。有时听诊可闻及心房收缩音。

三、心电图表现

典型房扑的心房率通常在 250～350 次/分,基本心电图特征表现:①完全相同的规则的锯齿形扑动波(F 波)及持续的电活动(扑动波之间无等电位线);②心室律可规则或不规则;③QRS 波群形态多正常,当出现室内差异性传导或原先合并有束支传导阻滞时,QRS 波群增宽,形态异常。扑动波在Ⅱ、Ⅲ、aVF 导联或 V$_1$ 导联中较清楚,按摩颈动脉窦或使用腺苷可暂时减慢心室反应,有助于看清扑动波。逆钟向折返的 F 波心电图特征为Ⅱ、Ⅲ、aVF 导联呈负向,V$_1$ 导联呈正向,V$_6$ 导联呈负向(图 4-7);顺钟向折返的 F 波心电图特征则相反,表现为Ⅱ、Ⅲ、aVF 导联呈正向,V$_1$ 导联呈负向,V$_6$ 导联呈正向。

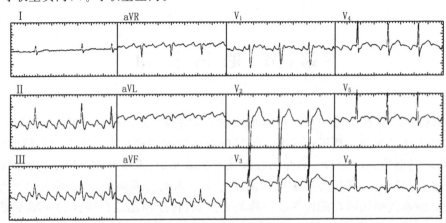

图 4-7　心房扑动

各导联 P 波消失,代之以规则的 F 波,以Ⅱ、Ⅲ、aVF 和 V1 导联最为明显,

QRS 波群形态正常,F 波与 QRS 波群的比为 2∶1～4∶1

典型房扑的心室率可以呈以下几种情况。在未经治疗的患者,2∶1房室传导多见,心室率快而规则,此时心室率为心房率的一半;F波和QRS波群有固定时间关系,通常以4∶1、6∶1较为多见,3∶1、5∶1少见,心室率慢而规则;若房扑持续时心室率明显缓慢(除外药物影响),F波和QRS波群无固定时间关系,心室率慢而规则,表明有完全性房室传导阻滞的存在;F波和QRS波群无固定时间关系,通常以2∶1～7∶1传导,心室率不规则。儿童、预激综合征患者,偶见于甲亢患者,心房扑动可以呈1∶1的形式下传心室,造成300次/分的心室率,从而产生严重症状。由于隐匿性传导的存在,R-R间期可出现长短交替。不纯房扑(或称扑动-颤动)心房率常快于单纯房扑,其F波形态及时限亦变化多样。在某些情况下,此种心电图特点提示心房电活动的不一致。例如,一侧心房为颤动样激动,同时另一侧心房可能被相对缓慢且规整的扑动样激动控制。现已证实,房内传导时间延长是房扑发生的危险因素之一。

如上所述,由于非典型房扑的折返环(不依赖下腔静脉至三尖瓣环之间的峡部)变异性很大,因此非典型房扑的大折返心电图特征存在很大差异,心房率或F波形态各不相同。然而,非典型房扑的F波频率通常与典型房扑相同,即250～350次/分。

四、治疗

(一)直流电复律

如果房扑患者有严重的血流动力学障碍或心力衰竭,应立即给予同步直流电复律,所需能量相对较低(50 J)。若电休克引起房颤,可用较高的能量再次进行电休克以求恢复窦性心律,或根据临床情况不予处理。少数患者在恢复窦性心律即刻有发生血栓栓塞的可能。

(二)心房程序调搏

食管调搏或右心房导管快速心房起搏在大多数患者中可有效终止一型房扑或部分二型房扑,恢复窦性心律或转变为伴有较慢心室率的心房颤动,临床症状改善。

(三)药物治疗

药物治疗可选用胺碘酮、洋地黄、钙通道阻滞剂或β受体阻滞剂减慢房扑时的心室率,若心房扑动持续存在,可试用Ⅰa和Ⅰc类抗心律失常药物以恢复窦性心律和预防复发。小剂量(200 mg/d)胺碘酮也可预防复发。除非心房扑动时的心室率已被洋地黄、钙通道阻滞剂或β受体阻滞剂减慢,否则不应使用Ⅰ类和Ⅲ类抗心律失常药物,因上述药物有抗胆碱作用,且Ⅰ类抗心律失常药物能减慢F波频率,使房室传导加快,引起1∶1传导,使心室率加快。

(四)射频消融

通过导管射频消融阻断三尖瓣环和下腔静脉之间的峡部,造成双向阻滞,对于治疗典型房扑十分有效,长期成功率达90%～100%,目前已成为典型房扑首选治疗方法。其他类型的房扑消融治疗也很有效,但成功率略低于典型房扑,且各类型房扑消融治疗的成功率不同。

第八节　心室扑动与心室颤动

一、心电图诊断

心室扑动简称"室扑"，心电图表现为连续出现的畸形 QRS 波群，呈正弦波曲线，时限在 0.12 秒以上，无法分开 QRS 波与 T 波，也无法明确为负向波或为正向波。QRS 波频率常为 180～250 次/分，有时可低到 150 次/分，或高达 300 次/分；P 波看不到，QRS 波之间无等电位线；室扑常为暂时性，大多数转为室颤，也有些转为室速，或恢复为窦性心律（图 4-8）。

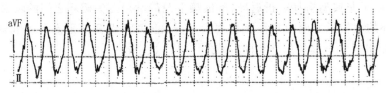

图 4-8　心室扑动

QRS 波群宽大畸形，呈正弦波曲线，无法分开 QRS 波与 T 波，QRS 波之间无等电位线

心室颤动简称"室颤"，是 P 波及 QRS-T 波消失，代之以形态和振幅均不规则的颤动波，形态极不一致。颤动波的电压低（振幅＜0.2 mV），往往是临终前的表现。颤动波之间无等电位线。颤动波的频率不等，多在 250～500 次/分，很慢的颤动波预示着心脏停搏即将发生（图 4-9）。

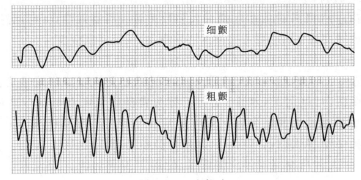

图 4-9　心室颤动

QRS-T 波消失，代之以形态和振幅均不规则的颤动波

室扑应与阵发性室性心动过速相鉴别。后者心室率也常在 180 次/分左右，但 QRS 波清楚，波间有等电位线，QRS 波与 T 波之间可以分清，且 QRS 波时限不如室扑长。室扑与室颤之间的区别也应注意，室扑波呈连续而规则的畸形波，而室颤波则为电压较小的完全不规则的频率快的波。

二、临床表现

发展为室扑及室颤者其典型表现为意识丧失或四肢抽搐后意识丧失。①抽搐：全身性，持续时间长短不一，可达数分钟，多发生于室颤后 10 秒内；②心音消失：呼吸呈叹息样，以后呼吸停止,常发生在室颤后 20～30 秒内;③昏迷:常发生在室颤后 30 秒后;④瞳孔散大:多在室扑或室颤后 30～60 秒出现;⑤血压测不到。

室颤与室扑见于许多疾病的终末期,例如冠心病、心肌缺氧及药物中毒等。在发生室颤与室扑而被复苏的患者中,冠心病占 75%,但透壁心肌梗死只占 20%～30%。非梗死患者 1 年内又发生室颤者大约有 22%,2 年复发率为 40%。而心肌梗死并发室颤者,1 年中复发率为 2%。R-on-T 性室性期前收缩是诱发室颤的重要因素,窦性心律明显减慢或加快都可促进室颤发生。射血分数低、室壁运动异常、有充血性心力衰竭病史、有心肌梗死史(但不在急性期)、有室性心律失常者,室颤与室扑难以复苏,病死率高。

三、治疗

治疗室扑、室颤应遵循基本生命支持和进一步循环支持的原则。

对于室颤及神志丧失的室扑患者应该即刻进行非同步直流电除颤,一般不需麻醉。先做电除颤后再行其他心肺复苏措施,以免耽误时间。如果已恢复窦性心律,但循环衰竭,血压低,应继续胸外按压及人工通气,并连续心电检测以防心律失常复发。循环衰竭后马上会发生代谢性酸中毒。如果心律失常在30～60 秒终止,则酸中毒不显著。如时间较长,常需用碳酸氢钠纠正酸中毒,但其应用不应该延迟肾上腺素或电除颤的应用。

第九节 室上性心动过速

室上性心动过速(supraventricular tachycardia,SVT)是临床上最常见的心律失常之一。经典的定义是指异位快速激动形成和(或)折返环路位于希氏束分叉以上的心动过速,传统上分为起源于心房和房室交界区的室上性快速性心律失常。包括许多起源部位、传导路径和电生理机制及临床表现、预后意义很不相同的一组心律失常。临床实践中,室上性心动过速包括多种类型,发生部位除了涉及心房、房室结、希氏束外,心室也参与房室折返性心动过速的形成,后者也归属于室上性心动过速的范畴。因此,有学者将其重新定义为激动的起源和维持需要心房或房室交界区参与的心动过速。

按照新定义,室上性心动过速包括窦房结折返性心动过速、房性心动过速、房室结折返性心动过速、房室折返性心动过速、房扑、房颤及其他旁路参与的心动过速。

心电图上室上性心动过速除了功能性和原有的束支阻滞、旁路前传引起 QRS 波群增宽(QRS 时限≥0.12 秒)外,表现为窄 QRS 波群(QRS 时限<0.12 秒)。虽然室上性心动过速的名称应用较广,"窄 QRS 波群心动过速"这一术语较之更合适,且有临床价值。从心电图形态上可以将窄 QRS 波群心动过速和宽 QRS 波群心动过速容易地区别开来。

电生理研究表明,室上性心动过速的发生机制包括折返性、自律性增高和触发活动,其中绝大多数为折返性。

本节主要叙述房室结折返性心动过速、房室折返性心动过速,以及其他旁路参与的心动过速。窦房结折返性心动过速、房性心动过速、房扑和房颤在其他章节讨论。

一、房室结折返性心动过速

（一）病因

房室结折返性心动过速（AVNRT）是阵发性室上性心动过速（PSVT）最常见的类型。患者通常无器质性心脏病的客观证据，不同年龄和性别均可发病，但 20～40 岁是大多数患者的首发年龄，多见于女性。

（二）发生机制

AVNRT 的电生理基础是房室结双径路（DAVNP）或多径路。梅内斯（Mines）在 1913 年就首次提出 DAVNP 的概念，以后由莫伊（Moe）等证实在房室结内存在电生理特性不同的两条传导路径，其中一条传导速度快（A-H 间期短），但不应期较长，称为快径路（β 径路），另外一条传导速度慢（A-H 间期长），但不应期较短，称为慢径路（α 径路）。正常窦性心律时，心房激动沿快径路和慢径路同时下传，因快径路传导速度快，沿快径路下传的激动先抵达希氏束，当沿慢径路下传的激动抵达时，因希氏束正处于不应期而传导受阻。由于 DAVNP（或多径路）的存在，并且传导速度和不应期不一致，分别构成折返环路的前向支和逆向支，一个适时的房性或室性期前刺激可诱发 AVNRT。

AVNRT 有 3 种不同的临床类型。一种是慢-快型，又称为常见型，其折返方式是激动沿慢径路前传、快径路逆传；另一种是快-慢型，又称为少见型，其折返方式是激动沿快径路前传、慢径路逆传；此外，还有一种慢-慢型，是罕见的类型，折返方式是激动沿一条慢径路前传、再沿另一条电生理特性不同的慢径路逆传。

典型的 AVNRT（慢-快型）是最常见的类型，占 90%。当一个适时的房性期前收缩下传恰逢快径路不应期时，激动不能沿快径路传导，但能沿不应期较短的慢径路缓慢传导，当激动抵达远端共同通路时，快径路因获得足够时间再次恢复应激性，激动从快径路远端逆传抵达近端共同通路，此时慢径路可再次应激折返形成环形运动。若反复折返便形成慢-快型 AVNRT。

非典型 AVNRT（快-慢型）较少见，占 5%～10%。当快径路不应期短于慢径路，并且适时的房性期前收缩或程序期前刺激下传恰遇慢径路不应期时，激动便由快径路前传再沿慢径路逆传，若反复折返形成环形运动，则形成快-慢型 AVNRT。

慢-慢型 AVNRT 的形成是由于多径路的存在，房性期前收缩下传恰逢快径路不应期而不能下传，只能沿慢径路下传，因快径路没有逆传功能或者不应期太长，激动便沿另一条慢径路逆传，若反复折返形成环形运动，则形成慢-慢型 AVNRT。

DAVNP 是否有解剖学基础一直存在争议。近年的研究显示，快径路纤维主要位于房室结前上方与心房肌相连，而慢径路纤维主要位于下后方与冠状窦口相连，两者在近端和远端分别形成近端、远端共同通路，组成折返环。导管消融的实践证实，在快、慢径路所在的区域进行消融能选择性地阻断快、慢径路的传导。由于房室结快、慢径路在组织学上尚无明显差别，目前仍然以房室结功能性纵向分离为主导学说进行解释，认为 DAVNP 可能与房室结的复杂结构形成了非均一的各向异性传导有关。

（三）临床表现

AVNRT 患者心动过速发作呈突然发作、突然终止的特点，症状包括心悸、紧张、焦虑，可出现心力衰竭、休克、心绞痛、眩晕甚至晕厥。症状的严重程度取决于心动过速的频率、持续时间及有无基础心脏病等。心动过速的频率通常在 160～200 次/分，有时可低至 110 次/分、高达 240 次/分。每次发作持续时间为数秒至数小时，可反复发作。持续时间较长的患者常自行尝试通过兴奋迷走神经的方法终止心动过速,包括 Valsalva 动作、咳嗽、平躺后平静呼吸、刺激咽喉催吐等。

心脏体检听诊可发现规则快速的心率(律),心尖区第一心音无变化。

(四)心电图和电生理特点

1.慢-快型 AVNRT(图 4-10~图 4-12)

(1)房性或室性期前收缩能诱发和终止心动过速,诱发心搏的 P'-R 间期或 A-H 间期突然延长≥50 毫秒,呈 DAVNP 的跳跃现象。

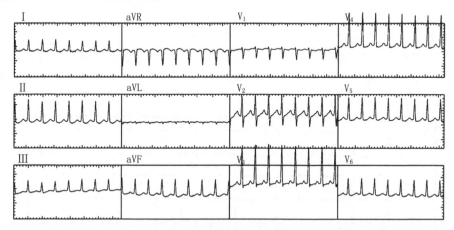

图 4-10 慢-快型 AVNRT

心动过速 RR 周期匀齐,窄 QRS 波群,QRS 波群前后无逆行 P 波,V_1 导联出现假性 r′波

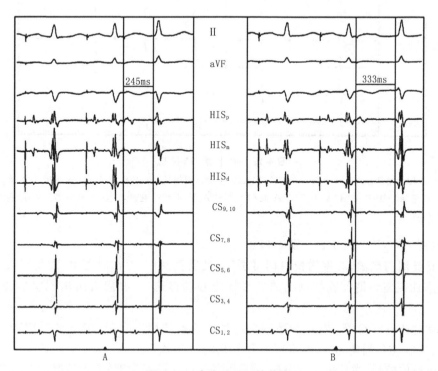

图 4-11 房室结跳跃性前传

同一病例,自上至下依次为体表心电图 II、aVF、V_1 导联和希氏束近中远(HISp、HISm、HISd)和冠状静脉窦由近至远(CS9,10~CS1,2)心内记录。A 图为心房 S1S1/S1S2＝500/290 毫秒刺激,A-V 间期＝245 毫秒;B 图为心房 S1S1/S1S2＝500/280 毫秒刺激时房室结跳跃性前传,A-V 间期＝333 毫秒

（2）心动过速呈窄 QRS 波群，少数因功能性或原有的束支阻滞，QRS 波群增宽（QRS 时限 ≥0.12 秒）、畸形；RR 周期匀齐，心室率大多在 160～200 次/分。

（3）由于快速逆传，心房、心室几乎同时除极，体表心电图 P′波多埋藏在 QRS 波群中而无法辨认，少数情况下逆行 P′波（Ⅱ、Ⅲ、aVF 导联倒置）位于 QRS 波群终末部分，在 Ⅱ、Ⅲ、aVF 导联出现假性 S 波，在 V₁ 导联出现假性 r′波，R-P′间期＜70 毫秒，R-P′间期＜P′-R 间期。

（4）心动过速时逆行 A′波呈向心性激动，即最早心房激动点位于希氏束附近，希氏束电图上 V-A 间期＜70 毫秒。

（5）兴奋迷走神经、期前收缩或期前刺激可使心动过速终止。

（6）心动过速时，心房与心室多数呈 1∶1 传导关系。由于折返环路局限于房室交界区及其周围的组织，心房、希氏束和心室不是折返环的必需组成部分。因此，心动过速时房室和室房可出现二度房室传导阻滞，或出现房室分离。

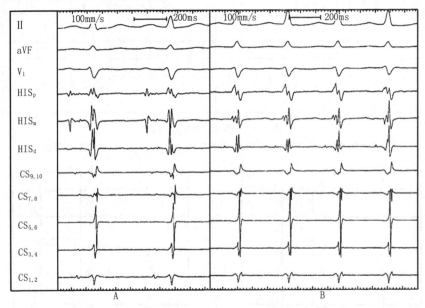

图 4-12　慢-快型 AVNRT

同一病例，A 图为窦性心律记录，B 图为心动过速记录。心动过速周长 320 毫秒，希氏束部位逆行心房激动最早，希氏束部位记录（HISd）呈 HAV 关系，V-A 间期＝0，H-A 间期＝50 毫秒，A-H 间期＝270 毫秒，符合典型 AVNRT 诊断

2.快-慢型 AVNRT（图 4-13～图 4-14）

（1）不需要期前刺激，心率增快时即可诱发，且反复发作，发作时无 P′-R 间期或 A-H 间期突然延长；房性或室性期前收缩也能诱发和终止心动过速，一些患者可出现室房传导的跳跃现象。

（2）心动过速呈窄 QRS 波群，少数因功能性或原有的束支阻滞，QRS 波群增宽（QRS 时限 ≥0.12 秒）、畸形；RR 周期匀齐，心室率大多在 100～150 次/分。

（3）由于前传较快、逆传较慢，逆行 P′波（Ⅱ、Ⅲ、aVF 导联倒置）出现较晚，与 T 波融合或在 T 波上，位于下一个 QRS 波群之前，故 R-P′间期＞P′-R 间期。

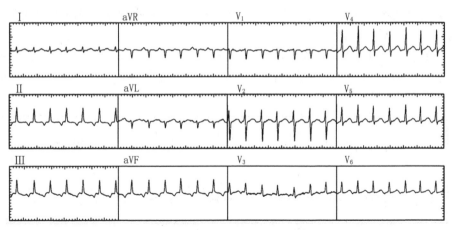

图 4-13 快-慢型 AVNRT

心动过速周长 365 毫秒,RR 周期匀齐,窄 QRS 波群,Ⅱ、Ⅲ、aVF 导联 P 波倒
置,aVL 导联 P 波直立,R-P′间期＞P′-R 间期

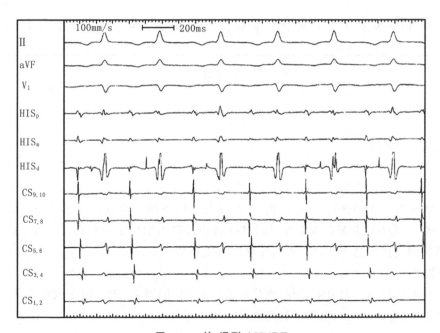

图 4-14 快-慢型 AVNRT

同一病例,心动过速周长 365 毫秒,希氏束部位记录(HISd)呈 HVA 关系,H-A 间期＝
270 毫秒,A-H 间期＝95 毫秒,类似快-慢型 AVNRT,但是希氏束部位与冠状窦近端的心
房激动均为最早,不很符合快-慢型 AVNRT,可能与冠状静脉窦电极位置过深有关

(4)心动过速时逆行 A′波的最早激动点位于冠状窦口附近,希氏束电图上 H-A′间期
＞A′-H间期。

(5)刺激迷走神经、期前收缩或期前刺激可使心动过速终止,药物治疗效果较差,但可自行终止。

3.慢-慢型 AVNRT(图 4-15)

(1)房性或室性期前收缩能诱发和终止心动过速,诱发心搏的 P′-R 间期或 A-H 间期突然延
长≥50 毫秒,常有一次以上的跳跃现象。

（2）心动过速呈窄 QRS 波群，少数因功能性或原有的束支阻滞，QRS 波群增宽（QRS 时限≥0.12 秒）、畸形；RR 周期匀齐。

（3）逆行 P'波（Ⅱ、Ⅲ、aVF 导联倒置）出现稍晚，位于 ST 段上，R-P'间期＜P'-R 间期。

（4）心动过速时逆行 A'波的最早激动点位于冠状窦口附近，希氏束电图上 H-A'间期＞A'-H 间期。

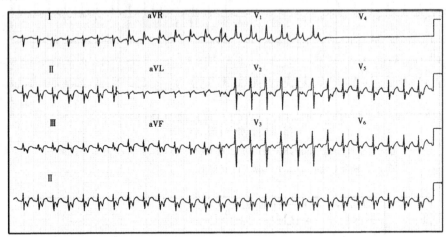

图 4-15 慢-慢型 AVNRT

心动过速周长 370 毫秒，RR 周期匀齐，窄 QRS 波群，Ⅱ、Ⅲ、aVF 导联 P 波倒置，V₁ 导联 P 波直立，R-P'间期＜P'-R 间期

（五）治疗

1.急性发作的处理

根据患者有无器质性心脏病、既往的发作情况及患者的耐受程度做出适当的处理。有些患者仅需休息或镇静即可终止心动过速发作，有些患者采用兴奋迷走神经的方法就能终止发作，但大多数患者需要进一步的处理，包括药物治疗、食管心房调搏甚至直流电复律等。洋地黄制剂、钙通道阻滞剂、β 受体阻滞剂和腺苷等可通过抑制慢径路的前向传导而终止发作，Ⅰa、Ⅰc 类抗心律失常药物则通过抑制快径路的逆向传导而终止心动过速。

2.预防发作

频繁发作者可选用钙通道阻滞剂（维拉帕米）、β 受体阻滞剂（美托洛尔或比索洛尔）、Ⅰc 类抗心律失常药物（普罗帕酮）、洋地黄制剂等作为预防用药。

3.射频导管消融

反复发作、症状明显而又不愿服药或不能耐受药物不良反应的患者，进行射频导管消融能达到根治的目的，是治疗的首选。目前，AVNRT 的射频导管消融治疗成功率达 98% 以上，复发率低于 5%，二度和三度房室传导阻滞的发生率低于 1%。

二、房室折返性心动过速

房室折返性心动过速（atrioventricular reentrant tachycardia，AVRT）是预激综合征最常见的快速性心律失常。其发生机制是由于预激房室旁路参与房室折返环的形成。折返环包括心房、房室交界区、希普系统、心室和旁路。按照折返过程中激动的运行方向，AVRT 分为两种类型：顺向型房室折返性心动过速（orthodromic AVRT，O-AVRT）和逆向型房室折返性心动过速

（antidromic AVRT，A-AVRT）。前者的折返激动运行方向是沿房室交界区、希普系统前向激动心室，然后沿房室旁路逆向激动心房；后者的折返激动运行方向正相反，经房室旁路前向激动心室，然后经希普系统、房室交界区逆向传导或沿另一条旁路逆向激动心房。

房室旁路及其参与的 AVRT 具有以下电生理特征。

（1）心室刺激时，房室旁路的室房传导表现为"全或无"的传导形式。

（2）心室刺激或心动过速发作时，室房传导呈偏心性，即希氏束旁记录的 A 波激动较其他部位晚（希氏束旁路例外）。

（3）心动过速发作时，在希氏束不应期给予心室期前收缩刺激，可提早激动心房。

（4）心动过速发作时，体表心电图大多可见逆传 P 波，且 R-P′间期＞80 毫秒。

（5）发生旁路同侧束支阻滞时，心动过速的心率减慢。

（6）心房和心室是折返环的组成部分，两者均参与心动过速，不可能合并房室传导阻滞。

（一）顺向型房室折返性心动过速

O-AVRT 是预激综合征最常见的心动过速，占 AVRT 的 90%～95%。房室交界区和希普系统作为折返环的前传支，而房室旁路作为逆传支。心动过速多由房性（或室性）期前收缩诱发，一个适合的房性期前收缩恰好遇到旁路的不应期，在旁路形成单向阻滞，而由房室交界区下传心室，由于激动在房室交界区传导缓慢，心室除极后旁路已脱离不应期恢复了传导性，激动便沿旁路逆传激动心房，形成折返回波，如反复折返即形成 O-AVRT。

心电图表现：心室律规则，频率通常在 150～240 次/分；QRS 波群时限正常（除非有功能性或原有束支阻滞），无 δ 波；如出现逆行 P′波，则逆行 P′波紧随 QRS 波群之后，R-P′间期＜P′-R 间期（图 4-16）。

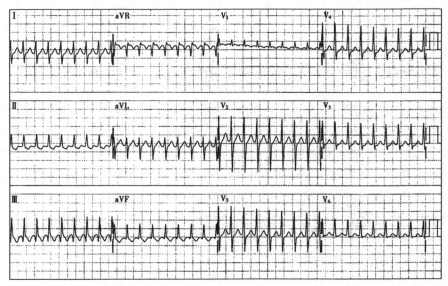

图 4-16　O-AVRT

RR 周期匀齐，窄 QRS 波群，在 Ⅱ、aVF 导联 QRS 波群后隐约可见 P 波

本型应与 P′波位于 QRS 波群之后的慢-快型 AVNRT 鉴别。后者心动过速时心电图 R-P′间期及希氏束电图上 V-A 间期＜70 毫秒，逆行 A′波呈向心性激动，即最早心房激动点位于希氏束附近；而 O-AVRT 患者心动过速时心电图 R-P′间期及希氏束电图上 V-A 间期大多＞80 毫秒，

逆行A′波呈偏心性激动(图 4-17)。

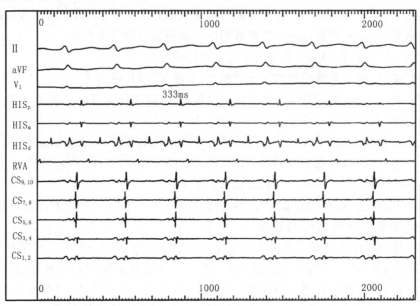

图 4-17　O-AVRT

同一病例,心动过速时,可见 CS7,8 记录的逆行心房激动最早,希氏束部位逆行激动较晚

(二)逆向型房室折返性心动过速

A-AVRT 是预激综合征较少见的心动过速,占 AVRT 的 5%～10%,有此类心动过速发作的患者多旁路的发生率较高。其发生机制与 O-AVRT 相似,心动过速多由房性(或室性)期前收缩诱发,房室旁路作为折返环的前传支,而逆传支可以是房室交界区、希普系统,但更多见的是另一条旁路作为逆传支,因此多旁路折返是 A-AVRT 的重要特征。期前收缩诱发 A-AVRT 需具备以下条件:完整的旁路传导、房室交界区或希普系统的前向阻滞、完整的房室交界区和希普系统逆向传导功能。

心电图表现:心室律规则,频率通常在 150～240 次/分;QRS 波群宽大、畸形,起始部分可见到 δ 波;如出现逆行 P′波,则逆行 P′波在下一个 QRS 波群之前,R-P′间期＞P′-R 间期(图 4-18)。

本型因 QRS 波群为完全预激图形难与室性心动过速鉴别。如心动过速时 P 波在宽 QRS 波群之前而窦性心律的心电图表现为心室预激,则提示 A-AVRT 的诊断;如心动过速时出现房室分离或二度房室传导阻滞则可排除 AVRT 的诊断。

(三)治疗

AVRT 的治疗包括心动过速发作期的治疗及非发作期的治疗两方面。治疗方法有药物治疗、物理治疗、导管消融和外科手术等。

AVRT 发作时的治疗原则是采取有效的措施终止心动过速或控制心室率。多数患者在心动过速发作后的短时间内不会复发,部分患者可反复发作,或发作后心室率很快,血流动力学不稳定或症状严重,应选择适当的治疗预防复发。心动过速发作频繁、临床症状严重、抗心律失常药物治疗无效或不愿接受药物治疗的患者,可施行射频导管消融房室旁路以达到根治的目的。并存先天性心脏病或其他需外科手术纠治的器质性心脏病患者,在外科治疗前可试行射频导管消融,成功阻断房室旁路可降低外科治疗的难度、缩短手术时间。

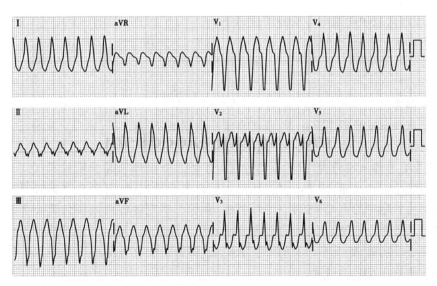

图 4-18 A-AVRT

一例右后侧壁显性旁路前传发生逆向型 AVRT,呈完全预激图形

1.药物治疗

药物治疗是目前终止 AVRT 发作或者减慢心动过速心率的主要方法。

(1)O-AVRT:电生理检查和临床观察心动过速的终止证实房室交界区是大多数 O-AVRT 的薄弱环节,有效抑制房室交界区传导的药物更易终止心动过速发作。希普系统、房室旁路、心房、心室也是折返环的必需成分,抑制这些部位的药物也可终止心动过速的发作。

腺苷或三磷酸腺苷(ATP)、钙通道阻滞剂、β受体阻滞剂、洋地黄制剂、升压药物等,通过抑制房室交界区的前向传导终止心动过速的发作;而普罗帕酮、胺碘酮等通过抑制 O-AVRT 折返环的多个部位终止心动过速的发作。

(2)A-AVRT:A-AVRT 的药物治疗不同于 O-AVRT。单纯抑制房室交界区传导的药物对 O-AVRT 有良好的效果,但对 A-AVRT 的治疗作用较差甚至有害。一方面,多数 A-AVRT 系多房室旁路折返,房室交界区和希普系统不是心动过速的必需成分;另一方面,多数抑制房室交界区的药物对其逆向传导的抑制作用不如对前向传导的抑制作用强,单纯抑制房室交界区效果也欠佳。因此,药物治疗应针对房室旁路。

Ⅰa、Ic 和Ⅲ类抗心律失常药物均可抑制房室旁路的传导,其中以普鲁卡因胺、普罗帕酮、胺碘酮较常用。这 3 种药物除可抑制房室旁路传导外,还可抑制房室交界区的传导。国内常以普罗帕酮、胺碘酮为首选终止 A-AVRT 的发作。A-AVRT 常对血流动力学有影响,所以对于心动过速引起血压下降、心功能不全、心绞痛,或既往有晕厥病史的患者,当药物不能及时有效终止心动过速时,应考虑体表直流电复律。有效复律后应继续使用抗心律失常药物以预防复发。

2.物理治疗

物理治疗主要有手法终止 O-AVRT、心脏电脉冲刺激、体表直流电复律。

(1)手法终止 O-AVRT:某些手法如 Valsalva 动作、咳嗽、刺激咽喉催吐等通过兴奋刺激迷走神经以抑制房室交界区的传导,使部分患者 O-AVRT 终止于房室交界区。

(2)心脏电脉冲刺激:主要机制是利用适时的刺激引起心房或心室侵入心动过速折返环的可

激动间隙,造成前向或逆向阻滞而使心动过速终止。

食管心房调搏刺激终止 AVRT 成功率达 95% 以上,操作简便、安全,是终止 AVRT 的有效方法。但该技术并没有作为 AVRT 患者的常规治疗措施,大多数时候只是在药物治疗无效时才考虑使用。

食管心房调搏终止 AVRT 的适应证:①抗心律失常药物治疗无效的 AVRT,尤其是经药物治疗后心动过速频率减慢但不终止者,此时食管心房调搏易使心动过速终止并转复为窦性心律。②并存有窦房结功能障碍或部分老年人,尤其是既往药物治疗心动过速后继发严重窦性心动过缓、窦性停搏或窦房传导阻滞者,或者心动过速自发终止后出现黑矇或晕厥者,这类患者宜选择食管心房调搏终止心动过速,如果心动过速终止后继发心动过缓,可经食管临时起搏予以保护。③部分血流动力学稳定的宽 QRS 波群心动过速,食管心房刺激前可记录食管心电图,了解心动过速的房室激动关系以帮助诊断,也可根据食管心房刺激能终止心动过速来排除室性心动过速。④并存器质性心脏病或 AVRT 诱发的心功能不全,药物治疗有可能进一步抑制心功能,此时可选择食管心房调搏终止心动过速。

刺激的方式可选择短阵(8~10 次)猝发脉冲刺激(较心动过速频率快 20~40 次),如不能终止心动过速,可重复多次或换用其他刺激方式如程控期前刺激,大多能奏效。

(3)体表直流电复律:各种快速性心律失常引起血流动力学异常的首选措施。主要适用于 AVRT 频率较快伴有血压下降、心功能不全等需立即终止心动过速或各种治疗方法无效者(非常少见)。

3.外科手术

最早的非药物治疗是外科开胸手术切断旁路,此后又经历了 20 世纪 80 年代的直流电消融房室交界区或直接毁损旁路,但效果不令人满意且并发症较多,目前已基本被射频导管消融取代。

4.射频导管消融

1985 年以后开展的射频导管消融治疗可有效阻断房室旁路,具有成功率高、并发症少等诸多优点,且技术已相当成熟,是目前国内许多大型医疗机构治疗预激综合征合并房室折返性心动过速及房颤的首选治疗。

第十节　室性心动过速

室性心动过速(ventricular tachycardia,VT)简称"室速",是临床上较为严重的一类快速性心律失常,大多数发生于器质性心脏病患者,可引起血流动力学变化,若未能得到及时有效的治疗,可导致心源性猝死。室速也可见于结构正常的无器质性心脏病患者。

一、病因和发病机制

(一)病因

1.器质性心脏病

器质性心脏病是室速的主要病因,约 80% 的室速具有器质性心脏病的病理基础。最常见为

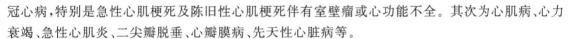

冠心病,特别是急性心肌梗死及陈旧性心肌梗死伴有室壁瘤或心功能不全。其次为心肌病、心力衰竭、急性心肌炎、二尖瓣脱垂、心瓣膜病、先天性心脏病等。

2.药物

除β受体阻滞剂外,各种抗心律失常药物都可能引起室速。常见的有Ⅰa、Ⅰc类抗心律失常药、索他洛尔等。拟交感神经药、洋地黄制剂、三环类抗抑郁药等大剂量使用时也可出现室速。

3.电解质紊乱、酸碱平衡失调

特别是低钾血症时。

4.其他病因

如先天性、获得性长Q-T间期综合征,麻醉,心脏手术和心导管操作等。

5.特发性

约10%的室速无器质性心脏病客观依据和其他原因可寻,称为特发性室速。少数正常人在运动和情绪激动时也可出现室速。

(二)发生机制

室速的发生机制包括折返、触发活动和自律性增高。冠心病心肌缺血及心肌梗死、心肌病等由于心肌缺血、缺氧、炎症、局部瘢痕形成、纤维化导致传导缓慢,为折返提供了形成条件,细胞外钾离子、钙离子浓度的改变,pH降低等也影响心肌的自律性和传导性,可成为室速的诱因并参与折返的形成。触发活动是除折返外的另一种重要机制,尖端扭转型室速、洋地黄制剂中毒可能与触发活动有关。自律性增高是部分室速的发生机制。在急性心肌梗死早期,室性心律失常的发生机制包括折返、自律性增高和触发活动,陈旧性心肌梗死单形性持续性室速的机制多为折返,非持续性室速的机制可能与单形性持续性室速不同。致心律失常性右心室发育不良的室速机制可能为折返,特发性室速的发生机制主要为触发活动,也可能包括折返和自律性增高。

二、临床表现

室速发作的临床表现主要取决于室速是否导致血流动力学障碍,与室速发生的频率、持续时间、有无器质性心脏病及其严重程度、原有的心功能状态等有关。

临床上,大多数患者室速发作为阵发性,其临床特征是发病突然,一般会突感心悸、心慌、胸闷、胸痛等心前区不适,头部或颈部发胀及跳动感,严重者还可出现精神不安、恐惧、全身乏力、面色苍白、四肢厥冷,甚至黑矇、晕厥、休克、阿-斯综合征发作,少数患者可致心脏性猝死。也有少数患者症状并不明显。若为非器质性心脏病引起者,持续时间大多短暂,症状也较轻,可自行恢复或经治疗后室速终止,虽然反复发作但预后一般良好。而具有较严重的器质性心脏病基础者,在心动过速发作后可因心肌收缩力减弱,心室和心房的收缩时间不同步,心室的充盈和心排血量明显减弱,患者可迅速出现心力衰竭、肺水肿或休克等严重后果,有的甚至可发展为心室颤动而致心脏性猝死。

室速发作时,体格检查可发现心率一般在130~200次/分,也有的较慢,约70次/分,少数患者的频率较快,可达300次/分,节律多较规则,有的不绝对规则(如多形性室速发作时),心尖部第一心音和外周脉搏强弱不等,可有奔马律和第一、第二心音分裂,有的甚至只能听到单一的心音或大炮音。第一心音响度和血压随每一次心搏而发生变化,提示心动过速时发生了房室分离,是室性心动过速发作时较有特征性的体征。有些室速发作时,因QRS波群明显增宽而第一、第二心音呈宽分裂,可见颈静脉搏动强弱不等,有时可见颈静脉搏动出现大炮波,比心尖部搏动频率慢。

三、心电图表现

室速的心电图主要有以下表现。

(1)3 个或 3 个以上连续出现畸形、增宽的 QRS 波群,QRS 间期一般≥0.12 秒,伴有继发性 ST-T 改变。少数起源于希氏束分叉处的室速,QRS 间期可不超过 0.12 秒。QRS 波群前无固定 P 波,心室率>100 次/分,常为 130~250 次/分。有些特殊类型室速的心室率低至 70 次/分,少数高达 300 次/分。单形性室速 R-R 间距规整,一般相差<20 毫秒,而多形性室速 R-R 间距往往不规则,差别较大。

(2)大多数患者室速发作时的心室率快于心房率,心房和心室分离,P 波与 QRS 波群无关或埋藏在增宽畸形的 QRS 波群及 ST 段上而不易辨认。部分患者可呈现 1:1 室房传导,也有部分患者呈现室房 2:1 或二度 I 型房室传导阻滞。

(3)心室夺获:表现为室速发作伴有房室分离时,偶有适时的窦性激动下传心室,出现所谓提前的窦性心搏,QRS 波群为室上性,其前有 P 波且 P-R 间期>0.12 秒。

(4)室性融合波:不完全性心室夺获,由下传的窦性激动和室性异位搏动共同激动心室而形成,图形介于窦性和室速的 QRS 波群之间。心室夺获和室性融合波是室速的可靠证据,但发生率较低,仅见于 5% 左右的患者。

(5)室速常由室性期前收缩诱发,即在发作前后可出现室性期前收缩,后者 QRS 波群形态与室速相同、近似或者不一致。少数情况下,室速也可由室上性心动过速诱发。

四、室速的诊断和鉴别诊断

室速的诊断主要依靠心电图表现,病史、症状、体征等临床资料可为诊断提供线索,应与宽 QRS 波群的室上性心动过速鉴别,诊断不明确时对有适应证的患者需进行心脏电生理检查才能确诊。

(一)临床资料

一般而言,室速大多发生在有器质性心脏病的患者,而室上性心动过速患者多无器质性心脏病的依据。冠心病心肌梗死、急性心肌炎、心肌病、心力衰竭等患者发生的宽 QRS 波群心动过速,室速的可能性大。而心脏形态、结构正常,心动过速反复发作多年,甚至从年轻时就有发作,尤其是不发作时心电图有预激综合征表现者,室上性心动过速的可能性较大。发作时刺激迷走神经能终止心动过速者,大多是室上性心动过速;有时室速呈 1:1 室房传导,刺激迷走神经虽然不能终止心动过速,但可延缓房室结传导,如果心动过速时室房由 1:1 传导转变为 2:1 或二度 I 型房室传导阻滞,有助于室速的诊断。

体格检查时如颈静脉出现大炮波,第一心音闻及大炮音,有助于室速的诊断。

(二)心电图检查

室速发作时 QRS 波群增宽,间期≥0.12 秒,表现为宽 QRS 波群心动过速。此外,室上性心动过速伴室内差异性传导、原有束支传导阻滞伴发的室上性心动过速、旁路前向传导的房性心动过速、心房扑动、心房颤动及预激综合征逆向性房室折返性心动过速均可见其 QRS 波群增宽。由于不同原因的宽 QRS 波群心动过速,其治疗和预后不尽相同,如果诊断错误导致治疗严重失误,则可能出现严重不良后果。因此,室速应与这些宽 QRS 波群的室上性心动过速相鉴别。临床上,室速是宽QRS 波群心动过速的最常见类型,约占80%。对于任何一例宽 QRS 波群心动过速在没有依据表明是其他机制所致以前,均初步拟诊为室速。除非有差异性传导的证据,否则不宜轻易诊断室上性心动过速伴室内差异性传导。

表 4-9 列举了室上性心动过速伴室内差异性传导与室速的区别,可供鉴别诊断参考。

表 4-9　室性心动过速与室上性心动过速伴室内差异性传导的区别

	支持室性心动过速的依据	支持室上性心动过速伴室内差异性传导的依据
P 波与 QRS 波群的关系	房室分离或逆向 P'波	宽 QRS 波群前或后有 P'波,呈 1：1 关系,偶有 2：1、3：2 房室传导阻滞
心室夺获或室性融合波	可见到,为诊断的有力证据	无
QRS 额面电轴	常左偏(−180°～−30°)	很少左偏(3%～13%)
QRS 波形态		
右束支传导阻滞型	QRS 间期>0.14 秒	QRS 间期为 0.12～0.14 秒
V₁ 导联	R 形波或双相波(qR、QR 或 RS 型)伴R>R'	三相波(rsR'、RSR'型)(85%)
V₆ 导联	rs 或 QS形,R/S<1	qRs 形,R/S 很少小于 1
左束支传导阻滞型	QRS 间期>0.16 秒	QRS 间期为 0.14 秒
V₁ 导联	R 波>30 毫秒,R 波开始至 S 波最低点>60 毫秒,S 波顿挫	很少有左述形态
V₆ 导联	QR 或 QS形	R 波单向
刺激迷走神经	无效	可终止发作或减慢心率
其他	V₁～V₆ 导联都呈现正向或负向 QRS 波群,QRS 波群形态与窦性心律时室性期前收缩一致	原有的束支阻滞或预激 QRS 波群形态与心动过速时一致,QRS 波群形态与室上性期前收缩伴室内差异性传导时一致

1991 年,布鲁加达(Brugada)等对 554 例宽 QRS 波群心动过速患者进行了心内电生理检查,提出了简便有效的分步式诊断标准,显著提高了诊断室速的敏感性和特异性,两者分别为98.7%、96.5%。诊断共分 4 个步骤:①首先看胸前导联 V₁～V₆ 的 QRS 波群是否均无 RS(包括rS、Rs)图形,如任何一个胸前导联无RS 波,则应诊断为室速。②如发现有一个或几个胸前导联有 RS 波,则要进行第 2 步观察,即测量胸前导联 R 波开始至 S 波最低点之间的时限,选择最长的 RS 时限,如果超过 100 毫秒则应诊断为室速;如未超过 100 毫秒,则应进行第 3 步分析。③观察有无房室分离,如有,可诊断为室速;如无,则进行最后一步分析。④观察 V₁ 及 V₆ 导联的 QRS 波群形态,如果这两个导联的 QRS 波群形态都符合表 4-9 中室速的QRS 波群形态特征则应诊断为室速,否则可诊断为室上性心动过速。

在临床实践中,绝大多数宽 QRS 波群心动过速可以通过仔细分析 12 导联心电图进行正确诊断,但有少数患者在进行鉴别诊断时仍然十分困难。利用希氏束电图及心脏电生理检查不但能区分室性与室上性心动过速,还可以了解心律失常的发生机制是折返还是自律性增高。室上性心动过速时,V 波前都有 H 波,且 H-V 间期都大于 30 毫秒。室速时,V 波与 H 波是脱节的,可以出现以下几种图形:①H 波与 V 波同时出现,H 波隐藏在 V 波之中,不易被发现,或者 H 波在 V 波之前出现,但 H-V 间期小于 30 毫秒,其 H 波来自窦性搏动而 V 波来自室性搏动;②H 波在V波后出现,H 波是室性搏动逆行激动希氏束产生的,H 波后可有心房夺获;③A 波后有 H 波,但 H 波与其后的 V 波无关,HV 时间变化不定,两者是脱节的。利用心房调搏法,给心房以高于室率的频率刺激,使心室夺获。如果夺获的 QRS 波为窄的心室波,则证明原来的宽 QRS 波为室速。

五、治疗

(一)一般治疗原则

室速发作时,一部分患者可能病情很凶险,导致血流动力学障碍,出现严重症状甚至危及生命,必须立即给予药物或直流电复律及时有效地终止发作,而另一部分患者可以没有症状或者只有很轻微的症状,体检时血压无明显降低,不做任何处理,血流动力学也未见有恶化迹象。研究表明,许多抗心律失常药物有致心律失常作用,长期使用并不能减少室性心律失常的发生率,甚至增加病死率。因此,在选择治疗措施前,需要根据室速发作时患者的血流动力学状况、有无器质性心脏病,准确评估室速的风险,并采取合理的治疗对策:持续性室速患者,无论有无器质性心脏病,均应积极处理;器质性心脏病患者,无论是持续性室速还是非持续性室速,均应治疗;无器质性心脏病患者发生的非持续性室速,如无症状或血流动力学障碍,可不必药物治疗。其治疗原则:①立即终止发作,包括药物治疗、直流电复律等方法;②尽力去除诱发因素,如低钾血症、洋地黄中毒等;③积极治疗原发病,切除心室壁瘤,控制伴发的心功能不全等;④预防复发。

(二)终止发作

1.药物治疗

血流动力学稳定的室速,一般先采取静脉给药。

(1)发生于器质性心脏病患者的非持续性室速很可能是恶性室性心律失常的先兆,应该认真评估预后并积极寻找可能存在的诱发因素。治疗主要针对病因和诱因,即治疗器质性心脏病和纠正如心力衰竭、电解质紊乱、洋地黄中毒等诱因。对于上述治疗措施效果不佳且室速发作频繁、症状明显者,可以按持续性室速用抗心律失常药,以预防或减少发作。

(2)发生于器质性心脏病患者的持续性室速大多预后不良,容易引起心脏性猝死。除了治疗基础心脏病、认真寻找可能存在的诱发因素外,必须及时治疗室速本身。应用的药物为胺碘酮、普鲁卡因胺、β受体阻滞剂如索他洛尔。心功能不全患者首选胺碘酮,心功能正常者也可以使用普罗帕酮,药物治疗无效时应及时使用电转复。

(3)无器质性心脏病、无心功能不全患者可以选用胺碘酮,也可以考虑应用Ia 类抗心律失常药(如普鲁卡因胺)或Ic 类抗心律失常药(如普罗帕酮、氟卡尼等);特殊病例可选用维拉帕米或普萘洛尔、艾司洛尔、硫酸镁静脉注射。在无明显血流动力学紊乱、病情不很紧急的情况下,也可选用口服给药如 β受体阻滞剂、Ib 类抗心律失常药美西律或Ic 类抗心律失常药普罗帕酮等。

(4)尖端扭转型室性心动过速(TdP):首先寻找并处理引起 Q-T 间期延长的原因,如血钾、血镁浓度降低或药物作用等,停用一切可能引起或加重 Q-T 间期延长的药物。采用药物终止心动过速时,首选硫酸镁,无效时,可试用利多卡因、美西律或苯妥英钠静脉给药。上述治疗效果不佳者行心脏起搏,可以缩短 Q-T 间期,消除心动过缓,预防心律失常进一步加重。异丙肾上腺素能加快心率,缩短心室复极时间,有助于控制扭转型室速,但可能使部分室速恶化为室颤,使用时应小心,适用于获得性 Q-T 间期延长综合征患者、心动过缓所致 TdP 而没有条件立即行心脏起搏者。

(5)洋地黄类药物中毒引起的室速应立即停用该类药物,避免直流电复律,给予苯妥英钠静脉注射;无高钾血症的患者应给予钾盐治疗;镁离子可对抗洋地黄类药物中毒引起的快速性心律失常,可静脉注射镁剂。

2.电学治疗

(1)同步直流电复律:对持续性室速,无论是单形性或多形性,有血流动力学障碍者不考虑药物终止,而应立即同步电复律。情况紧急(如发生晕厥、多形性室速或恶化为室颤)或因 QRS 波严重畸形而同步有困难者,也可进行非同步转复。

(2)抗心动过速起搏:心率在 200 次/分以下,血流动力学稳定的单形性室速可以置右心室临时起搏电极进行抗心动过速起搏。

(三)预防复发

预防措施包括药物治疗、射频导管消融及外科手术切除室壁瘤等。

可以用于预防的药物包括胺碘酮、利多卡因、β受体阻滞剂、普罗帕酮、美西律、硫酸镁、普鲁卡因胺等。在伴有器质性心脏病的室速中,可用β受体阻滞剂或胺碘酮,β受体阻滞剂也可以和其他抗心律失常药如胺碘酮等合用。由于 CAST 试验已证实心肌梗死后抗心律失常药物(恩卡尼、氟卡尼、莫雷西嗪)治疗可增加远期病死率,因此心肌梗死后患者应避免使用恩卡尼、氟卡尼、莫雷西嗪。无器质性心脏病的室速患者,如心功能正常,也可选用普罗帕酮。

有血流动力学障碍的顽固性室速患者,在有条件的情况下,宜安装埋藏式心脏转复除颤器(ICD)。CASH 和 AVID 试验结果表明,ICD 可显著降低器质性心脏病持续性室速患者的总死亡率和心律失常猝死率,效果明显优于包括胺碘酮在内的抗心律失常药物。

六、特殊类型的室性心动过速

(一)致心律失常型右心室心肌病的室性心动过速

致心律失常型右心室心肌病(arrhythmogenic right ventricular cardiomyopathy,ARVC),是一种遗传性疾病,也可能与右心室感染心肌炎、右心室心肌变性或心肌进行性丧失有关。在文献中曾被称为羊皮纸心、Uhl 畸形、右心室脂肪浸润或脂肪过多症、右心室发育不良、右心室心肌病。其最常见的病理改变是右心室心肌大部分被纤维脂肪组织所替代,并伴有散在的残存心肌和纤维组织;右心室可有局限性或弥漫性扩张,在扩张部位存在不同程度的心肌变薄,而左心室和室间隔一般无变薄,也可有局限性右心室室壁瘤形成。ARVC 主要发生于年轻的成年人,尤其是男性,大多在 40 岁以前发病。临床主要表现为伴有左束支传导阻滞的各种室性心律失常,如反复发作性持续性室性心动过速;也可出现房性心律失常,如房性心动过速、心房扑动、心房颤动。患者常表现为晕厥和猝死,晕厥和猝死的原因可能是心室颤动,晚期可发展为心力衰竭。患者最重要的心电图异常为右胸前导联 $V_1 \sim V_3$ T 波倒置、Epsilon 波及心室晚电位阳性。右心室心肌病的诊断依据为超声心动图、螺旋 CT、心脏磁共振、心室造影等检查发现局限性或广泛性心脏结构和功能异常,仅累及右心室,无瓣膜病、先天性心脏病、活动性心肌炎和冠状动脉病变,心内膜活检有助于鉴别诊断。

其发作期的急性治疗与持续性室速的治疗相同,维持治疗可用β受体阻滞剂、胺碘酮,也可两者联用,但效果不确切。也有采用射频消融治疗的报道,但容易复发和出现新型室速,不作为常规手段。有晕厥病史、心脏骤停生还史、猝死家族史或不能耐受药物治疗的患者,应考虑安装 ICD。

(二)尖端扭转型室性心动过速

尖端扭转型室性心动过速(TdP)是多形性室速的一个典型类型,一般发生在原发性或继发性 Q-T 间期延长的患者,主要临床特征是反复晕厥,有的甚至猝死。其病因、发生机制、心电图表现和治疗与其他类型室速不同。1966 年,德塞尔泰纳(Dessertenne)根据该型室速发作时的心电图特征而命名。

正常人经心率校正后 Q-T 间期(Q-Tc)的上限为 0.40 秒,当 Q-Tc 大于 0.40 秒时即为 Q-T 间期延长,又称为复极延迟。目前认为,TdP 与心室的复极延迟和不均一有关,其中 Q-T 间期延长是导致 TdP 的主要原因之一,因此将 Q-T 间期延长并伴有反复发生的 TdP 称为长 QT 综合征(LQTS)。

1.长 Q-T 间期综合征的分类

LQTS 一般分为先天性和后天性两类。

(1)先天性 LQTS 又可分为 Q-T 间期延长伴有先天性耳聋(Jervell-Lange-Nielson 综合征)和不伴有耳聋(Romano-Ward 综合征),两者都有家族遗传倾向,患者多为儿童和青少年。一般在交感神经张力增高的情况下发生 TdP,被认为是肾上腺素能依赖性。

(2)后天性 LQTS 通常发生在服用延长心肌复极的药物后或有严重心动过缓、低钾/低镁血症等情况下,多为长间歇依赖性,触发 TdP 通常在心率较慢或短-长-短的 R-R 间期序列时。

有关 TdP 的发生机制仍有争议,目前认为主要与早期后除极引起的触发活动和复极离散度增加导致的折返有关。先天性 LQTS 的发生机制与对肾上腺素能或交感神经系统刺激产生异常反应有关。某些引起先天性 LQTS 的因素是由于单基因缺陷改变了细胞内钾通道调节蛋白的功能,导致 K^+ 电流如 I_{Kr}、I_{Ks} 或 I_{to} 等减少和(或)内向除极 Na^+/Ca^{2+} 流增强,动作电位时间和 Q-T 间期延长,出现早期后除极。在早期后除极幅度达阈电位时,引起触发活动而出现 TdP。后天性 LQTS 因复极离散度增加的折返机制和早期后除极的触发活动等引起 TdP。

2.心电图特点

TdP 时 QRS 波振幅变化,并沿等电位线扭转,频率为 200~250 次/分(图 4-19),常见于心动过速与完全性心脏阻滞,LQTS 除有心动过速外,尚有心室复极延长伴 Q-T 间期超过 500 毫秒。室性期前收缩始于 T 波结束时,由 R-on-T 引起 TdP,TdP 经过数十次心搏可以自行终止并恢复窦性心律,或间隔一段时间后再次发作,TdP 也可以恶化成心室搏动。患者静息心电图上 u 波往往明显。

3.LQTS 的治疗

对 LQTS 和 TdP 有效治疗的基础是确定和消除诱因或纠正潜在的有害因素。其后在弄清离子机制的基础上,一个适当的治疗计划就可以常规展开。将来特殊的治疗可能针对减弱引起早期后除极的离子流进行,现在的治疗一般着眼于抑制或阻止早期后除极的产生和传导,可通过增强外向复极 K^+,加强对内向 Na^+ 或 Ca^{2+} 的阻滞,或抑制早复极电流从起点向周围心肌的传导实现。

(1)K^+ 通道的激活:实验已证实早期后除极和 TdP 可被 K^+ 通道的开放抑制,但临床尚未证实。似乎有效的短期治疗包括采用超速起搏、利多卡因或注射异丙肾上腺素以增强 K^+,但异丙肾上腺素注射对于先天性 LQTS 是禁忌。

(2)Na^+ 通道的阻断:TdP 可被具有 Na^+、K^+ 双重阻滞功能的 Ⅰa 类药物诱发,但可被单纯 Na^+ 通道阻滞剂抑制。

(3)Ca^{2+}通道的阻滞:在先天性 Ca^{2+} 依赖性和心动过缓依赖性 TdP 中,维拉帕米可抑制心室过早除极并减少早期后除极振幅。

(4)镁:静脉用镁是临床上一种抑制 TdP 的安全有效的方法。其作用可能是通过阻断 Ca^{2+} 或 Na^+ 电流来实现的,与动作电位时程缩短无关。

(5)异丙肾上腺素注射:肾上腺素能刺激对先天性 LQTS 相关的 TdP 是禁忌的。但临床上,异丙肾上腺素注射对长间歇依赖性很强的 LQTS 经常是有效的。虽然小剂量可能增强早期后除极所需的除极电流,但大剂量可以增强外向 K^+ 电流,加快心率和复极,抑制早期后除极和 TdP。

(6)起搏:对先天性和后天性 LQTS 持续的超速电起搏是一种有效的治疗方法。可能因为加强了复极或阻止长的间歇,从而抑制早期后除极。

(7)肾上腺素能阻滞和交感神经节切除术:所有先天性 LQTS 可采用 β 受体阻滞剂治疗。有些权威专家认为高位左胸交感神经节切除术在单纯药物治疗失败的病例中可作为首选或辅助治疗。在心脏神经支配中占优势的左侧交感神经被认为是先天性 LQTS 的发病基础。在临床上,β 受体阻滞剂禁忌用于后天性 LQTS,因其可减慢心率。

(8)电复律器-除颤器的植入:伴有先天性 LQTS 的高危患者或不能去除诱因的后天性 LQTS 患者,可能需要埋植一个电复律器-除颤器。有复发性晕厥、有过心脏停搏而幸存的或内科治疗无效的患者应被视为高危患者。

第十一节 窦性心动过缓

由窦房结控制的心率,成人每分钟小于 60 次者,称为窦性心动过缓。

一、病因

窦性心动过缓常因为迷走神经张力亢进或交感神经张力减弱及窦房结器质性疾病引起。常见原因如下。

(1)正常情况:健康青年人不少见,尤其是运动员或经常锻炼的人,也见于部分老年人。正常人在睡眠时心率可降至 35~40 次/分,尤以青年人多见,并可伴有窦性心律不齐,有时可以出现 2 秒或更长的停搏。颈动脉窦受刺激也可引起窦性心动过缓。

(2)病理状态:颅内压增高(脑膜炎、颅内肿瘤等)、黄疸、急性感染性疾病恢复期、眼科手术、冠状动脉造影、黏液性水肿、低盐、Chagas 病、纤维退行性病变、精神抑郁症等。窦性心动过缓也可发生于呕吐或血管神经性晕厥。

(3)各种原因引起的窦房结及窦房结周围病变。

(4)药物影响:迷走神经兴奋药物、锂剂、胺碘酮、β 受体阻滞剂、可乐定、洋地黄和钙通道阻滞剂等。

二、临床表现

患者一般无症状。心动过缓显著或伴有器质性心脏病者,可有头晕、乏力,甚至晕厥,可诱发心绞痛甚至心力衰竭。心率一般在 50 次/分左右,偶有低于 40 次/分者。急性心肌梗死时

10%～15%可发生窦性心动过缓,若不伴有血流动力学失代偿或其他心律失常,心肌梗死后的窦性心动过缓比窦性心动过速可能更为有益,常为一过性并多见于下壁或右室心肌梗死。窦性心动过缓也是溶栓治疗后常见的再灌注性心律失常,但心脏停搏复苏后的窦性心动过缓常提示预后不良。

三、心电图表现

(1)P 波在 QRS 波前,形态正常,为窦性。

(2)P-P 间期(或 R-R 间期)超过 1 秒;无房室传导阻滞时 P-R 间期固定且超过 0.12 秒,为0.12～0.20 秒,常伴有窦性心律不齐(图 4-19)。

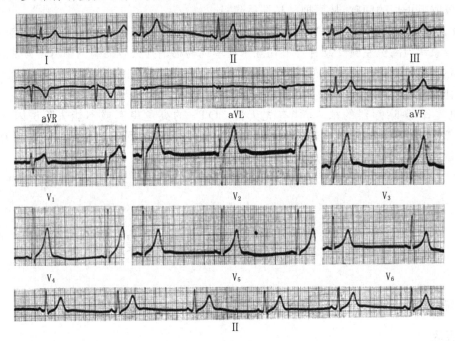

图 4-19　窦性心动过缓

四、治疗

无症状者可以不治疗,有症状者针对病因治疗。窦性心动过缓出现头晕、乏力等症状者,可对症治疗,常用阿托品 0.3～0.6 mg,每天 3 次,或沙丁胺醇 2.4 mg,每天 3 次口服。长期窦性心动过缓引起充血性心力衰竭或心排血量降低的患者则需要电起搏治疗。心房起搏保持房室顺序收缩比心室起搏效果更佳。对于持续性窦性心动过缓,起搏治疗比药物治疗更为优越,因为没有一种增快心率的药物长期应用能够安全有效而无明显不良反应。

第十二节　窦房传导阻滞

窦房传导阻滞是窦房结与心房之间发生的阻滞,属于传导障碍,是窦房结内形成的激动不能使心房除极或使心房除极延迟,属较为少见的心律失常。由于窦房结的激动受阻没有下传至心房,心房和心室都不能激动,使心电图上消失一个或数个心动周期,P波、QRS波及T波都不能看到。急性窦房传导阻滞的病因为急性心肌梗死、急性心肌炎、洋地黄或奎尼丁类药物作用和迷走神经张力过高。慢性窦房传导阻滞常见于冠心病、原发性心肌病、迷走神经张力过高或原因不明的窦房结综合征。按阻滞的程度不同,窦房传导阻滞分为3度。

一、一度窦房传导阻滞

一度窦房传导阻滞为激动自窦房结发出后,延迟传至心房,即窦房传导的延迟现象。由于常规体表心电图上看不见窦房结激动,故一度窦房传导阻滞在心电图上无法诊断。

二、二度窦房传导阻滞

窦房结激动有部分被阻滞,而未能全部下传至心房,心电图上消失一个或数个P波,又可以分为2型。

（一）二度窦房传导阻滞Ⅰ型（莫氏或MobitzⅠ型）

心电图表现:①P-P间距较长的间歇之前的P-P间距逐渐缩短,以脱漏前的P-P间距最短;②较长间距的P-P间距短于其前的P-P间距的两倍;③窦房激动脱漏后的P-P间距长于脱漏前的P-P间距,P-R间期正常且固定。此型应与窦性心律不齐相鉴别,后者无以上规律并且往往随呼吸而有相应的变化。

（二）二度窦房传导阻滞Ⅱ型（莫氏或MobitzⅡ型）

心电图上表现为窦性P波脱漏,间歇长度约为正常P-P间距的两倍或数倍（图4-20）。

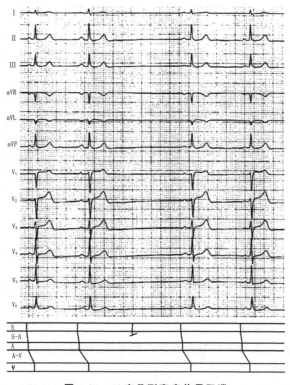

图4-20 二度Ⅱ型窦房传导阻滞

三、三度窦房传导阻滞(完全性窦房传导阻滞)

心电图上无窦性 P 波。若无窦房结电图难以确定诊断。此型在体表心电图上无法和房室交界性心律(P 波与 QRS 波相重叠)或窦性静止相区别。但如果用阿托品后出现二度窦房传导阻滞则可考虑该型。

治疗主要针对病因。轻者无须治疗,心动过缓严重者可以用麻黄碱、阿托品或异丙肾上腺素等治疗。顽固而持久并伴有晕厥或阿-斯综合征的患者应安装起搏器。

第十三节　房室传导阻滞

房室间的传导障碍统称房室传导阻滞,是指冲动从心房传到心室的过程中异常延迟,传导被部分阻断或完全阻断。

房室传导过程中(心房内、房室结、房室束及束支-普肯耶系统),任何部位的传导阻滞都可以引起房室传导阻滞。从解剖生理的角度看,房室结、房室束与束支的近端为传导阻滞的好发部位。房室结的结区传导速度慢而且不均匀,房室束的主干(或称穿入部分)位于两个房室瓣的瓣环间,手术损伤、先天性缺损或瓣环钙化均可累及这个部分,并且房室束的主干、分支、终末部分及左束支前后分支与右束支的近端均呈小束支状,范围不大的病变可以累及全支,甚至同时累及二、三支。

来自心房的冲动经房室束及三分支快速地同时传导至左右心室。三分支的一支或两支传导阻滞并不引起房室传导阻滞,当三分支同时发生同等或不同程度的传导阻滞时,可以形成不同程度的房室传导阻滞合并束支传导阻滞。

房室传导阻滞的分类。①按照阻滞程度分类:分为不全性与完全性房室传导阻滞;②按照阻滞部位分类:分为房室束分支以上与房室束分支以下阻滞两类,其病因、临床表现、发病规律和治疗各不相同;③按照病程分类:分为急性和慢性房室传导阻滞,慢性还可以分为间断发作型与持续发作型;④按照病因分类:分为先天性与后天性房室传导阻滞。从临床角度看,按阻滞程度和阻滞部位分类不但有利于估计阻滞的病因、病变范围和发展规律,还能指导治疗,比较切合临床实际。

一、病因

(一)先天性房室传导阻滞

先天性房室传导阻滞主要见于孤立性先天性房室传导阻滞、合并其他心脏畸形的先天性心脏传导系统缺损、Kearns-Sayre 综合征。

(二)原发性房室传导阻滞

原发性房室传导阻滞主要见于特发性双束支纤维化、特发性心脏支架退行性变。

(三)继发性房室传导阻滞

继发性房室传导阻滞主要见于各种急性心肌炎性病变(如急性风湿热、细菌性和病毒性心肌炎)、急性心肌缺血或坏死性病变(如急性心肌梗死)、迷走神经功能亢进、缺氧、电解质紊乱(如高血钾)、药物作用(如洋地黄、奎尼丁、普鲁卡因胺等)、损伤性病变(心脏外科手术及射频消融术)及传导系统钙化等原因导致的房室传导阻滞。

儿童及青少年房室传导阻滞的主要原因为急性心肌炎和炎症所致的纤维性病变,少数为先天性。老年人持续房室传导阻滞的病因以原因不明的传导系统退行性变较为多见。

二、病理

一度及二度 I 型房室传导阻滞,其阻滞部位多在房室结(或房室束),病理改变多不明显或为暂时性的房室结缺血、缺氧、水肿或轻度炎症;二度 II 型房室传导阻滞部位多在两侧束支;三度房室传导阻滞部位多在两侧束支,病理改变较广泛而严重,且持久存在,包括传导系统的炎症或局限性纤维化。急性大面积心肌梗死时,累及房室束、左右束支,引起坏死的病理改变。如果病理改变为可逆的,则阻滞可以在短期内恢复,否则呈持续性。此外,先天性房室传导阻滞患者中可见房室结或房室束的传导组织完全中断或缺如。

三、分型

房室传导阻滞可以发生在窦性心律或房性、交界性、室性异位心律中。冲动自心房向心室方向发生传导阻滞(前向传导或下传阻滞)时,心电图表现为 P-R 间期延长,或部分甚至全部 P 波后无 QRS 波群。

(一)一度房室传导阻滞

一度房室传导阻滞(A-VB)是指激动从窦房结发出后,可以经心房传导到心室,并产生规则的心室律,仅传导时间延长。心电图上 P-R 间期在成人超过 0.20 秒,老年人超过 0.21 秒,儿童超过 0.18 秒。一度房室传导阻滞可以发生于心房、房室结、房室束、左右束支及末梢纤维的传导系统中的任何部位。据统计发生在房室结的阻滞约占 90%,因为房室结的传导纤维呈网状交错,激动在传导中相互干扰,易使传导延迟。在房室束中,由于传导纤维呈纵行排列,所以传导速度较快,正常不易受到阻滞,但在房室束发生病变时,也可使房室传导延迟。发生在束支及末梢部位的阻滞约占 6%,发生机制多为传导系统相对不应期的病理性延长。心房率的加速或颈动脉窦按摩引起的迷走神经张力增高可导致一度房室传导阻滞转化为二度 I 型房室传导阻滞,反之,二度 I 型房室传导阻滞在窦性心动过缓时可以演变为一度房室传导阻滞。

1.心电图特点

P-R 间期大于 0.20 秒,每次窦性激动都能传到心室,即每个 P 波后都有一个下传的 QRS 波(图 4-21)。P-R 间期显著延长时,P 波可以隐伏在前一个心搏的 T 波内,引起 T 波增高、畸形、切迹,或延长超过 P-P 间距,而形成一个 P 波越过另一个 P 波传导。后者多见于快速房性异位心律。显著窦性心律不齐伴二度 I 型房室传导阻滞时,P-R 间期可以随着其前面的 R-P 间期的长或短而相应地缩短或延长。如果体表心电图显示 QRS 波群的时间与形态正常,则房室传导延迟几乎均发生于房室结,而非希氏束本身;如果 QRS 波群呈现束支阻滞图形,传导延迟可能发生于房室结和(或)希普系统,希氏束电图有助于后一类型的传导阻滞的正确定位。

2.希氏束电图特点

希氏束电图可反映阻滞部位。①心房内阻滞:P-A 间期>60 毫秒,而 A-H 和 H-V 间期都正常；②房室结传导阻滞（最常见）：A-H 间期延长（＞140 毫秒），而 P-A、H-V 间期正常；③希氏束内阻滞：H-H′间期延长（＞20 毫秒）；④束支阻滞：H-V 间期延长＞60 毫秒。

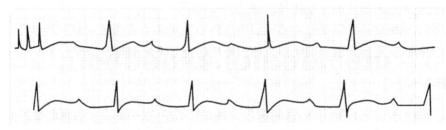

图 4-21　一度房室传导阻滞

3.鉴别希氏束近端阻滞与希氏束远端阻滞的临床意义

绝大多数一度房室传导阻滞系希氏束近端阻滞，见于各种感染性心肌炎、风心病和冠心病患者，或迷走神经张力亢进的正常人，表现为 A-H 间期延长而 H-V 间期正常，预后良好。而当希氏束电图示 H-V 间期延长，则提示希氏束远端阻滞，预后较前者差。

（二）二度房室传导阻滞

二度房室传导阻滞是激动自心房至心室的传导有中断，即一部分室上性激动因阻滞而发生 QRS 波群脱漏，同时也可伴有房室传导的现象，属于不完全性房室传导阻滞中最常见的一种类型。P 波与 QRS 波群可成规则的比例（如 3∶1、5∶4 等）或不规则比例。二度房室传导阻滞的心电图表现可以分为两型，即莫氏Ⅰ型和莫氏Ⅱ型。

1.莫氏Ⅰ型房室传导阻滞

莫氏Ⅰ型房室传导阻滞心电图的基本特点：P-R 间期逐渐延长，以致出现一个 P 波后的 QRS 波脱漏，其后的 P-R 间期重新回到最短（可以正常，也可不正常）。从 P-R 间期最短的心动周期开始到出现 QRS 波脱漏的心动周期为止，称为一个文氏周期。这种文氏周期反复出现，称为文氏现象。

（1）心电图特点：P 波和下传的 QRS 波的比例可以用数字表示，如 4∶3 阻滞，表示每 4 个 P 波有 3 个下传，脱漏 1 个。其特征：①P-R 间期逐渐延长，直至脱漏一次，脱漏前 P-R 间期最长，脱漏后的 P-R 间期最短；②P-R 间期逐渐延长的增加量逐次减少，由此出现 R-R 间期逐渐缩短的现象；③含有未下传的 QRS 波的 R-R 间期小于最短的 R-R 间期的 2 倍（图 4-22）。

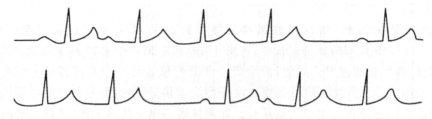

图 4-22　二度Ⅰ型房室传导阻滞

（2）希氏束电图特点：莫氏Ⅰ型房室传导阻滞的部位约 80％在希氏束的近端，表现为 A-H 间期进行性延长，直至完全阻滞，而 H-V 间期正常。少数患者也可以在希氏束本身或希氏束远端阻滞，H-H′间期或 H-V 间期逐渐延长直至完全阻滞。

（3）临床意义：注意鉴别不典型的莫氏Ⅰ型房室传导阻滞。对于 P-R 间期不是逐渐延长而是相对稳定的莫氏Ⅰ型房室传导阻滞,易误诊为莫氏Ⅱ型房室传导阻滞,此时应仔细测量 QRS 波脱落前的一个 P-R 间期与脱落后的一个 P-R 间期,如果后者短于前者,应属于莫氏Ⅰ型房室传导阻滞。莫氏Ⅰ型房室传导阻滞一般预后良好,只需针对病因治疗而不需要特殊处理。对于远端阻滞而伴有晕厥等临床症状者,应引起重视,随访观察。

2.莫氏Ⅱ型房室传导阻滞

房室呈比例的传导中断,多发生于房室结以下的传导系统病变时,其次为房室结,主要由于心脏的传导系统绝对不应期呈病理性延长,少数的相对不应期也有延长,致使 P-R 间期延长。如房室呈 3：1 或 3：1 以上阻滞,称为高度房室传导阻滞。

(1)心电图特点:P-R 间期固定(多数情况下 P-R 间期正常,但也可以延长),若干个心动周期后出现一个 QRS 波脱漏,长 R-R 间期等于短 R-R 间期的 2 倍。房室传导比例可固定,如 3：1 或 3：2,也可不定,如 3：2 到 5：4 等。下传的 QRS 波可正常或宽大畸形(图 4-23)。

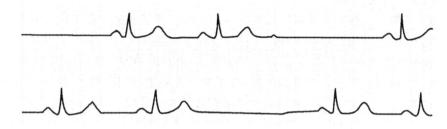

图 4-23　二度Ⅱ型房室传导阻滞

(2)希氏束电图特点:莫氏Ⅱ型阻滞部位大多在希氏束远端,约占 70%。①希氏束近端阻滞的特点:A-H 间期延长,但下传的 H-V 间期正常,QRS 波也正常,说明冲动可下传,在房室结呈不完全阻滞,而QRS 波不能下传时 A 波后无 V 波,无 V 波。②希氏束远端阻滞:A-H 间期正常,H-V 间期延长,冲动不能下传时,心搏的 H 波后无 V 波。

(3)临床意义:莫氏Ⅱ型房室传导阻滞多发生在希氏束远端,常为广泛的不可逆性病变所致,易发展为持续的高度或完全性房室传导阻滞。预后较莫氏Ⅰ型房室传导阻滞差,有晕厥者需安装心脏起搏器治疗。

莫氏Ⅰ型和莫氏Ⅱ型房室传导阻滞需进行鉴别,尽管两者都属于二度房室传导阻滞,但是由于阻滞部位多不相同,前者大部分在房室结,而后者几乎都在希氏束-普肯野系统,因而,两者的治疗和预后显著不同。在心电图中的鉴别关键是有下传的 QRS 波的 P-R 间期是否恒定。在 P-P 间期恒定的情况下,凡P-R 间期固定不变者,可判断为莫氏Ⅱ型房室传导阻滞。如果 P-P 间期不恒定,P-R 间期在莫氏Ⅱ型房室传导阻滞中的变化也不会超过 5 毫秒。具体鉴别见表 4-10。

表 4-10　二度房室传导阻滞Ⅰ型和Ⅱ型的比较

	Ⅰ型	Ⅱ型
病变性质	多见于功能改变、炎症、水肿	多见于坏死、纤维化、钙化、退行性病变
病因	下壁心肌梗死、心肌炎、药物、迷走神经功能亢进	前间壁心肌梗死、原发性传导系统疾病、心肌病
P-R 间期	脱漏前 P-R 间期逐渐延长,至少脱漏前 P-R 间期比脱漏后的第一次 P-R 间期延长	下传搏动的 P-R 间期固定
QRS 波群	多正常	长宽大畸形(可呈束支阻滞图形)

续表

	Ⅰ型	Ⅱ型
对血流动力学影响	较少,症状不明显	较严重,可出现晕厥、黑矇、阿-斯综合征
治疗	病因治疗,一般不需人工起搏器	病因治疗和对症治疗,必要时考虑人工起搏
预后	常为一过性,多能恢复,预后较好	多为永久性并进行性加重,预后较差

(三)近乎完全性房室传导阻滞

绝大多数 P 波后无 QRS 波群,心室基本由房室交界处或心室自主心律控制,QRS 波群形态正常或呈束支传导阻滞型畸形增宽。在少数 P 波后有 QRS 波群,形成一个较交界处或心室自主心律提早的心搏,称为心室夺获。心室夺获的 QRS 波群形态与交界处的自主心律相同,而与心室自主心律不同。

(四)三度房室传导阻滞

三度房室传导阻滞又称完全性房室传导阻滞。心房的冲动完全不能下传到心室,因此心房受窦房结或房颤、房扑、房速控制而独自搏动,心室则受阻滞部位以下的逸搏点控制,形成缓慢而匀齐的搏动,在心电图表现为 P 波与 QRS 波完全无关,各自搏动的现象,即房室分离。

三度房室传导阻滞多发生在房室交界部,房室束分叉以上(高位)约占 28%,房室束分叉以下(低位)约占 72%。三度房室传导阻滞多为严重的传导系统病变,少数为暂时性的完全性房室传导阻滞,多为高位阻滞,即 QRS 波群不增宽,可由传导系统暂时缺血引起。而低位的完全性房室传导阻滞 QRS 波群增宽畸形,且心室频率缓慢,几乎都是持久性的完全性房室传导阻滞。常见于冠心病、心肌炎后心肌病变、心脏手术后或其他器质性心脏病等。

1.心电图特点

心房激动完全不能下传到心室,即全部 P 波不能下传,P 波和 QRS 波没有固定关系,P-P 间距和 R-R 间距基本规则,心房频率较快,P-P 间期较短,而心室由低位起搏点激动,心室频率缓慢,每分钟 30～50 次。心室自主心律的 QRS 波群形态与心室起搏部位有关。如果完全阻滞在房室结内,则起搏点在希氏束附近,心电图特点是 QRS 波不宽,心室率在 40 次/分以上。如果完全阻滞在希氏束以下或三束支处,则起搏点低,QRS 波增宽畸形,心室率在 40 次/分以下,且易伴发室性心律失常(图 4-24,图 4-25)。如起搏点位于左束支,QRS 波群呈右束支传导阻滞型;如起搏点位于右束支,QRS 波群呈左束支传导阻滞型。心室起搏点不稳定时,QRS 波形态和 R-R 间距可多变。心室起搏点自律功能暂停则引起心室停搏,心电图上仅表现为一系列 P 波。在房颤的心电图中,如果出现全部导联中 R-R 间期都相等,则应考虑有三度房室传导阻滞的存在。完全性房室传导阻滞时偶有短暂的超常传导表现。心电图表现为一次交界处或心室逸搏后出现一次或数次 P 波下传至心室的现象,称为韦金斯基现象。发生机制为逸搏作为对房室传导阻滞部位的刺激,可使该处心肌细胞的阈电位降低,应激性增高,传导功能短暂改善。

2.希氏束电图特点

完全性房室传导阻滞的希氏束电图可以确定阻滞的具体部位,分为希氏束近端、希氏束内和希氏束远端。

(1)希氏束近端阻滞:少见,多为先天性疾病引起。希氏束电图表现为 AH 阻滞(房室结内阻滞),A 波后无 H 波,而 V 波前有 H 波,HV 固定,A 波与 V 波无固定关系。

(2)希氏束内阻滞:A 波后有 H 波,AH 固定且正常,A 波与 V 波无关,H-H′中断,每个 V 波前有H′波,V波可以正常。

(3)希氏束远端阻滞:表现为 HV 阻滞,绝大多数为完全性房室传导阻滞。特征为 A 波后无 V 波,AH 固定,但 H 波不能下传,其后无 V 波,完全阻滞于 HV 之间。

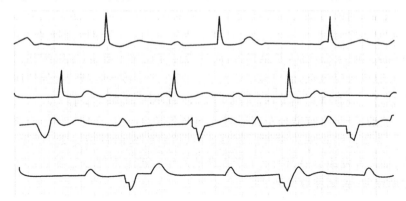

图 4-24　三度房室传导阻滞

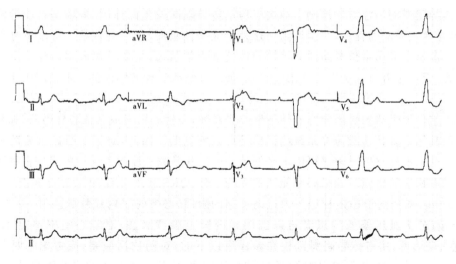

图 4-25　心电图诊断

3.鉴别诊断

希氏束近端阻滞和远端阻滞的鉴别。①临床症状:有晕厥或阿-斯综合征者,多为希氏束远端阻滞;长期稳定,症状轻的多为希氏束近端阻滞。②心电图 QRS 波宽大畸形者多为远端阻滞,而 QRS 波小于 0.11 秒多为近端阻滞。③室性逸搏心率>45 次/分多为近端阻滞,而心率在 40 次/分左右或以下者多为远端阻滞。三度房室传导阻滞还应与干扰性房室分离相鉴别,后者是一种生理性传导阻滞。二者的鉴别要点在于前者的心房率大于心室率,而后者的心房率小于心室率。

四、临床表现

一度房室传导阻滞很少有症状,听诊第一心音可略减弱。二度房室传导阻滞可有心脏停顿或心悸感,听诊可有心音脱漏,脉搏也相应脱漏,心室率缓慢时可有头晕、乏力、易疲倦、活动后气促,其至短暂晕厥。三度房室传导阻滞时症状较明显,除上述症状外,还可以进一步出现心脑供血不足的表现,如智力减退、心力衰竭等。三度房室传导阻滞造成血流动力学的影响取决于心室逸搏频率的快慢。在希氏束分支以上的三度房室传导阻滞起搏点频率较快,可达 40~60 次/分,且心室除极顺序正常,对血流动力学影响较小,患者多不出现晕厥。而在希氏束分支以下的三度房室传导阻滞,逸搏心率缓慢,20~40 次/分,甚至更低,且心室收缩协调性差,血流动力学影响显著,患者出现晕厥、阿-斯综合征,甚至猝死,此外尚可有收缩压增高、脉压增宽、颈静脉搏动、心音不一致,以及心脏增大等体征,偶可闻及心房音。三度房室传导阻滞的特异性体征是心室率缓慢且规则,并伴有第一心音强弱不等,特别是突然出现的增强的第一心音,即"大炮音",是由于房室收缩不同步造成的,当房室收缩相距较近时(P-R 间期 0.04~0.10 秒),第一心音明显增强。

心室率过慢、心室起搏点不稳定或心室停搏时,可有短暂的意识丧失。当心室停搏较长时间,可出现晕厥、抽搐和发绀,即所谓的阿-斯综合征发作。迅速恢复心室自主心率可立即终止发作,神志也可立即恢复,否则将导致死亡。

五、治疗

房室传导阻滞的治疗方法原则上取决于房室传导阻滞发生的原因(病因是否能消除)、病程(急性还是慢性)、阻滞的程度(完全性阻滞还是不完全性阻滞)及伴随症状。房室束分支以上阻滞形成的一度至二度房室传导阻滞并不影响血流动力学状态,主要针对病因治疗。房室束分支以下阻滞者,无论是否引起房室传导阻滞,均必须结合临床表现和阻滞的发展情况慎重考虑电起搏治疗。

急性房室传导阻滞的病因常为急性下壁心肌梗死,急性心肌炎或其他心外因素,如药物影响或电解质紊乱等。多数情况传导系统的损伤是可以恢复的。因此,对于无明显血流动力学障碍的一度或二度Ⅰ型房室传导阻滞可以不必处理。二度Ⅱ型和三度房室传导阻滞应根据阻滞部位和心室率采取相应的措施。如果心率能达到 50 次/分、QRS 波正常者,可以给予阿托品,每 4 小时口服 0.3 mg,尤其适于迷走神经张力过高引起的阻滞,必要时肌内或静脉注射,每 4~6 小时 0.5~1.0 mg;对于血压偏低的患者可以选用异丙肾上腺素滴注;对于心室率不足 40 次/分、QRS 波宽大畸形者,房室传导阻滞部位在希氏束以下的,对药物反应差,应考虑临时起搏器治疗。预防或治疗房室传导阻滞引起的阿-斯综合征发作,宜用异丙肾上腺素溶液静脉滴注,使心率控制在 60~70 次/分。

慢性房室传导阻滞的治疗,主要视阻滞部位、阻滞程度及伴随症状而定,无症状的一度或二度一型房室传导阻滞一般不需治疗。若下传的 QRS 波宽大,不能排除有双束支阻滞的,应加强观察,定期随访,必要时进行心电生理检查,特别是已经发生晕厥的患者。慢性二度Ⅱ型房室传导阻滞,因阻滞部位多在希氏束分支以下,心室率缓慢,常伴有头晕、乏力等症状,当发展为三度房室传导阻滞时,易发生阿-斯综合征,故应早期植入永久起搏器治疗。慢性三度房室传导阻滞,心室率不超过 60 次/分,在希氏束分支以下者心率仅为 20~40 次/分,可频繁发生晕厥,应尽快安装永久心脏起搏器治疗。

第十四节 限制型心肌病

限制型心肌病(restrictive cardiomyopathy,RCM)以一侧或双侧心室充盈受限和舒张期容量降低为特征,收缩功能和室壁厚度正常或接近正常,可见间质纤维化。其病因为特发性、心肌淀粉样变性、心内膜病变伴或不伴嗜酸性细胞增多症。无论在西方国家或我国,RCM 都是少见的。男女之比为 3∶1,发病年龄多在 15～50 岁。

一、病因

RCM 的病因目前仍未阐明,可能与非化脓性感染、体液免疫反应异常、变态反应和营养代谢不良等有关。最近报道本病可以呈家族性发病,可伴有骨骼肌疾病和房室传导阻滞。心肌淀粉样变性是继发性限制型心肌病的常见原因。

二、病理

在疾病早期阶段,心肌活检可见心内膜增厚,内膜下心肌细胞排列紊乱、间质纤维化。随着病情的进展,患者的心内膜明显增厚,外观呈珍珠样白色,质地较硬,致使心室壁轻度增厚。这种损害首先累及心尖部,继而向心室流出道蔓延,可伴有心室内附壁血栓形成。患者心脏的心室腔可无增大,心房增大与心室顺应性减低有关。冠状动脉很少受累。在病变发展到严重阶段,心内膜增厚和间质纤维化显著,组织学变化为非特异性。

三、临床表现

临床表现可分为左心室型、右心室型和混合型,以左心室型最常见。在早期阶段,患者可无症状,随着病情进展出现运动耐量降低、倦怠、乏力、劳力性呼吸困难和胸痛等症状,这主要是由于 RCM 患者心排血量不能随着心率加快而增加。左心室型早期可出现左心功能不全的表现,如易疲劳、呼吸困难、咳嗽及肺部湿性啰音等。右心室型及混合型则以右心功能不全为主,如颈静脉怒张、吸气时颈静脉压增高(Kussmaul 征)、肝大、腹水、下肢或全身水肿。心脏可闻及第三心音奔马律。当二尖瓣或三尖瓣受累时,可出现相应部位的收缩期反流性杂音,心房压力增高和心房扩大可导致心房颤动。发生栓塞者并不少见。此外,血压常偏低,脉压小。除有心力衰竭和栓塞表现外,可发生猝死。

四、辅助检查

(一)心电图

ST 段及 T 波非特异性改变。部分患者可见 QRS 波群低电压、病理性 Q 波、束支传导阻滞、心房颤动和病窦综合征等心律失常。

(二)X 线胸片

心影正常或轻中度增大,可有肺淤血表现,偶见心内膜钙化影。

（三）超声心动图

心室壁增厚和重量增加，心室腔大致正常，心房扩大。约1/3的病例有少量心包积液。较严重的病例可有附壁血栓形成。Doppler心动图的典型表现是舒张期快速充盈随之突然终止。

（四）心导管检查

心房压力曲线出现右房压升高和快速的 Y 下陷；左心充盈压高于右心充盈压；心室压力曲线上表现为舒张早期下降和中晚期高原波；肺动脉高压。

（五）心内膜心肌活检

右心室活检可证实嗜酸性细胞增多症患者的心内膜心肌损害，对心内膜弹力纤维增生症和原发性限制型心肌病的组织学诊断具有重要价值。

五、诊断和鉴别诊断

RCM临床诊断比较困难。对于出现倦息、乏力、劳力性呼吸困难、胸痛、腹水、水肿等症状，心室没有明显扩大而心房扩大的患者，应考虑本病。心内膜心肌活检有助于确定限制型心肌病，属原发性和继发性。本病主要与缩窄性心包炎鉴别诊断。

六、治疗

限制型心肌病缺乏特异性治疗方法，其治疗原则包括缓解临床症状，改善心脏舒张功能，纠正心力衰竭，针对原发病的治疗。

（一）对症治疗

1.改善心室舒张功能

钙拮抗药可以防止心肌细胞钙超负荷引起的细胞僵直，改善心室舒张期顺应性，降低心室舒张末压，从而改善心室舒张功能。可试用地尔硫䓬 30 mg，每天 3 次；或氨氯地平 5 mg，每天 1 次；或尼群地平10 mg，每天 2 次。

β受体阻滞药能减慢心率，延长心室充盈时间，减少心肌耗氧量，降低室壁张力，从而有利于改善心室舒张功能。美托洛尔从小剂量开始（6.25 mg，每天 2 次），酌情逐渐增加剂量。

ACEI 可以常规应用，如卡托普利 12.5 mg，每天 2 次；培哚普利 4 mg，每天 1 次；或贝那普利5～10 mg，每天 1 次。

利尿药能有效地降低心脏前负荷，减轻肺循环和体循环淤血，降低心室充盈压，改善患者气急和易疲乏等症状。

2.洋地黄类药物

对于伴有快速性房颤或心力衰竭的患者，可选用洋地黄制剂，使用时必须小剂量和谨慎观察。

3.抗心律失常治疗

发生房颤者较常见，可选用胺碘酮转复和维持心律。对于严重的缓慢性心律失常患者，可置入永久性心脏起搏器。

4.抗凝治疗

为防止血栓形成，应给予阿司匹林抗血小板药物治疗。心腔内附壁血栓形成者，应尽早给予华法林或肝素治疗。

（二）特殊治疗

对嗜酸性细胞增多症及其引起的心内膜心肌病变,皮质激素(泼尼松)和羟基脲或其他细胞毒性药物,能有效地减少嗜酸性粒细胞,阻止内膜心肌纤维化进展。最近报道,联合应用美法仑、泼尼松和秋水仙碱对淀粉样变性有一定疗效,心、肾功能损害较小。

（三）手术治疗

对严重的内膜心肌纤维化可行心内膜剥脱术,切除纤维性心内膜。伴有瓣膜反流者,可行人工瓣膜置换术。对于附壁血栓者,行血栓切除术。

七、预后

本病预后不良。有报道认为,手术后难治性心力衰竭可显著好转,术后随访 2～7 年未见纤维化病变复发。

第十五节　扩张型心肌病

扩张型心肌病(dilated cardiomyopathy,DCM)是以一侧或双侧心腔扩大,收缩性心力衰竭为主要特征的一组疾病。病因不明者称为原发性扩张型心肌病,由于主要表现为充血性心力衰竭,以往又被称为充血性心肌病,该病常伴心律失常,五年存活率低于 50%,发病率为 5/10 万～10/10 万,近年来有增高的趋势,男多于女,比例为 2.5∶1。

一、病因

（一）遗传因素

遗传因素包括单基因遗传和基因多态性。前者包括显性和隐性两种,根据基因所在的染色体进一步分为常染色体和性染色体遗传。致病基因已经清楚者归为家族性心肌病,未清楚而又有希望的基因是编码 dystrophin 和 cardiotrophin-1 的基因。基因多态性目前以 ACE 的 DD 型研究较多,但与原发性扩张型心肌病的关系尚有待进一步证实。

（二）病毒感染

病毒感染主要是柯萨奇病毒,此外尚有巨细胞病毒、腺病毒(小儿多见)和埃柯病毒等。以柯萨奇病毒研究较多。病毒除直接引起心肌细胞损伤外,尚可通过免疫反应,包括细胞因子和抗体损伤心肌细胞。

（三）免疫障碍

免疫障碍分两大部分:一是引起机体抵抗力下降,机体易于感染,尤其是嗜心肌病毒如柯萨奇病毒感染;二是以心肌为攻击靶位的自身免疫损伤,目前已知的有抗 β 受体抗体、抗 M 受体抗体、抗线粒体抗体、抗心肌细胞膜抗体、抗 ADP/ATP 载体蛋白抗体等。有些抗体具强烈干扰心肌细胞功能作用,如抗 β 受体抗体的儿茶酚胺样作用较去甲肾上腺素强 100 倍以上,抗 ADP/ATP 抗体严重干扰心肌能量代谢等。

（四）其他

某些营养物质、毒物的作用或叠加作用应注意。

二、病理及病理生理

（一）大体解剖

心腔大、室壁相对较薄、附壁血栓，瓣膜及冠状动脉正常，随着病情发展，心腔逐渐变为球形。

（二）组织病理

心肌细胞肥大、变长、变性坏死、间质纤维化。组化染色（抗淋巴细胞抗体）淋巴细胞增多，约46%符合 Dallas 心肌炎诊断标准。

（三）细胞病理（超微结构）

（1）收缩单位变少，排列紊乱。

（2）线粒体增多变性，细胞化学染色示线粒体嵴排列紊乱、脱失及融合；线粒体分布异常，膜下及核周分布增多，而肌纤维间分布减少。

（3）脂褐素增多。

（4）严重者心肌细胞空泡变性，脂滴增加。

在上述病理改变的基础上，原发扩张型心肌病的病理生理特点可用一句话概括：收缩功能障碍为主，继发舒张功能障碍。扩张型心肌病的可能发生机制见图 4-26。

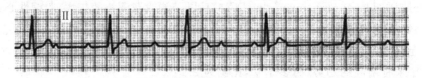

图 4-26　扩张型心肌病发病机制

三、临床表现

（1）充血性心力衰竭的临床表现。

（2）心律失常：快速、缓慢心律失常及各种传导阻滞，以室内阻滞较有特点。

（3）栓塞：以肺栓塞多见。绝大部分是细小动脉多次反复栓塞，表现为少量咯血或痰中带血。肺动脉高压等。周围动脉栓塞在国内较少见，可表现为脑、脾、肾、肠系膜动脉及肢体动脉栓塞。有栓塞者预后一般较差。

四、辅助检查

（一）超声心动图

房室腔内径扩大，瓣膜正常，室壁搏动减弱、呈"大腔小口"样改变是其特点。早期仅左室和左房大，晚期全心大。可伴二尖瓣、三尖瓣功能性反流，很少见附壁血栓。

（二）ECG

QRS 可表现为电压正常、增高（心室大）和减低。有室内阻滞者 QRS 增宽。可见病理性Q 波，多见于侧壁和高侧壁。左室极度扩大者，胸前导联 R 波呈马鞍形改变，即 V_3、V_4 呈 rS，$V_{1R} > V_{2R}$，$V_{5R} > V_{4R} > V_{3R}$。可见继发 ST-T 改变。有各种心律失常，常见的有室性期前收缩、室性心动过速、房室传导阻滞、室内传导阻滞、心房颤动、心房扑动等。

（三）X 线

普大心影，早期肺淤血明显，晚期由于肺动脉高压和（或）右心衰竭，肺野透亮度可增加，肺淤血不明显，左、右室同时衰竭者肺淤血亦可不明显。伴有心衰者常有胸腔积液，以右侧或双侧多见，单左侧胸腔积液十分少见。

（四）SPECT

核素心血池显像示左室舒张末容积（EDV）扩大，严重者可达 800 mL，EF 下降＜40％，严重者仅3％～5％，心肌显像左室大或左、右室均大，左室壁显影稀疏不均，呈花斑样。

（五）心肌损伤标志

CK-MB、cTnT、cTnI 可增高。心肌损伤标志阳性者往往提示近期疾病活动、心衰加重，亦提示有病毒及免疫因素参加心肌损伤。

（六）其他检查

其他检查包括肝功、肾功、血常规、电解质、血沉异常等。

五、诊断及鉴别诊断

原发性扩张型心肌病目前尚无公认的诊断标准。可采用下列顺序：①心脏大、心率快、奔马律等心衰表现；②EF＜40％（UCG、SPECT、LVG）；③超声心动图表现为"大腔小口"样改变，左室舒张末内径指数≥27 mm/m²，瓣膜正常；④SPECT 示 EDV 增大，心肌显像呈花斑样改变；⑤以上表现用其他原因不能解释，即除外继发性心脏损伤。在临床上遇到难以解释的充血性心力衰竭首先应想到本病，通过病史询问、查体及上述检查符合①～④，且仍未找到可解释的原因即可诊断本病。

鉴别诊断：①应与所有引起心脏普大的原因鉴别；②ECG 有病理性 Q 波者应与陈旧性心梗鉴别。

六、治疗

与心力衰竭治疗基本相同，但强调 β 受体阻滞剂及保护心肌药物（如辅酶 Q₁₀、B 族维生素）的应用。

第十六节　肥厚型心肌病

肥厚型心肌病（hypertrophic cardiomyopathy，HCM）是指心室壁明显肥厚而又不能用血流动力学负荷解释，或无引起心室肥厚原因的一组疾病。肥厚可发生在心室壁的任何部位，可以是对称性，也可以是非对称性，室间隔、左室游离壁及心尖部较多见，右室壁罕见。根据有无左室内梗阻，可分为梗阻性和非梗阻性。根据梗阻部位又可分为左心室中部梗阻和左室流出道梗阻，后者又称为特发性肥厚型主动脉瓣下狭窄（idiopathic hypertrophic subaortic stenosis，IHSS），以室间隔明显肥厚、左室流出道梗阻为其特点，此种类型约占肥厚型心肌病的 1/4。

一、病因

本病 30%～40%有明确家族史,其余为散发。梗阻性肥厚型心肌病有家族史者更多见,可高达 60%。目前认为系常染色体显性遗传疾病,收缩蛋白基因突变是主要的致病因素。儿茶酚胺代谢异常、高血压和高强度体力活动可能是本病的促进因素。

二、病理生理

收缩功能正常乃至增强、舒张功能障碍为其共同特点。梗阻性肥厚型心肌病在心室和主动脉之间可出现压力阶差,在心室容量和外周阻力减小、心脏收缩加强时压力阶差增大。

三、临床表现

临床表现与发病年龄有关,发病年龄越早,临床表现越严重。部分可无任何临床表现,仅在体检或尸检时才发现。心悸、劳力性呼吸困难、心绞痛、劳力性晕厥、猝死是常见的临床表现。目前认为,晕厥及猝死的主要原因是室性心律失常,剧烈活动是其常见诱因。心脏查体可见心界轻度扩大,有病理性第四心音。晚期由于心房扩大,可发生心房颤动。也有少数演变为扩张型心肌病者,出现相应的体征。梗阻性肥厚型心肌病可在胸骨左缘 3～4 肋间和心尖区听到粗糙混合性杂音,该杂音既具喷射性杂音的性质,亦有反流性杂音的特点。目前认为,该杂音系不对称肥厚的室间隔造成左室流出道梗阻,血液高速流过狭窄的左室流出道,由于 Venturi 效应(流体的流速越快,压力越低)将二尖瓣前叶吸引至室间隔,加重梗阻,同时造成二尖瓣关闭不全。该杂音受心肌收缩力、左心室容量和外周阻力影响明显。凡能增加心肌收缩力、减少左心室容量和外周阻力的因素均可使杂音加强,反之则减弱。如含服硝酸甘油片或体力活动使左室容量减少或增加心肌收缩力,均可使杂音增强,使用 β 受体阻滞剂或下蹲位,使心肌收缩力减弱或左室容量增加,均可使杂音减弱。

四、辅助检查

(一)心电图检查

最常见的表现为左心室肥大和继发性 ST-T 改变,病理性 Q 波亦较常见,多出现在 Ⅱ、Ⅲ、aVF、aVL、V_5、V_6 导联,偶有 V_{1R} 增高。上述改变可出现在超声心动图发现室壁肥厚之前,其机制不清。以 V_3、V_4 为中心的巨大倒置 T 波是心尖肥厚型心肌病的常见心电图表现。此外,尚有室内阻滞、心房颤动及期前收缩等表现。

(二)超声心动图检查

对本病具诊断意义,且可以确定肥厚的部位。梗阻性肥厚型心肌病室间隔厚度与左室后壁之比≥1.3(图 4-27A、图 4-27B、图 4-27D);室间隔肥厚部分向左室流出道突出,二尖瓣前叶在收缩期前向运动(systolic anterior motion,SAM)(图 4-27C)。主动脉瓣在收缩期呈半开放状态。二尖瓣多普勒超声血流图示 A 峰>E 峰,提示舒张功能低下。

(三)心导管检查和心血管造影

左室舒张末压升高,左室腔与左室流出道压力阶差大于 2.7 kPa(20 mmHg)者则可诊断梗阻存在。Brockenbrough 现象为梗阻性肥厚型心肌病的特异性表现。该现象系指具完全代偿期间的室性期前收缩后心搏增强、心室内压增高而主动脉内压降低的反常现象。这是由于心搏增强加重左室流出道梗阻。心室造影显示左室腔变形,呈香蕉状(室间隔肥厚)、舌状或黑桃状(心尖肥厚)。冠状动脉造影多为正常,供血肥厚区域的冠状动脉分支常较粗大。

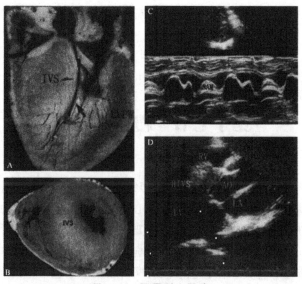

图 4-27 肥厚型心肌病

A:心脏纵切面观,室间隔厚度与之比>1.3;B:梗阻性肥厚心肌病横断面;C:梗阻性肥厚心肌病 M 超声心动图 SAM 征;D:左室游离壁梗阻性肥厚心肌病 B 型超声心动图 HIVS 征象。HIVS:室间隔肥厚 RV:右心室,LV:左心室,IVS:室间隔,AO:主动脉 LVPW:左室后壁,SAM:收缩期前向运动

(四)同位素心肌显像

同位素心肌显像可显示肥厚的心室壁及室壁显影稀疏,提示心肌代谢异常。此与心脏淀粉样变性心室壁厚而显影密度增高相鉴别。

(五)心肌 MRI

心肌 MRI 可显示心室壁肥厚和心腔变形。

(六)心内膜心肌活检(病理改变)

心肌细胞肥大、畸形、排列紊乱。

五、诊断及鉴别诊断

临床症状、体征及心电图可提供重要的诊断线索。诊断主要依靠超声心动图、同位素心肌显像、心脏 MRI 等影像学检查,心导管检查对梗阻性肥厚型心肌病亦具诊断意义,而 X 线心脏拍片对肥厚型心肌病诊断帮助不大。心绞痛及心电图 ST-T 改变需与冠心病鉴别。心室壁肥厚需与负荷过重引起的室壁肥厚及心脏淀粉样变性室壁肥厚鉴别。冠心病缺乏肥厚型心肌病心室壁肥厚的影像特征,通过冠状动脉造影可显示冠状动脉狭窄。后负荷过重引起的心室壁肥厚可查出后负荷过重疾病,如高血压、主动脉狭窄、主动脉缩窄等;心脏淀粉样变性心室壁肥厚时,心电图表现为低电压,可资鉴别。

六、治疗及预后

基本治疗原则为改善舒张功能,防止心律失常的发生。可用 β 受体阻滞剂及主要作用于心脏的钙通道阻滞剂。对重症梗阻性肥厚型心肌病[左室腔与左室流出道压力阶差≥8.0 kPa

（60 mmHg）]患者可安装 DDD 型起搏器,室间隔化学消融及手术切除肥厚的室间隔心肌等方法治疗。本病的预后因人而异。一般而言,发病年龄越早,预后越差。成人多死于猝死,小儿多死于心力衰竭,其次是猝死。家族史阳性者猝死率较高。应指导患者避免剧烈运动、持重及屏气,以减少猝死发生。

第十七节　慢性心包炎

急性心包炎以后,可在心包上留下瘢痕粘连和钙质沉着。多数患者只有轻微的瘢痕形成和疏松的或局部的粘连,心包无明显的增厚,不影响心脏的功能,称为慢性粘连性心包炎。部分患者心包渗液长期存在,形成慢性渗出性心包炎,主要表现为心包积液,预后良好。少数患者由于形成坚厚的疤痕组织,心包失去伸缩性,明显地影响心脏的收缩和舒张功能,称为缩窄性心包炎,它包括典型的慢性缩窄性心包炎和在心包渗液的同时已发生心包缩窄的亚急性渗液性缩窄性心包炎,后者在临床上既有心包堵塞又有心包缩窄的表现,并最终演变为典型的慢性缩窄性心包炎。

一、病因

部分由结核性、化脓性和非特异性心包炎引起,也见于心包外伤后或类风湿性关节炎的患者。有许多缩窄性心包炎患者虽经心包病理组织检查也不能确定其病因。心包肿瘤和放射治疗(简称"放疗")也偶可引起本病。

二、发病机制及病理改变

在慢性缩窄性心包炎中,心包脏层和壁层广泛粘连增厚和钙化,心包腔闭塞成为一个纤维瘢痕组织外壳,紧紧包住和压迫整个心脏和大血管根部,也可以局限在心脏表面的某些部位,如在房室沟或主动脉根部形成环状缩窄。在心室尤其在右心室表面,瘢痕往往更坚厚,常为 0.2～2 cm 或更厚。在多数患者中,疤痕组织主要由致密的胶原纤维构成,呈斑点状或片状玻璃样变性,因此不能找到提示原发病变的特征性变化。有些患者心包内尚可找到结核性或化脓性的肉芽组织。

由于时常发现外有纤维层包裹、内为浓缩血液成分和体液存在,提示心包内出血是形成心包缩窄的重要因素。心脏外形正常或较小,心包病变常累及贴近其下的心肌。缩窄的心包影响心脏的活动和代谢,有时导致心肌萎缩、纤维变性、脂肪浸润和钙化。

三、临床表现

缩窄性心包炎的起病常隐袭。心包缩窄的表现出现于急性心包炎后数月至数十年,一般为2～4 年。在缩窄发展的早期,体征常比症状显著,即使在后期,已有明显的循环功能不全的患者亦可能仅有轻微的症状。

（一）症状

劳累后呼吸困难常为缩窄性心包炎的最早期症状，是心排血量相对固定，在活动时不能相应增加所致。后期可因大量的胸腔积液、腹水将膈抬高和肺部充血，以致休息时也发生呼吸困难，甚至出现端坐呼吸。大量腹水和肿大的肝脏压迫腹内脏器，产生腹部膨胀感。此外可有乏力、胃纳减退、眩晕、衰弱、心悸、咳嗽、上腹疼痛、水肿等。

（二）体征

1.心脏本身的表现

心浊音界正常或稍增大。心尖冲动减弱或消失，心音轻而远，这些表现与心脏活动受限制和心排血量减少有关。第二心音的肺动脉瓣成分可增强。部分患者在胸骨左缘第3～4肋间可听到一个在第二心音后0.1秒左右的舒张早期额外音（心包叩击音），性质与急性心包炎有心脏压塞时相似。心率常较快。心律一般是窦性，可出现期前收缩、心房颤动、心房扑动等异位心律。

2.心脏受压的表现

颈静脉怒张、肝大、腹水、胸腔积液、下肢水肿等与心脏舒张受阻，使心排血量减少，导致水、钠潴留，从而使血容量增加，以及静脉回流受阻使静脉压升高有关。缩窄性心包炎常有大量腹水，而且较皮下水肿出现得早，与一般心力衰竭有所不同。一些患者可发生胸腔积液，有时出现奇脉，心排血量减少使动脉收缩压降低，静脉淤血，反射性引起周围小动脉痉挛使舒张压升高，因此脉压变小。

四、影像心电图及导管

（一）X线检查

心脏阴影大小正常或稍大，心影增大可能由于心包增厚或伴有心包积液，左右心缘正常弧弓消失，呈平直僵硬，心脏搏动减弱，上腔静脉明显增宽，部分患者心包有钙化呈蛋壳状，此外，可见心房增大。

（二）心电图

多数有低电压，窦性心动过速，少数可有心房颤动，多个导联T波平坦或倒置。有时P波增宽或增高呈"二尖瓣型P波"或"肺型P波"表现，左、右心房扩大，也可有右心室肥厚。

（三）超声心动图

超声心动图可见右心室前壁或左心室后壁振幅变小，如同时有心包积液，则可发现心包壁层增厚程度。

（四）心导管检查

右心房平均压升高，压力曲线呈"M"形或"W"形，右心室压力升高，压力曲线呈舒张早期低垂及舒张晚期高原图形，肺毛细楔嵌压也升高。

五、诊断

患者有急性心包炎病史，伴有体、肺循环淤血的症状和体征，而无明显心脏增大，脉压小，有奇脉，X线显示心包钙化，诊断并不困难。

六、鉴别诊断

本病应与肝硬化门静脉高压症及充血性心力衰竭相鉴别。肝硬化有腹水及下肢水肿，但无静脉压增高及颈静脉怒张等。充血性心力衰竭者多有心瓣膜病的特征性杂音及明显心脏扩大而无奇脉,超声心动图及 X 线检查有助鉴别。

限制型心肌病的血流动力学改变与缩窄性心包炎相似,故其临床表现与钙化的缩窄性心包炎极为相似,很难鉴别,其鉴别要点可参见表 4-11。

表 4-11 缩窄性心包炎和限制性心肌病的鉴别

鉴别项目	缩窄性心包炎	限制型心肌病
疲劳和呼吸困难	逐渐发生,后来明显	一开始就明显
吸气时颈静脉扩张	有	无
心尖冲动	常不明显	常扪及
奇脉	常有	无
二尖瓣与三尖瓣关闭不全杂音	无	常有
舒张期杂音	在第二心音之后较早出现,较响,为舒张早期额外音(心包叩击音)	在第二心音之后较迟出现,较轻,为第三心音,常可听到第四心音
X 线	心脏轻度增大,常见心包钙化	心脏常明显增大,无心包钙化,可有心内膜钙化
心电图	QRS 波群低电压和广泛性 T 波改变,可有心房颤动或提示左房肥大的 P 波改变	可有波群低电压和广泛性 T 波改变,有时出现异常 Q 波,常有房室和心室内传导阻滞(特别是左束支传到阻滞)和心室肥大劳损,也有心房颤动
收缩时间间期测定	正常	异常(PEP 延长,LVET 缩短,PEP/LVET 比值增大)
超声心电图		
心房显著扩大	不常见	常见
舒张早期二尖瓣血流速率	有明显的呼吸变化	随呼吸变化极小
彼此相反的心室充盈	有	无
血流动力学检查		
左、右室舒张末期压	相等,相差≤0.7 kPa(5 mmHg)	>0.7 kPa(5 mmHg)
右室收缩压	≤0.7 kPa(5 mmHg)	>6.7 kPa(50 mmHg)
右室舒张末期压	大于 1/3 右室收缩压	<1/3 右室收缩压
计算机化断层显像	心包增厚	心包正常
心内膜心肌活组织检查	正常	异常
洋地黄治疗反应	静脉压不变	静脉压下降

七、治疗

应及早施行心包剥离术。如病程过久,心肌常有萎缩和纤维变性,影响手术的效果。因此,只要临床表现为心脏进行性受压,用单纯心包渗液不能解释,或在心包渗液吸收过程中心脏受压重征象越来越明显,或在进行心包腔注气术时发现壁层心包显著增厚,或磁共振显像显示心包增厚和缩窄,如心包感染已基本控制,就应及早争取手术。结核性心包炎患者应在结核活动已静止后考虑手术,以免过早手术造成结核的播散。如结核尚未稳定,但心脏受压症状明显加剧时,可在积极抗结核治疗下进行手术。手术中心包应尽量剥离,尤其两心室的心包必须彻底剥离。因心脏长期受到束缚,心肌常有萎缩和纤维变性,所以手术后心脏负担不应立即过重,应逐渐增加活动量。静脉补液必须谨慎,否则会导致急性肺水肿。由于萎缩的心肌恢复较慢。因此手术成功的患者常在术后4~6月才逐渐出现疗效。

手术前应改善患者一般情况,严格休息,低盐饮食,使用利尿药或抽除胸腔积液和腹水,必要时给以少量多次输血。有心力衰竭或心房颤动的患者可适应应用洋地黄类药物。

八、预后

如能及早进行心包的彻底剥离手术,大部分患者可获满意的效果。少数患者因病程较久,有明显心肌萎缩和心源性肝硬化等严重病变,则预后较差。

第十八节 急性心包炎

急性心包炎是一种以心包膜急性炎症病变为特点的临床综合征。

一、病因

（一）性质
急性非特异性。
（二）感染
细菌(包括结核杆菌)、病毒、真菌、寄生虫、立克次体。
（三）肿瘤
原发性、继发性。
（四）自身免疫和结缔组织病
风湿热及其他结缔组织病如系统性红斑狼疮、结节性动脉炎、类风湿性关节炎等,心脏损伤后(心肌梗死后综合征、心包切开后综合征)、血清病。
（五）内分泌、代谢异常
尿毒症、黏液性水肿、胆固醇性痛风。
（六）邻近器官疾病
急性心肌梗死、胸膜炎。
（七）先天性异常
心包缺损、心包囊肿。
（八）其他
外伤、放疗、药物等。

二、病理

急性心包炎根据病理变化可分为纤维蛋白性和渗液性心包炎。心包渗出液体无明显增加时为急性纤维蛋白性心包炎,渗出液增多时称渗液性心包炎。渗液可分为浆液纤维蛋白性、浆液血性、化脓性和出血性几种,多为浆液纤维蛋白性。液体量 $100\sim500$ mL,也可多达 $2\sim3$ L。心包渗液一般在数周至数月吸收,但也可发生脏层和壁层的粘连。增厚而逐渐形成慢性心包炎。

三、诊断

(一)症状

1.胸痛

心前区呈锐痛或钝痛,随体位改变、深呼吸、吞咽而加剧,常放射到左肩、背部或上腹部。病毒性者多伴胸膜炎,心前区疼痛剧烈。

2.呼吸困难

呼吸困难是心包渗液时最突出的症状。在心脏压塞时,可有端坐呼吸、呼吸浅而快、身躯前倾、发绀等。

3.全身症状

全身症状随病变而异。结核性者起病缓慢,有低热、乏力、食欲减退等。化脓性者起病急,高热及中毒症状严重。病毒性者常有上呼吸道感染及其他病毒感染的表现。

(二)体征

1.心包摩擦音

心包摩擦音是纤维蛋白性心包炎的重要体征,呈抓刮样音调,粗糙,以胸骨左缘 3、4 肋间及剑突下最显著,前倾坐位较易听到。心包摩擦音是一种由心房、心室收缩和心室舒张早期三个成分所组成的三相摩擦音,也可仅有心室收缩早期所组成的双相摩擦音。心包渗液增多时消失,但如心包两层之间仍有摩擦,则仍可听到摩擦音。

2.心包积液引起的相应体征

心包积液在 300 mL 以上者心浊音界向两侧扩大,且随体位而改变。平卧时心底浊音区增宽,坐位时下界增宽,心尖冲动减弱或消失,或位于心浊音界左缘之内侧,心音遥远,心率快。大量心包积液可压迫左肺引起左下肺不张,于左肩胛下叩诊浊音,并可听到支气坚呼吸音,即左肺受压征(Ewart 征)。如积液迅速积聚,可发生急性心脏压塞。患者气促加剧、面色苍白、发绀、心排血量显著下降,产生休克。若不及时解除心脏压塞,可迅速致死;如积液较慢,可形成慢性心脏压塞,表现为发绀、颈静脉怒张、肝大、腹水、皮下水肿、脉压小,常有奇脉。

四、辅助检查

(一)化验检查

感染性者常有白细胞计数增加及血沉增快等炎性反应。

(二)X 线检查

一般渗液>200 mL 时可出现心影;向两侧扩大,积液多时心影呈烧瓶状,心脏搏动减弱或消失,肺野清晰。

(三)心电图

心电图异常表现主要由心外膜下心肌受累而引起。

(1)常规 12 导联(除 aVR 及 V_1 外)皆出现 ST 抬高,呈弓背向下。

(2)一至数天后 ST 段回到基线,出现 T 波低平以至倒置。

(3)T 波改变持续数周至数月,逐渐恢复正常,有时保留轻度异常。

(4)心包积液时可有 QRS 波群低电压。

(5)心脏压塞或大量渗液时可见电交替。

(6)无病理性 Q 波。

（四）超声心动图

M 型超声心动图中,右室前壁与胸壁之间或左室后壁之后与肺组织之间均可见液性暗区。二维超声心动图中很容易见有液性暗区,还有助于观察心包积液量的演变。

（五）放射性核素心腔扫描

用 ^{99m}Tc 静脉注射后进行心脏血池扫描,正常人心血池扫描图示心影大小与 X 线心影基本相符,心包积液时心血池扫描心影正常而 X 线心影明显增大。二者心影横径的比值小于 0.75。

（六）心包穿刺

(1)证实心包积液的存在,检查其外观和进行有关的实验室检查,如细菌培养、寻找肿瘤细胞、渗液的细胞分类、解除心脏压塞症状等。

(2)心包腔内注入抗生素、化疗药物。心包穿刺主要指征是心脏压塞和未能明确病因的渗液性心包炎。

（七）心包活检

主要指征为病因不明确而持续时间较长的心包积液,可以通过心包组织学、细菌学等检查以明确病因。

五、鉴别诊断

（一）心脏扩大

心包积液与心脏扩大的鉴别见表 4-12。

表 4-12　心包积液与心脏扩大的鉴别

项目	心包积液	心脏扩大
心尖冲动	不明显或于心浊音内侧	与心浊音界一致
奇脉	常有	无
心音及杂音	第一心音远,一般无杂音(风湿性例外)	心音较清晰,常有杂音或奔马律
X 线检查	心影呈三角形,肺野清晰	心影呈球形,肺野淤血
心电图	Q-T 间期多正常或缩短或有电交替	Q-T 间期延长,心肌病变者常伴有室内阻滞,左室肥大,心律失常多见
超声心动图	有心包积液征象,心腔大小正常	无心包积液征象,心腔多扩大
放射性核素扫描	心腔扫描大小正常,而 X 线片心影大	心腔大小与 X 线片心影大体一致
心包穿刺	见心包积液	不宜心包穿刺

（二）急性心肌梗死

心包炎者年龄较轻,胸痛之同时体温、白细胞计数升高,血沉加快;而急性心肌梗死常在发病后期 48～72 小时出现体温、白细胞计数升高,血沉加快。此外,心包炎时多数导联 ST 段抬高,且弓背向下,无对应导联 ST 段压低,ST 段恢复等电位线后 T 波才开始倒置,亦无 Q 波。心肌酶谱仅轻度升高且持续时间较长。

（三）早期复极综合征

本综合征心电图中抬高的 ST 段与急性心包炎早期的心电图改变易混淆,前者属正常变异。鉴别:早期复极时 ST 段抬高很少超过 2 mm,在 aVR 及 V_1 导联中 ST 段常不压低,运动后抬高的 ST 段可转为正常,在观察过程中不伴有 T 波演变。

六、治疗

（一）一般对症治疗

患者卧床休息,直至疼痛及发热等症状消退;解除心脏压迫和对症处理,疼痛剧烈时可给予镇痛剂如阿司匹林 325 mg,每 4 小时一次,吲哚美辛 25 mg,每 4 小时一次。心包积液量多时,行心包穿刺抽液以解除压迫症状。

（二）心包穿刺

心包穿刺可用以解除心脏压塞症状和减轻大量渗液引起的压迫症状,并向心脏内注入治疗药物。

（三）心包切开引流

心包切开引流用于心包穿刺引流不畅的化脓性心包炎。

（四）心包切除术

心包切除术主要指征为急性非特异性心包炎有反复发作,以致长期致残。

七、常见几种不同病因的急性心包炎

（一）急性非特异性心包炎

急性非特异性心包炎是一种浆液纤维蛋白性心包炎,病因尚未完全肯定。病毒感染和感染后发生变态反应可能是主要病因,起病前 1～8 周常有呼吸道感染史。

1.临床表现

起病多急骤,表现为心前区或胸骨后疼痛,为剧烈的刀割样痛,也可有压榨痛或闷痛。有发热,体温在 4 小时内达 39 ℃或更高,为稽留热或弛张热。其他症状有呼吸困难、咳嗽、无力、食欲缺乏等。心包摩擦音是最重要的体征。心包渗液少量至中等量,很少发生心脏压塞。部分患者合并肺炎或胸膜炎。

2.实验室检查

白细胞计数正常或中度升高,心包积液呈草黄色或血性,以淋巴细胞居多,心包液细菌培养阴性。X 线检查示有心影增大或伴有肺浸润或胸膜炎改变。心电图有急性心包炎表现。病毒所致者,血清或心包积液的补体结合实验效价常增高。

3.治疗

本病能自愈,但可多次反复发作。无特异性治疗方法,以对症治疗为主,如休息,止痛剂给予水杨酸钠制剂或吲哚美辛,肾上腺皮质激素可抑制本病急性期,如有反复发作,应考虑心包切除。

（二）结核性心包炎

5%～10%的结核患者发生结核性心包炎,占所有急性心包炎的 7%～10%,在缩窄性心包炎的比例更大。结核性心包炎常由纵隔淋巴结结核、肺或胸膜结核直接蔓延而来,或经淋巴、血行播散而侵入心包。

1.临床表现

(1)起病缓慢,不规则发热。

(2)胸痛不明显,心包摩擦音较少见,心包积液量较多,易致心脏压塞。

(3)病程长,易演变为慢性缩窄性心包炎。

2.实验室检查

(1)心包积液多呈血性,内淋巴细胞占多数。

(2)涂片、培养及动物接种有时可发现结核杆菌。

(3)结核菌素试验阳性对本病诊断有一定帮助。

3.治疗

(1)急性期卧床,增加营养。

(2)抗结核治疗一般用链霉素、异烟肼及对氨基水杨酸钠联合治疗,疗程 1.5~2 年,亦可用异烟肼 5 mg/(kg·d)、乙胺丁醇 25 mg/(kg·d)及利福平 10 mg/(kg·d)联合治疗。

(3)常用肾上腺皮质激素 4~6 周,逐渐停药,减少渗出或粘连。

(4)有心脏压塞征象者,应进行心包穿刺,抽液后可向心包腔内注入链霉素及激素。

(5)若出现亚急性渗液缩窄性心包炎表现或有心包缩窄趋势者,应尽早做心包切除。

(三)化脓性心包炎

化脓性心包炎主要致病菌为葡萄球菌、革兰氏阳性杆菌、肺炎球菌等。多为邻近的胸内感染直接蔓延如肺炎、脓胸、纵隔炎等,也可由血行细菌播散,如败血症等,或心包穿刺性损伤带入细菌。偶可因膈下脓肿或肝脓肿蔓延而来。

1.临床表现

高热伴严重毒血症,胸痛,心包摩擦音,部分患者可出现心脏压塞。发病后 2~12 周易发展为缩窄性心包炎。

2.实验室检查

白细胞计数明显升高,血和心包液细菌培养阳性,心包液呈脓性,中性粒细胞占多数。

3.治疗

(1)针对病原菌选择抗生素,抗生素用量要足,并在感染被控制后维持 2 周。

(2)应及早心包切开引流。

(四)肿瘤性心包炎

心包的原发性肿瘤主要为间皮瘤,且较少见。转移性肿瘤较多见,主要来自支气管和乳房的肿瘤,淋巴瘤和白血病也可侵犯心包。

1.临床表现

患者可有心包摩擦音、心包渗液,渗液为血性,渗液抽走后又迅速产生,可引起心脏压塞。预后极差。

2.实验室检查

心包渗液中寻找肿瘤细胞可以确诊。

3.治疗

治疗包括用心包穿刺术、心包切开术,甚至心包切除术解除心脏压塞以及心包内滴注抗癌药。

（五）急性心肌梗死并发心包炎

透壁性心肌梗死累及心包时可引起心包炎，多呈纤维蛋白性，偶有少量渗液。临床发生率7%～16%，常在梗压后2～4小时发生，出现胸痛及短暂而局限的心包摩擦音，心电图示ST段再度升高，但无与心肌梗压部位方向相反的导联ST段压低。治疗以对症处理为主，予以吲哚美辛、阿司匹林等，偶需要用肾上腺皮质激素。

（六）心脏损伤后综合征

心脏损伤后综合征包括心包切开术后综合征、心脏创伤后综合征及心肌梗死后综合征，一般症状于心脏损伤后2～3周或数月出现，反复发作，每次发作1～4周，可能为自身免疫性疾病，亦可能与病毒感染有关。

1.临床表现

临床表现有发热、胸痛、心包炎、胸膜炎渗液和肺炎等。白细胞计数增高，血沉加快，半数患者有心包摩擦音，亦可有心包渗液。症状有自限性，预后良好，但易复发，每次1周至数周。心脏压塞常见。

2.治疗

合并有心包积液或胸腔积液者，需穿刺抽液。发热胸痛者可用吲哚美辛，重症患者可予以肾上腺皮质激素，有较好效果。

（七）风湿性心包炎

风湿性心包炎为风湿性全心炎的一部分，常伴有其他风湿病的临床表现，胸痛及心包摩擦音多见，心脏可有杂音，心包积液量少，多呈草绿色。抗链"O"滴定度及血清黏蛋白增高，血沉增快，抗风湿治疗有效。愈后可有心包粘连，一般不发展为缩窄性心包炎。

第十九节　急性心力衰竭

急性心力衰竭（AHF）是临床医师面临的最常见的心脏急症之一。许多国家随着人口老龄化及急性心肌梗死患者存活率的升高，慢性心衰患者的数量快速增长，同时也增加了心功能失代偿的患者的数量。AHF 60%～70%由冠心病所致，尤其是在老年人。在年轻患者，AHF的原因更多见于扩张型心肌病、心律失常、先天性或瓣膜性心脏病、心肌炎等。

AHF患者预后不良。急性心肌梗死伴有严重心力衰竭患者病死率非常高，12个月的病死率30%。据报道：急性肺水肿院内病死率为12%，1年病死率40%。

2008年欧洲心脏病学会更新了急性和慢性心力衰竭指南。2010年中华医学会心血管病分会公布了我国急性心力衰竭诊断和治疗指南。

一、临床表现

AHF是指由于心脏功能异常而出现的急性临床发作。无论既往有无心脏病病史，均可发生。心功能异常可以是收缩功能异常，亦可为舒张功能异常，还可以是心律失常或心脏前负荷和后负荷失调。它通常是致命的，需要紧急治疗。

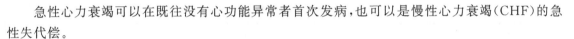

急性心力衰竭可以在既往没有心功能异常者首次发病,也可以是慢性心力衰竭(CHF)的急性失代偿。

(一)基础心血管疾病的病史和表现

大多数患者有各种心脏病的病史,存在引起急性心衰的各种病因。老年人中的主要病因为冠心病、高血压和老年性退行性心瓣膜病,而在年轻人中多由风湿性心瓣膜病、扩张型心肌病、急性重症心肌炎等所致。

(二)诱发因素

常见的诱因:①慢性心衰药物治疗缺乏依从性。②心脏容量超负荷。③严重感染,尤其肺炎和败血症。④严重颅脑损害或剧烈的精神心理紧张与波动。⑤大手术后。⑥肾功能减退。⑦急性心律失常如室性心动过速(室速)、心室颤动(室颤)、心房颤动(房颤)或心房扑动(房扑)伴快速心室率、室上性心动过速及严重的心动过缓等。⑧支气管哮喘发作。⑨肺栓塞。⑩高心排血量综合征,如甲状腺功能亢进危象、严重贫血等。⑪应用负性肌力药物如维拉帕米、地尔硫草、β受体阻断药等。⑫应用非甾体抗炎药。⑬心肌缺血。⑭老年急性舒张功能减退。⑮吸毒。⑯酗酒。⑰嗜铬细胞瘤。这些诱因使心功能原来尚可代偿的患者骤发心衰,或者使已有心衰的患者病情加重。

(三)早期表现

原来心功能正常的患者出现急性失代偿的心衰(首发或慢性心力衰竭急性失代偿)伴有急性心衰的症状和体征,出现原因不明的疲乏或运动耐力明显降低及心率增加15～20次/分,可能是左心功能降低的最早期征兆。继续发展可出现劳力性呼吸困难、夜间阵发性呼吸困难、睡觉需用枕头抬高头部等,检查可发现左心室增大、闻及舒张早期或中期奔马律、肺动脉第二音亢进、两肺尤其肺底部有细湿啰音,还可有干性啰音和哮鸣音,提示已有左心功能障碍。

(四)急性肺水肿

起病急骤,病情可迅速发展至危重状态。突发的严重呼吸困难、端坐呼吸、喘息不止、烦躁不安并有恐惧感,呼吸频率可达30～50次/分;频繁咳嗽并咯出大量粉红色泡沫样血痰;听诊心率快,心尖部常可闻及奔马律;双肺满布湿啰音和哮鸣音。

(五)心源性休克

(1)持续低血压,收缩压降至12.0 kPa(90 mmHg)以下,或原有高血压的患者收缩压降幅≥8.0 kPa(60 mmHg),且持续30分钟以上。

(2)组织低灌注状态,可有:①皮肤湿冷、苍白和发绀,出现紫色条纹;②心动过速>110次/分;③尿量显著减少(<20 mL/h),甚至无尿;④意识障碍,常有烦躁不安、激动焦虑、恐惧和濒死感;收缩压低于9.3 kPa(70 mmHg),可出现抑制症状如神志恍惚、表情淡漠、反应迟钝,逐渐发展至意识模糊甚至昏迷。

(3)血流动力学障碍:肺毛细血管楔压(PCWP)≥2.4 kPa(18 mmHg),心排血指数(CI)≤36.7 mL/(s·m²)[≤2.2 L/(min·m²)]。

(4)低氧血症和代谢性酸中毒。

二、严重程度分级

主要分级有 Killip 法(表4-13)、Forrester 法(表4-14)和临床程度分级(表4-15)三种。Killip 法主要用于急性心肌梗死患者,分级依据临床表现和胸部 X 线的结果。

表 4-13　急性心肌梗死的 Killip 法分级

分级	症状与体征
Ⅰ级	无心衰
Ⅱ级	有心衰,两肺中下部有湿啰音,占肺野下 1/2,可闻及奔马律。X 线胸片有肺淤血
Ⅲ级	严重心衰,有肺水肿,细湿啰音遍布两肺(超过肺野下 1/2)
Ⅳ级	心源性休克、低血压[收缩压<12.0 kPa(90 mmHg)]、发绀、出汗、少尿

注:1 mmHg=0.133 kPa

表 4-14　急性左心衰竭的 Forrester 法分级

分级	PCWP(mmHg)	CI[mL/(s·m²)]	组织灌注状态
Ⅰ级	≤18	>36.7	无肺淤血,无组织灌注不良
Ⅱ级	>18	>36.7	有肺淤血
Ⅲ级	<18	≤36.7	无肺淤血,有组织灌注不良
Ⅳ级	>18	≤36.7	有肺淤血,有组织灌注不良

注:PCWP,肺毛细血管楔压;CI,心排血指数,其法定单位[mL/(s·m²)]与旧制单位[L/(min·m²)]的换算因数为 16.67。1 mmHg=0.133 kPa

表 4-15　急性左心衰竭的临床程度分级

分级	皮肤	肺部啰音
Ⅰ级	干、暖	无
Ⅱ级	湿、暖	有
Ⅲ级	干、冷	无/有
Ⅳ级	湿、冷	有

Forrester 分级依据临床表现和血流动力学指标,可用于急性心肌梗死后 AHF,最适用于首次发作的急性心力衰竭。临床程度的分类法适用于心肌病患者,它主要依据临床发现,最适用于慢性失代偿性心衰。

三、诊断

AHF 的诊断主要依据症状和临床表现,同时辅以相应的实验室检查,例如 ECG、胸片、生化标志物、多普勒超声心动图等,诊断的流程见图 4-28。

对急性心衰患者,需要系统地评估外周循环、静脉充盈、肢端体温。

在心衰失代偿时,右心室充盈压通常可通过中心静脉压评估。AHF 时中心静脉压升高应谨慎分析,因为在静脉顺应性下降合并右室顺应性下降时,即便右室充盈压很低也会出现中心静脉压的升高。

左室充盈压可通过肺部听诊评估,肺部存在湿啰音常提示左室充盈压升高。进一步的确诊、严重程度的分级及随后可出现的肺淤血、胸腔积液应进行胸片检查。左室充盈压的临床评估常被迅速变化的临床征象误导。应进行心脏的触诊和听诊,了解有无室性和房性奔马律(S₃,S₄)。

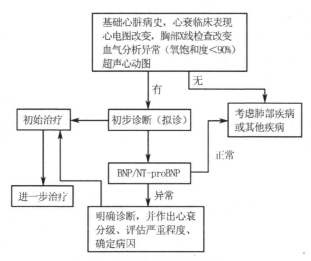

图 4-28　急性左心衰竭的诊断流程

四、实验室检查及辅助检查

(一)心电图(ECG)检查

急性心衰时 ECG 多有异常改变。ECG 可以辨别节律,可以帮助确定 AHF 的病因及了解心室的负荷情况。这在急性冠脉综合征中尤为重要。ECG 还可了解左右心室和心房的劳损情况、有无心包炎及既往存在的病变如左右心室的肥大。心律失常时应分析 12 导联心电图,同时应进行连续的 ECG 监测。

(二)胸片及影像学检查

对于所有 AHF 的患者,胸片和其他影像学检查宜尽早完成,以便及时评估已经存在的肺部和心脏病变(心脏的大小及形状)及肺淤血的程度。它不但可以用于明确诊断,还可用于了解随后的治疗效果。胸片还可用作左心衰的鉴别诊断,除外肺部炎症或感染性疾病。胸部 CT 或放射性核素扫描可用于判断肺部疾病和诊断大的肺栓塞。CT、经食管超声心动图可用于诊断主动脉夹层。

(三)实验室检查

AHF 时应进行一些实验室检查。动脉血气分析可以评估氧合情况(氧分压 PaO_2)、通气情况(二氧化碳分压 $PaCO_2$)、酸碱平衡(pH)和碱缺失,所有严重 AHF 患者均应进行此项检查。脉搏血氧测定及潮气末 CO_2 测定等无创性检测方法可以替代动脉血气分析,但不适用于低心排血量及血管收缩性休克状态。静脉血氧饱和度(如颈静脉内)的测定对于评价全身的氧供需平衡很有价值。

血浆脑钠尿肽(B 型钠尿肽,BNP)是在心室室壁张力增加和容量负荷过重时由心室释放的,现在已用于急诊室呼吸困难的患者作为排除或确立心力衰竭诊断的指标。BNP 对于排除心衰有着很高的阴性预测值。如果心衰的诊断已经明确,升高的血浆 BNP 和 N 末端脑钠尿肽前体(NT-proBNP)可以预测预后。

(四)超声心动图检查

超声心动图对于评价基础心脏病变及与 AHF 相关的心脏结构和功能改变是极其重要的,同时对急性冠脉综合征也有重要的评估价值。

多普勒超声心动图应用于评估左右心室的局部或全心功能改变、瓣膜结构和功能、心包病变、急性心肌梗死的机械性并发症和比较少见的占位性病变。通过多普勒超声心动图测定主动脉或肺动脉的血流时速曲线可以估测心排血量。多普勒超声心动图还可估计肺动脉压力（三尖瓣反流射速），同时可监测左室前负荷。

（五）其他检查

在涉及与冠状动脉相关的病变，如不稳定性心绞痛或心肌梗死时，血管造影是非常重要的，现已明确血运重建能够改善预后。

五、监护

急性心力衰竭患者应在进入急诊室后就尽快地开始监护，同时给予相应的诊断性检查以明确基础病因。

（一）无创性监护

所有的危重患者，必须监测的项目有血压、体温、心率、呼吸、心电图。有些实验室检查应重复做，例如电解质、肌酐、血糖及有关感染和代谢障碍的指标。必须纠正低钾或高钾血症。如果患者情况恶化，这些指标的监测频率也应增加。

1.心电监测

在急性失代偿阶段 ECG 的监测是必需的（监测心律失常和 ST 段变化），尤其是心肌缺血或心律失常是导致急性心衰的主要原因时。

2.血压监测

开始治疗时维持正常的血压很重要，其后也应定时测量（例如每 5 分钟测量一次），直到血管活性药、利尿药、正性肌力药剂量稳定时。在并无强烈的血管收缩和不伴有极快心率时，无创性自动袖带血压测量是可靠的。

3.血氧饱和度监测

脉搏血氧计是测量动脉氧与血红蛋白结合饱和度的无创性装置（SaO_2）。通常从联合血氧计测得的 SaO_2 的误差在 2% 之内，除非患者处于心源性休克状态。

4.心排血量和前负荷

心排血量和前负荷可应用多普勒超声的方法监测。

（二）有创性监测

1.动脉置管

置入动脉导管的指征是因血流动力学不稳定需要连续监测动脉血压或需进行多次动脉血气分析。

2.中心静脉置管

中心静脉置管联通了中心静脉循环，所以可用于输注液体和药物，也可监测中心静脉压（CVP）及静脉氧饱和度（SvO_2）（上腔静脉或右心房处），后者用以评估氧的运输情况。

在分析右房压力时应谨慎，避免过分注重右房压力，因为右房压力几乎与左房压力无关，因此也与 AHF 时的左室充盈压无关。CVP 也会受到重度三尖瓣关闭不全及呼气末正压通气（PEEP）的影响。

3.肺动脉导管

肺动脉导管（PAC）是一种漂浮导管，用于测量上腔静脉（SVC）、右房、右室、肺动脉压力、肺毛细血管楔压及心排血量。现代导管能够半连续性地测量心排血量及混合静脉血氧饱和度、右室舒张末容积和射血分数。

虽然置入肺动脉导管用于急性左心衰的诊断通常不是必需的,但对于伴发有复杂心肺疾病的患者,它可以用来鉴别是心源性机制还是非心源性机制。对于二尖瓣狭窄、主动脉关闭不全、高气道压或左室僵硬(如左室肥厚、糖尿病、纤维化、使用正性肌力药、肥胖、缺血)的患者,肺毛细血管楔压并不能真实反映左室舒张末压。

建议 PAC 用于对传统治疗未产生预期疗效的血流动力学不稳定的患者,以及合并淤血和低灌注的患者。在这些情况下,置入肺动脉导管以保证左室最恰当的液体负荷量,并指导血管活性药物和正性肌力药的使用。

六、评估与治疗目标

(一)临床评估

对患者均应根据上述各种检查方法及病情变化做出临床评估:①基础心血管疾病;②急性心衰发生的诱因;③病情的严重程度和分级,并估计预后;④治疗的效果。此种评估应多次和动态进行,以调整治疗方案。

(二)治疗目标

(1)控制基础病因和矫治引起心衰的诱因:应用静脉和(或)口服降压药物以控制高血压;选择有效抗生素控制感染;积极治疗各种影响血流动力学的快速性或缓慢性心律失常;应用硝酸酯类药物改善心肌缺血。糖尿病伴血糖升高者应有效控制血糖水平,又要防止出现低血糖。对血红蛋白低于 60 g/L 的严重贫血者,可输注浓缩红细胞悬液或全血。

(2)缓解各种严重症状:①低氧血症和呼吸困难:采用不同方式的吸氧,包括鼻导管吸氧、面罩吸氧及无创或气管插管的呼吸机辅助通气治疗。②胸痛和焦虑:应用吗啡。③呼吸道痉挛:应用支气管解痉药物。④淤血症状:利尿药有助于减轻肺淤血和肺水肿,亦可缓解呼吸困难。

(3)稳定血流动力学状态,维持收缩压≥12.0 kPa(90 mmHg),纠正和防止低血压可应用各种正性肌力药物。血压过高者的降压治疗可选择血管扩张药物。

(4)纠正水、电解质紊乱和维持酸碱平衡。

(5)保护重要脏器如肺、肾、肝和大脑,防止功能损害。

(6)降低死亡危险,改善近期和远期预后。

七、急性左心衰竭的治疗

急性左心衰竭确诊后,即按图 4-29 的流程处理。初始治疗后症状未获明显改善或病情严重者应行进一步治疗。

(一)急性左心衰竭的一般处理

1.体位

静息时明显呼吸困难者应半卧位或端坐位,双腿下垂以减少回心血量,降低心脏前负荷。

2.四肢交换加压

四肢轮流绑扎止血带或血压计袖带,通常同一时间只绑扎三肢,每隔15~20分钟轮流放松一肢。血压计袖带的充气压力应较舒张压低 1.3 kPa(10 mmHg),使动脉血流仍可顺利通过,而静脉血回流受阻。此法可降低前负荷,减轻肺淤血和肺水肿。

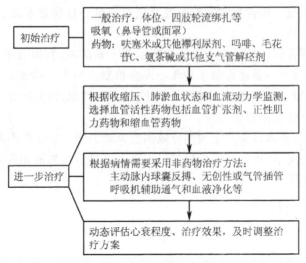

图 4-29 急性左心衰竭的处理流程

3.吸氧

吸氧适用于低氧血症和呼吸困难明显(尤其指端血氧饱和度＜90％)的患者。应尽早采用,使患者 $SaO_2 \geq 95\%$(伴 COPD 者 $SaO_2 > 90\%$)。可采用不同的方式:①鼻导管吸氧:低氧流量(1～2 L/min)开始,如仅为低氧血症,动脉血气分析未见 CO_2 潴留,可采用高流量给氧 6～8 L/min。酒精吸氧可使肺泡内的泡沫表面张力降低而破裂,改善肺泡的通气。方法是在氧气通过的湿化瓶中加 50％～70％乙醇或有机硅消泡剂,用于肺水肿患者。②面罩吸氧:适用于伴呼吸性碱中毒患者。必要时还可采用无创性或气管插管呼吸机辅助通气治疗。

4.做好救治的准备工作

至少开放 2 条静脉通道,并保持通畅。必要时可采用深静脉穿刺置管,以随时满足用药的需要。血管活性药物一般应用微量泵泵入,以维持稳定的速度和正确的剂量。固定和维护好漂浮导管、深静脉置管、心电监护的电极和导联线、鼻导管或面罩、导尿管及指端无创血氧仪测定电极等。保持室内适宜的温度、湿度,灯光柔和,环境幽静。

5.饮食

进易消化食物,避免一次大量进食,在总量控制下,可少量多餐(6～8 次/天)。应用襻利尿药情况下不要过分限制钠盐摄入量,以避免低钠血症,导致低血压。利尿药应用时间较长的患者要补充多种维生素和微量元素。

6.出入量管理

肺淤血、体循环淤血及水肿明显者应严格限制饮水量和静脉输液速度,无明显低血容量因素(大出血、严重脱水、大汗淋漓等)者每天摄入液体量一般宜在 1 500 mL 以内,不要超过2 000 mL。保持每天水出入量负平衡约 500 mL/d,严重肺水肿者的水负平衡为 1 000～2 000 mL/d,甚至可达 3 000～5 000 mL/d,以减少水、钠潴留和缓解症状。3～5 天后,如淤血、水肿明显消退,应减少水负平衡量,逐渐过渡到出入水量大体平衡。在水负平衡下应注意防止发生低血容量、低血钾和低血钠等。

（二）药物治疗

1.吗啡及其类似物的使用

吗啡一般用于严重 AHF 的早期阶段,特别是患者不安和呼吸困难时。吗啡能够使静脉扩张,也能使动脉轻度扩张,并降低心率。应密切观察疗效和呼吸抑制的不良反应。伴明显和持续低血压、休克、意识障碍、COPD 等患者禁忌使用。老年患者慎用或减量。也可应用哌替啶 50～100 mg 肌内注射。

2.血管扩张药的使用

对大多数 AHF 患者,血管扩张药常作为一线药,它可以用来开放外周循环,降低前及或后负荷。

（1）酸酯类药物:急性心衰时此类药在不减少每搏心排血量和不增加心肌氧耗情况下能减轻肺淤血,特别适用于急性冠状动脉综合征伴心衰的患者。临床研究已证实,硝酸酯类静脉制剂与呋塞米合用治疗急性心衰有效;应用大剂量硝酸酯类药物联合小剂量呋塞米的疗效优于单纯大剂量的利尿药。静脉应用硝酸酯类药物应十分小心滴定剂量,经常测量血压,防止血压过度下降。硝酸甘油静脉滴注起始剂量5～10 μg/min,每 5～10 分钟递增 5～10 μg/min,最大剂量100～200 μg/min;亦可每10～15 分钟喷雾一次（400 μg）,或舌下含服 0.3～0.6 mg/次。硝酸异山梨酯静脉滴注剂量5～10 mg/h,亦可舌下含服2.5 mg/次。

（2）硝普钠（SNP）:适用于严重心衰。临床应用宜从小剂量 10 μg/min 开始,可酌情逐渐增加剂量至50～250 μg/min。由于其强效降压作用,应用过程中要密切监测血压,根据血压调整合适的维持剂量。长期使用时其代谢产物（硫代氰化物和氰化物）会产生毒性反应,特别是严重肝肾衰竭的患者应避免使用。减量时,硝普钠应该缓慢减量,并加用口服血管扩张药,以避免反跳。AHF 时硝普钠的使用尚缺乏对照试验,而且在 AMI 时使用,病死率增高。急性冠脉综合征所致的心衰患者,因为 SNP 可引起冠脉窃血,故在此类患者中硝酸酯类的使用优于硝普钠。

（3）奈西立肽:一类新的血管扩张药肽类,近期被用以治疗 AHF。它是人脑钠尿肽（BNP）的重组体,是一种内源性激素物质。它能够扩张静脉、动脉、冠状动脉,由此降低前负荷和后负荷,在无直接正性肌力的情况下增加心排血量。慢性心衰患者输注奈西立肽对血流动力学产生有益的作用,可以增加钠排泄,抑制肾素-血管紧张素-醛固酮和交感神经系统。它和静脉使用硝酸甘油相比,能更有效地促进血流动力学改善,并且不良反应更少。该药临床试验的结果尚不一致。近期的两项研究（VMAC 和 PROACTION）表明,该药的应用可以带来临床和血流动力学的改善,推荐应用于急性失代偿性心衰。国内一项Ⅱ期临床研究提示,该药较硝酸甘油静脉制剂能够更显著降低 PCWP,缓解患者的呼吸困难。应用方法:先给予负荷剂量 1.500 μg/kg,静脉缓慢推注,继以 0.0075～0.0150 μg/(kg·min)静脉滴注;也可不用负荷剂量而直接静脉滴注。疗程一般 3 天,不建议超过 7 天。

（4）乌拉地尔:具有外周和中枢双重扩血管作用,可有效降低血管阻力,降低后负荷,增加心排血量,但不影响心率,从而减少心肌耗氧量。适用于高血压心脏病、缺血性心肌病（包括急性心肌梗死）和扩张型心肌病引起的急性左心衰竭;可用于 CO 降低、PCWP＞2.4 kPa（18 mmHg）的患者。通常静脉滴注 100～400 μg/min,可逐渐增加剂量,并根据血压和临床状况予以调整。伴严重高血压者可缓慢静脉注射 12.5～25.0 mg。

下列情况禁用血管扩张药物:①收缩压＜12.0 kPa（90 mmHg）,或持续低血压并伴症状尤其有肾功能不全的患者,以避免重要脏器灌注减少;②严重阻塞性心瓣膜疾病患者,例如主动脉瓣狭窄、二尖瓣狭窄患者,有可能出现显著的低血压,应慎用;③梗阻性肥厚型心肌病。

3.血管紧张素转化酶抑制剂(ACEI)的使用

ACEI 在急性心衰中的应用仍存在诸多争议。急性心衰的急性期、病情尚未稳定的患者不宜应用。急性心肌梗死后的急性心衰可以试用,但须避免静脉应用,口服起始剂量宜小。在急性期病情稳定 48 小时后逐渐加量,疗程至少 6 周,不能耐受 ACEI 者可以应用 ARB。

在心排血量处于边缘状况时,ACE 抑制剂应谨慎使用,因为它可以明显降低肾小球滤过率。当联合使用非甾体抗炎药,以及出现双侧肾动脉狭窄时,不能耐受 ACE 抑制剂的风险增加。

4.利尿药

(1)适应证:AHF 和失代偿心衰的急性发作,伴有液体潴留的情况是应用利尿药的指征。利尿药缓解症状的益处及其在临床上被广泛认可,无须再进行大规模的随机临床试验来评估。

(2)作用效应:静脉使用襻利尿药也有扩张血管效应,在使用早期(5~30 分钟)它降低肺阻抗的同时也降低右房压力和肺毛细血管楔压。如果快速静脉注射大剂量(>1 mg/kg)时,就有反射性血管收缩的可能。它与慢性心衰时使用利尿药不同,在严重失代偿性心衰使用利尿药能使容量负荷恢复正常,可以在短期内减少神经内分泌系统的激活。特别是急性冠脉综合征的患者,应使用低剂量的利尿药,最好已给予扩血管治疗。

(3)实际应用:静脉使用襻利尿药(呋塞米、托拉塞米),它有强效快速的利尿效果,AHF 患者优先考虑使用。在入院以前就可安全使用,应根据利尿效果和淤血症状的缓解情况来选择剂量。开始使用负荷剂量,然后继续静脉滴注呋塞米或托拉塞米,静脉滴注比一次性静脉注射更有效。噻嗪类和螺内酯可以联合襻利尿药使用,低剂量联合使用比高剂量使用一种药更有效,而且继发反应也更少。将襻利尿药和多巴酚丁胺、多巴胺或硝酸盐联合使用也是一种治疗方法,它比仅仅增加利尿药更有效,不良反应也更少。

(4)不良反应、药物的相互作用:虽然利尿药可安全地用于大多数患者,但它的不良反应也很常见,甚至可威胁生命。不良反应:神经内分泌系统的激活,特别是肾素-血管紧张素-醛固酮系统和交感神经系统的激活;低血钾、低血镁和低氯性碱中毒可能导致严重的心律失常;可以产生肾毒性及加剧肾衰竭。过度利尿可过分降低静脉压、肺毛细血管楔压及舒张期灌注,由此导致每搏输出量和心排血量下降,特别见于严重心衰和以舒张功能不全为主的心衰或缺血所致的右室功能障碍。

5.β受体阻断药

(1)适应证和基本原理:目前尚无应用 β 受体阻断药治疗 AHF,改善症状的研究。相反,在 AHF 时是禁止使用 β 受体阻断药的。急性心肌梗死后早期肺部啰音超过基底部的患者,以及低血压患者均被排除在应用 β 受体阻断药的临床试验之外。急性心肌梗死患者没有明显心衰或低血压,使用 β 受体阻断药能限制心肌梗死范围,减少致命性心律失常,并缓解疼痛。

当患者出现缺血性胸痛对阿片制剂无效、反复发生缺血、高血压、心动过速或心律失常时,可考虑静脉使用 β 受体阻断药。在 Gothenburg 美托洛尔研究中,急性心肌梗死后早期静脉使用美托洛尔或安慰剂,接着口服治疗 3 个月。美托洛尔组发展为心衰的患者明显减少。如果患者有肺底部啰音的肺淤血征象,联合使用呋塞米,美托洛尔治疗可产生更好的疗效,降低病死率和并发症。

(2)实际应用:当患者伴有明显急性心衰,肺部啰音超过基底部时,应慎用β受体阻断药。对出现进行性心肌缺血和心动过速的患者,可以考虑静脉使用美托洛尔。

但是,对急性心肌梗死伴发急性心衰患者,病情稳定后,应早期使用β受体阻断药。对于慢性心衰患者,在急性发作稳定后(通常4天后),应早期使用β受体阻断药。

在大规模临床试验中,比索洛尔、卡维地洛或美托洛尔的初始剂量很小,然后逐渐缓慢增加到目标剂量。应个体化增加剂量。β受体阻断药可能过度降低血压,减慢心率。一般原则是,服用β受体阻断药的患者由于心衰加重而住院,除非必须用正性肌力药物维持,否则应继续服用β受体阻断药。但如果疑为β受体阻断药剂量过大(如有心动过缓和低血压)时,可减量继续用药。

6.正性肌力药

此类药物适用于低心排血量综合征,如伴症状性低血压或CO降低伴有循环淤血的患者,可缓解组织低灌注所致的症状,保证重要脏器的血液供应。血压较低和对血管扩张药物及利尿药不耐受或反应不佳的患者尤其有效。使用正性肌力药有潜在的危害性,因为它能增加耗氧量、增加钙负荷,所以应谨慎使用。

对于失代偿的慢性心衰患者,其症状、临床过程和预后很大程度上取决于血流动力学。所以,改善血流动力学参数成为治疗的目的。在这种情况下,正性肌力药可能有效,甚至挽救生命。但它改善血流动力学参数的益处,部分被它增加心律失常的危险抵消了。而且在某些病例,由于过度增加能量消耗引起心肌缺血和心衰的慢性进展。但正性肌力药的利弊比率,不同的药并不相同。对于那些兴奋β_1-受体的药物,可以增加心肌细胞内钙的浓度,可能有更高的危险性。有关正性肌力药用于急性心衰治疗的对照试验研究较少,特别对预后的远期效应的评估更少。

(1)洋地黄类:此类药物能轻度增加CO和降低左心室充盈压;对急性左心衰竭患者的治疗有一定帮助。一般应用毛花苷C 0.2~0.4 mg缓慢静脉注射,2~4小时后可以再用0.2 mg,伴快速心室率的房颤患者可酌情增加剂量。

(2)多巴胺:小剂量<2 μg/(kg·min)的多巴胺仅作用于外周多巴胺受体,直接或间接降低外周阻力。在此剂量下,对于肾脏低灌注和肾衰竭的患者,它能增加肾血流量、肾小球滤过率、利尿和增加钠的排泄,并增强对利尿药的反应。大剂量>2 μg/(kg·min)的多巴胺直接或间接刺激β受体,增加心肌的收缩力和心排血量。当剂量>5 μg/(kg·min)时,它作用于α受体,增加外周血管阻力。此时,虽然它对低血压患者很有效,但它对AHF患者可能有害,因为它增加左室后负荷,增加肺动脉压和肺阻力。

多巴胺可以作为正性肌力药[>2 μg/(kg·min)]用于AHF伴有低血压的患者。当静脉滴注低剂量≤2~3 μg/(kg·min)时,它可以使失代偿性心衰伴有低血压和尿量减少的患者增加肾血流量,增加尿量。但如果无反应,则应停止使用。

(3)多巴酚丁胺:多巴酚丁胺的主要作用在于,通过刺激β_1受体和β_2受体产生剂量依赖性的正性变时、正性变力作用,并反射性地降低交感张力和血管阻力,其最终结果依个体而不同。小剂量时,多巴酚丁胺能产生轻度的血管扩张反应,通过降低后负荷而增加射血量。大剂量时,它可以引起血管收缩。心率通常呈剂量依赖性增加,但增加的程度弱于其他儿茶酚胺类药物。但房颤的患者,心率可能增加到难以预料的水平,因为它可以加速房室传导。全身收缩压通常轻度增加,但也可能不变或降低。心衰患者静脉滴注多巴酚丁胺后,观察到尿量增多,这可能是它提高心排血量而增加肾血流量的结果。

多巴酚丁胺用于外周低灌注(低血压,肾功能下降)伴或不伴有淤血或肺水肿、使用最佳剂量的利尿药和扩血管剂无效时。

多巴酚丁胺常用来增加心排血量。它的起始静脉滴注速度为 $2\sim3\ \mu g/(kg\cdot min)$,可以逐渐增加到 $20\ \mu g/(kg\cdot min)$。无须负荷量。静脉滴注速度根据症状、尿量反应或血流动力学监测结果来调整。它的血流动力学作用和剂量成正比,在静脉滴注停止后,它的清除也很快。

接受 β 受体阻断药治疗的患者,需要增加多巴酚丁胺的剂量,才能恢复它的正性肌力作用。

单从血流动力学看,多巴酚丁胺的正性肌力作用增加了磷酸二酯酶抑制剂(PDEI)作用。PDEI 和多巴酚丁胺的联合使用能产生比单一用药更强的正性肌力作用。

长时间地持续静脉滴注多巴酚丁胺(24 小时以上)会出现耐药性,部分血流动力学效应消失。长时间应用应逐渐减量。

静脉滴注多巴酚丁胺常伴有心律失常发生率的增加,可来源于心室和心房。这种影响呈剂量依赖性,可能比使用 PDEI 时更明显。在使用利尿药时应及时补钾。心动过速时使用多巴酚丁胺要慎重,多巴酚丁胺静脉滴注可以促发冠心病患者的胸痛。现在还没有关于 AHF 患者使用多巴酚丁胺的对照试验,一些试验显示它增加不利的心血管事件。

(4)磷酸二酯酶抑制剂:米力农和依诺昔酮是两种临床上使用的Ⅲ型磷酸二酶抑制剂(PDEI)。在 AHF 时,它们能产生明显的正性肌力、松弛性及外周扩血管效应,由此增加心排血量和搏出量,同时伴随有肺动脉压、肺毛细血管楔压的下降,全身和肺血管阻力下降。它在血流动力学方面,介于纯粹的扩血管剂(如硝普钠)和正性肌力药(如多巴酚丁胺)之间。因为它们的作用部位远离 β 受体,所以在使用 β 受体阻断药的同时,PDEI 仍能够保留其效应。

Ⅲ型 PDEI 用于低灌注伴或不伴有淤血,使用最佳剂量的利尿药和扩血管剂无效时应用。

当患者在使用 β 受体阻断药时,和(或)对多巴酚丁胺没有足够的反应时,Ⅲ型 PDEIs 可能优于多巴酚丁胺。

由于其过度的外周扩血管效应可引起的低血压,静脉推注较静脉滴注时更常见。有关 PDEI 治疗对 AHF 患者的远期疗效目前数据尚不充分,但人们已提高了对其安全性的重视,特别是在缺血性心脏病心衰患者的治疗中。

(5)左西孟旦:一种钙增敏剂,通过结合于心肌细胞上的肌钙蛋白 C 促进心肌收缩,还通过介导 ATP 敏感的钾通道而发挥血管舒张作用和轻度抑制磷酸二酯酶的效应。其正性肌力作用独立于 β 肾上腺素能刺激,可用于正接受 β 受体阻断药治疗的患者。左西孟旦的乙酰化代谢产物,仍然具有药理活性,半衰期约 80 小时,停药后作用可持续 48 小时。

临床研究表明,急性心衰患者应用本药静脉滴注可明显增加 CO 和每搏输出量,降低 PCWP、全身血管阻力和肺血管阻力;冠心病患者不会增加病死率。用法:首剂 $12\sim24\ \mu g/kg$ 静脉注射(大于 10 分钟),继以 $0.1\ \mu g/(kg\cdot min)$ 静脉滴注,可酌情减半或加倍。对于收缩压 $<13.3\ kPa(100\ mmHg)$ 的患者,不需要负荷剂量,可直接用维持剂量,以防止发生低血压。

在比较左西孟旦和多巴酚丁胺的随机对照试验中,已显示左西孟旦能改善呼吸困难和疲劳等症状,并产生很好的结果。不同于多巴酚丁胺的是,当联合使用 β 受体阻断药时,左西孟旦的血流动力学效应不会减弱,甚至会更强。

在大剂量使用左西孟旦静脉滴注时,可能会出现心动过速、低血压,对收缩压低于11.3 kPa (85 mmHg)的患者不推荐使用。在与其他安慰剂或多巴酚丁胺比较的对照试验中显示,左西孟旦并没有增加恶性心律失常的发生率。

（三）非药物治疗

1.IABP

临床研究表明,一种有效改善心肌灌注同时又降低心肌耗氧量和增加CO的治疗手段。

（1）适应证:①急性心肌梗死或严重心肌缺血并发心源性休克,且不能由药物治疗纠正;②伴血流动力学障碍的严重冠心病（如急性心肌梗死伴机械并发症）;③心肌缺血伴顽固性肺水肿。

（2）禁忌证:①存在严重的外周血管疾病;②主动脉瘤;③主动脉瓣关闭不全;④活动性出血或其他抗凝禁忌证;⑤严重血小板缺乏。

2.机械通气

急性心衰者行机械通气的指征:①出现心跳呼吸骤停而进行心肺复苏时;②合并Ⅰ型或Ⅱ型呼吸衰竭。机械通气的方式有下列两种。

（1）无创呼吸机辅助通气:这是一种无需气管插管、经口/鼻面罩给患者供氧、由患者自主呼吸触发的机械通气治疗。分为持续气道正压通气（CPAP）和双相间歇气道正压通气（BiPAP）两种模式。

作用机制:通过气道正压通气可改善患者的通气状况,减轻肺水肿,纠正缺氧和CO_2潴留,从而缓解Ⅰ型或Ⅱ型呼吸衰竭。

适用对象:Ⅰ型或Ⅱ型呼吸衰竭患者经常规吸氧和药物治疗仍不能纠正时应及早应用。主要用于呼吸频率≤25次/分、能配合呼吸机通气的早期呼吸衰竭患者。在下列情况下应用受限:不能耐受和合作的患者,有严重认知障碍和焦虑的患者,呼吸急促（频率＞25次/分）、呼吸微弱和呼吸道分泌物多的患者。

（2）气道插管和人工机械通气:应用指征为心肺复苏时、严重呼吸衰竭经常规治疗不能改善者,尤其是出现明显的呼吸性和代谢性酸中毒并影响到意识状态的患者。

3.血液净化治疗

（1）机制:此法不仅可维持水、电解质和酸碱平衡,稳定内环境,还可清除尿毒症毒素（肌酐、尿素、尿酸等）、细胞因子、炎症介质及心脏抑制因子等。治疗中的物质交换可通过血液滤过（超滤）、血液透析、连续血液净化和血液灌流等来完成。

（2）适应证:本法对急性心衰有益,但并非常规应用的手段。出现下列情况之一时可以考虑采用:①高容量负荷如肺水肿或严重的外周组织水肿,且对襻利尿药和噻嗪类利尿药抵抗;②低钠血症（血钠＜110 mmol/L）且有相应的临床症状,如神志障碍、肌张力减退、腱反射减弱或消失、呕吐及肺水肿等,在上述两种情况应用单纯血液滤过即可;③肾功能进行性减退,血肌酐＞500 μmol/L或符合急性血液透析指征的其他情况。

（3）不良反应和处理:建立体外循环的血液净化均存在与体外循环相关的不良反应,如生物不相容、出血、凝血、血管通路相关并发症、感染、机器相关并发症等。应避免出现新的内环境紊乱,连续血液净化治疗时应注意热量及蛋白的丢失。

4.心室机械辅助装置

急性心衰经常规药物治疗无明显改善时,有条件的可应用此种技术。此类装置有体外膜式氧合(ECMO)、心室辅助泵(如可置入式电动左心辅助泵、全人工心脏)。根据急性心衰的不同类型,可选择应用心室辅助装置,在积极纠治基础心脏病的前提下,短期辅助心脏功能,可作为心脏移植或心肺移植的过渡。ECMO 可以部分或全部代替心肺功能。临床研究表明,短期循环呼吸支持(如应用 ECMO)可以明显改善预后。

八、急性右心衰竭治疗

(一)一般治疗

应卧床休息及吸氧,并严格限制入液量。若急性心肌梗死或肺栓塞剧烈胸痛时,可给予吗啡 3～5 mg 静脉推注或罂粟碱 30～60 mg 皮下或肌内注射以止痛及解痉。存在低蛋白血症时应静脉输入清蛋白治疗,同时注意纠正电解质及酸碱平衡紊乱。

(二)强心治疗

心力衰竭时应使用直接加强心肌收缩力的洋地黄类药物,如快速作用的去乙酰毛花苷注射液 0.4 mg 加入 5% 的葡萄糖溶液 20 mL 中,缓慢静脉注射,必要时 2～4 小时再给 0.2～0.4 mg;同时可给予地高辛 0.125～0.25 mg,每天 1 次治疗。

(三)抗休克治疗

出现心源性休克症状时可应用直接兴奋心脏 β-肾上腺素受体,增强心肌收缩力和心搏量的药物,如多巴胺 20～40 mg 加入 200 mL 5% 葡萄糖溶液中静脉滴注,或 2～10 μg/(kg·min)以微量泵静脉维持输入,依血压情况逐渐调整剂量;也可用多巴酚丁胺 2.5～15 μg/(kg·min)微量泵静脉输入或滴注。

(四)利尿治疗

急性期多应用襻利尿药,如呋塞米 20～80 mg、布美他尼 1～3 mg、托拉塞米 20～60 mg 等静脉推注以减轻前负荷,并每天口服上述药物辅助利尿。同时可服用有醛固酮拮抗作用的保钾利尿药,如螺内酯 20 mg,每天 3 次,以加强利尿效果,减少电解质紊乱。症状稳定后可应用噻嗪类利尿药,如氢氯噻嗪 50～100 mg 与上述襻利尿药隔天交替口服,减少耐药性。

(五)扩血管治疗

应从小剂量起谨慎应用,以免引起低血压。若合并左心衰竭可应用硝普钠 6.25 μg/min 起微量泵静脉维持输入,依病情及血压数值逐渐调整剂量,起到同时扩张小动脉和静脉的作用,有效地减低心室前、后负荷;合并急性心肌梗死可应用硝酸甘油 5～10 μg/min 或硝酸异山梨酯 50～100 μg/min 静脉滴注或微量泵维持输入,以扩张静脉系统,降低心脏前负荷。口服硝酸酯类或 ACEI 类等药物也可根据病情适当加用,剂量依个体调整。

(六)保肝治疗

对于肝脏淤血肿大,肝功能异常伴黄疸或腹水的患者,可应用还原型谷胱甘肽 600 mg 加入 250 mL 5% 葡萄糖溶液中每天 2 次静脉滴注,或多烯磷脂酰胆碱 465 mg(10 mL)加入 250 mL 5% 葡萄糖溶液中每天 1～2 次静脉滴注,可同时静脉注射维生素 C 5～10 g,每天 1 次,并辅以口服葡醛内酯、肌苷等药物,加强肝脏保护作用,逆传肝细胞损害。

(七)针对原发病的治疗

由于引起急性右心功能不全的原发疾病各不相同,治疗时需有一定的针对性。如急性肺栓塞应考虑 rt-PA 或尿激酶溶栓及抗凝治疗,必要时行急诊介入或外科手术;特发性肺动脉高压应考虑前列环素、内皮素-1 受体拮抗剂、磷酸二酯酶抑制剂、一氧化氮吸入等针对性降低肺动脉压及扩血管治疗;急性右室心肌梗死应考虑急诊介入或 rt-PA、尿激酶溶栓治疗;慢性肺源性心脏病急性发作应考虑抗感染及改善通气、稀释痰液等治疗;先心病、瓣膜性心脏病应考虑在心衰症状改善后进一步外科手术治疗;心脏移植患者,术前应严格评价血流的动力学参数,判断肺血管阻力及经扩血管治疗的可逆性,并要求术前肺血管处于最大限度的舒张状态,术后长时间应用血管活性药物,如前列环素等。

总之,随着诊断及治疗水平的提高,急性右心功能不全已在临床工作中得到广泛认识,且治疗效果明显改善,对患者整体病情的控制起到了一定的帮助。

第五章

呼吸内科疾病

第一节 支气管扩张

支气管扩张症是支气管慢性异常扩张的疾病,直径大于 2 mm 中等大小近端支气管及其周围组织慢性炎症及支气管阻塞,引起支气管组织结构较严重的病理性破坏。儿童及青少年多见,常继发于麻疹、百日咳后的支气管炎、迁延不愈的支气管肺炎等。主要症状为慢性咳嗽、咳大量脓痰和(或)反复咯血。

一、病因和发病机制

(一)支气管-肺组织感染

婴幼儿时期支气管肺组织感染是支气管扩张最常见的病因。由于婴幼儿支气管较细,且支气管壁发育尚未完善,管壁薄弱,易于阻塞和遭受破坏。反复感染破坏支气管壁各层组织,尤其是肌层组织及弹性组织的破坏,减弱了对管壁的支撑作用。支气管炎使支气管黏膜充血、水肿、分泌物堵塞引流不畅,从而加重感染。左下叶支气管细长且位置低,受心脏影响,感染后引流不畅,故发病率高。左舌叶支气管开口与左下叶背段支气管开口相邻,易被左下叶背段感染累及,因此两叶支气管同时扩张亦常见。

支气管内膜结核引起管腔狭窄、阻塞、引流不畅,导致支气管扩张。肺结核纤维组织增生、牵拉收缩,亦导致支气管变形扩张,因肺结核多发于上叶,引流好,痰量不多或无痰,所以称之为"干性"支气管扩张。其他如吸入腐蚀性气体、支气管曲霉菌感染、胸膜粘连等可损伤或牵拉支气管壁,反复继发感染,引起支气管扩张。

(二)支气管阻塞

肿瘤、支气管异物和感染均引起支气管腔内阻塞,支气管周围肿大淋巴结或肿瘤的外压可致支气管阻塞。支气管阻塞导致肺不张,失去肺泡弹性组织缓冲,胸腔负压直接牵拉支气管壁引起支气管扩张。右肺中叶支气管细长,有 3 组淋巴结围绕,因非特异性或结核性淋巴结炎而肿大,从而压迫支气管,引起右肺中叶肺不张和反复感染,又称"中叶综合征"。

(三)支气管先天性发育障碍和遗传因素

支气管先天发育障碍,如巨大气管-支气管症,可能是先天性结缔组织异常、管壁薄弱所致的扩张。因软骨发育不全或弹性纤维不足,导致局部管壁薄弱或弹性较差所致支气管扩张,常伴有鼻窦炎及内脏转位(右位心),称为 Kartagener 综合征。与遗传因素有关的肺囊性纤维化,由于支气管黏液腺分泌大量黏稠黏液,分泌物潴留在支气管内引起阻塞、肺不张和反复继发感染,可发生支气管扩张。遗传性 α_1-抗胰蛋白酶缺乏症亦伴有支气管扩张。

(四)全身性疾病

近年来发现类风湿关节炎、克罗恩病、溃疡性结肠炎、系统性红斑狼疮、支气管哮喘和泛细支气管炎等疾病可同时伴有支气管扩张。一些不明原因的支气管扩张,其体液和细胞免疫功能有不同程度的异常,提示支气管扩张可能与机体免疫功能失调有关。

二、病理

发生支气管扩张的主要原因是炎症。支气管壁弹力组织、肌层及软骨均遭到破坏,由纤维组织取代,使管腔逐渐扩张。支气管扩张的形状可为柱状或囊状,亦常混合存在呈囊柱状。典型的病理改变为支气管壁全层均有破坏,黏膜表面常有溃疡及急、慢性炎症,纤毛柱状上皮细胞鳞状化生、萎缩,杯状细胞和黏液腺增生,管腔变形、扭曲、扩张,腔内含有多量分泌物。常伴毛细血管扩张,或支气管动脉和肺动脉的终末支扩张与吻合,进而形成血管瘤,破裂可出现反复大量咯血。支气管扩张发生反复感染,病变范围扩大蔓延,逐渐发展影响肺通气功能及肺弥散功能,导致肺动脉高压,引起肺心病、右心衰竭。

三、临床表现

本病多起病于小儿或青年,呈慢性经过,多数患者在童年期有麻疹、百日咳或支气管肺炎迁延不愈的病史。早期常无症状,随病情发展可出现典型临床症状。

(一)症状

(1)慢性咳嗽、大量脓痰:与体位改变有关,每天痰量可达 100～400 mL,支气管扩张分泌物积留,体位变动时分泌物刺激支气管黏膜,引起咳嗽和排痰。痰液静置后分 3 层:上层为泡沫,中层为黏液或脓性黏液,底层为坏死组织沉淀物。合并厌氧菌混合感染时,痰有臭味,常见病原体为铜绿假单胞菌、金黄色葡萄球菌、流感嗜血杆菌、肺炎链球菌和卡他莫拉菌。

(2)反复咯血:50％～70％的患者有不同程度的咯血史,从痰中带血至大量咯血,咯血量与病情严重程度、病变范围不一定成比例。部分患者以反复咯血为唯一症状,平时无咳嗽、咳脓痰等症状,称为干性支气管扩张,病变多位于引流良好的上叶支气管。

(3)反复肺部感染:特点为同一肺段反复发生肺炎并迁延不愈,此由于扩张的支气管清除分泌物的功能丧失,引流差,易于反复发生感染。

(4)慢性感染中毒症状:反复感染可引起发热、乏力、头痛、食欲缺乏等,病程较长者可有消瘦、贫血,儿童可影响生长发育。

(二)体征

早期或干性支气管扩张可无异常肺部体征。典型者在下胸部、背部可闻及固定、持久的局限性粗湿啰音,有时可闻及哮鸣音。部分慢性患者伴有杵状指(趾),病程长者可有贫血和营养不良,出现肺炎、肺脓肿、肺气肿、肺心病等并发症时可有相应体征。

四、实验室检查及辅助检查

（一）实验室检查

白细胞计数与分类一般正常，急性感染时白细胞计数及中性粒细胞比例可增高，贫血患者血红蛋白下降，血沉可增快。

（二）X线检查

早期轻症患者胸部平片可无特殊发现，典型X线表现为一侧或双侧下肺纹理增粗紊乱，其中有多个不规则的透亮阴影，或沿支气管分布的蜂窝状、卷发状阴影，急性感染时阴影内可出现小液平面。柱状支气管扩张的X线表现是"轨道征"，系增厚的支气管壁影。胸部CT检查显示支气管管壁增厚的柱状扩张，并延伸至肺周边，或成串、成簇的囊状改变，可含气液平面。支气管造影可确诊此病，并明确支气管扩张的部位、形态、范围和病变严重程度，为手术治疗提供资料。高分辨CT检查较常规CT检查具有更高的空间和密度分辨力，能够显示以次级肺小叶为基本单位的肺内细微结构，已基本取代支气管造影（图5-1）。

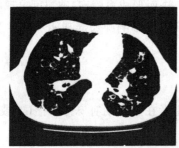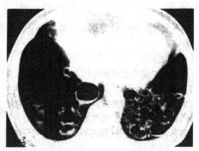

图5-1 胸部CT

（三）支气管镜检

支气管镜检可发现出血、扩张或阻塞部位及原因，可进行局部灌洗、清除阻塞，局部止血，取灌洗液行细菌学、细胞学检查，有助于诊断、鉴别诊断与治疗。

五、诊断

根据慢性咳嗽、咳大量脓痰、反复咯血和肺同一肺段反复感染等病史，查体于下胸部及背部可闻及固定而持久的粗湿啰音，结合童年期有诱发支气管扩张的呼吸道感染病史，X线显示局部肺纹理增粗、紊乱或呈蜂窝状、卷发状阴影，可做出初步临床诊断，支气管造影或高分辨CT检查可明确诊断。

六、鉴别诊断

（一）慢性支气管炎

慢性支气管炎多发生于中老年吸烟者，于气候多变的冬春季节咳嗽、咳痰明显，多为白色黏液痰，感染急性发作时出现脓性痰，反复咯血症状不多见，两肺底散在的干湿啰音，咳嗽后可消失。胸片肺纹理紊乱，或有肺气肿改变。

（二）肺脓肿

起病急，全身中毒症状重，有高热、咳嗽、大量脓臭痰，X线检查可见局部浓密炎症阴影，其中

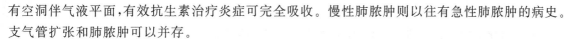

有空洞伴气液平面,有效抗生素治疗炎症可完全吸收。慢性肺脓肿则以往有急性肺脓肿的病史。支气管扩张和肺脓肿可以并存。

（三）肺结核

肺结核常有低热、盗汗、乏力等结核中毒症状,干、湿啰音多位于上肺部,X线胸片和痰结核菌检查可做出诊断。结核可合并支气管扩张,部位多见于双肺上叶及下叶背段支气管。

（四）先天性肺囊肿

先天性肺囊肿是一种先天性疾病,无感染时可无症状,X线检查可见多个薄壁的圆形或椭圆形阴影,边界纤细,周围肺组织无炎症浸润,胸部CT检查和支气管造影有助于诊断。

（五）弥漫性泛细支气管炎

慢性咳嗽、咳痰,活动时呼吸困难,合并慢性鼻窦炎,胸片与胸CT有弥漫分布的边界不太清楚的小结节影。类风湿因子、抗核抗体、冷凝集试验可呈阳性,需病理学确诊。大环内酯类的抗生素治疗2个月以上有效。

七、治疗

支气管扩张的治疗原则是防治呼吸道反复感染,保持呼吸道引流通畅,必要时手术治疗。

（一）控制感染

控制感染是急性感染期的主要治疗措施。应根据病情参考细菌培养及药物敏感试验结果选用抗菌药物。轻者可选用氨苄西林或阿莫西林0.5 g,一天4次,或用第一、二代头孢菌素;也可用氟喹诺酮类或磺胺类药物。重症患者需静脉联合用药,如三代头孢菌素加氨基糖苷类药物有协同作用。假单胞菌属细菌感染者可选用头孢他啶、头孢吡肟和亚胺培南等。若痰有臭味,多伴有厌氧菌感染,则可加用甲硝唑0.5 g静脉滴注,一天2～3次;或替硝唑0.4～0.8 g静脉滴注,一天2次。其他抗菌药物如大环内酯类、四环素类可酌情应用。经治疗后如体温正常,脓痰明显减少,则1周左右考虑停药。缓解期不必常规使用抗菌药物,应适当锻炼,增强体质。

（二）清除痰液

清除痰液是控制感染和减轻全身中毒症状的关键。

(1)祛痰剂:口服氯化铵0.3～0.6 g,或溴己新8～16 mg,每天3次。

(2)支气管舒张剂:由于支气管痉挛,部分患者痰液排出困难,在无咳血的情况下,可口服氨茶碱0.1～0.2 g,一天3～4次或其他缓解气道痉挛的药物,也可加用β_2肾上腺素受体激动剂或异丙托溴铵吸入。

(3)体位引流:体位引流是根据病变部位采取不同的体位,原则上使患处处于高位,引流支气管的开口朝下,以利于痰液排入大气道咳出,对于痰量多、不易咳出者更重要。每天2～4次,每次15～30分钟。引流前可行雾化吸入,体位引流时轻拍病变部位以提高引流效果。

(4)纤维支气管镜吸痰:若体位引流痰液难以排出,可行纤维支气管镜吸痰,清除阻塞。可用生理盐水冲洗稀释痰液,并局部应用抗生素治疗,效果明显。

（三）咯血的处理

大咯血最重要的环节是防止窒息。若经内科治疗未能控制,可行支气管动脉造影,对出血的小动脉定位后注入吸收性明胶海绵或聚乙烯醇栓,或导入钢圈进行栓塞止血。

（四）手术治疗

手术治疗适用于心肺功能良好,反复呼吸道感染或大咯血内科治疗无效,病变范围局限于一叶或一侧肺组织者。危及生命的大咯血,明确出血部位时部分病患需急诊手术。

八、预防及预后

积极防治婴幼儿麻疹、百日咳、支气管肺炎及肺结核等慢性呼吸道疾病,增强机体免疫及抗病能力,防止异物及尘埃误吸,预防呼吸道感染。

病变较轻者及病灶局限内科治疗无效手术切除者预后好;病灶广泛,后期并发肺心病者预后差。

第二节　支气管哮喘

支气管哮喘是由嗜酸性粒细胞、肥大细胞和 T 细胞等多种炎症细胞参与的气道慢性炎症。这种炎症使易感者产生气道高反应性和气道缩窄。临床上表现为发作性的带有哮鸣音的呼气性呼吸困难、胸闷或咳嗽。本病可发生于任何年龄,但半数以上在 12 岁前发病。约 40% 的患者有家族史。

一、病因和发病机制

（一）病因

哮喘的病因目前还不十分清楚,大多认为与多基因遗传及环境因素有关。

1.遗传因素

许多调查资料表明,哮喘患者亲属发病率高于群体发病率,亲缘关系越近发病率越高。一些学者认为气道高反应性、IgE 调节和特异性反应相关的基因在哮喘发病中起着重要作用。

2.激发因素

尘螨、花粉、真菌、动物毛屑、二氧化硫、氨气等特异和非特异吸入物,细菌、病毒、支原体等的感染,食用鱼虾、鸡蛋、奶制品等异种蛋白,阿司匹林、青霉素等药物,气候变化、运动、妇女的月经期、妊娠等都可能是哮喘的激发因素。

（二）发病机制

哮喘的发病机制目前仍不完全清楚,多数人认为哮喘与变态反应、气道炎症、气道高反应性增高及神经因素等相互作用有关。

1.变态反应

当有过敏体质的人接触到某种变应原后,可刺激机体通过 T 细胞的传递,由 B 细胞合成特异性 IgE,后者结合于肥大细胞和嗜碱性粒细胞上,当变应原再次进入体内,抗原抗体相结合,使该细胞合成并释放多种活性物质如组胺、缓激肽、嗜酸性粒细胞趋化因子、慢反应物质等,导致支气管平滑肌收缩、黏液分泌增加、血管通透性增高和炎细胞浸润等。

接触变应原后立即发生哮喘称为速发型哮喘。而更常见的是接触变应原后数小时乃至数十小时后发作的哮喘,称为迟发型哮喘。现在认为迟发型哮喘是由于多种炎症细胞相互作用,许多介质和细胞因子参与的一种慢性炎症反应。

2.气道炎症

目前认为哮喘与气道的慢性炎症有密切的关系,气道内多种炎症细胞如肥大细胞、嗜酸性粒细胞、巨噬细胞、中性粒细胞等浸润、聚集和相互作用,分泌出大量炎症介质和细胞因子,如白三烯(LT)、前列腺素(PG)、血小板活化因子(PAF)、血栓素(TX)等,引起气道反应性增高,气道收缩,腺体分泌增加,微血管通透性增加。

3.气道高反应性(AHR)

AHR表现为气道对物理、化学、生物等各种刺激因子出现过强、过早的收缩反应,是哮喘发生发展的一个重要因素。目前普遍认为气道炎症是导致气道高反应性的重要原因,当气道受到变应原或其他刺激后,由于多种炎症细胞、炎症介质和细胞因子的参与,气道上皮和上皮内神经的损害均可导致气道高反应性。

4.神经因素

支气管受自主神经支配,除了胆碱能神经、肾上腺素能神经,目前研究还有非肾上腺素能非胆碱能(NANC)神经。β肾上腺素受体功能低下和迷走神经功能亢进可导致支气管哮喘。NANC能释放舒张支气管平滑肌的神经递质如血管活性肠肽(VIP)、一氧化氮(NO)及收缩支气管平滑肌的递质如P物质、神经激肽,两者平衡失调,则可引起支气管平滑肌收缩。

二、病理

肺膨胀,支气管及细支气管内有大量黏稠痰液及黏液栓。组织学检查见支气管平滑肌肥厚、黏膜及黏膜下血管增生、血管扩张和微血管渗漏、黏膜水肿、上皮脱落、基底膜显著增厚,支气管壁有嗜酸性粒细胞、中性粒细胞和淋巴细胞浸润。

三、临床表现

(一)症状

发作性的伴有哮鸣音的呼气性呼吸困难或发作性胸闷和咳嗽,有时咳嗽可为唯一的症状(咳嗽变异性哮喘)。严重者被迫采取端坐位,口唇发绀,大汗淋漓。发作持续数小时至数天,可自行缓解或用支气管舒张药缓解。在夜间及凌晨发作和加重是哮喘的特征之一。缓解期无任何症状或异常体征。

(二)体征

哮喘发作时,患者胸廓饱满呈吸气状态,呼吸动度减弱,两肺有广泛哮鸣音。但在严重哮喘时,也可听不到哮鸣音。在严重哮喘时还可出现奇脉、胸腹反常运动、发绀等。

四、并发症

哮喘发作时可并发气胸、纵隔气肿等。长期反复发作和感染易并发慢性支气管炎、肺气肿、肺心病。

五、实验室及其他辅助检查

血液检查嗜酸性粒细胞增高,合并感染时,白细胞计数及中性粒细胞增多。

（一）痰液检查

痰液中可见较多嗜酸性粒细胞，还可见到夏科雷登结晶及库什曼螺旋体。如合并呼吸道感染痰涂片镜检，细菌培养及药敏试验有助于指导治疗。

（二）胸部 X 线检查

检查哮喘发作时，两肺透光度增强，肋间隙增宽，膈平坦。缓解期可无异常。如合并感染可有肺纹理增强或炎性浸润阴影。同时要注意肺不张、气胸或纵隔气肿等并发症的存在。

（三）肺功能检查

哮喘发作时呼气流速各项指标均显著下降：第 1 秒用力呼气容积（FEV_1）、第 1 秒用力呼气容积占用力肺活量比值（$FEV_1/FVC\%$）、最大呼气中期流速（MMER）、25％与50％肺活量时的最大呼气流量（$MEF_{25\%}$与 $MEF_{50\%}$）以及呼气流量峰值（PEF）均减少。在缓解期或使用支气管扩张剂后上述指标可好转。

（四）血气分析

哮喘发作时，如有缺氧可有 PaO_2 降低，由于过度通气可使 $PaCO_2$ 下降，pH 上升，为呼吸性碱中毒。重症哮喘时，气道阻塞严重，可使 CO_2 潴留，$PaCO_2$ 上升，为呼吸性酸中毒。如缺氧明显，可合并代谢性酸中毒。

（五）特异性变应原检测

可用放射性变应原吸附试验（RAST）测定特异性 IgE，过敏性哮喘患者血清 IgE 可较正常人高 2～6 倍。在缓解期用来判断变应原，但应防止发生变态反应。也可做皮肤变应原测试，需根据病史和当地生活环境选择可疑的变应原通过皮肤点刺等方法进行，皮试阳性提示患者对该变应原过敏。

六、诊断

（一）诊断标准

（1）反复发作性喘息、呼吸困难、胸闷或咳嗽，多与接触变应原、冷空气、物理、化学性刺激、病毒性上呼吸道感染、运动有关。

（2）发作时在双肺可闻及散在或弥漫性以呼气相为主的哮鸣音，呼气相延长。

（3）上述症状可经治疗缓解或自行缓解。

（4）除外其他疾病引起的喘息、胸闷、咳嗽，如慢性支气管炎、阻塞性肺气肿、支气管扩张、肺间质纤维化、急性左心衰竭等。

（5）症状不典型者（如无明显喘息或体征）至少以下一项试验阳性：支气管舒张试验阳性（FEV_1 增加 15％以上）；支气管激发试验或运动试验阳性；PEF 日内变异率或昼夜波动率≥20％。

符合（1）～（4）条或（4）（5）条者，即可诊断为支气管哮喘。

（二）哮喘控制水平评估

为了指导临床治疗，世界各国哮喘防治专家共同起草，并不断更新了《全球哮喘防治创议》（GINA）。2006 版《GINA》建议根据哮喘的临床控制情况对其严重程度进行分级（表 5-1，表 5-2）。

表 5-1　哮喘控制水平分级

临床特征	控制 (满足以下所有表现)	部分控制 (任意 1 周出现以下 1 种表现)	未控制
白天症状	无(或≤2 次/周)	>2 次/周	任意 1 周出现部分控制表现≥3 项
活动受限	无	任何 1 次	
夜间症状和(或)憋醒	无	任何 1 次	
需接受缓解药物治疗和(或)急救治疗	无(或≤2 次/周)	>2 次/周	
肺功能(PEE 和 FEV$_1$)	正常	<80%预计值或个人最佳值(若已知)	
急性加重	没有	≥1 次/年	任意 1 周出现 1 次

表 5-2　哮喘发作严重程度的评价

临床特点	轻度	中度	重度	危重
气短	步行、上楼时	稍事活动	休息时	
体位	可平卧	多为坐位	端坐呼吸	
讲话方式	连续成句	常有中断	单字	不能讲话
精神状态	尚安静	时有焦虑或烦躁	常焦虑、烦躁	意识障碍
出汗	无	有	大汗淋漓	
呼吸频率	轻度增加	增加	常>30 次/分	
三凹征	无	可有	常有	胸腹矛盾运动
哮鸣音	散在	弥漫	弥漫	可无
脉率	<100 次/分	100~120 次/分	>120 次/分	缓慢
奇脉	无	可有	常有	
使用 β$_2$ 肾上腺素受体激动剂后 PEF 占正常预计或本人平素最高值%	>80%	60%~80%	<60%	
PaO$_2$	正常	8.0~10.7 kPa	<8.0 kPa	
PaCO$_2$	<6.0 kPa	≤6.0 kPa	>6.0 kPa	
SaO$_2$	>95%	91%~95%	≤90%	
pH			降低	

　　推荐用于哮喘临床控制水平评估的工具包括哮喘控制测试(ACT)、哮喘控制问卷(ACQ)、哮喘疗效评估问卷(ATAQ)和哮喘控制记分系统。这些工具有助于改善哮喘的控制,逐周或逐月提供可重复的客观指标,改善医护人员和患者之间的交流与沟通。

七、鉴别诊断

(一)心源性哮喘

心源性哮喘常见于左心衰竭,发作时的症状与哮喘相似,但心源性哮喘常有高血压、冠心病、风心病等病史,常有阵发性咳嗽,咳大量粉红色泡沫痰,两肺布满湿啰音及哮鸣音,心界扩大,心尖部可闻及奔马律,胸部 X 线检查可见心脏增大,肺淤血征。

(二)慢性喘息型支气管炎

现认为是慢性支气管炎合并哮喘,多见于老年人,有慢性咳嗽、咳痰病史,多于冬季加重,两肺可闻及湿啰音。

(三)支气管肺癌

中央型肺癌导致支气管狭窄或伴有感染或有类癌综合征时,可出现喘鸣或类似哮喘样呼吸困难,肺部可闻及哮鸣音。但肺癌常有咯血,呼吸困难及哮鸣症状常进行性加重,用支气管扩张剂效果差。胸部 X 线、CT 或纤维支气管镜检查有助于诊断。

(四)变态反应性肺浸润

致病原因为寄生虫、原虫、花粉、化学药品、职业粉尘等,多有接触史,症状轻,多有发热,胸部 X 线表现为多发的此起彼伏的淡片状浸润阴影,可自行消失或再发。

八、治疗

哮喘的防治原则是消除病因、控制发作、防止复发。根据病情,因人而异采取相应综合措施。

(一)去除病因

尽量避免或消除哮喘发作的各种诱发因素。

(二)药物治疗

治疗哮喘的药物主要分两类:支气管舒张药和抗炎药。

1.支气管舒张药

(1)β_2 肾上腺素受体激动剂(简称"β_2 受体激动剂"):目前常用的支气管扩张剂,主要通过激动呼吸道的 β_2 受体,激活腺苷酸环化酶,使细胞内环磷酸腺苷(cAMP)含量增高,从而松弛支气管平滑肌。常用药物有沙丁胺醇、特布他林、非诺特罗等,属短效 β_2 受体激动剂,作用时间为 4~6 小时。新一代长效 β_2 受体激动剂如福莫特罗、丙卡特罗、沙美特罗、班布特罗等,作用时间达12~24 小时。

β_2 受体激动剂的用药方法可采用吸入、口服或静脉注射。首选吸入法,因药物吸入气道直接作用于呼吸道,局部浓度高且作用迅速,全身不良反应少。使用方法为沙丁胺醇或特布他林气雾剂,每天 3~4 次,每次 1~2 喷,长效 β_2 受体激动剂如福莫特罗 4.5 μg,每天 2 次,每次 1 喷。沙丁胺醇或特布他林一般口服用法为 2.4~2.5 mg,每天 3 次。注射用药多用于重症哮喘。

(2)茶碱类:临床常用的平喘药物之一。除了抑制磷酸二酯酶,提高平滑肌细胞内的 cAMP 浓度外,还具有拮抗腺苷受体、刺激肾上腺分泌肾上腺素、增强呼吸肌收缩、增强气道纤毛消除功能和抗炎作用。

轻度哮喘可口服给药,氨茶碱每次 0.1~0.2 g,每天 3 次,茶碱控释片 200~600 mg/d。中度以上哮喘静脉给药,静脉注射首次剂量 4~6 mg/kg。缓慢注射,静脉滴注维持量为0.8~1.0 mg/kg,每天总量不超过 1.0 g。也可选用喘定 0.25 g 肌内注射,或 0.5~1.0 g 加入 5%

葡萄糖注射液静脉滴注。

氨茶碱的不良反应有胃肠道症状(恶心、呕吐),心血管反应(心动过速、心律失常、血压下降),严重者可引起抽搐甚至死亡。故老年人、妊娠、有心肝肾功能障碍、甲亢患者应慎用,合用西咪替丁、大环内酯类、喹诺酮类等药物可影响茶碱代谢而使其排泄减慢,最好进行血药浓度监测。

(3)抗胆碱药:可减少 cGMP 浓度,从而减少活性物质的释放,使支气管平滑肌松弛。由于全身用药不良反应大,现多用吸入抗胆碱药如异丙托溴铵,一次 $20\sim80\ \mu g$,每天 $3\sim4$ 次。

2.抗炎药

治疗哮喘的气道炎症。

(1)糖皮质激素:由于气道慢性非特异性炎症是哮喘的病理基础,糖皮质激素是治疗哮喘最有效的药物。其作用机制是抑制炎症细胞的迁移和活化;抑制细胞因子的生成;抑制炎症介质的释放;增强平滑肌细胞 β_2 受体的反应性。可吸入、口服和静脉使用。

吸入剂是目前推荐长期抗感染治疗哮喘的最常用药,具有用量小、局部高效、不良反应少等优点。目前常用的有倍氯米松、布地奈德、氟替卡松等,根据病情,吸入剂量 $200\sim1\ 000\ \mu g/d$。不良反应为口咽部念珠菌感染、声音嘶哑或呼吸道不适,喷药后用清水漱口可减轻局部反应和胃肠吸收。与长效 β_2 受体激动剂合用增加其抗炎作用,减少吸入激素用量。

常用的口服剂有泼尼松和泼尼松龙。用于吸入糖皮质激素无效或需要短期加强的患者。$30\sim40\ mg/d$,症状缓解后逐渐减量,然后停用或改用吸入剂。

重度及危重哮喘发作应静脉给药,如氢化可的松 $100\sim400\ mg/d$,或地塞米松 $10\sim30\ mg/d$,或甲泼尼龙 $80\sim160\ mg/d$,症状缓解后逐渐减量,然后改为口服或吸入维持。

(2)色甘酸钠:能抑制肥大细胞释放递质,还能直接抑制神经反射性支气管痉挛。主要用于预防哮喘发作,雾化吸入 $3.5\sim7\ mg$,或干粉吸入 $20\ mg$,每天 $3\sim4$ 次。

(3)酮替酚:H_1 受体拮抗剂,具有抑制肥大细胞和嗜碱性粒细胞释放生物活性物质的作用。对过敏性、运动性哮喘均有效。每次 $1\ mg$,日服 2 次。也可选用新一代 H_1 受体拮抗剂如阿司咪唑、曲尼斯特、氯雷他定等。不良反应可有倦怠、胃肠道反应、嗜睡、眩晕等。

(4)白三烯拮抗剂:白三烯在气道炎症中起重要作用,它不仅能使气道平滑肌收缩,还能促进嗜酸性粒细胞积聚,使黏液分泌增加,气道血浆渗出。白三烯拮抗剂可减少哮喘的发作,减少支气管扩张剂的应用,与糖皮质激素合用具有协同抗炎效应。临床常用的有扎鲁司特 $20\ mg$,每天 2 次,或孟鲁司特 $10\ mg$,每天 1 次。

(三)重度及危重哮喘的处理

哮喘不能控制,进行性加重往往有下列因素存在,如变应原持续存在、呼吸道感染未能控制、痰栓阻塞气道、酸碱平衡失调和电解质紊乱、并发肺不张或自发性气胸等,应详细分析分别对症处理,同时采取综合治疗措施。

(1)氧疗注意气道湿化。

(2)迅速解除支气管痉挛,静脉滴注氨茶碱、糖皮质激素,雾化吸入 β_2 受体激动剂,也可配合雾化吸入抗胆碱药,口服白三烯拮抗剂。

(3)积极控制感染选用有效抗菌药物。

(4)补液、纠正酸碱失衡及电解质紊乱。

(5)如有并发症如气胸、纵隔气肿、肺不张等,及时处理。

(6)上述措施仍不能纠正缺氧加重时,进行机械通气。

（四）缓解期治疗

制止哮喘发作最好的办法就是预防,因此在缓解期应根据病情程度制订长期控制计划。

(1)间歇性哮喘患者在运动前或暴露于变应原前吸入 β_2 受体激动剂或色苷酸钠,或者用吸入型抗胆碱能药物或短效茶碱作为吸入型短效 β_2 受体激动剂的替代药物。

(2)轻度哮喘患者需长期每天用药。基本的治疗是抗感染治疗。每天定量吸入小剂量糖皮质激素($\leqslant 500\ \mu g/d$),也可加用缓释茶碱或 β_2 受体激动剂。

(3)中度哮喘患者吸入型糖皮质激素量应该每天 $500\sim1\ 000\ \mu g$,同时加用缓释茶碱、长效 β_2 受体激动剂。效果不佳时可改为口服糖皮质激素,哮喘控制后改为吸入。

(4)重度哮喘发作患者治疗需要每天使用多种长期预防药物。糖皮质激素每天$>1\ 000\ \mu g$,联合吸入长效口服 β_2 受体激动剂、茶碱缓释片、白三烯拮抗剂或吸入型抗胆碱药。症状不能控制者加用糖皮质激素片剂。

以上方案为基本原则,还应根据每个地区和个人不同情况制定治疗方案。每 $3\sim6$ 个月对病情进行一次评估,然后再根据病情调整治疗方案,或升级或降级治疗。

九、哮喘的教育与管理

实践表明哮喘患者的教育和管理是哮喘防治工作中十分重要的组成部分。开展哮喘教育可以显著地提高哮喘患者对于疾病的认识,更好地配合治疗和预防,提高患者防治依从性,达到减少哮喘发作,维持长期稳定,提高生活质量,并减少医疗经费开支的目的。应通过教育使患者了解或掌握以下内容:①相信通过长期、规范的治疗,可以有效地控制哮喘;②了解诱发哮喘的各种因素,结合每位患者的具体情况,找出具体的促(诱)发因素以及避免诱因的方法,如减少变应原吸入、避免剧烈运动、忌用可以诱发哮喘的药物等;③初步了解哮喘的本质和发病机制;④熟悉哮喘发作先兆表现及相应处理;⑤了解峰流速仪的测定和记录方法,并鼓励记录哮喘日记;⑥学会在哮喘发作时进行简单的紧急自我处理办法;⑦初步了解常用的治疗哮喘药物的作用特点、正确用法,并了解各种药物的不良反应及如何减少、避免这些不良反应;⑧正确掌握使用各种定量雾化吸入器的技术;⑨根据病情程度医患双方联合制定初步治疗方案;⑩认识哮喘加重恶化的征象以及知道此时应采取的相应行动;⑪知道什么情况下应去医院就诊或看急诊;⑫了解心理因素在哮喘发病和治疗中的作用,掌握必要的心理调适技术。

在此基础上采取一切必要措施对患者进行长期系统管理,定期强化有关哮喘规范治疗的内容,提高哮喘患者对哮喘的认识水平和防治哮喘的技能,重点是定量气雾剂吸入技术以及落实环境控制措施,定期评估病情和治疗效果。提高哮喘患者对医护人员的信任度,改善哮喘患者防治疾病的依从性。

根据 2006 版《GINA 指南》,成功的哮喘管理目标:①达到并维持哮喘症状的控制;②保持正常活动,包括运动;③保持肺功能尽可能接近正常水平;④预防哮喘急性发作;⑤避免药物不良反应;⑥预防哮喘导致的死亡。

第三节 病毒性肺炎

病毒性肺炎是由不同种类病毒侵犯肺脏引起的肺部炎症,通常是上呼吸道病毒感染向下呼吸道蔓延所致。临床主要表现为发热、头痛、全身酸痛、干咳等。本病一年四季均可发生,但冬春季更为多见。肺炎的发生除与病毒的毒力、感染途径及感染数量有关外,还与宿主年龄、呼吸道局部和全身免疫功能状态有关。通常小儿发病率高于成人,婴幼儿发病率高于年长儿。据报道,在非细菌性肺炎中病毒性肺炎占 25%~50%,婴幼儿肺炎中约 60% 为病毒性肺炎。

一、流行病学

罹患各种病毒感染的患者为主要传染源,通常以空气飞沫传播为主,患者和隐性感染者说话、咳嗽、打喷嚏时可将病毒播散到空气中,易感者吸入后即可被感染。其次通过被污染的食具、玩具及与患者直接接触也可引起传播。粪-口传播仅见于肠道病毒。此外也可以通过输血和器官移植途径传播,在新生儿和婴幼儿中母婴间的垂直传播也是一条重要途径。

病毒性肺炎以婴幼儿和老年人多见,流感病毒性肺炎则好发于原有心肺疾病和慢性消耗性疾病患者。某些免疫功能低下者,如艾滋病患者、器官移植者、肿瘤患者接受大剂量免疫抑制剂、细胞毒药物及放疗时,病毒性肺炎的发生率明显升高。据报道骨髓移植患者中约 50% 可发生弥漫性间质性肺炎,其中约半数为巨细胞病毒(CMV)所致。肾移植患者中约 30% 发生 CMV 感染,其中 40% 为 CMV 肺炎。

病毒性肺炎一年四季均可发生,但以冬春季节为多,流行方式多表现为散发或暴发。一般认为在引起肺炎的病毒中以流感病毒最多见。根据近年来我国北京、上海、河北、新疆等地区病原学监测,小儿下呼吸道感染中腺病毒和呼吸道合胞病毒引起者分别占第一、二位。北方地区发病率普遍高于南方,病情也比较严重。此外,近年来随着器官移植的广泛开展,CMV 肺炎的发生率有明显增高趋势。

二、病因

(一)流感病毒
流感病毒属正黏液病毒科,系单股 RNA 类病毒,有甲、乙、丙三型,流感病毒性肺炎多由甲型流感病毒引起,由乙型和丙型引起者较少。甲型流感病毒抗原变异比较常见,主要是血凝素和神经氨酸酶的变异。当抗原转变产生新的亚型时可引起大流行。

(二)腺病毒
腺病毒为无包膜的双链 DNA 病毒,主要在细胞核内繁殖,耐湿、耐酸、耐脂溶剂能力较强。现已分离出 41 个与人类有关的血清型,其中容易引起肺炎的有 3、4、7、11、14 和 21 型。我国以3、7 型最为多见。

(三)呼吸道合胞病毒(RSV)
RSV 系具有包膜的单股 RNA 病毒,属副黏液病毒科肺病毒属,仅 1 个血清型。RSV 极不稳定,室温中两天内效价下降 100 倍,为下呼吸道感染的重要病原体。

（四）副流感病毒

副流感病毒属副黏液病毒科，与流感病毒一样表面有血凝素和神经氨酸酶。与人类相关的副流感病毒分为1、2、3、4四型，其中4型又分为A、B两个亚型。在原代猴肾细胞或原代人胚肾细胞培养中可分离出本病毒。近年来在我国北京和南方一些地区调查结果表明引起婴幼儿病毒性肺炎的病原体排序中副流感病毒仅次于合胞病毒和腺病毒，居第3位。

（五）麻疹病毒

麻疹病毒属副黏液病毒科，仅有1个血清型。电镜下呈球形或多形性。外壳小突起中含血凝素，但无神经氨酸酶，故与其他副黏液病毒不同。该病毒在人胚和猴肾细胞中培养5～10天后可出现多核巨细胞和核内包涵体。本病毒经上呼吸道和眼结膜侵入人体引起麻疹。肺炎是麻疹最常见的并发症，也是引起麻疹患儿死亡的主要原因。

（六）水痘带状疱疹病毒（VZV）

VZV为双链DNA病毒，属疱疹病毒科，仅对人有传染性。其在外界环境中生存力很弱，可被乙醚灭活。该病毒在被感染的细胞核内增殖，存在于患者疱疹的疱浆、血液及口腔分泌物中。接种人胚羊膜等组织内可产生特异性细胞病变，在细胞核内形成包涵体。成人水痘患者发生水痘肺炎的较多。

（七）鼻病毒

鼻病毒属微小核糖核酸病毒群，为无包膜单股RNA病毒，已发现100多个血清型。鼻病毒是人类普通感冒的主要病原，亦可引起下呼吸道感染。

（八）巨细胞病毒（CMV）

CMV属疱疹病毒科，系在宿主细胞核内复制的DNA病毒。CMV具有很强的种族特异性。人的CMV只感染人。CMV通常是条件致病源。除可引起肺炎外还可引起全身其他脏器感染。

此外，EB病毒、冠状病毒及柯萨奇病毒、埃可病毒等也可引起肺炎，只是较少见。

三、发病机制与病理

病毒性肺炎通常是上呼吸道病毒感染向下蔓延累及肺脏的结果。正常人群感染病毒后并不一定发生肺炎，只有在呼吸道局部或全身免疫功能低下时才会发病。上呼吸道发生病毒感染时常损伤上呼吸道黏膜，屏障和防御功能下降，造成下呼吸道感染，甚至引起细菌性肺炎。

单纯病毒性肺炎的主要病理改变为细支气管及其周围炎和间质性肺炎。细支气管病变包括上皮破坏、黏膜下水肿，管壁和管周可见以淋巴细胞为主的炎性细胞浸润，在肺泡壁和肺泡间隔的结缔组织中有单核细胞浸润，肺泡水肿，被覆着含有蛋白和纤维蛋白的透明膜，使肺泡内气体弥散距离增大。严重时出现以细支气管为中心的肺泡组织片状坏死，在坏死组织周边可见包涵体。在由合胞病毒、麻疹病毒、CMV引起的肺炎患者的肺泡腔内还可见到散在的多核巨细胞。腺病毒性肺炎患者常可出现肺实变，以左下叶最多见，实质以外的肺组织可有明显过度充气。

继发细菌性肺炎时肺泡腔可见大量的以中性粒细胞为主的炎性细胞浸润。严重者可形成小脓肿，或形成纤维条索性、化脓性胸膜炎及广泛性出血。

四、临床表现

病毒性肺炎通常起病缓慢，绝大部分患者开始时均有咽干、咽痛，其后出现打喷嚏、鼻塞、流涕、发热、头痛、食欲减退、全身酸痛等上呼吸道感染症状，病变进一步向下发展累及肺脏发生肺炎时则表现为咳嗽,多为阵发性干咳,并有气急、胸痛、持续高热。此时体征尚不明显,有时可在下肺区闻及细湿啰音。病程多为 2 周左右,病情较轻。婴幼儿及免疫缺陷者罹患病毒性肺炎时病情多比较严重,除肺炎的一般表现外,还多有持续高热、剧烈咳嗽、血痰、气促、呼吸困难、发绀、心悸等。体检可见三凹征和鼻翼翕动。在肺部可闻及广泛的干湿啰音和哮鸣音,也可出现急性呼吸窘迫综合征(ARDS)、心力衰竭、急性肾衰竭、休克。胸部 X 线检查主要为间质性肺炎,两肺呈网状阴影,肺纹理增粗、模糊。严重者两肺中下野可见弥漫性结节性浸润,但大叶性实变少见。胸部 X 线改变多在 2 周后逐渐消退,有时可遗留散在的结节状钙化影。

流感病毒性肺炎多见于流感流行时,慢性心肺疾病患者及孕妇为易感人群。起病前流感症状明显,多有高热,呼吸道症状突出,病情多比较严重,病程达 3～4 周,病死率较高。腺病毒感染所致肺炎表现为突然高热,体温达 39～40 ℃,呈稽留热,热程较长。半数以上患者出现呕吐、腹胀、腹泻,可能与腺病毒在肠道内繁殖有关。合胞病毒性肺炎绝大部分为 2 岁以内儿童,多有一过性高热,喘憋症状明显。麻疹病毒性肺炎为麻疹并发症,起病初期多有上呼吸道感染症状,典型者表现为起病 2～3 天后,首先在口腔黏膜出现麻疹斑,1～2 天后从耳后发际开始出皮疹,以后迅速扩展到颜面、颈部、躯干、四肢。麻疹肺炎可发生于麻疹的各个病期,但以出疹后一周内最多见。因此在患儿发疹期,尤其是疹后期发热持续不退,或退热后又发热,同时呼吸道症状加重,肺部出现干湿啰音,提示继发肺炎。水痘是由水痘带状疱疹病毒引起的一种以全身皮肤水疱疹为主要表现的急性传染病。成人水痘并发肺炎较为常见。原有慢性疾病和(或)免疫功能低下者水痘并发肺炎的机会多。水痘肺炎多发生于水痘出疹后 1～6 天,高热、咳嗽、血痰,两肺可闻及湿啰音和哮鸣音,很少有肺实变。

五、实验室检查

(一)血液及痰液检查

病毒性肺炎患者白细胞计数一般正常,也可降低,血沉往往正常。继发细菌感染时白细胞计数增多和中性粒细胞增多。痰涂片所见的白细胞以单核细胞为主,痰培养多无致病细菌生长。

(二)病原学检查

1.病毒分离

由于合胞病毒、流感病毒、单纯疱疹病毒等对外界温度特别敏感,故发病后应尽早用鼻咽拭子取材,或收集鼻咽部冲洗液、下呼吸道分泌物,取材后放置冰壶内尽快送到实验室。如有可能最好床边接种标本,通过鸡胚接种、人胚气管培养等方法分离病毒。上述方法可靠、重复性好、特异性强,但操作烦琐费时,对急性期诊断意义不大。但对流行病学具有重要作用。

2.血清学检查

血清学诊断技术包括补体结合试验、中和试验和血凝抑制试验等。比较急性期和恢复期双份血清抗体滴度,效价升高 4 倍或 4 倍以上即可确诊。本法主要为回顾性诊断,不适合早期诊断。采用急性期单份血清检测合胞病毒、副流感病毒的特异性 IgM 抗体,其敏感性和特异性比较高,可作为早期诊断指标。

3.特异性快速诊断

(1)电镜技术:用于合胞病毒、副流感病毒、单纯疱疹病毒及腺病毒之诊断。由于检查耗时、技术复杂、费用昂贵,难以推广使用。

(2)免疫荧光技术:敏感性和特异性均与组织培养相近。合胞病毒抗原检测的诊断准确率达

70％～98.9％,具有快速、简便、敏感、特异性高等特点。

(3)酶联免疫吸附试验及酶标组化法:广泛用于检测呼吸道病毒抗原,既快速又简便。

4.包涵体检测

CMV感染时可在呼吸道分泌物,包括支气管肺泡灌洗液和经支气管肺活检标本中发现嗜酸粒细胞核内和胞质内含包涵体的巨细胞,可确诊。

六、诊断

病毒性肺炎的主要诊断依据是临床表现及相关实验室检查。由于各型病毒性肺炎缺乏明显的特征,因而最后确诊往往需要借助于病原学检查结果。当然某些病毒原发感染的典型表现,如麻疹早期颊黏膜上的麻疹斑、水痘时典型皮疹均可为诊断提供重要依据。

七、鉴别诊断

本病主要需与细菌性肺炎进行鉴别。病毒性肺炎多见于小儿,常有流行,发病前多有上呼吸道感染和全身不适等前驱表现,外周血白细胞计数正常或偏低,分类中性粒细胞不高。而细菌性肺炎以成人多见,无流行性,白细胞计数及中性粒细胞明显增高。X线检查时病毒性肺炎以间质性肺炎为主,肺纹理增粗,而细菌性肺炎多以某一肺叶或肺段病变为主,显示密度均匀的片状阴影。中性粒细胞碱性磷酸酶试验、四唑氮盐还原试验、C反应蛋白水平测定以及疫苗培养和病毒学检查均有助于两种肺炎的鉴别。需要注意的是呼吸道病毒感染基础上容易继发肺部细菌感染,其中以肺炎链球菌、金黄色葡萄球菌、流感嗜血杆菌及溶血性链球菌为多见,通常多发生于原有病毒感染热退1～4天后患者再度畏寒、发热,呼吸道症状加剧,咳嗽、咳黄痰、全身中毒症状明显。

此外病毒性肺炎尚需与病毒性上呼吸道感染、急性支气管炎、支原体肺炎、衣原体肺炎和某些传染病的早期进行鉴别。

八、治疗

目前缺少特效抗病毒药物,因而仍以对症治疗为主。

(一)一般治疗

退热、止咳、祛痰、维持呼吸道通畅、给氧,纠正水和电解质、酸碱失衡。

(二)抗病毒药物

金刚烷胺,成人0.1 g,每天2次;小儿酌减,连服3～5天。早期应用对防治甲型流感有一定效果。利巴韦林对合胞病毒、腺病毒及流感病毒性肺炎均有一定疗效,每天用量为10 mg/kg,口服或肌内注射。近年来提倡气道内给药。小于2岁者每次10 mg,2岁以上的每次20～30 mg,溶于30 mL蒸馏水内雾化吸入,每天2次,连续5～7天。由CMV、疱疹病毒引起的肺炎患者可用阿昔洛韦、阿糖腺苷等治疗。

(三)中草药

板蓝根、黄芪、金银花、大青叶、连翘、贯仲、菊花等可能有一定效果。

(四)生物制剂

有报道肌内注射γ-干扰素治疗小儿呼吸道病毒感染,退热快、体征恢复迅速、缩短疗程、无明显不良反应。雾化吸入从初乳中提取的SIgA治疗婴幼儿RSV感染也取得良好效果。此外还可试用胸腺素、转移因子等制剂。继发细菌性肺炎时应给予敏感的抗生素。

九、预后

大多数病毒性肺炎预后良好,无后遗症。但是如系流感后发生重症肺炎,或年老体弱、原有慢性病者感染病毒性肺炎后易继发细菌性肺炎,预后较差。另外 CMV 感染者治疗也颇为棘手。

十、预防

接种流感疫苗、水痘疫苗和麻疹疫苗对于预防相应病毒感染有一定效果,但免疫功能低下者禁用麻疹减毒活疫苗。口服 3、4、7 型腺病毒减毒活疫苗对预防腺病毒性肺炎有一定效果。早期较大剂量注射丙种球蛋白对于麻疹和水痘的发病有一定预防作用。应用含高滴度 CMV 抗体免疫球蛋白被动免疫对预防 CMV 肺炎也有一定作用。对于流感病毒性肺炎、CMV 肺炎、水痘疱疹病毒性肺炎患者应予隔离,减少交叉感染。

第四节 细菌性肺炎

一、肺炎球菌肺炎

(一)定义

肺炎球菌肺炎是由肺炎链球菌感染引起的急性肺部炎症,为社区获得性肺炎中最常见的细菌性肺炎。起病急骤,临床以高热、寒战、咳嗽、血痰及胸痛为特征,病理为肺叶或肺段的急性表现。近年来因抗生素的广泛应用,典型临床和病理表现已不多见。

(二)病因

致病菌为肺炎球菌,革兰氏阳性,有荚膜,复合多聚糖荚膜共有 86 个血清型。成人致病菌多为 1 型、5 型。为口咽部定植菌,不产生毒素(除Ⅲ型),主要靠荚膜对组织的侵袭作用而引起组织的炎性反应,通常在机体免疫功能低下时致病。冬春季因带菌率较高(40%～70%)为本病多发季节。青壮年男性或老幼多见。长期卧床、心力衰竭、昏迷和手术后等易发生肺炎球菌性肺炎。常见诱因有病毒性上呼吸道感染史或受寒、酗酒、疲劳等。

(三)诊断

1.临床表现

因患者年龄、基础疾病及有无并发症、就诊是否使用过抗生素等不同,临床表现差别较大。

(1)起病:多急骤,短时寒战继之出现高热,呈稽留热型,肌肉酸痛及全身不适,部分患者体温低于正常。

(2)呼吸道症状:起病数小时即可出现,初起为干咳,继之咳嗽,咳黏性痰,典型者痰呈铁锈色,累及胸膜可有针刺样胸痛,下叶肺炎累及膈胸膜时疼痛可放射至上腹部。

(3)其他系统症状:食欲缺乏、恶心、呕吐。老年人精神萎靡、头痛、意识曚胧等。部分严重感染的患者可发生周围循环衰竭,甚至早期出现休克。

(4)体检:急性病容,呼吸急促,体温达 39~40 ℃,口唇单纯疱疹,可有发绀及巩膜黄染,肺部听诊为实变体征或可听到啰音,累及胸膜时可有胸膜摩擦音甚至胸腔积液体征。

(5)并发症及肺外感染表现如下。①脓胸(5%~10%):治疗过程中又出现体温升高、白细胞增高时,要警惕并发脓胸和肺脓肿的可能。②脑膜炎:可出现神经症状或神志改变。③心肌炎或心内膜炎:心率快,出现各种心律失常或心脏杂音,脾大,心衰。

(6)败血症或毒血症(15%~75%):可出现皮肤、黏膜出血点,巩膜黄染。

(7)感染性休克:表现为周围循环衰竭,如血压降低、四肢厥冷、心动过速等,个别患者起病即表现为休克而呼吸道症状并不明显。

(8)麻痹性肠梗阻。

(9)罕见弥散性血管内凝血(DIC)、急性呼吸窘迫综合征(ARDS)。

2.实验室检查

(1)血常规:白细胞计数为 $(10~30)×10^9/L$,中性粒细胞计数增多 80%以上,分类核左移并可见中毒颗粒。酒精中毒、免疫力低下及年老体弱者白细胞计数可正常或减少,提示预后较差。

(2)病原体检查:①痰涂片及荚膜染色镜检,可见革兰氏染色阳性双球菌,2~3 次痰检为同一细菌有意义。②痰培养加药敏可助确定菌属并指导有效抗生素的使用,干咳无痰者可做高渗盐水雾化吸入导痰。③血培养致病菌阳性者可做药敏试验。④脓胸者应做胸腔积液菌培养。⑤对重症或疑难病例,有条件时可采用下呼吸道直接采样法做病原学诊断。如防污染毛刷采样(PSB)、防污染支气管-肺泡灌洗(PBAL)、经胸壁穿刺肺吸引(LA)、环甲膜穿刺经气管吸引(TTA)。

3.胸部 X 线

(1)早期病变肺段纹理增粗、稍模糊。

(2)典型表现为大叶性、肺段或亚肺段分布的浸润、实变阴影,可见支气管气道征及肋膈角变钝。

(3)病变吸收较快时可出现浓淡不均假空洞征。

(4)吸收较慢时可出现机化性肺炎。

(5)老年人、婴儿多表现为支气管肺炎。

(四)鉴别诊断

1.干酪样肺炎

本病常有结核中毒症状,胸部 X 线表现为肺实变、消散慢,病灶多在肺尖或锁骨下、下叶后段或下叶背段,新旧不一、有钙化点、易形成空洞并肺内播散。痰抗酸菌染色可发现结核菌,PPD试验常阳性,青霉素 G 治疗无效。

2.其他病原体所致肺炎

(1)多为院内感染,金黄色葡萄球菌肺炎和克雷白杆菌肺炎的病情通常较重。

(2)多有基础疾病。

(3)痰或血的细菌培养阳性可鉴别。

3.急性肺脓肿

早期临床症状相似,病情进展出现可大量脓臭痰,查痰菌多为金黄色葡萄球菌、克雷白杆菌、革兰氏阴性杆菌、厌氧菌等。胸部 X 线可见空洞及液平。

4.肺癌伴阻塞性肺炎

本病常有长期吸烟史、刺激性干咳和痰中带血史,无明显急性感染中毒症状;痰脱落细胞可阳性;症状反复出现;可发现肺肿块、肺不张或肿大的肺门淋巴结;胸部 CT 及支气管镜检可帮助鉴别。

5.其他

ARDS、肺梗死、放射性肺炎和胸膜炎等。

(五)治疗

1.抗菌药物治疗

首先应给予经验性抗生素治疗,然后根据细菌培养结果进行调整。经治疗不好转者,应再次复查病原学及药物敏感试验进一步调整治疗方案。

(1)轻症患者。①首选青霉素:青霉素 G 每天 240 万单位,分 3 次肌内注射;或普鲁卡因青霉素每天 120 万单位,分 2 次肌内注射,疗程 5～7 天。②青霉素过敏者:可选用大环内酯类,如红霉素每天 2 g,分4次口服,或红霉素每天 1.5 g 分次静脉滴注;或罗红霉素每天 0.3 g,分 2 次口服或林可霉素每天 2 g,肌内注射或静脉滴注;或克林霉素每天 0.6～1.8 g,分 2 次肌内注射,或克林霉素每天 1.8～2.4 g 分次静脉滴注。

(2)较重症患者:青霉素 G 每天 120 万单位,分 2 次肌内注射,加用丁胺卡那每天 0.4 g 分次肌内注射;或红霉素每天 1.0～2.0 g,分 2～3 次静脉滴注;或克林霉素每天 0.6～1.8 g,分 3～4 次静脉滴注;或头孢噻吩钠每天 2～4 g,分 3 次静脉注射。

疗程 2 周或体温下降 3 天后改口服。老人、有基础疾病者可适当延长。8％～15％青霉素过敏者对头孢菌素类有交叉过敏应慎用。如为青霉素速发性变态反应则禁用头孢菌素。如青霉素皮试阳性而头孢菌素皮试阴性者可用。

(3)重症或有并发症患者(如胸膜炎):青霉素 G 每天 1 000 万～3 000 万单位,分 4 次静脉滴注;头孢唑啉钠,每天 2～4 g ,2 次静脉滴注。

(4)极重症者如并发脑膜炎:头孢曲松每天 1～2 g 分次静脉滴注;碳青霉烯类如亚胺培南-西司他丁每天 2 g,分次静脉滴注;或万古霉素每天 1～2 g,分次静脉滴注并加用第三代头孢菌素;或亚胺培南加第三代头孢菌素。

(5)耐青霉素肺炎链球菌感染者:近年来,耐青霉素肺炎链球菌感染不断增多,通常 MIC ≥1.0 mg/L为中度耐药,MIC≥2.0 mg/L 为高度耐药。临床上可选用以下抗生素:克林霉素每天 0.6～1.8 g 分次静脉滴注;或万古霉素每天 1～2 g 分次静脉滴注;或头孢曲松每天 1～2 g 分次静脉滴注;或头孢噻肟每天 2～6 g 分次静脉滴注;或氨苄西林/舒巴坦、替卡西林/棒酸、阿莫西林/棒酸。

2.支持疗法

支持疗法包括卧床休息、维持液体和电解质平衡等。应根据病情及检查结果决定补液种类。给予足够热量以及蛋白质和维生素。

3.对症治疗

胸痛者止痛;刺激性咳嗽者可给予可待因,止咳祛痰可用氯化铵或棕色合剂,痰多者禁用止咳剂;发热者用物理降温,不用解热药;呼吸困难者鼻导管吸氧;烦躁、谵妄者服用地西泮 5 mg 或水合氯醛 1～1.5 g 灌肠,慎用巴比妥类;鼓肠者给予缸管排气,胃扩张给予胃肠减压。

4.并发症的处理

(1)呼吸衰竭:机械通气、支持治疗(面罩、气管插管、气管切开)。

(2)脓胸:穿刺抽液必要时肋间引流。

5.感染性休克的治疗

(1)补充血容量:低分子右旋糖酐和平衡盐液静脉滴注,以维持收缩压 12.0～13.3 kPa(90～100 mmHg)。脉压大于 4.0 kPa(30 mmHg),尿量大于 30 mL/h,中心静脉压 0.6～1.0 kPa(4.4～7.4 mmHg)。

(2)血管活性药物的应用:输液中加入血管活性药物以维持收缩压 12.0～13.3 kPa(90～100 mmHg)。为升高血压的同时保证和调节组织血流灌注,近年来主张血管活性药物为主,配合收缩性药物,常用的有多巴胺、间羟胺、去甲肾上腺素和山莨菪碱等。

(3)控制感染:及时、有效地控制感染是治疗中的关键。要及时选择足量、有效的抗生素静脉并联合给药。

(4)糖皮质激素的应用:病情或中毒症状重及上述治疗血压不恢复者,在使用足量抗生素的基础上可给予氢化可的松 100～200 mg 或地塞米松 5～10 mg 静脉滴注,病情好转立即停药。

(5)纠正水、电解质和酸碱平衡紊乱:严密监测血压、心率、中心静脉压、血气、水、电解质变化,及时纠正。

(6)纠正心力衰竭:严密监测血压、心率、中心静脉压、意识及末梢循环状态,及时给予利尿及强心药物,并改善冠状动脉供血。

二、葡萄球菌肺炎

葡萄球菌肺炎是由葡萄球菌引起的急性肺部化脓性炎症。常发生于老年人等免疫功能缺陷者及有基础疾病者,病情较重,若治疗不及时或治疗不当,病死率较高。

(一)病因和发病机制

葡萄球菌为革兰氏阳性球菌,可以分为金黄色葡萄球菌(简称"金葡菌")和表皮葡萄球菌 2 类。前者为致病菌,可引起全身多发性化脓性病变。葡萄球菌肺炎多发生于免疫功能原已受损的患者,如糖尿病、血液病、艾滋病、肝病、营养不良以及原已患有慢性支气管-肺病的患者。皮肤感染灶(疖、痈等)中的葡萄球菌可经血液循环到达肺部,引起肺炎。葡萄球菌释放的凝固酶可使细菌周围产生纤维蛋白,保护细菌不被吞噬,其释放的毒素均有溶血、坏死、杀白细胞及血管痉挛等作用。肺内多处浸润、化脓和组织破坏,形成单个或多发性肺脓肿。炎症吸收时,空气经引流支气管进入脓腔,形成气囊肿。

(二)临床表现

起病多急骤,战栗、高热、胸痛、咳痰(痰量大、呈脓性、带血丝或呈粉红色乳状)。毒血症状显著,可全身衰竭或周围循环衰竭。院内感染患者起病稍缓慢,但也有高热及脓痰等。老年人可不发热或低热,肺炎症状可不典型。

早期体征不明显,与严重的毒血症状和呼吸道症状不相称。有大片支气管肺炎或肺脓肿形成后,可闻及湿啰音,很少有肺实变体征,常有胸腔积液体征。

(三)实验室和其他检查

血白细胞计数常在(15～25)×10⁹/L,可高达 50×10⁹/L,中性粒细胞比例增加,核左移,有中毒颗粒。痰液和血培养有凝固酶阳性的金黄色葡萄球菌。X 线片显示肺段或肺叶实变,或小叶样浸润,其中有单个或多个液气囊肿。

(四)诊断

根据全身毒血症症状、咳嗽、脓血痰,白细胞计数增多、中性粒细胞核左移,X线检查表现片状阴影伴有空洞及液平等,可做出初步诊断。细菌学检查是确诊的依据,可行痰液、胸腔积液、血液和肺穿刺物培养。

(五)治疗

一般治疗同肺炎球菌肺炎,强调及早清除、引流原发病灶,同时选用敏感抗菌药物。首选耐酶的β内酰胺类抗生素,如苯唑西林、氯唑西林、奈夫西林等;也可应用第2、第3代头孢菌素如头孢唑啉、头孢呋辛钠等;对甲氧西林耐药的菌株可用万古霉素、替考拉宁、利福平、喹诺酮类及磺胺类等药物。临床选择抗菌药物时应参考细菌培养的药物敏感试验。

(六)预后

多数患者经早期诊断、有效治疗预后好,但病情严重者、老年人、患有慢性疾病及出现严重并发症者预后差。

三、克雷伯杆菌肺炎

(一)概述

肺炎克雷伯杆菌肺炎(旧称肺炎杆菌肺炎),是最早被认识的 G^- 杆菌肺炎,并且仍居当今社区获得性 G^- 杆菌肺炎的首位,医院获得性 G^- 杆菌肺炎的第二或第三位。肺炎克雷伯杆菌是克雷白菌属最常见菌种,约占临床分离株的 95%。肺炎克雷伯杆菌又分肺炎、臭鼻和鼻硬结 3 个亚种,其中又以肺炎克雷伯杆菌肺炎亚种最常见。根据荚膜抗原成分的不同,肺炎克雷伯杆菌分78 个血清型,引起肺炎者以 1~6 型为多。由于抗生素的广泛应用,20 世纪 80 年代以来肺炎克雷伯杆菌耐药率明显增加,特别是它产生超广谱 β-内酰胺酶(ESBLs),能水解所有第 3 代头孢菌素和单酰胺类抗生素。目前不少报道肺炎克雷伯杆菌中产 ESBLs 比率高达 30%~40%,并可引起医院感染暴发流行,正受到密切关注。该病好发于原有慢性肺部疾病、糖尿病、手术后和酒精中毒者,以中老年为多见。

(二)诊断

1.临床表现

多数患者起病突然,部分患者可有上呼吸道感染的前驱症状。主要症状为寒战、高热、咳嗽、咳痰、胸痛、呼吸困难和全身衰弱。痰色如砖红色,被认为是该病的特征性表现,可惜临床上甚为少见;有的患者咳痰呈铁锈色,或痰带血丝,或伴明显咯血。体检患者呈急性病容,常有呼吸困难和发绀,严重者有全身衰竭、休克和黄疸。肺叶实变期可发生相应实变体征,并常闻及湿啰音。

2.辅助检查

(1)一般实验室检查:周围血白细胞计数和中性粒细胞比例增加,核型左移。若白细胞计数不高或反见减少,提示预后不良。

(2)细菌学检查:经筛选的合格痰标本(鳞状上皮细胞<10 个/低倍视野或白细胞>25 个/低倍视野),或下呼吸道防污染标本培养分离到肺炎克雷伯杆菌,且达到规定浓度(痰培养菌量 $\geq 10^6$ cfu/mL、防污染样本毛刷标本菌是 $\geq 10^3$ cfu/mL),可以确诊。据报道 20%~60%病例血培养阳性,更具有诊断价值。

(3)影像学检查:X线征象,包括大叶实变、小叶浸润和脓肿形成。右上叶实变时重而黏稠的炎性渗出物,使叶间裂呈弧形下坠是肺炎克雷伯肺炎具有诊断价值的征象,但是并不常见。在慢性肺部疾病和免疫功能受损患者,患该病时大多表现为支气管肺炎。

（三）鉴别诊断

该病应与各类肺炎包括肺结核相鉴别,主要依据病原体检查,并结合临床做出判别。

（四）治疗

1.一般治疗

一般治疗与其他细菌性肺炎治疗相同。

2.抗菌治疗

轻、中症患者最初经验性抗菌治疗,应选用 β-内酰胺类联合氨基糖苷类抗生素,然后根据药敏试验结果进行调整。若属产 ESBL 菌株,或既往常应用第 3 代头孢菌素治疗,或在 ESBL 流行率高的病区（包括 ICU）,或临床重症患者最初经验性治疗应选择碳青霉烯类抗生素（亚胺培南或美罗培南）,因为目前仅有该类抗生素对 ESBLs 保持高度稳定,没有耐药。哌拉西林/三唑巴坦、头孢吡肟对部分 ESBLs 菌株体外有效,还有待积累更多经验。

四、流感嗜血杆菌肺炎

过去认为流感嗜血杆菌（流感杆菌）为儿童易感细菌,近年来发现成人发生流感嗜血杆菌肺炎也逐渐增多,成为院外获得性肺炎的重要致病菌,可能与介入性诊断与细菌学技术提高有关。伴菌血症者病死率高达 57%。它不仅可使慢性患者致病,也可引起健康成年人的肺炎。5 岁以下儿童的口咽部菌落可高达 90%。

（一）病因与发病机制

流感杆菌是婴幼儿和儿童急性化脓性感染及儿童和成人肺部感染的病原菌,为革兰氏阴性杆菌,可分为荚膜型和非荚膜型两类。

荚膜成分为多糖类,有型特异性,分为 6 型,其中以 b 型对人类致病力最强,为一磷酸核糖多糖体多糖抗原,它与某些型别的肺炎球菌、大肠埃希菌及革兰氏阳性菌的细胞壁有共同抗原,血清学相互有交叉反应。非荚膜型也有一定致病毒力。流感杆菌产生内毒素（有纤毛制动作用）在致病过程中起重要作用。侵袭性感染中均是有荚膜的细菌 b 型流感杆菌,能够选择性黏附于呼吸道上皮细胞,避免局部的黏液纤毛清除作用,从而保证细菌的定植与增生。

（二）临床表现

流感杆菌肺炎仍以儿童多见,主要由 b 型所致大叶实变为主,少数为支气管肺炎,75% 可能出现胸腔积液,肺脓肿少见。成人肺炎多见于原有肺部基础疾病、免疫功能低下者或病毒感染后,但健康成人发病也可占 12%~30%。除一般肺炎症状外,X 线表现无特异性,往往呈支气管肺炎伴少量胸腔积液,两下叶易犯,也有多叶受累。成人菌血症性肺炎在未用特效治疗时死亡率可达 57%。有时也表现为球形肺炎,应与肿瘤区别。伴有急性呼吸窘迫综合征者肺部可出现弥散性间质浸润。

（三）诊断

由于上呼吸道流感杆菌定植率可达 42%,单纯痰液培养结果应结合其他现象进行评价。标本取自经气管抽吸或纤维支气管镜双套管防污染标本毛刷刷取。胸液或血培养可以确认。流感杆菌培养需特殊条件培养基如巧克力琼脂培养基,应含有 X 因子及 V 因子。目前认为该菌有或无荚膜均具致病毒力,甚至发生菌血症。

（四）治疗

20 世纪 80 年代以来,发现流感杆菌部分菌株产生 β-内酰胺酶。有文献报道其产酶率达到 50%,因此对氨苄西林耐药现象日趋普遍,目前已不主张将氨苄西林作为一线经验用药,主张用第 2 代或第 3 代头孢菌素治疗较为适当。如能早期诊断和治疗,本病预后较好。

五、铜绿假单胞菌肺炎

铜绿假单胞菌肺炎是由条件致病菌铜绿假单胞菌引起的肺部炎症,是医院获得性肺炎最常见的致病菌之一。近年来其发病率有上升趋势,常见于机体免疫功能低下或有慢性呼吸道疾病病史的患者。铜绿假单胞菌极易产生获得性耐药,不易被呼吸道防御机制杀灭,所以铜绿假单胞菌肺炎的治疗仍很困难,死亡率高,预后不良。

（一）病因与发病机制

铜绿假单胞菌属假单胞菌属,在琼脂平板上能产生蓝绿色绿脓素。本菌为无荚膜、无芽孢、能运动的革兰氏阴性菌,为专性需氧菌,本菌生长对营养要求不高,对外界环境抵抗力较强,在潮湿处能长期生存,对紫外线不敏感,加热 55 ℃ 1 小时才被杀灭。铜绿假单胞菌为条件致病菌,原发性铜绿假单胞菌肺炎少见,常继发于宿主免疫功能受损后如粒细胞缺乏、低蛋白血症、肿瘤、应用激素或抗生素等的患者,尤其易发于原有肺部慢性病变基础上,如慢性支气管炎、支气管扩张、肺间质纤维化、气管切开、应用人工呼吸机或雾化器后。

（二）临床表现

(1)多见于老年人,有免疫功能障碍者。

(2)偶尔可见院外感染,几乎都发生在有较严重的基础疾病的院内感染患者。

(3)起病急缓不一,可有寒战、中等度发热或高热,晨起比下午明显。

(4)相对缓脉、嗜睡、神志模糊。

(5)咳嗽、咳大量黄脓痰,典型者咳翠绿色脓性痰。

(6)重症易出现呼吸衰竭、周围循环衰竭,并在较短时间内死亡。

(7)体检肺部有弥漫细湿啰音及喘鸣音。

（三）实验室检查

1.血常规

外周血白细胞计数轻度增高,中性粒细胞增高不明显,可有核左移或胞质内出现中毒颗粒。

2.细菌学检查

痰涂片可见成对或短链状排列的革兰氏阴性杆菌,痰或血液细菌培养对于诊断及治疗具有重要意义。

3.X 线检查

X 线检查多为弥漫性双侧支气管肺炎。病变呈结节状浸润,后期融合成直径 2 cm 或更大的模糊片状实变阴影,有多发性小脓肿,下叶多见。部分患者可有胸腔积液征象。

（四）诊断

(1)原有肺部疾病,长期使用抗生素、激素、抗癌药物以及免疫功能低下,或有应用呼吸机、雾化器治疗的病史。

(2)寒战、高热等明显中毒症状,伴相对缓脉、咳嗽,咳大量黄脓痰,肺部可闻及湿啰音。

(3)白细胞计数轻度增高,中性粒细胞增高不明显。

(4)X线显示双侧多发性散在斑片影或结节影,可迅速融合并扩展为较大片状模糊阴影。

(5)痰培养连续 3 次铜绿假单胞菌阳性或细菌计数>$10×10^9$/L 可助诊断。

(五)治疗

1.一般治疗

加强营养和治疗基础疾病对本病十分重要。必要时酌情给予新鲜血浆或清蛋白,以提高人体的免疫功能。

2.抗菌药物治疗

早期选用敏感的抗菌药物是治疗本病成败的关键,常用的药物有以下几类。

(1)β-内酰胺类:对抗铜绿假单胞菌活性较高的有头孢他啶 2 g,2 次/天静脉滴注;哌拉西林 4 g,2 次/天静脉滴注;亚胺培南 0.5 g,1 次/8 小时静脉滴注;头孢哌酮 2 g,2 次/天静脉滴注;另外 β-内酰胺类加酶抑制剂,如阿莫西林加克拉维酸 1.2 g,3~4 次/天静脉滴注;替卡西林加克拉维酸 3.2 g,3~4 次/天静脉滴注;头孢哌酮加舒巴坦 2 g,2 次/天静脉滴注也有一定的效果。

(2)氨基糖苷类:氨基糖苷类抗生素,如阿米卡星 0.4 g,1 次/天静脉滴注,或妥布霉素按体重一次1~1.7 mg/kg,1 次/8 小时静脉滴注,特别是与 β内酰胺类抗生素联合对铜绿假单胞菌有较好疗效。但此类抗生素具有肾毒性及耳毒性,而铜绿假单胞菌肺炎又多见于老年人或有严重基础疾病患者,因而在很大程度上限制了它们的使用。

(3)氟喹诺酮类:氟喹诺酮类中环丙沙星 0.2 g,2 次/天静脉滴注,左氧氟沙星 0.2 g,2 次/天静脉滴注,对铜绿假单胞菌有一定抗菌活性。

(六)预防

应加强院内消毒隔离,特别是要注意人工呼吸器械、雾化及湿化装置、吸痰器、给氧面罩及导管的定期消毒,昏迷患者应注意口腔护理,减少和防止分泌物吸入。还应注意合理使用广谱抗生素,严格掌握皮质激素及免疫抑制剂的应用指征。

第五节 肺 脓 肿

肺脓肿是由化脓性病原体引起肺组织坏死和化脓,导致肺实质局部区域破坏的化脓性感染。通常早期呈肺实质炎症。后期出现坏死和化脓。如病变区和支气管交通则有空洞形成(通常直径大于 2 cm),内含由微生物感染引致的坏死碎片或液体,其外周环绕炎症肺组织。和一般肺炎相比,其特点是引致的微生物负荷量多(如急性吸入),局部清除微生物能力下降(如气道阻塞),以及受肺部邻近器官感染的侵及。如肺内形成多发的较小脓肿(直径小于 2 cm)则称为坏死性肺炎。肺脓肿和坏死性肺炎病理机制相同,其分界是人为的。

肺脓肿通常由厌氧、需氧和兼性厌氧菌引起,也可由非细菌性病原体,如真菌、寄生虫等所致。应注意类似的影像学表现也可由其他病理改变产生,如肺肿瘤坏死后空洞形成或肺囊肿内感染等。

在抗生素出现前,肺脓肿自然病程常表现为进行性恶化,死亡率曾达 50%,患者存活后也往往遗留明显的临床症状,需要手术治疗,预后不理想。自有效抗生素应用后,肺脓肿的疾病过程得到显著改善。但近年来随着肾上腺皮质激素、免疫抑制药以及化疗药物的应用增加,造成口咽部内环境的改变,条件致病的肺脓肿发病又有增多的趋势。

一、病因和发病机制

化脓性病原体进入肺内可有几种途径,最主要的途径是口咽部内容物的误吸。

(一)呼吸道误吸

口腔、鼻腔、口咽和鼻咽部隐匿着复杂的菌群,形成口咽微生态环境。健康人唾液中的细菌含量约 $10^8/mL$,半数为厌氧菌。在患有牙病或牙周病的人群中厌氧菌可增加 1 000 倍,易感个体中还可有多种需氧菌株定植。采用放射活性物质技术显示,45%健康人睡眠时可有少量唾液吸入气道。在各种因素引起的不同程度神智改变的人群中,约 75%在睡眠时会有唾液吸入。

临床上特别易于吸入口咽分泌物的因素有全身麻醉、过度饮酒或使用镇静药物、头部损伤、脑血管意外、癫痫、咽部神经功能障碍、糖尿病昏迷或其他重症疾病,包括使用机械通气者。呼吸机治疗时,虽然人工气道上有气囊保护,但在气囊上方的积液库内容物常有机会吸入到下呼吸道。当患者神智状态进一步受到影响时,胃内容物也可吸入,酸性液体可引起化学性肺炎,促进细菌性感染。

牙周脓肿和牙龈炎时,因有高浓度的厌氧菌进入唾液可增加吸入性肺炎和肺脓肿的发病。相反,仅 10%～15%厌氧菌肺脓肿可无明显的牙周疾病或其他促使吸入的因素。没有吸入因素者常需排除肺部肿瘤的可能性。

误吸后肺脓肿形成的可能性取决于吸入量、细菌数量、吸入物的 pH 和患者的防御机制。院内吸入将涉及 G 菌,特别是在医院获得的抗生素耐药菌株。

(二)血液循环途径

通常由在体内其他部位的感染灶,经血液循环播散到肺内,如腹腔或盆腔以及牙周脓肿的厌氧菌感染可通过血液循环播散到肺。

感染栓子也可起自下肢和盆腔的深静脉的血栓性静脉炎或表皮蜂窝织炎,或感染的静脉内导管,吸毒者静脉用药也可引起。感染性栓子可含金黄色葡萄球菌、化脓性链球菌或厌氧菌。

(三)其他途径

其他途径比较少见。

(1)慢性肺部疾病者,可在下呼吸道有化脓性病原菌定植,如支气管扩张症、囊性纤维化,而并发肺脓肿。

(2)在肺内原有空洞基础上(肿胀或陈旧性结核空洞)合并感染,不需要有组织的坏死,空洞壁可由再生上皮覆盖。局部阻塞可在周围肺组织产生支扩或肺脓肿。

(3)邻近器官播散,如胃肠道。

(4)污染的呼吸道装置,如雾化器有可能携带化脓性病原体进入易感染着肺内。

(5)先天性肺异常的继发感染,如肺隔离症、支气管囊肿。

二、病原学

肺脓肿可由多种病原菌引起,多为混合感染。厌氧菌和需氧菌混合感染占 90%。社区获得性感染和院内获得性感染的细菌出现频率不同。社区获得性感染中,厌氧菌为 70%,而在院内获得性感染中,厌氧菌和铜绿假单胞菌起重要作用。

（一）厌氧菌

厌氧菌是正常菌群的主要组成部分,但可引起身体任何器官和组织感染。近年来由于厌氧菌培养技术的改进,可以及时得到分离和鉴定。在肺脓肿感染时,厌氧菌是常见的病原体。

引起肺脓肿感染的致病性厌氧菌主要指专性厌氧菌。专性厌氧菌只能在无氧或低于正常大气氧分压条件下才能生存或生长。厌氧菌分为 G$^+$ 厌氧球菌、G$^-$ 厌氧球菌、G$^+$ 厌氧杆菌、G$^-$ 厌氧杆菌。其中 G$^-$ 厌氧杆菌包括类杆菌属和梭杆菌属,类杆菌属是最主要的病原菌,以脆弱类杆菌和产黑素类杆菌最常见。G$^+$ 厌氧球菌主要为消化球菌属和消化链球菌属。G$^-$ 厌氧球菌主要为产碱韦荣球菌。G$^+$ 厌氧杆菌中产芽孢的有梭状芽孢杆菌属和产气荚膜杆菌;不产芽孢的为放线菌属、真杆菌属、乳酸杆菌属和双歧杆菌属等。外源性厌氧菌肺炎较少见。

（二）需氧菌

需氧菌常形成坏死性肺炎,部分区域发展成肺脓肿,因而其在影像学上比典型的厌氧菌引起的肺脓肿病变分布弥散。

金黄色葡萄球菌是引起肺脓肿的主要 G$^+$ 需氧菌,是社区获得的呼吸道病原菌之一。通常健康人在流感后可引起严重的金黄色葡萄球菌肺炎,导致肺脓肿形成,并伴薄壁囊性气腔和肺大疱,后者多见于儿童。金黄色葡萄球菌是儿童肺脓肿的主要原因,也是老年人在基础疾病上并发院内获得性感染的主要病原菌。金黄色葡萄球菌也可由体内其他部位的感染灶经血液循环播散,在肺内引起多个病灶,形成血源性肺脓肿,有时很像是肿瘤转移。其他可引起肺脓肿的 G$^+$ 菌是化脓性链球菌(甲型链球菌,乙型 B 溶血性链球菌)。

最常引起坏死性肺炎伴肺脓肿的 G$^-$ 需氧菌为肺炎克雷伯杆菌,这种肺炎形成一到多个脓肿者占 25%,同时常伴菌血症。但需注意有时痰培养结果可能是口咽定植菌,该病病死率高,多见于老年人和化疗患者,肾上腺皮质激素应用者、糖尿病患者也多见。铜绿假单胞菌也影响类似的人群,如免疫功能低下患者、有严重并发症者。铜绿假单胞菌在坏死性过程中形成多发小脓肿。

其他由流感嗜血杆菌、大肠埃希菌、鲍曼不动杆菌、变形杆菌、军团菌等所致坏死性肺炎引起脓肿则少见。

三、病理

肺脓肿时,细支气管受感染物阻塞,病原菌在相应区域形成肺组织化脓性炎症,局部小血管炎性血栓形成、血供障碍,在实变肺中出现小区域散在坏死,中心逐渐液化,坏死的白细胞及死亡细菌积聚,形成脓液,并融合形成 1 个或多个脓肿。当液化坏死物质通过支气管排出,形成空洞、有液平的脓腔,空洞壁表面残留坏死组织。当脓肿腔直径达到 2 cm,则称为肺脓肿。炎症累及胸膜可发生局限性胸膜炎。如果在早期及时给予适当抗生素治疗,空洞可完全愈合,胸X线片可不留下破坏残余或纤维条索影。但如治疗不恰当,引流不畅,炎症进展,则进入慢性阶段。脓肿腔有肉芽组织和纤维组织形成,空洞壁可有血管瘤。脓肿外周细支气管变形和扩张。

四、分类

肺脓肿可按病程分为急性和慢性,或按发生途径分为原发性和继发性。急性肺脓肿通常少于 4~6 周,病程迁延 3 个月以上则为慢性肺脓肿。大多数肺脓肿是原发性,通常有促使误吸的因素,或由正常宿主肺炎感染后在肺实质炎症的坏死过程演变而来。而继发性肺脓肿则为原有局部病灶基础上出现的并发症,由支气管内肿瘤、异物或全身性疾病引起免疫功能低下所致。细菌性栓子通过血液循环引致的肺脓肿也为继发性。膈下感染经横膈直接通过淋巴管或膈缺陷进入胸腔或肺实质,也可引起肺脓肿。

五、临床表现

肺脓肿患者的临床表现差异较大。由需氧菌(金黄色葡萄球菌或肺炎克雷伯菌)所致的坏死性肺炎形成的肺脓肿病情急骤、严重,患者有寒战、高热、咳嗽、胸痛等症状。儿童在金黄色葡萄球菌肺炎后发生的肺脓肿也多呈急性过程。一般原发性肺脓肿患者首先表现出吸入性肺炎症状,有间歇发热、畏寒、咳嗽、咳痰、胸痛、体重减轻、全身乏力、夜间盗汗等,和一般细菌性肺炎相似,但病程相对慢性化,症状较轻,可能和其吸入物质所含病原体致病力较弱有关。甚至有的起病隐匿,到病程后期多发性肺坏死、脓肿形成,与支气管相交通,则可出现大量脓性痰,如为厌氧菌感染则伴有臭味。但痰无臭味并不能完全排除厌氧菌感染的可能性,因为有些厌氧菌并不产生导致臭味的代谢终端产物,也可能是病灶尚未和气管支气管交通。咯血常见,偶尔可为致死性的。

继发性肺脓肿先有肺外感染症状(如菌血症、心内膜炎、感染性血栓静脉炎、膈下感染),然后出现肺部症状。在原有慢性气道疾病和支气管扩张的患者则可见痰量显著改变。

体格检查无特异性,阳性体征出现与脓肿大小和部位有关。如脓肿较大或接近肺的表面,则可有叩诊浊音、呼吸音降低等实变体征,如涉及胸膜则可闻胸膜摩擦音或胸腔积液体征。

六、诊断

肺脓肿诊断的确立有赖于特征性临床表现及影像学和细菌学检查结果。

(一)病史

原发性肺脓肿有促使误吸因素或口咽部炎症和鼻实炎的相关病史。继发性肺脓肿则有肺内原发病变或其他部位感染病史。

(二)症状与体征

由需氧菌等引起的原发性肺脓肿呈急性起病,如以厌氧菌感染为主者则呈亚急性或慢性化过程,脓肿破溃与支气管相交通后则痰量增多,出现脓痰或脓性痰,可有臭味,此时临床诊断可成立。体征则无特异性。

(三)实验室检查

1.血常规检查

血白细胞和中性粒细胞升高,慢性肺脓肿可有血红蛋白和红细胞减少。

2.胸部影像学检查

影像学异常开始表现为肺大片密度增深、边界模糊的浸润影,随后产生1个或多个比较均匀低密度阴影的圆形区。当与支气管交通时,出现空腔,并有气液交界面(液平),形成典型的肺脓肿。有时仅在肺炎症渗出区出现多个小的低密度区,表现为坏死性肺炎。需氧菌引起的肺脓肿周围常有较多的浓密炎性浸润影,而以厌氧菌为主的肺脓肿外周肺组织则较少见浸润影。

病变多位于肺的低垂部位和发病时的体位有关,侧位胸X线片可帮助定位。在平卧位时吸入者75%病变见于下中位背段及后基底段,侧卧位时则位于上叶后外段(由上叶前段和后段分支形成,又称腋段)。右肺多于左肺,这是受重力影响吸入物最易进入的部位。在涉及的肺叶中,病变多分布于近肺胸膜处,室间隔鼓出常是肺炎克雷伯杆菌感染的特征。病变也可引起胸膜反应、脓胸或气胸。

当肺脓肿愈合时,肺炎性渗出影开始吸收,同时脓腔壁变薄,脓腔逐渐缩小,最后消失。在71例肺脓肿系列观察中,经适当抗生素治疗,13%脓腔在2周消失,44%为4周,59%为6周,3个月内脓腔消失可达70%,当有广泛纤维化发生时,可遗留纤维条索影。慢性肺脓肿脓腔周围有纤维组织增生,脓腔壁增厚,周围细支气管受累,继发变形或扩张。

血源性肺脓肿则见两肺多发炎性阴影,边缘较清晰,有时类似转移性肿瘤,其中可见透亮区和空洞形成。

胸部CT检查对病变定位,坏死性肺炎时肺实质的坏死、液化的判断,特别是对引起继发性肺脓肿的病因诊断均有很大的帮助。

3.微生物学监测

微生物学监测的标本包括痰液、气管吸引物、经皮肺穿刺吸引物和血液等。

(1)痰液及气管分泌物培养:在肺脓肿感染中,需氧菌所占比例正在逐渐增加,特别是在院内感染中。虽然有口咽菌污染的机会,但重复培养对确认致病菌还是有意义的。由于口咽部厌氧菌内环境,痰液培养厌氧菌无意义,但脓肿性痰标本培养阳性,而革兰氏染色却见到大量细菌,且形态较一致,则可能提示厌氧菌感染。

(2)应用防污染技术对下呼吸道分泌物标本采集:推荐的方法,必要时可采用。厌氧菌培养标本不能接触空气,接种后应放入厌氧培养装置和仪器以维持厌氧环境。气相色谱法检查厌氧菌的挥发脂肪酸,迅速简便,可用于临床用药选择的初步参考。

(3)血液标本培养:因为在血源性肺脓肿时常可有阳性结果,需要进行血培养,但厌氧菌血培养阳性率仅为5%。

4.其他

(1)CT引导下经胸壁脓肿穿刺吸引物厌氧菌及需氧菌培养,以及其他无菌体腔标本采集及培养。

(2)纤维支气管镜检查,除通过支气管镜进行下呼吸道标本采集外,也可用于鉴别诊断,排除支气管肺癌、异物等。

七、鉴别诊断

(一)细菌性肺炎

肺脓肿早期表现和细菌性肺炎相似,但除由一些需氧菌所致的肺脓肿外,症状相对较轻,病程相对慢性化。后期脓肿破溃与支气管相交通后痰量增多,出现脓痰或脓性痰,可有臭味,此时临床诊断可成立。胸部影像学检查,特别是CT检查,容易发现在肺炎症渗出区出现多个小的低密度区。当与支气管交通时,出现空腔,肝有气液交界面(液平),形成典型的肺脓肿。

(二)支气管肺癌

在50岁以上男性出现肺空洞性病变时,肺癌(通常为鳞癌)和肺脓肿的鉴别常需考虑。由支气管肺癌引起的空洞性病变(癌性空洞),无吸入病史,其病灶也不一定发生在肺的低垂部位。而肺脓肿则常伴有发热、全身不适、脓性痰、血白细胞和中性粒细胞升高,对抗生素治疗反应好。影像学上显示偏心空洞,空洞壁厚,内壁不规则,则常提示恶性病变。痰液或支气管吸引物的细胞学检查以及微生物学涂片和培养对鉴别诊断也有帮助。如对于病灶的诊断持续存在疑问,情况允许时,也可考虑手术切除病灶及相应肺叶。其他肺内恶性病变,包括转移性肺癌和淋巴瘤也可形成空洞病变。

需注意的是肺癌和肺脓肿可能共存,特别在老年人中。因为支气管肿瘤可使其远端引流不畅,分泌物潴留,引起阻塞性肺炎和肺脓肿。一般病程较长,有反复感染史,脓痰量较少。纤维支气管镜检查对确定诊断很有帮助。

（三）肺结核

空洞继发感染肺结核常伴空洞形成,胸部 X 线检查空洞壁较厚,病灶周围有密度不等的散在结节病灶。合并感染时空洞内可有少量液平,临床出现黄痰,但整个病程长,起病缓慢,常有午后低热、乏力、盗汗、慢性咳嗽、食欲缺乏等慢性症状,经治疗后痰中常可找到结核杆菌。

（四）局限性脓胸

局限性脓胸常伴支气管胸膜漏和肺脓肿,有时在影像学上不易区别。典型的脓胸在侧位胸片呈"D"字阴影,从后胸壁向前方鼓出。CT 对疑难病例有帮助,可显示脓肿壁有不同厚度,内壁边缘和外表面不规则;而脓胸腔壁则非常光滑,液性密度将增厚的壁层胸膜和受压肺组织下的脏层胸膜分开。

（五）大疱内感染

患者全身症状较 X 线片显示状态要轻。在平片和 CT 上常可见细而光滑的大疱边缘,和肺脓肿相比其周围肺组织清晰。以往胸片将有助于诊断。大疱内感染后有时可引起大疱消失,但很少见。

（六）先天性肺病变继发感染

支气管脓肿及其他先天性肺囊肿可能无法和肺脓肿鉴别,除非有以往胸 X 线片进行比较。支气管囊肿未感染时,也不和气管支气管交通,但囊肿最后会出现感染,形成和气管支气管的交通,气体进入囊肿,形成含气囊肿,可呈单发或多发含气空腔,壁薄而均一;合并感染时,其中可见气液平面。如果患者一开始就表现为感染性支气管囊肿,通常清晰的边界就会被周围肺实质炎症和实变遮掩。囊肿的真正本质只有在周围炎症或渗血消散吸收后才能显示出来。

先天性肺隔离症感染也会同样出现鉴别诊断困难,可通过其所在部位(多位于下叶)及胸部 CT 和磁共振成像（MRI）及造影剂增强帮助诊断,并可确定异常血管供应来源,对手术治疗有帮助。

（七）肺挫伤血肿和肺撕裂

胸部刺伤或挤压伤后,影像学可出现空洞样改变,临床无典型肺脓肿表现,有类似的创伤病史常提示此诊断。

（八）膈疝

通常在后前位胸 X 线片可显示"双重心影",在侧位上在心影后可见典型的胃泡,并常有液平。如有疑问可进行钡剂及胃镜检查。

（九）包囊肿和其他肺寄生虫病

包囊肿可穿破,引起复合感染,曾在羊群牧羊分布的区域居住者需考虑此诊断。乳胶凝聚试验,补体结合和酶联免疫吸附试验,也可检测血清抗体,帮助诊断。寄生虫中如肺吸虫也可有类似症状。

（十）真菌和放线菌感染

肺脓肿并不全由厌氧菌和需氧菌所致,真菌、放线菌也可引起肺脓肿。临床鉴别诊断时也需考虑。

(十一)其他

易和肺脓肿混淆的还有空洞型肺栓塞、Wegener 肉芽肿、结节病等,偶尔也会形成空洞。

八、治疗

肺脓肿的治疗应根据感染的微生物种类以及促使产生感染的有关基础或伴随疾病而确定。

(一)抗感染治疗

抗生素应用已有半个世纪,肺脓肿在有效抗生素合理应用下,加上脓液通过和支气管交通向体外排出,因而大多数对抗感染治疗有效。

近年来,某些厌氧菌已产生 β-内酰胺酶,在体外或临床上对青霉素耐药,故应结合细菌培养及药敏结果,及时合理选择药物。但由于肺脓肿患者很难及时得到微生物学的阳性结果,故可根据临床表现,感染部位和涂片染色结果分析可能性最大的致病菌种类,进行经验治疗。由于大多数和误吸相关,厌氧菌感染起重要作用,因而青霉素仍是主要治疗药物,但近年来情况已有改变,特别是院内获得感染的肺脓肿。常为多种病原菌的混合感染,故应联合应用对需氧菌有效的药物。

1.青霉素 G

(1)青霉素 G 为首选药物,对厌氧菌和 G$^+$ 球菌等需氧菌有效。

(2)用法:每天 240 万单位肌内注射或静脉滴注;严重病例可加量至每天 1 000 万单位静脉滴注,分次使用。

2.克林霉素

(1)克林霉素是林可霉素的半合成衍生物,但优于林可霉素,对大多数厌氧菌有效,如消化球菌、消化链球菌、类杆菌梭形杆菌、放线菌等。目前有 10%～20% 脆弱类杆菌及某些梭形杆菌对克林霉素耐药。主要不良反应是假膜性肠炎。

(2)用法:0.6～1.8 g/d,分 2～3 次静脉滴注,然后序贯改口服。

3.甲硝唑

(1)该药是杀菌药,对 G 厌氧菌,如脆弱类杆菌有作用。多为联合应用,不单独使用。通常和青霉素、克林霉素联合用于厌氧菌感染。

(2)对微需氧菌及部分链球菌如密勒链球菌效果不佳。

(3)用法:根据病情,一般 6～12 g/d,可加量到 24 g/d。

4.β-内酰胺类抗生素

(1)某些厌氧菌如脆弱类杆菌可产生 β-内酰胺酶,故青霉素、羧苄西林、三代头孢中的头孢噻肟、头孢哌酮效果不佳。对其活性强的药物有碳青霉烯类、替卡西林克拉维酸、头孢西丁等,加酶联合制剂作用也强,如阿莫西林克拉维酸或联合舒巴坦等。

(2)院内获得性感染形成的肺脓肿,多数为需氧菌,并行耐药菌株出现,故需选用 β-内酰胺抗生素的第二代、第三代头孢菌素,必要时联合氨基糖苷类。

(3)血源性肺脓肿致病菌多为金黄色葡萄球菌,且多数对青霉素耐药,应选用耐青霉素酶的半合成青霉素的药物,对耐甲氧西林的金黄色葡萄球菌(MRSA),则应选用糖肽类及利奈唑胺等。

(4)给药途径及疗程尚未有大规模的循证医学证据,但一般先以静脉途径给药。

(5)和非化脓性肺炎相比,其发热呈逐渐下降,7天达到正常。如1周未能控制体温,则需再行评估。影像学改变时间长,有时达数周,并有残余纤维化改变。

(6)治疗成功率与治疗开始时症状、存在的时间以及空洞大小有关。对治疗反应不好者,还需注意有无恶性病变存在。总的疗程要4~6周,可能需要3个月,以防止反复。

(二)引流

(1)痰液引流对于治疗肺脓肿非常重要,引流有助于痰液排出。纤维支气管镜除作为诊断手段,确定继发性脓肿原因外,还可用来经气道内吸引及冲洗,促进引流,利于愈合。有时脓肿大、脓液量多时,需要硬质支气管镜进行引流,以便于保证气道通畅。

(2)合并脓胸时,除全身使用抗生素外,应局部胸腔抽脓或肋间置入导管水封并引流。

(三)外科手术处理

内科治疗无效,或疑有肿瘤者为外科手术适应证。包括治疗4~6周后脓肿不关闭、大出血、合并气胸、支气管胸膜瘘。在免疫功能低下、脓肿进行性扩大时也需考虑手术处理。有效抗生素应用后,目前需外科处理病例已减少,小于10%,手术时要防止脓液进入对侧,麻醉时要置入双腔导管,否则可引起对侧肺脓肿和ARDS。

九、预后

预后取决于基础病变或继发的病理改变,治疗及时、恰当者,预后良好。厌氧菌和G杆菌引起的坏死性肺炎,多表现为脓腔大(直径>6 cm),多发性脓肿,临床多发于有免疫功能缺陷、年龄大的患者。并发症主要为脓胸、脑脓肿、大咯血等。

十、预防

应注意加强个人卫生,保持口咽内环境稳定,预防各种促使误吸的因素。

第六章

消化内科疾病

第一节　胃食管反流病

一、概说

胃食管反流病（GERD）是指胃内容物反流入食管，引起不适症状和（或）并发症的一种疾病。如酸（碱）反流导致的食管黏膜破损称为反流性食管炎（RE）。常见症状有胸骨后疼痛或烧灼感、反酸、胃灼热、恶心、呕吐、咽下困难，甚至吐血等。

本病经常和慢性胃炎、消化性溃疡或食管裂孔疝等病并存，但也可单独存在。广义上讲，凡能引起胃食管反流的情况，如进行性系统性硬化症、妊娠呕吐，以及任何原因引起的呕吐，或长期放置胃管、三腔管等，均可导致胃食管反流，引起继发性反流性食管炎。长期反复不愈的食管炎可致食管瘢痕形成、食管狭窄，或裂孔疝、慢性局限性穿透性溃疡，甚至发生癌变。

2006年中国胃食管反流病共识意见中提出GERD可分为非糜烂性反流病（NERD）、糜烂性食管炎（EE）和Barrett食管（BE）三种类型，也可称为GERD相关疾病。有人认为GERD的三种类型相对独立，相互之间不转化或很少转化，但有些学者则认为这三者之间可能有一定相关性。①NERD系指存在反流相关的不适症状，但内镜下未见BE和食管黏膜破损。②EE系指内镜下可见食管远段黏膜破损。③BE系指食管远端的鳞状上皮被柱状上皮取代。

在GERD的三种疾病形式中，NERD最为常见，EE可合并食管狭窄、溃疡和消化道出血，BE有可能发展为食管腺癌。这三种疾病形式之间相互关联和进展的关系需作做一步研究。

蒙特利尔共识意见对GERD进行了分类，将GERD的表现分为食管综合征和食管外综合征，食管外综合征再分为明确相关和可能相关。

食管综合征包括以下两种。①症状综合征：典型反流综合征，反流性胸痛综合征。②伴食管破损的综合征：反流性食管炎，反流性食管狭窄，Barrett食管，食管腺癌。

食管外综合征包括以下两种。①明确相关的：反流性咳嗽综合征，反流性喉炎综合征，反流性哮喘综合征，反流性牙侵蚀综合征。②可能相关的：咽炎，鼻窦炎，特发性肺纤维化，复发性中耳炎。

在正常情况下，食管下端与胃交界线上3～5 cm范围内有一高压带：食管下括约肌（LES）构成一个压力屏障，能防止胃内容物反流入食管。当食管下端括约肌关闭不全时，或食管黏膜防御功能破坏时,不能防止胃十二指肠内容物反流到食管,以致胃酸、胃蛋白酶、胆盐和胰酶等损伤食管黏膜,均可促使发生胃食管反流病。其中尤以 LES 功能失调引起的反流性食管炎为主要机制。

二、诊断

（一）临床表现

本病初起,可不出现症状,但有胃食管明显反流者,常出现下列自觉症状。

1.胸骨后烧灼感或疼痛

此为最早最常见的症状,表现为在胸骨后感到烧灼样不适,并向胸骨上切迹、肩胛部或颈部放射,在餐后 1 小时躺卧或增高腹内压时出现,严重者可使患者于夜间醒来,口服抗酸剂后迅速缓解,但一部分长期有反流症状的患者,亦可伴有挤压性疼痛,与体位或进食无关,抗酸剂不能使之缓解,进酸性或热性液体时,则反使疼痛加重。

但胃灼热亦可在食管运动障碍或心、胆囊及胃十二指肠疾病中出现,确诊仍有赖于其他客观检查。

2.胃、食管反流

胃、食管反流表现为酸性或苦味液体反流到口腔,偶尔有食物从胃反流到口内,若严重者夜间出现反酸,可将液体或食物吸入肺内,引起阵发性咳嗽、呼吸困难及非季节性哮喘等。

3.咽下困难

初期多因炎症而有咽下轻度疼痛和阻塞不顺之感觉,进而食管痉挛,多有间歇性咽下梗阻,后期食管狭窄则咽下困难,甚至有进食后不能咽下的间断反吐现象,严重病例可呈间歇性咽下困难,伴有咽下疼痛,此时,不一定有食管狭窄,可能为食管远端的运动功能障碍,继发食管痉挛所致。慢性患者由于持续的咽下困难,饮食减少,摄取营养不足,体重明显下降。

4.出血

严重的活动性炎症,由于黏膜糜烂出血,可出现大便潜血阳性,或吐出物带血,或引起轻度缺铁性贫血,饮酒后出血更重。

5.消化道外症状

Delahuntg 综合征即发生慢性咽炎、慢性声带炎和气管炎等综合征。这是由于胃食管的经常性反流,对咽部和声带产生损伤性炎症,引起咽部灼酸苦辣感觉;还可以并发 Zenker 憩室和"唇烧灼"综合征,即发生口腔黏膜糜烂和舌、唇、口腔的烧灼感;反流性食管炎还可导致反复发作的咳嗽、哮喘、夜间呼吸暂停、心绞痛样胸痛。

反流性食管炎出现症状的轻重,与反流量、伴发裂孔疝的大小及内镜所见的组织病变程度均无明显的正相关,而与反流物质和食管黏膜接触时间有密切关系。症状严重者,反流时食管 pH在 4.0 以下,而且酸清除时间明显延长。

（二）辅助检查

1.上消化道内镜检查

上消化道内镜检查有助于确定有无反流性食管炎以及有无并发症,如食管裂孔疝、食管炎性狭窄、食管癌等,结合病理活检有利于明确病变性质。但内镜下的食管炎不一定均有由反流所致,还有其他病因如吞服药物、真菌感染、腐蚀剂等,需除外。一般来说,远端食管炎常常由反流引起。

2.钡餐检查

反流性食管炎患者的食管钡餐检查可显示下段食管黏膜皱襞增粗、不光滑,可见浅龛影或伴有狭窄等,食管蠕动可减弱。有时可显示食管裂孔疝,表现为贲门增宽,胃黏膜疝入食管内,尤其在头低位时,钡剂可向食管反流。卧位时如吞咽小剂量的硫酸钡,则显示多数 GERD 患者的食管体部和 LES 排钡延缓。一般来说,此项检查阳性率不高,有时难以判断病变性质。

3.食管 pH 监测

24 小时食管 pH 监测能详细显示酸反流、昼夜酸反流规律、酸反流与症状的关系以及患者对治疗的反应,使治疗个体化。其对 EE 的阳性率>80%,对 NERD 的阳性率为 50%～75%。此项检查虽能显示过多的酸反流,也是迄今为止公认的金标准,但也有假阴性。

4.食管测压

食管测压能显示 LES 压力低下,一过性 LES 松弛情况。尤其是松弛后蠕动压低以及食管蠕动收缩波幅低下或消失,这些正是胃食管反流的运动病理基础。在 GERD 的诊断中,食管测压除帮助食管 pH 电极定位、术前评估食管功能和预测手术外,还能预测抗反流治疗的疗效和是否需长期维持治疗。

5.食管胆汁反流监测

方法是将光纤导管的探头放置 LES 上缘之上 5 cm 处,以分光光度法监测食管反流物内的胆红素含量,并将结果输回光电子系统。胆汁是十二指肠内容物的重要成分。其中含有的胆红素是胆汁中的主要的色素成分,在 453 nm 处有特殊的吸收高峰,可间接表明食管暴露于十二指肠内容物的情况。此项检查虽能间接反映十二指肠胃食管的反流情况,但有其局限性,一是胆红素不是唯一的有害物质,二是受反流物中的黏液、食物颗粒、血红蛋白等的影响可出现假阳性的结果。

6.其他

对食管黏膜超微结构的研究可了解反流存在的病理生理学基础;无线食管 pH 测定可提供更长时间的酸反流检测;腔内阻抗技术的应用可监测所有反流事件,明确反流物的性质(气体、液体或气体液体混合物),与食管 pH 监测联合应用可明确反流物为酸性或非酸性以及反流物与反流症状的关系。

三、临床诊断

(一)GERD 诊断

1.临床诊断

(1)有典型的胃灼热和反流症状,且无幽门梗阻或消化道梗阻的证据,临床上可考虑为 GERD。

(2)有食管外症状,又有反流症状,可考虑是反流相关或可能相关的食管外症状,如反流相关的咳嗽、哮喘。

(3)如仅有食管外症状,但无典型的胃灼热和反流症状,尚不能诊断为 GERD。宜进一步了解食管外症状发生的时间、与进餐和体位的关系以及其他诱因。需注意有无重叠症状(如同时有GERD 和肠易激综合征或功能性消化不良)、焦虑、抑郁状态、睡眠障碍等。

2.上消化道内镜检查

由于我国是胃癌、食管癌的高发国家,内镜检查已广泛开展,因此,对于拟诊患者一般先进行内镜检查,特别是症状发生频繁、程度严重,伴有报警征象,或有肿瘤家族史,或患者很希望内镜检查时。上消化道内镜检查有助于确定有无反流性食管炎及有无并发症,如食管裂孔疝、食管炎性狭窄以及食管癌等;有助于 NERD 的诊断;先行内镜检查比先行诊断性治疗,能够有效地缩短诊断时间。对食管黏膜破损者,可按 1994 年洛杉矶会议提出的分级标准,将内镜下食管病变严重程度分为 A~D 级。A 级:食管黏膜有一个或几个<5 mm 的黏膜损伤。B 级:同 A 级外,连续病变黏膜损伤>5 mm。C 级:非环形的超过两个皱襞以上的黏膜融合性损伤(范围<75%食管周径)。D 级:广泛黏膜损伤,病灶融合,损伤范围>75%食管周径或全周性损伤。

3.诊断性治疗

对拟诊患者或疑有反流相关食管外症状的患者,尤其是上消化道内镜检查阴性时,可采用诊断性治疗。

质子泵抑制剂(PPI)诊断性治疗(PPI 试验)已被证实是行之有效的方法。建议服用标准剂量 PPI 一天 2 次,疗程 1~2 周。服药后如症状明显改善,则支持酸相关 GERD 的诊断;如症状改善不明显,则可能有酸以外的因素参与或不支持诊断。

PPI 试验不仅有助于诊断 GERD,同时还启动了治疗。其本质在于 PPI 阳性与否充分强调了症状与酸之间的关系,是反流相关的检查。PPI 阴性有以下几种可能:①抑酸不充分;②存在酸以外因素诱发的症状;③症状不是反流引起的。

PPI 试验具有方便、可行、无创和敏感性高的优点,缺点是特异性较低。

(二)NERD 诊断

1.临床诊断

NERD 主要依赖症状学特点进行诊断,典型的症状为胃灼热和反流。患者以胃灼热症状为主诉时,如能排除可能引起胃灼热症状的其他疾病,且内镜检查未见食管黏膜破损,可做出 NERD 的诊断。

2.相关检查

内镜检查对 NERD 的诊断价值在于可排除 EE 或 BE 以及其他上消化道疾病,如溃疡或胃癌。

3.诊断性治疗

PPI 试验是目前临床诊断 NERD 最为实用的方法。PPI 治疗后,胃灼热等典型反流症状消失或明显缓解提示症状与酸反流相关,如内镜检查无食管黏膜破损的证据,临床可诊断为 NERD。

(三)BE 诊断

1.临床诊断

BE 本身通常不引起症状,临床主要表现为 GERD 的症状,如胃灼热、反流、胸骨后疼痛、吞咽困难等。但约 25%的患者无 GERD 症状,因此在筛选 BE 时不应仅局限于有反流相关症状的人群,行常规胃镜检查时,对无反流症状的患者也应注意有无 BE 存在。

2.内镜诊断

BE 的诊断主要根据内镜检查和食管黏膜活检结果。如内镜检查发现食管远端有明显的柱状上皮化生并得到病理学检查证实时,即可诊断为 BE。按内镜下表现分型如下。①全周型:红色黏膜向食管延伸,累及全周,与胃黏膜无明显界限,游离缘距 LES 在 3 cm 以上。②岛型:齿状线 1 cm 以上出现斑片状红色黏膜。③舌型:与齿状线相连,伸向食管呈火舌状。

按柱状上皮化生长度分为以下 2 种。①长段 BE:上皮化生累及食管全周,且长度≥3 cm。

②短段 BE：柱状上皮化生未累及食管全周，或虽累及全周，但长度＜3 cm。

内镜表现如下。①鳞、柱状上皮交界(SCJ)内镜标志：食管鳞状上皮表现为淡粉色光滑上皮，胃柱状上皮表现为橘红色，鳞、柱状上皮交界处构成的齿状 Z 线，即为 SCJ。②胃食管交界(EGJ)内镜标志：管状食管与囊状胃的交界处，其内镜下定位的标志为最小充气状态下胃黏膜皱襞的近侧缘和(或)食管下端纵行栅栏样血管末梢。③明确区分 SCJ 及 EGJ：这对于识别 BE 十分重要，因为在解剖学上 EGJ 与内镜观察到的 SCJ 并不一致，且反流性食管炎黏膜在外观上可与 BE 混淆，所以确诊 BE 需病理活检证实。④BE 内镜下典型表现：EGJ 近端出现橘红色柱状上皮，即 SCJ 与 EGJ 分离。BE 的长度测量应从 EGJ 开始向上至 SCJ。内镜下亚甲蓝染色有助于对灶状肠化生的定位，并能指导活检。

3.病理学诊断

(1)活检取材：推荐使用四象限活检法，即常规从 EGJ 开始向上以 2 cm 的间隔分别在 4 个象限取活检；对疑有 BE 癌变者应向上每隔 1 cm 在 4 个象限取活检，对有溃疡、糜烂、斑块、小结节狭窄和其他腔内异常者，均应取活检行病理学检查。

(2)组织分型。①贲门腺型：与贲门上皮相似，有胃小凹和黏液腺，但无主细胞和壁细胞。②胃底腺型：与胃底上皮相似，可见主细胞和壁细胞，但 BE 上皮萎缩较明显，腺体较少且短小，此型多分布于 BE 远端近贲门处。③特殊肠化生型：又称Ⅲ型肠化生或不完全小肠化生型，分布于鳞状细胞和柱状细胞交界处，化生的柱状上皮中可见杯状细胞为其特征性改变。

(3)BE 的异型增生。①低度异型增生(LGD)：由较多小而圆的腺管组成，腺上皮细胞拉长，细胞核染色质浓染，核呈假复层排列，黏液分泌很少或不分泌，增生的细胞可扩展至黏膜表面。②高度异型增生(HGD)：腺管形态不规则，呈分支或折叠状，有些区域失去极性。与 LGD 相比，HGD 细胞核更大、形态不规则且呈簇状排列，核膜增厚，核仁呈明显双嗜性，间质无浸润。

四、鉴别诊断

(一)反流性食管炎

两病可合并存在，在临床上，两者均可出现反流性症状，如胃灼热感、反酸、咽下困难及出血等。也可因腹内压或胃内压增高而加重症状。但反流性食管炎症状仅限于胃食管反流现象。而食管裂孔疝不但影响食管，也侵及附近神经，甚至影响心肺功能，故其反流症状较重，胸骨后可出现明显疼痛，也可出现咽部异物感和阵发性心律不齐。而在诊断上，食管裂孔疝主要依靠 X 线钡餐，而反流性食管炎主要依靠内镜。

(二)食管贲门黏膜撕裂综合征

前者最典型的病史是先有干呕或呕吐正常胃内容物一次或多次，随后呕吐新鲜血液，诊断主要靠内镜。由于浅表的撕裂病损，在出血后 48～72 小时多数已愈合，因此应及时做内镜检查。

(三)食管贲门失弛缓症

食管贲门失弛缓症是一种食管的神经肌肉功能障碍性疾病，也可出现如反流性食管炎样的食物反流、吞咽困难及胸骨后疼痛等症状。但本症多见于 20～40 岁的年轻患者，发病常与情绪波动及冷饮有关。X 线钡餐检查，可见鸟嘴状及钡液平面等特征性改变。食管压力测定可观察到食管下端 2/3 无蠕动，吞咽时 LES 压力比静止压升高 1.3 kPa(10 mmHg)，并松弛不完全，必要时可做内镜检查，以排除其他疾病。

（四）弥漫性食管痉挛

弥漫性食管痉挛也可伴有吞咽困难和胸骨后疼痛，是一种食管下端 2/3 无蠕动而又强烈收缩疾病，一般不常见，可发生在任何年龄。食管钡餐检查可见"螺旋状食管"，即食管收缩时食管外观呈锯齿状。食管测压试验可观察到反复非蠕动性高幅度持久的食管收缩。

（五）食管癌

食管癌以进行性咽下困难为典型症状，出现胃灼热和反酸的症状较少，但若由于癌瘤的糜烂及溃疡形成或伴有食管炎症，亦可见到胸骨后烧灼痛，一般进行食管 X 线钡餐检查，或食管镜检查，不难与反流性食管炎做出鉴别。

五、并发症

（一）食管并发症

1.反流性食管炎

反流性食管炎是内镜下可见远段食管黏膜的破损，甚至出现溃疡，是胃食管反流病食管损伤的最常见后果和表现。

2.Barrett 食管

Barrett 食管多发生于鳞状上皮与柱状上皮交界处。蒙特利尔定义认为，当内镜疑似食管化生活检发现柱状上皮时，应诊断为 Barrett 食管，并具体说明是否存在肠型化生。

3.食管狭窄和出血

反流性食管狭窄是严重反流性疾病的结果。长期食管炎症由于瘢痕形成而致食管狭窄，表现为吞咽困难、反胃和胸骨后疼痛，狭窄多发生于食管下段。GERD 引起的出血罕见，主要见于食管溃疡者。

4.食管腺癌

蒙特利尔共识意见明确指出食管腺癌是 GERD 的并发症，食管腺癌的危险性与胃灼热的频率和时间成正比，慢性 GERD 症状增加食管腺癌的危险性。长节段 Barrett 食管伴化生是食管腺癌最重要的、明确的危险因素。

（二）食管外并发症

反流性食管炎由于反流的胃液侵袭咽部、声带和气管，引起慢性咽炎、声带炎和气管炎，甚至吸入性肺炎。

六、治疗

（一）改变生活方式

抬高床头、睡前 3 小时不再进食、避免高脂肪食物、戒烟酒、减少摄入可以降低食管下段括约肌（LES）压力的食物（如巧克力、薄荷、咖啡、洋葱、大蒜等）。减轻体质量可减少 GERD 患者反流症状。

（二）抑制胃酸分泌

抑制胃酸的药物包括 H_2 受体阻滞剂（H_2-RA）和质子泵抑制剂（PPI）等。

1.初始治疗的目的是尽快缓解症状，治愈食管炎

（1）H_2-RA 仅适用于轻至中度 GERD 治疗。H_2-RA（西咪替丁、雷尼替丁、法莫替丁等）治疗反流性 GERD 的食管炎愈合率为 50％～60％，胃灼热症状缓解率为 50％。

(2)PPI 是 GERD 治疗中最常用的药物,伴有食管炎的 GERD 治疗首选。临床奥美拉唑、兰索拉唑、泮托拉唑、雷贝拉唑和埃索美拉唑可供选用。在标准剂量下,新一代 PPI 具有更强的抑酸作用。

PPI 治疗糜烂性食管炎的内镜下 4 周、8 周愈合率分别为 80% 和 90% 左右,PPI 推荐采用标准剂量,疗程 8 周。部分患者症状控制不满意时可加大剂量或换一种 PPI。

(3)非糜烂性反流病(NERD)治疗的主要药物是 PPI。由于 NERD 发病机制复杂,PPI 对其症状疗效不如糜烂性食管炎,但 PPI 是治疗 NERD 的主要药物,治疗的疗程应不少于 8 周。

2.维持治疗是巩固疗效、预防复发的重要措施

GERD 是一种慢性疾病,停药后半年的食管炎与症状复发率分别为 80% 和 90%,故经初始治疗后,为控制症状、预防并发症,通常需采取维持治疗。

目前维持治疗的方法有 3 种:维持原剂量或减量、间歇用药、按需治疗。采取哪一种维持治疗方法,主要根据患者症状及食管炎分级来选择药物与剂量,通常严重的糜烂性食管炎(LAC-D 级)需足量维持治疗,NERD 可采用按需治疗。H_2-RA 长期使用会产生耐受性,一般不适合作为长期维持治疗的药物。

(1)原剂量或减量维持:维持原剂量或减量使用 PPI,每天 1 次,长期使用以维持症状持久缓解,预防食管炎复发。

(2)间歇治疗:PPI 剂量不变,但延长用药周期,最常用的是隔天疗法。3 天 1 次或周末疗法因间隔太长,不符合 PPI 的药代动力学,抑酸效果较差,不提倡使用。在维持治疗过程中,若症状出现反复,应增至足量 PPI 维持。

(3)按需治疗:仅在出现症状时用药,症状缓解后即停药。按需治疗建议在医师指导下,由患者自己控制用药,没有固定的治疗时间,治疗费用低于维持治疗。

3.Barrett 食管(BE)治疗

虽有文献报道 PPI 能延缓 BE 的进程,尚无足够的循证依据证实其能逆转 BE。BE 伴有糜烂性食管炎及反流症状者,采用大剂量 PPI 治疗,并长期维持治疗。

4.控制夜间酸突破(NAB)

NAB 指在每天早、晚餐前服用 PPI 治疗的情况下,夜间胃内 pH < 4 持续时间 > 1 小时。控制 NAB 是治疗 GERD 的措施之一。治疗方法包括调整 PPI 用量、睡前加用 H_2-RA、应用血浆半衰期更长的 PPI 等。

(三)对 GERD 可选择性使用促动力药物

在 GERD 的治疗中,抑酸药物治疗效果不佳时,考虑联合应用促动力药物,特别是对于伴有胃排空延迟的患者。

(四)手术与内镜治疗应综合考虑,慎重决定

GERD 手术与内镜治疗的目的是增强 LES 抗反流作用,缓解症状,减少抑酸剂的使用,提高患者的生活质量。

BE 伴高度不典型增生、食管严重狭窄等并发症,可考虑内镜或手术治疗。

第二节 急性胃炎

急性胃炎是由多种不同的病因引起的急性胃黏膜炎症,包括急性单纯性胃炎、急性糜烂出血性胃炎和吞服腐蚀物引起的急性腐蚀性胃炎与胃壁细菌感染所致的急性化脓性胃炎。其中,临床意义最大和发病率最高的是以胃黏膜糜烂、出血为主要表现的急性糜烂出血性胃炎。

一、流行病学

迄今为止,国内外尚缺乏有关急性胃炎的流行病学调查。

二、病因

急性胃炎的病因众多,大致有外源性和内源性两大类,包括急性应激、化学性损伤(如药物、酒精、胆汁、胰液)和急性细菌感染等。

(一)外源性因素

1.药物

各种非甾体抗炎药(NSAIDs),包括阿司匹林、吲哚美辛、吡罗昔康和多种含有该类成分复方药物。另外,糖皮质激素和某些抗生素及氯化钾等均可导致胃黏膜损伤。

2.酒精

大量酗酒可致急性胃黏膜胃糜烂甚至出血。

3.生物性因素

沙门菌、嗜盐菌和葡萄球菌等细菌或其毒素可使胃黏膜充血水肿和糜烂。幽门螺杆菌感染可引起急、慢性胃炎,发病机制类似,将在慢性胃炎节中叙述。

4.其他

某些机械性损伤(包括胃内异物或胃柿石等)可损伤胃黏膜。放射疗法可致胃黏膜受损。偶可见因吞服腐蚀性化学物质(强酸或强碱或甲酚及氯化汞、砷、磷等)引起的腐蚀性胃炎。

(二)内源性因素

1.应激因素

多种严重疾病如严重创伤、烧伤或大手术及颅脑病变和重要脏器功能衰竭等可导致胃黏膜缺血、缺氧而损伤。通常称为应激性胃炎,如果系脑血管病变、头颅部外伤和脑手术后引起的胃十二指肠急性溃疡称为 Cushing 溃疡,而大面积烧灼伤所致溃疡称为 Curling 溃疡。

2.局部血供缺乏

局部血供缺乏主要是腹腔动脉栓塞治疗后或少数因动脉硬化致胃动脉的血栓形成或栓塞引起供血不足。另外,还可见于肝硬化门静脉高压并发上消化道出血者。

3.急性蜂窝织炎或化脓性胃炎

此两者甚少见。

三、病理生理学和病理组织学

（一）病理生理学

胃黏膜防御机制包括黏膜屏障、黏液屏障、黏膜上皮修复、黏膜和黏膜下层丰富的血流、前列腺素和肽类物质（表皮生长因子等）和自由基清除系统。上述结果破坏或保护因素减少，使胃腔中的 H^+ 逆弥散至胃壁，肥大细胞释放组胺，则血管充血甚或出血、黏膜水肿及间质液渗出，同时可刺激壁细胞分泌盐酸、主细胞分泌胃蛋白酶原。若致病因子损及腺颈部细胞，则胃黏膜修复延迟、更新受阻而出现糜烂。

严重创伤、大手术、大面积烧伤、脑血管意外和严重脏器功能衰竭及休克或者败血症等所致的急性应激的发生机制：急性应激→皮质-垂体前叶-肾上腺皮质轴活动亢进、交感-副交感神经系统失衡→机体的代偿功能不足→不能维持胃黏膜微循环的正常运行→黏膜缺血、缺氧→黏液和碳酸氢盐分泌减少及内源性前列腺素合成不足→黏膜屏障破坏和氢离子反弥散→降低黏膜内 pH→进一步损伤血管与黏膜→糜烂和出血。

NSAIDs 所引起者则为抑制环加氧酶（COX）致使前列腺素产生减少，黏膜缺血缺氧。氯化钾和某些抗生素或抗肿瘤药等则可直接刺激胃黏膜引起浅表损伤。

乙醇可致上皮细胞损伤和破坏，黏膜水肿、糜烂和出血。另外，幽门关闭不全、胃切除（主要是 BillrothⅡ式）术后可引起十二指肠-胃反流，则此时由胆汁和胰液等组成的碱性肠液中的胆盐、溶血磷脂酰胆碱、磷脂酶 A 和其他胰酶可破坏胃黏膜屏障，引起急性炎症。

门静脉高压可致胃黏膜毛细血管和小静脉扩张及黏膜水肿，组织学表现为只有轻度或无炎症细胞浸润，可有显性或非显性出血。

（二）病理学改变

急性胃炎病理和组织学表现以胃黏膜充血、水肿，表面有片状渗出物或黏液覆盖为主。黏膜皱襞上可见局限性或弥漫性陈旧性或新鲜出血与糜烂，糜烂加深可累及胃腺体。

显微镜下则可见黏膜固有层多少不等的中性粒细胞、淋巴细胞、浆细胞和少量嗜酸性粒细胞浸润，可有水肿。表面的单层柱状上皮细胞和固有腺体细胞出现变性与坏死。重者黏膜下层亦有水肿和充血。

对于腐蚀性胃炎，若接触了高浓度的腐蚀物质且长时间，则胃黏膜出现凝固性坏死、糜烂和溃疡，重者穿孔或出血甚至腹膜炎。

另外，少见的化脓性胃炎可表现为整个胃壁（主要是黏膜下层）炎性增厚，大量中性粒细胞浸润，黏膜坏死。可有胃壁脓性蜂窝织炎或胃壁脓肿。

四、临床表现

（一）症状

部分患者可有上腹痛、腹胀、恶心、呕吐和嗳气及食欲缺乏等。如伴胃黏膜糜烂出血，则有呕血和（或）黑便，大量出血可引起出血性休克。有时上腹胀气明显。细菌感染导致者可出现腹泻等，并有疼痛、吞咽困难和呼吸困难（由于喉头水肿）。腐蚀性胃炎可吐出血性黏液，严重者可发生食管或胃穿孔，引起胸膜炎或弥漫性腹膜炎。化脓性胃炎起病常较急，有上腹剧痛、恶心和呕吐、寒战和高热，血压可下降，出现中毒性休克。

（二）体征

上腹部压痛是常见体征，尤其多见于严重疾病引起的急性胃炎出血者。腐蚀性胃炎因口腔黏膜、食管黏膜和胃黏膜都有损害，口腔、咽喉黏膜充血、水肿和糜烂。化脓性胃炎有时体征酷似急腹症。

五、辅助检查

急性糜烂出血性胃炎的确诊有赖于急诊胃镜检查，一般应在出血后24～48小时进行，可见到以多发性糜烂、浅表溃疡和出血灶为特征的急性胃黏膜病损。黏液糊或者可有新鲜或陈旧血液。一般急性应激所致的胃黏膜病损以胃体、胃底部为主，而NSAIDs或酒精所致的则以胃窦部为主。注意X线钡剂检查并无诊断价值。出血者做呕吐物或大便隐血试验，红细胞计数和血红蛋白测定。感染因素引起者，做白细胞计数和分类检查、大便常规检查和培养。

六、诊断和鉴别诊断

本病主要通过病史和症状做出拟诊，经胃镜检查可得以确诊。但吞服腐蚀物质者禁忌胃镜检查。有长期服用NSAIDs、酗酒及临床重危患者，均应想到急性胃炎的可能。对于鉴别诊断，腹痛为主者，应通过反复询问病史与急性胰腺炎、胆囊炎和急性阑尾炎等急腹症甚至急性心肌梗死相鉴别。

七、治疗

（一）基础治疗

基础治疗包括给予镇静、禁食、补液、解痉、止吐等对症支持治疗。此后给予流质或半流质饮食。

（二）针对病因治疗

针对病因治疗包括根除幽门螺杆菌、去除NSAIDs或乙醇等诱因。

（三）对症处理

表现为反酸、上腹隐痛、烧灼感和嘈杂者，给予 H_2 受体拮抗药或质子泵抑制剂。以恶心、呕吐或上腹胀闷为主者可选用甲氧氯普胺、多潘立酮或莫沙必利等促动力药。以痉挛性疼痛为主者，可给予莨菪碱等药物进行对症处理。

有胃黏膜糜烂、出血者，可用抑制胃酸分泌的 H_2 受体阻滞剂或质子泵抑制剂，还可同时应用胃黏膜保护药如硫糖铝或铝碳酸镁等。

对于较大量的出血则应采取综合措施进行抢救。当并发大量出血时，可以冰水洗胃或在冰水中加去甲肾上腺素（每200 mL冰水中加8 mL），或同管内滴注碳酸氢钠，浓度为1 000 mmol/L，24小时滴1 L，使胃内pH保持在5以上。凝血酶是有效的局部止血药，并有促进创面愈合作用，大剂量时止血作用显著。常规的止血药，如卡巴克络、抗血栓溶芳酸和酚磺乙胺等可静脉应用，但效果一般。内镜下止血往往可收到较好效果。

八、并发症的诊断、预防和治疗

急性胃炎的并发症包括穿孔，腹膜炎，水、电解质紊乱和酸碱失衡等。为预防细菌感染者选用抗生素治疗，因过度呕吐致脱水者及时补充水和电解质，并适时检测血气分析，必要时纠正酸碱平衡紊乱。对于穿孔或腹膜炎者，必要时行外科治疗。

九、预后

病因去除后,急性胃炎多在短期内恢复正常。相反病因长期持续存在,则可转为慢性胃炎。由于绝大多数慢性胃炎的发生与幽门螺杆菌(Hp)感染有关,而 Hp 自发清除少见,故慢性胃炎可持续存在,但多数患者无症状。流行病学研究显示,部分 Hp 相关性胃窦炎(<20%)可发生十二指肠溃疡。

第三节 慢 性 胃 炎

慢性胃炎是由各种病因引起的胃黏膜慢性炎症。根据新悉尼胃炎系统和我国 2006 年颁布的《中国慢性胃炎共识意见》标准,由内镜及病理组织学变化,将慢性胃炎分为非萎缩性(浅表性)胃炎及萎缩性胃炎两大基本类型和一些特殊类型胃炎。

一、流行病学

幽门螺杆菌(Hp)感染为慢性非萎缩性胃炎的主要病因。大致上说来,慢性非萎缩性胃炎发病率与 Hp 感染情况相平行,慢性非萎缩性胃炎流行情况因不同国家、不同地区 Hp 感染情况而异。一般 Hp 感染率发展中国家高于发达国家,感染率随年龄增加而升高。我国属 Hp 高感染率国家,估计人群中 Hp 感染率为 40%~70%。慢性萎缩性胃炎是原因不明的慢性胃炎,在我国是一种常见病、多发病,在慢性胃炎中占 10%~20%。

二、病因

(一)慢性非萎缩性胃炎的常见病因

1.Hp 感染

Hp 感染是慢性非萎缩性胃炎最主要的病因,两者的关系符合确定病原体为感染性疾病病因的 4 项基本要求,即该病原体存在于该病的患者中,病原体的分布与体内病变分布一致,清除病原体后疾病可好转,在动物模型中该病原体可诱发与人相似的疾病。

研究表明,80%~95%的慢性活动性胃炎患者胃黏膜中有 Hp 感染,5%~20%的 Hp 阴性率反映了慢性胃炎病因的多样性;Hp 相关胃炎者,Hp 胃内分布与炎症分布一致;根除 Hp 可使胃黏膜炎症消退,一般中性粒细胞消退较快,但淋巴细胞、浆细胞消退需要较长时间;志愿者和动物模型中已证实 Hp 感染可引起胃炎。

Hp 感染引起的慢性非萎缩性胃炎中胃窦为主的全胃炎患者胃酸分泌可增加,十二指肠溃疡发生的危险度较高;而胃体为主的全胃炎患者胃溃疡和胃癌发生的危险性增加。

2.胆汁和其他碱性肠液反流

幽门括约肌功能不全时含胆汁和胰液的十二指肠液反流入胃,可削弱胃黏膜屏障功能,使胃黏膜遭到消化液的刺激作用,产生炎症、糜烂、出血和上皮化生等病变。

3.其他外源性因素

酗酒、服用 NSAIDs 等药物、某些刺激性食物等均可反复损伤胃黏膜。这类因素均可各自或与 Hp 感染协同作用而引起或加重胃黏膜慢性炎症。

（二）慢性萎缩性胃炎的主要病因

1973 年,斯特里克兰(Strickland)将慢性萎缩性胃炎分为 A、B 两型,A 型是胃体弥漫性萎缩,导致胃酸分泌下降,影响维生素 B_{12} 及内因子的吸收,因此常合并恶性贫血,与自身免疫有关;B 型在胃窦部,少数人可发展成胃癌,与幽门螺杆菌、化学损伤(胆汁反流、非甾体抗炎药、吸烟、酗酒等)有关,在我国,80％以上的属于第二类。

胃内攻击因子与防御修复因子失衡是慢性萎缩性胃炎发生的根本原因。具体病因与慢性非萎缩性胃炎相似。Hp 感染,长期饮浓茶、烈酒、咖啡,食用过热、过冷、过于粗糙的食物,可导致胃黏膜的反复损伤;长期大量服用非甾体抗炎药如阿司匹林、吲哚美辛等可抑制胃黏膜前列腺素的合成,破坏黏膜屏障;烟草中的尼古丁不仅影响胃黏膜的血液循环,还可导致幽门括约肌功能紊乱,造成胆汁反流;各种原因的胆汁反流均可破坏黏膜屏障造成胃黏膜慢性炎症改变。比较特殊的是壁细胞抗原和抗体结合形成免疫复合体在补体参与下,破坏壁细胞;胃黏膜营养因子(如胃泌素、表皮生长因子等)缺乏;心力衰竭、动脉粥样硬化、肝硬化合并门脉高压、糖尿病、甲状腺病、慢性肾上腺皮质功能减退、尿毒症、干燥综合征、胃血流量不足及精神因素等均可导致胃黏膜萎缩。

三、病理生理学和病理学

（一）病理生理学

1.Hp 感染

Hp 感染途径为粪-口或口-口途径,其外壁靠黏附素而紧贴胃上皮细胞。

Hp 感染的持续存在,致使腺体破坏,最终发展成为萎缩性胃炎。而感染 Hp 后胃炎的严重程度则除了与细菌本身有关外,还取决于患者机体情况和外界环境。如带有空泡毒素(VacA)和细胞毒相关基因(CagA)者,胃黏膜损伤明显较重。患者的免疫应答反应强弱、其胃酸的分泌情况、血型、民族和年龄差异等也影响胃黏膜炎症程度。此外,患者饮食情况也有一定作用。

2.自身免疫机制

研究早已证明,以胃体萎缩为主的 A 型萎缩性胃炎患者血清中,存在壁细胞抗体(PCA)和内因子抗体(IFA)。前者的抗原是壁细胞分泌小管微绒毛膜上的质子泵 H^+/K^+-ATP 酶,它破坏壁细胞而使胃酸分泌减少。而 IFA 则对抗内因子(壁细胞分泌的一种糖蛋白),使食物中的维生素 B_{12} 无法与后者结合被末端回肠吸收,最后引起维生素 B_{12} 吸收不良,甚至导致恶性贫血。IFA 具有特异性,几乎仅见于胃萎缩伴恶性贫血者。

造成胃酸和内因子分泌减少或丧失,恶性贫血是 A 型萎缩性胃炎的终末阶段,是自身免疫性胃炎最严重的标志。当泌酸腺完全萎缩时称为胃萎缩。

另外,近年发现 Hp 感染者中也存在着自身免疫反应,其血清抗体能与宿主胃黏膜上皮及黏液起交叉反应,如菌体 LewisX 和 LewisY 抗原。

3.外源性损伤因素破坏胃黏膜屏障

碱性十二指肠液反流等,可减弱胃黏膜屏障功能。致使胃腔内 H^+ 通过损害的屏障,反弥散入胃黏膜内,使炎症不易消散。长期慢性炎症,又加重屏障功能的减退,如此恶性循环使慢性胃炎久治不愈。

4.生理因素和胃黏膜营养因子缺乏

萎缩性变化和肠化生等皆与衰老相关,而炎症细胞浸润程度与年龄关系不大。这主要是老龄者的退行性变-胃黏膜小血管扭曲,小动脉壁玻璃样变性,管腔狭窄导致黏膜营养不良、分泌功能下降引起的。

新近研究证明,某些胃黏膜营养因子(胃泌素、表皮生长因子等)缺乏或胃黏膜感觉神经终器对这些因子不敏感可引起胃黏膜萎缩。如手术后残胃炎原因之一是 G 细胞数量减少,而引起胃泌素营养作用减弱。

5.遗传因素

萎缩性胃炎、维生素 B_{12} 吸收不良的患病率和 PCA、IFA 的阳性率很高,提示可能有遗传因素的影响。

(二)病理学

慢性胃炎病理变化由胃黏膜损伤和修复过程所引起。病理组织学的描述包括活动性慢性炎症、萎缩和化生及异型增生等。此外,在慢性炎症过程中,胃黏膜也有反应性增生变化,如胃小凹上皮过形成、黏膜肌增厚、淋巴滤泡形成、纤维组织和腺管增生等。

近几年对于慢性胃炎尤其是慢性萎缩性胃炎的病理组织学研究,有不少新的进展。以下结合中华医学会消化病学分会的"全国第二届慢性胃炎共识会议"中制定的慢性胃炎诊治的共识意见,论述关键进展问题。

1.萎缩的定义

1996 年,新悉尼系统把萎缩定义为"腺体的丧失",这是模糊而易产生歧义的定义,反映了当时肠化是否属于萎缩,病理学家有不同认识。其后国际上一个病理学家的自由组织——萎缩联谊会(Atrophy Club 2000)进行了 3 次研讨会,并在 2002 年发表了对萎缩的新分类,12 位学者中有 8 位曾是悉尼系统的执笔者,故此意见可认为是悉尼系统的补充和发展,有很高的权威性。

萎缩联谊会把萎缩新定义为"萎缩是胃固有腺体的丧失",将萎缩分为 3 种情况:无萎缩、未确定萎缩和萎缩。进而将萎缩分两个类型:非化生性萎缩和化生性萎缩。前者特点是腺体丧失伴有黏膜固有层中的纤维化或纤维肌增生;后者是胃黏膜腺体被化生的腺体替换。这两类萎缩的程度分级仍用最初悉尼系统标准和新悉尼系统的模拟评分图,分为 4 级,即无、轻度、中度和重度萎缩。国际的萎缩新定义对我国来说不是新的,我国学者早年就认为"肠化或假幽门腺化生不是胃固有腺体,因此尽管胃腺体数量未减少,但也属萎缩",并在"全国第一届慢性胃炎共识会议"中做了说明。

对于上述第 2 个问题,答案显然是肯定的。这是因为多灶性萎缩性胃炎的胃黏膜萎缩呈灶状分布,即使活检块数少,只要病理活检发现有萎缩,就可诊断为萎缩性胃炎。此次全国慢性胃炎共识意见强调,需注意取材于糜烂或溃疡边缘的组织易存在萎缩,但不能简单地视为萎缩性胃炎。此外,活检组织太浅、组织包埋方向不当等因素均可影响萎缩的判断。

"未确定萎缩"是国际新提出的观点,认为黏膜层炎症很明显时,单核细胞密集浸润造成腺体被取代、移置或隐匿,以致难以判断这些"看来似乎丧失"的腺体是否真正丧失,此时暂先诊断为"未确定萎缩",最后诊断延期到炎症明显消退(大部分在 Hp 根除治疗 3~6 个月后),再取活检时做出。对萎缩的诊断采取了比较谨慎的态度。

目前,我国共识意见并未采用此概念。因为:①炎症明显时腺体被破坏、数量减少,在这个时点上,病理按照萎缩的定义可以诊断为萎缩,非病理不能。②一般临床希望活检后有病理结论,病理如不做诊断,会出现临床难做出诊断、对治疗效果无法评价的情况。尤其是在临床研究上,设立此诊断项会使治疗前或后失去相当一部分统计资料。慢性胃炎是个动态过程,炎症可以有两个结局:完全修复和不完全修复(纤维化和肠化),炎症明显期病理无责任预言今后趋向哪个结局。可以预料对萎缩采用的诊断标准不一,治疗效率也不一,采用"未确定萎缩"的研究课题,因为事先去除了一部分可逆的萎缩,萎缩的可逆性就低。

2.肠化分型的临床意义与价值

用阿尔辛蓝-过碘酸希夫染色(AB-PAS)和高铁二胺-阿尔辛蓝(HID-AB)黏液染色能区分肠化亚型,然而,肠化分型的意义并未明了。传统观念认为,肠化亚型中的小肠型和完全型肠化无明显癌前病变意义,而大肠型肠化的胃癌发生危险性增高,从而引起临床的重视。支持肠化分型有意义的学者认为化生是细胞表型的一种非肿瘤性改变,通常在长期不利环境作用下出现。这种表型改变可以是干细胞内出现体细胞突变的结果,或是表现遗传修饰的变化导致后代细胞向不同方向分化的结果。胃内肠化生部位发现很多遗传改变,这些改变甚至可出现在异型增生前。他们认为肠化生中不完全型结肠型者,具有大多数遗传学改变,有发生胃癌的危险性。但近年,越来越多的临床资料显示其预测胃癌价值有限而更强调重视肠化范围,肠化分布范围越广,其发生胃癌的危险性越高。10多年来罕有从大肠型肠化随访发展成癌的报道。从病理检测的实际情况看,肠化以混合型多见,大肠型肠化的检出率与活检块数有密切关系,即活检块数越多,大肠型肠化检出率越高。客观地讲,该型肠化生的遗传学改变和胃不典型增生(上皮内瘤)的改变相似。因此,对肠化分型的临床意义和价值的争论仍未有定论。

3.关于异型增生

异型增生(上皮内瘤变)是重要的胃癌癌前病变,分为轻度和重度(或低级别和高级别)两级。异型增生和上皮内瘤变是同义词,后者是 WHO 国际癌症研究协会推荐使用的术语。

4.萎缩和肠化发生过程是否存在不可逆转点

胃黏膜萎缩的产生主要有两种途径:一是干细胞区室和(或)腺体被破坏;二是选择性破坏特定的上皮细胞而保留干细胞。这两种途径在慢性 Hp 感染中均可发生。

萎缩与肠化的逆转报道已经不在少数,但是否所有病患均有逆转可能,是否在萎缩的发生与发展过程中存在某一不可逆转点,这一转折点是否可能为肠化生,可否通过根除 Hp 来降低胃癌发生危险性始终是近年来关注的热点。多数研究表明,根除 Hp 可防止胃黏膜萎缩和肠化的进一步发展,但萎缩、肠化是否能得到逆转尚待更多研究证实。

梅拉(Mera)和科雷亚(Correa)等最新报道了一项长达 12 年的大型前瞻性随机对照研究,纳入 795 例具有胃癌前病变的成人患者,随机给予他们抗 Hp 治疗和(或)抗氧化治疗。他们观察到萎缩黏膜在 Hp 根除后持续保持阴性 12 年后可以完全消退,而肠化黏膜也有逐渐消退的趋向,但可能需要随访更长时间。他们认为通过抗 Hp 治疗来进行胃癌的化学预防是可行的策略。

但是,部分学者认为在考虑萎缩的可逆性时,需区分缺失腺体的恢复和腺体内特定细胞的再生。在后一种情况下,干细胞区室被保留,去除有害因素可使壁细胞和主细胞再生,并完全恢复腺体功能。当腺体及干细胞被完全破坏后,腺体的恢复只能由周围未被破坏的腺窝单元来完成。

当萎缩伴有肠化生时,逆转机会进一步减小。如果肠化生是对不利因素的适应性反应,而且不利因素可以被确定和去除,此时肠化生有可能逆转。但是,肠化生还有很多其他原因,如胆汁反流、高盐饮食、乙醇。这意味着即使在 Hp 感染个体,感染以外的其他因素亦可以引发或加速化生的发生。如果肠化生是稳定的干细胞内体细胞突变的结果,则改变黏膜的环境也许不能使肠化生逆转。

1992—2002 年的 34 篇文献里,根治 *Hp* 后萎缩可逆和无好转的基本各占一半,主要是因为萎缩诊断标准、随访时间和间隔长短、活检取材部位和数量不统一。建议今后制定统一随访方案,联合各医疗单位合作研究,得到大宗病例的统计资料。根治 *Hp* 可以产生某些有益效应,如消除炎症,消除活性氧所致的 DNA 损伤,缩短细胞更新周期,提高低胃酸者的泌酸量,并逐步恢复胃液维生素 C 的分泌。在预防胃癌方面,这些已被证实的结果可能比希望萎缩和肠化生逆转重要得多。

实际上,国际著名学者对有否此不可逆转点也有争论。如美国的 Correa 教授并不认同它的存在,而英国阿伯丁大学的教授则强烈认为在异型增生发展至胃癌的过程中有某个节点,越过此则基本处于不可逆转阶段,但至今为止尚未明确此点的确切位置。

四、临床表现

流行病学研究表明,多数慢性非萎缩性胃炎患者无任何症状。少数患者可有上腹痛或不适、上腹胀、早饱、嗳气、恶心等非特异性消化不良症状。某些慢性萎缩性胃炎患者可有上腹部灼痛、胀痛、钝痛或胀闷且以餐后为著、食欲缺乏、恶心、嗳气、便秘或腹泻等症状。内镜检查和胃黏膜组织学检查结果与慢性胃炎患者症状的相关分析表明,患者的症状缺乏特异性,且症状之有无及严重程度与内镜所见及组织学分级并无肯定的相关性。

伴有胃黏膜糜烂者,可有少量或大量上消化道出血,长期少量出血可引起缺铁性贫血。胃体萎缩性胃炎可出现恶性贫血,常有全身衰弱、疲软、神情淡漠、隐性黄疸,消化道症状一般较少。

体征多不明显,有时上腹轻压痛,胃体胃炎严重时可有舌炎和贫血。

慢性萎缩性胃炎的临床表现不仅缺乏特异性,而且与病变程度并不完全一致。

五、辅助检查

(一)胃镜及活组织检查

1.胃镜检查

随着内镜器械的长足发展,内镜观察更加清晰。内镜下慢性非萎缩性胃炎可见红斑(点状、片状、条状)、黏膜粗糙不平、出血点(斑)、黏膜水肿及渗出等基本表现,尚可见糜烂及胆汁反流。萎缩性胃炎则主要表现为黏膜色泽白,不同程度的皱襞变平或消失。在不过度充气状态下,可透见血管纹,轻度萎缩时见到模糊的血管,重度时看到明显血管分支。内镜下肠化黏膜呈灰白色颗粒状小隆起,重者贴近观察有绒毛状变化。肠化也可以呈平坦或凹陷外观。如果喷撒亚甲蓝色素,肠化区可能出现被染上蓝色,非肠化黏膜不着色。

胃黏膜血管脆性增加可致黏膜下出血,谓之壁内出血,表现为水肿或充血胃黏膜上见点状、斑状或线状出血,可多发、新鲜和陈旧性出血相混杂。如观察到黑色附着物常提示糜烂等致出血。

值得注意的是,少数 *Hp* 感染性胃炎可有胃体部皱襞肥厚,甚至宽度达到 5 mm 以上,且在适当充气后皱襞不能展平,用活检钳将黏膜提起时,可见帐篷征,这是和恶性浸润性病变的鉴别点之一。

2.病理组织学检查

萎缩的确诊依赖于病理组织学检查。萎缩的肉眼与病理之符合率仅为 38%～78%,这与萎

缩或肠化甚至 Hp 的分布都是非均匀的,或者说多灶性萎缩性胃炎的胃黏膜萎缩呈灶状分布有关。当然,只要病理活检发现有萎缩,就可诊断为萎缩性胃炎。但如果未能发现萎缩,却不能轻易排除之。如果不取足够多的标本或者内镜医师并未在病变最重部位(这也需要内镜医师的经验)活检,则势必可能遗漏病灶。反之,当在糜烂或溃疡边缘的组织活检时,即使病理发现了萎缩,却不能简单地视为萎缩性胃炎,这是因为活检组织太浅、组织包埋方向不当等因素均可影响萎缩的判断。还有,根除 Hp 可使胃黏膜活动性炎症消退,慢性炎症程度减轻。一些因素可影响结果的判断:①活检部位的差异。②Hp 感染时胃黏膜大量炎症细胞浸润,形如萎缩;但根除 Hp 后胃黏膜炎症细胞消退,黏膜萎缩、肠化可望恢复。然而在胃镜活检取材多少问题上,病理学家的要求与内镜医师出现了矛盾。从病理组织学观点来看,5 块或更多则有利于组织学的准确判断,然而,就内镜医师而言,考虑到患者的医疗费用,主张 2～3 块即可。

(二)Hp 检测

活组织病理学检查时可同时检测 Hp ,并可在内镜检查时多取 1 块组织做快呋塞米素酶检查以增加诊断的可靠性。其他检查 Hp 的方法:①胃黏膜直接涂片或组织切片,然后以 Gram 或 Giemsa 或 Warthin-Starry 染色(经典方法),甚至 HE 染色,免疫组化染色则有助于检测球形 Hp 。②细菌培养为金标准;需特殊培养基和微需氧环境,培养时间 3～7 天,阳性率可能不高但特异性高,且可做药物敏感试验。③血清 Hp 抗体测定多在流行病学调查时用。④尿素呼吸试验是一种非侵入性诊断法,口服 ^{13}C 或 ^{14}C 标记的尿素后,检测患者呼气中的 $^{13}CO_2$ 或 $^{14}CO_2$ 量,结果准确。⑤聚合酶联反应法(PCR 法)能特异地检出不同来源标本中的 Hp 。

根除 Hp 治疗后,可在胃镜复查时重复上述检查,亦可采用非侵入性检查手段,如 ^{13}C 或 ^{14}C 尿素呼气试验、粪便 Hp 抗原检测及血清学检查。应注意,近期使用抗生素、质子泵抑制剂、铋剂等药物,因有暂时抑制 Hp 作用,会使上述检查(血清学检查除外)呈假阴性。

(三)X 线钡剂检查

X 线钡剂检查主要是很好地显示胃黏膜相的气钡双重造影。对于萎缩性胃炎,常常可见胃皱襞相对平坦和减少。但依靠 X 线诊断慢性胃炎价值不如胃镜和病理组织学。

(四)实验室检查

1.胃酸分泌功能测定

非萎缩性胃炎胃酸分泌常正常,有时可以增高。萎缩性胃炎病变局限于胃窦时,胃酸可正常或低酸,低酸是泌酸细胞数量减少和 H^+ 向胃壁反弥散所致。测定基础胃液分泌量(BAO)及注射组胺或五肽胃泌素后测定最大泌酸量(MAO)和高峰泌酸量(PAO)以判断胃泌酸功能,有助于萎缩性胃炎的诊断及指导临床治疗。A 型慢性萎缩性胃炎患者多无酸或低酸,B 型慢性萎缩性胃炎患者可正常或低酸,往往在给予酸分泌刺激药后,亦不见胃液和胃酸分泌。

2.胃蛋白酶原(PG)测定

胃体黏膜萎缩时血清 PG I 水平及 PG I/II 比例下降,严重者可伴餐后血清 G-17 水平升高;胃窦黏膜萎缩时餐后血清 G-17 水平下降,严重者可伴 PG I 水平及 PG I/II 比例下降。然而,这主要是一种统计学上的差异。

日本学者发现无症状胃癌患者,本法 85％ 阳性,PG I 或比值降低者,推荐进一步胃镜检查,以检出伴有萎缩性胃炎的胃癌。该试剂盒用于诊断萎缩性胃炎和判断胃癌倾向在欧洲国家应用要多于我国。

3.血清胃泌素测定

如果以放射免疫法检测血清胃泌素,则正常值应低于 100 pg/mL。慢性萎缩性胃炎胃体为主者,因壁细胞分泌胃酸缺乏、反馈性 G 细胞分泌胃泌素增多,致胃泌素中度升高。特别是当伴有恶性贫血时,该值可达 1 000 pg/mL 或更高。注意此时要与胃泌素瘤相鉴别,后者是高胃酸分泌。慢性萎缩性胃炎以胃窦为主时,空腹血清胃泌素正常或降低。

4.自身抗体

血清 PCA 和 IFA 阳性对诊断慢性胃体萎缩性胃炎有帮助,尽管血清 IFA 阳性率较低,但胃液中 IFA 的阳性,十分有助于恶性贫血的诊断。

5.血清维生素 B_{12} 浓度和维生素 B_{12} 吸收试验

慢性胃体萎缩性胃炎时,维生素 B_{12} 缺乏,常低于 200 ng/L。维生素 B_{12} 吸收试验(Schilling 试验)能检测维生素 B_{12} 在末端回肠吸收情况且可与回盲部疾病和严重肾功能障碍相鉴别。同时服用 ^{58}Co 和 ^{57}Co(加有内因子)标记的氰钴素胶囊。此后收集 24 小时尿液。如两者排出率均 >10% 则正常,若尿中 ^{58}Co 排出率低于 10%,而 ^{57}Co 的排出率正常则常提示恶性贫血;而两者均降低的常常是回盲部疾病或者肾衰竭者。

六、诊断和鉴别诊断

(一)诊断

鉴于多数慢性胃炎患者无任何症状,或即使有症状也缺乏特异性体征,因此根据症状和体征难以做出慢性胃炎的正确诊断。慢性胃炎的确诊主要依赖于内镜检查和胃黏膜活检组织学检查,尤其是后者的诊断价值更大。

按照悉尼胃炎标准要求,完整的诊断应包括病因、部位和形态学三方面。例如,诊断为"胃窦为主慢性活动性 Hp 胃炎"和"NSAIDs 相关性胃炎"。当胃窦和胃体炎症程度相差 2 级或以上时,加上"为主"修饰词,如"慢性(活动性)胃炎,胃窦显著"。当然这些诊断结论最好在病理报告后给出,实际的临床工作中,胃镜医师可根据胃镜下表现给予初步诊断。病理诊断则主要依据新悉尼胃炎系统,如图 6-1 所示。

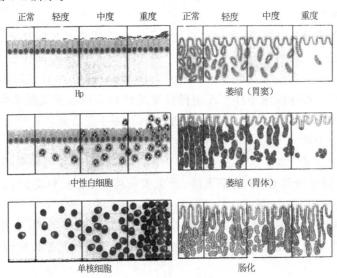

图 6-1　新悉尼胃炎系统

对于自身免疫性胃炎诊断,要予以足够的重视。因为胃体活检者甚少,或者很少开展 PCA 和 IFA 的检测,诊断该病者很少。为此,如果遇到以全身衰弱和贫血为主要表现,而上消化道症状往往不明显者,应做血清胃泌素测定和(或)胃液分析,异常者进一步做维生素 B_{12} 吸收试验,血清维生素 B_{12} 浓度测定可获确诊。注意不能仅仅凭活检组织学诊断本病,特别在标本数少时,这是因为 Hp 感染性胃炎后期,胃窦肠化,Hp 上移,胃体炎症变得显著,可与自身免疫性胃炎表现相重叠,但后者胃窦黏膜的变化很轻微。另外,淋巴细胞性胃炎也可出现类似情况,而其并无泌酸腺萎缩。

A 型、B 型萎缩性胃炎特点见表 6-1。

表 6-1　A 型和 B 型慢性萎缩性胃炎的鉴别

项　目		A 型慢性萎缩性胃炎	B 型慢性萎缩性胃炎
部位	胃窦	正常	萎缩
	胃体	弥漫性萎缩	多然性
血清胃泌素		明显升高	不定,可以降低或不变
胃酸分泌		降低	降低或正常
自身免疫抗体(内因子抗体和壁细胞抗体)阳性率		90%	10%
恶性贫血发生率		90%	10%
可能的病因		自身免疫,遗传因素	幽门螺杆菌、化学损伤

(二)鉴别诊断

1.功能性消化不良

2006 年,《中国慢性胃炎共识意见》将消化不良症状与慢性胃炎做了对比:一方面慢性胃炎患者可有消化不良的各种症状;另一方面,一部分有消化不良症状者如果胃镜和病理检查无明显阳性发现,可能仅仅为功能性消化不良。当然,少数功能性消化不良患者可同时伴有慢性胃炎。这样在慢性胃炎与消化不良症状功能性消化不良之间形成较为错综复杂的关系。但一般说来,消化不良症状的有无和严重程度与慢性胃炎的内镜所见或组织学分级并无明显相关性。

2.早期胃癌和胃溃疡

几种疾病的症状有重叠或类似,但胃镜及病理检查可鉴别。重要的是,如遇到黏膜糜烂,尤其是隆起性糜烂,要多取活检和及时复查,以排除早期胃癌。这是因为即使是病理组织学诊断,也有一定局限性。主要原因:①胃黏膜组织学变化易受胃镜检查前夜的食物(如某些刺激性食物加重黏膜充血)性质、被检查者近日是否吸烟、胃镜操作者手法的熟练程度、患者恶心反应等诸种因素影响。②活检是点的调查,而慢性胃炎病变程度在整个黏膜面上并不一致,要多点活检才能做出全面估计,判断治疗效果时,尽量在黏膜病变较重的区域或部位活检,如系治疗前后比较,则应在相同或相近部位活检。③病理诊断易受病理医师主观经验的影响。

3.慢性胆囊炎与胆石症

慢性胆囊炎与胆石症与慢性胃炎症状十分相似,同时并存者也较多。对于中年女性诊断慢性胃炎时,要仔细询问病史,必要时行胆囊 B 超检查,以了解胆囊情况。

4.其他

慢性肝炎和慢性胰腺疾病等,也可出现与慢性胃炎类似症状,在详询病史后,行必要的影像学检查和特异的实验室检查。

七、预后

慢性萎缩性胃炎常合并肠上皮化生。慢性萎缩性胃炎绝大多数预后良好,少数可癌变,癌变率为 1%～3%。目前认为慢性萎缩性胃炎若早期发现,及时积极治疗,病变部位萎缩的腺体是可以恢复的,可转化为非萎缩性胃炎或被治愈,改变了以往人们对慢性萎缩性胃炎不可逆转的认识。萎缩性胃炎每年的癌变率为 0.5%～1%,胃镜和病理检查的随访间期定位多长才既提高早期胃癌的诊断率,又方便患者和符合医药经济学要求,一直是不同地区和不同学者分歧较大的问题。在我国,城市和乡村有着不同的胃癌发生率和医疗条件差异。如果纯粹从疾病进展和预防角度考虑,一般认为,不伴有肠化和异型增生的萎缩性胃炎可 1～2 年做内镜和病理随访 1 次;活检有中重度萎缩伴有肠化的萎缩性胃炎 1 年左右随访 1 次。伴有轻度异型增生并剔除取于癌旁者,根据内镜和临床情况缩短至 6～12 个月随访 1 次;而重度异型增生者需立即复查胃镜和病理,必要时行手术治疗或内镜下局部治疗。

八、治疗

慢性非萎缩性胃炎的治疗目的是缓解消化不良症状和改善胃黏膜炎症。治疗应尽可能针对病因,遵循个体化原则。消化不良症状的处理与功能性消化不良相同。无症状、Hp 阴性的非萎缩性胃炎无须特殊治疗。

(一)一般治疗

慢性萎缩性胃炎患者,无论其病因如何,均应戒烟、忌酒,避免使用损害胃黏膜的药物如 NSAIDs 等,避免对胃黏膜有刺激性的食物和饮品,如过于酸、甜、咸、辛辣和过热、过冷食物,浓茶、咖啡等,饮食宜规律,少吃油炸、烟熏、腌制食物,不食腐烂变质的食物,多吃新鲜蔬菜和水果,所食食品要新鲜并富于营养,保证有足够的蛋白质、维生素(如维生素 C 和叶酸等)及铁质摄入,精神上乐观,生活要规律。

(二)针对病因或发病机制的治疗

1.根除 Hp

慢性非萎缩性胃炎的主要症状为消化不良,其症状应归属于功能性消化不良范畴。目前,国内外均推荐对 Hp 阳性的功能性消化不良行根除治疗。因此,有消化不良症状的 Hp 阳性慢性非萎缩性胃炎患者均应根除 Hp。另外,如果伴有胃黏膜糜烂,也该根除 Hp。大量研究结果表明,根除 Hp 可使胃黏膜组织学得到改善,对预防消化性溃疡和胃癌等有重要意义,对改善或消除消化不良症状具有费用-疗效比优势。

2.保护胃黏膜

关于胃黏膜屏障功能的研究由来已久。1964 年,美国密歇根大学达文波特(Davenport)博士首次提出"胃黏膜具有阻止 H^+ 自胃腔向黏膜内扩散的屏障作用"。1975 年,美国密歇根州 Upjohn 公司的罗伯特(Robert)博士发现前列腺素可明显防止或减轻 NSAIDs 和应激等对胃黏膜的损伤,其效果呈剂量依赖性,从而提出细胞保护的概念。1996 年,加拿大的华莱士(Wallace)教授较全面阐述胃黏膜屏障,根据解剖和功能将胃黏膜的防御修复分为 5 个层次——黏液-HCO_3^- 屏障、单层柱状上皮屏障、胃黏膜血流量、免疫细胞-炎症反应和修复重建因子作用等。至关重要的上皮屏障主要包括胃上皮细胞顶膜能抵御高浓度酸、胃上皮细胞之间紧密连接、胃上皮抗原呈递,免疫探及并限制潜在有害物质,并且它们大约每 72 小时完全更新一次。这说明它起着关键作用。

近年来,前列腺素和胃黏膜血流量等成为胃黏膜保护领域的研究热点。这与 NSAIDs 药物的广泛应用带来的不良反应日益引起学者的重视有关。美国加州大学戴维斯分校的研究显示,前列腺素保护胃黏膜抵抗致溃疡及致坏死因素损害的机制不仅是抑制胃酸分泌。当然表皮生长因子(EGF)、成纤维生长因子(bFGF)和血管内皮生长因子(VEGF)及热休克蛋白等都是重要的黏膜保护因子,在抵御黏膜损害中起重要作用。

然而,当机体遇到有害因素强烈攻击时,仅依靠自身的防御修复能力是不够的,强化黏膜防卫能力,促进黏膜的修复是治疗胃黏膜损伤的重要环节之一。具有保护和增强胃黏膜防御功能或者防止胃黏膜屏障受到损害的一类药物统称为胃黏膜保护药,包括铝碳酸镁、硫糖铝、胶体铋剂、地诺前列酮、替普瑞酮、吉法酯、谷氨酰胺类、瑞巴派特等。另外,吉法酯能增加胃黏膜更新,提高细胞再生能力,增强胃黏膜对胃酸的抵抗能力,达到保护胃黏膜的作用。

3.抑制胆汁反流

促动力药如多潘立酮可防止或减少胆汁反流;胃黏膜保护药,特别是有结合胆酸作用的铝碳酸镁制剂,可增强胃黏膜屏障、结合胆酸,从而减轻或消除胆汁反流所致的胃黏膜损害。考来烯胺可络合反流至胃内的胆盐,防止胆汁酸破坏胃黏膜屏障,方法为每次 $3\sim4$ g,每天 $3\sim4$ 次。

(三)对症处理

消化不良症状的治疗由于临床症状与慢性非萎缩性胃炎之间并不存在明确关系,因此症状治疗事实上属于功能性消化不良的经验性治疗。慢性胃炎伴胆汁反流者可应用促动力药(如多潘立酮)和(或)有结合胆酸作用的胃黏膜保护药(如铝碳酸镁制剂)。

(1)有胃黏膜糜烂和(或)以反酸、上腹痛等症状为主者,可根据病情或症状严重程度选用抗酸药、H_2 受体拮抗药或质子泵抑制剂(PPI)。

(2)促动力药如多潘立酮、马来酸曲美布汀、莫沙必利、盐酸伊托必利主要用于上腹饱胀、恶心或呕吐等为主要症状者。

(3)胃黏膜保护药如硫糖铝、瑞巴派特、替普瑞酮、吉法酯、依卡倍特适用于有胆汁反流、胃黏膜损害和(或)症状明显者。

(4)抗抑郁药或抗焦虑治疗:可用于有明显精神因素的慢性胃炎伴消化不良症状患者,同时应予耐心解释或心理治疗。

(5)助消化治疗:对于伴有腹胀、食欲缺乏等消化不良症状而无明显上述胃灼热、反酸、上腹饥饿痛症状者,可选用含有胃酶、胰酶和肠酶等复合酶制剂治疗。

(6)其他对症治疗:解痉止痛、止吐、改善贫血等。

(7)对于贫血,若为缺铁,应补充铁剂。大细胞贫血者根据维生素 B_{12} 或叶酸缺乏分别给予补充。

第四节　消化性溃疡

消化性溃疡主要指发生在胃和十二指肠的慢性溃疡,即胃溃疡(GU)和十二指肠溃疡

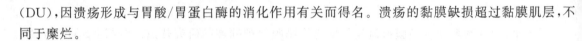

(DU),因溃疡形成与胃酸/胃蛋白酶的消化作用有关而得名。溃疡的黏膜缺损超过黏膜肌层,不同于糜烂。

一、流行病学

消化性溃疡是全球性常见病。西方国家资料显示,自 20 世纪 50 年代以后,消化性溃疡发病率呈下降趋势。我国临床统计资料提示,消化性溃疡患病率在近十多年来亦开始呈下降趋势。本病可发生于任何年龄,但中年最为常见,DU 多见于青壮年,而 GU 多见于中老年,后者发病高峰比前者约迟 10 年。男性患病比女性较多。临床上,DU 比 GU 为多见,两者之比为(2~3):1,但有地区差异,在胃癌高发区 GU 所占的比例有所增加。

二、病因和发病机制

在正常生理情况下,胃十二指肠黏膜经常接触有强侵蚀力的胃酸和在酸性环境下被激活、能水解蛋白质的胃蛋白酶。此外,还经常受摄入的各种有害物质的侵袭,但却能抵御这些侵袭因素的损害,维持黏膜的完整性,这是因为胃十二指肠黏膜具有一系列防御和修复机制。目前认为,胃十二指肠黏膜的这一完善而有效的防御和修复机制,足以抵抗胃酸/胃蛋白酶的侵蚀。一般而言,只有当某些因素损害了这一机制才可能发生胃酸/胃蛋白酶侵蚀黏膜而导致溃疡形成。近年的研究已经明确,幽门螺杆菌和非甾体抗炎药是损害胃十二指肠黏膜屏障从而导致消化性溃疡发病的最常见病因。少见的特殊情况,当过度胃酸分泌远远超过黏膜的防御和修复作用也可能导致消化性溃疡。现将这些病因及其导致溃疡发生的机制分述如下。

(一)幽门螺杆菌

确认幽门螺杆菌为消化性溃疡的重要病因主要基于两方面的证据:①消化性溃疡患者的幽门螺杆菌检出率显著高于对照组的普通人群,在 DU 的检出率约为 90%、GU 为 70%~80%(幽门螺杆菌阴性的消化性溃疡患者往往能找到 NSAIDs 服用史等其他原因);②大量临床研究肯定,成功根除幽门螺杆菌后溃疡复发率明显下降,用常规抑酸治疗后愈合的溃疡年复发率为50%~70%,而根除幽门螺杆菌可使溃疡复发率降至 5% 以下,这就表明去除病因后消化性溃疡可获治愈。至于何以在感染幽门螺杆菌的人群中仅有少部分人(约 15%)发生消化性溃疡,一般认为,这是幽门螺杆菌、宿主和环境因素三者相互作用的不同结果。

幽门螺杆菌感染导致消化性溃疡发病的确切机制尚未阐明。目前比较普遍接受的一种假说试图将幽门螺杆菌、宿主和环境 3 个因素在 DU 发病中的作用统一起来。该假说认为,胆酸对幽门螺杆菌生长具有强烈的抑制作用,因此正常情况下幽门螺杆菌无法在十二指肠生存,十二指肠球部酸负荷增加是 DU 发病的重要环节,因为酸可使结合胆酸沉淀,从而有利于幽门螺杆菌在十二指肠球部生长。幽门螺杆菌只能在胃上皮组织定植,因此在十二指肠球部存活的幽门螺杆菌只有当十二指肠球部发生胃上皮化生才能定植下来,而据此认为十二指肠球部的胃上皮化生是十二指肠对酸负荷的一种代偿反应。十二指肠球部酸负荷增加的原因,一方面,与幽门螺杆菌感染引起慢性胃窦炎有关,幽门螺杆菌感染直接或间接作用于胃窦 D 细胞、G 细胞,削弱了胃酸分泌的负反馈调节,从而导致餐后胃酸分泌增加;另一方面,吸烟、应激和遗传等因素均与胃酸分泌增加有关。定植在十二指肠球部的幽门螺杆菌引起十二指肠炎症,炎症削弱了十二指肠黏膜的防御和修复功能,在胃酸/胃蛋白酶的侵蚀下最终导致 DU。十二指肠炎症同时导致十二指肠黏膜分泌碳酸氢盐减少,间接增加十二指肠的酸负荷,进一步促进 DU 的发生和发展过程。

对幽门螺杆菌引起 GU 的发病机制研究较少,一般认为是幽门螺杆菌感染引起的胃黏膜炎症削弱了胃黏膜的屏障功能,胃溃疡好发于非泌酸区与泌酸区交界处的非泌酸区侧,反映了胃酸对屏障受损的胃黏膜的侵蚀作用。

(二)非甾体抗炎药(NSAIDs)

NSAIDs 是引起消化性溃疡的另一个常见病因。大量研究资料显示,服用 NSAIDs 患者发生消化性溃疡及其并发症的危险性显著高于普通人群。临床研究报道,在长期服用 NSAIDs 患者中 10％～25％可发现胃或十二指肠溃疡,有 1％～4％的患者发生出血、穿孔等溃疡并发症。NSAIDs 引起的溃疡以 GU 较 DU 多见。溃疡形成及其并发症发生的危险性除与服用 NSAIDs 种类、剂量、疗程有关外,尚与高龄、同时服用抗凝血药、糖皮质激素等因素有关。

NSAIDs 通过削弱黏膜的防御和修复功能而导致消化性溃疡发病,损害作用包括局部作用和系统作用两方面,系统作用是主要致溃疡机制,主要是通过抑制环加氧酶(COX)而起作用。COX 是花生四烯酸合成前列腺素的关键限速酶,COX 有两种异构体,即结构型 COX-1 和诱生型 COX-2。COX-1 在组织细胞中恒量表达,催化生理性前列腺素合成而参与机体生理功能调节;COX-2 主要在病理情况下由炎症刺激诱导产生,促进炎症部位前列腺素的合成。传统的 NSAIDs 如阿司匹林、吲哚美辛等旨在抑制COX-2而减轻炎症反应,但特异性差,同时抑制了 COX-1,导致胃肠黏膜生理性前列腺素 E 合成不足。后者通过增加黏液和碳酸氢盐分泌、促进黏膜血流增加、细胞保护等作用在维持黏膜防御和修复功能中起重要作用。

NSAIDs 和幽门螺杆菌是引起消化性溃疡发病的两个独立因素,至于两者是否有协同作用则尚无定论。

(三)胃酸/胃蛋白酶

消化性溃疡的最终形成是胃酸/胃蛋白酶对黏膜自身消化所致。因胃蛋白酶活性是 pH 依赖性的,在 pH>4 时便失去活性,因此,在探讨消化性溃疡发病机制和治疗措施时主要考虑胃酸。无酸情况下罕有溃疡发生和抑制胃酸分泌药物能促进溃疡愈合的事实均确证胃酸在溃疡形成过程中的决定性作用,是溃疡形成的直接原因。胃酸的这一损害作用一般只有在正常黏膜防御和修复功能遭受破坏时才能发生。

DU 患者中约有 1/3 存在五肽胃泌素刺激的最大酸排量(MAO)增高,其余患者 MAO 多在正常高值,DU 患者胃酸分泌增高的可能因素及其在 DU 发病中的间接及直接作用已如前述。GU 患者基础酸排量(BAO)及 MAO 多属正常或偏低。对此,可能解释为 GU 患者多伴多灶萎缩性胃炎,因而胃体壁细胞泌酸功能已受影响,而 DU 患者多为慢性胃窦炎,胃体黏膜未受损或受损轻微,因而仍能保持旺盛的泌酸能力。少见的特殊情况如胃泌素瘤患者,极度增加的胃酸分泌的攻击作用远远超过黏膜的防御作用,而成为溃疡形成的起始因素。近年来,非幽门螺杆菌、非 NSAIDs(也非胃泌素瘤)相关的消化性溃疡报道有所增加,这类患者病因未明,是否与高酸分泌有关尚有待研究。

(四)其他因素

下列因素与消化性溃疡发病有不同程度的关系。

(1)吸烟:吸烟者消化性溃疡发生率比不吸烟者高,吸烟影响溃疡愈合和促进溃疡复发。吸烟影响溃疡形成和愈合的确切机制未明,可能与吸烟增加胃酸分泌、减少十二指肠及胰腺碳酸氢盐分泌、影响胃十二指肠协调运动、黏膜损害性氧自由基增加等因素有关。

(2)遗传:遗传因素曾一度被认为是消化性溃疡发病的重要因素,但随着幽门螺杆菌在消化性溃疡发病中的重要作用得到认识,遗传因素的重要性受到挑战。例如,消化性溃疡的家族史可能是幽门螺杆菌感染的"家庭聚集"现象,O型血胃上皮细胞表面表达更多黏附受体而有利于幽门螺杆菌定植。因此,遗传因素的作用尚有待进一步研究。

(3)急性应激可引起应激性溃疡已是共识。但在慢性溃疡患者,情绪应激和心理障碍的致病作用却无定论。临床观察发现长期精神紧张、过劳,确实易使溃疡发作或加重,但这多在慢性溃疡已经存在时发生,因此情绪应激可能主要起诱因作用,可能通过神经内分泌途径影响胃十二指肠分泌、运动和黏膜血流的调节。

(4)胃十二指肠运动异常:研究发现部分DU患者胃排空增快,这可使十二指肠球部酸负荷增大;部分GU患者有胃排空延迟,这可增加十二指肠液反流入胃,加重胃黏膜屏障损害。但目前认为,胃肠运动障碍不大可能是原发病因,但可加重幽门螺杆菌或NSAIDs对黏膜的损害。

概言之,消化性溃疡是一种多因素疾病,其中幽门螺杆菌感染和服用NSAIDs是已知的主要病因,溃疡发生是黏膜侵袭因素和防御因素失平衡的结果,胃酸在溃疡形成中起关键作用。

三、病理

DU发生在球部,前壁比较常见;GU多在胃角和胃窦小弯。组织学上,GU大多发生在幽门腺区(胃窦)与泌酸腺区(胃体)交界处的幽门腺区一侧。幽门腺区黏膜可随年龄增长而扩大[假幽门腺化生和(或)肠化生],使其与泌酸腺区之交界线上移,故老年患者GU的部位多较高。溃疡一般为单个,也可多个,呈圆形或椭圆形。DU直径多<10 mm,GU要比DU稍大。亦可见到直径>2 cm的巨大溃疡。溃疡边缘光整、底部洁净,由肉芽组织构成,上面覆盖有灰白色或灰黄色纤维渗出物。活动性溃疡周围黏膜常有炎症水肿。溃疡浅者累及黏膜肌层,深者达肌层甚至浆膜层,溃破血管时引起出血,穿破浆膜层时引起穿孔。溃疡愈合时周围黏膜炎症、水肿消退,边缘上皮细胞增生覆盖溃疡面,其下的肉芽组织纤维转化,变为瘢痕,瘢痕收缩使周围黏膜皱襞向其集中。

四、临床表现

上腹痛是消化性溃疡的主要症状,但部分患者可无症状或症状较轻以致不为患者所注意,而以出血、穿孔等并发症为首发症状。典型的消化性溃疡有如下临床特点:①慢性过程,病史可达数年至数十年;②周期性发作,发作与自发缓解相交替,发作期可为数周或数月,缓解期亦长短不一,短者数周,长者数年,发作常有季节性,多在秋冬或冬春之交发病,可因精神情绪不良或过劳而诱发;③发作时上腹痛呈节律性,表现为空腹痛即餐后2~4小时或(及)午夜痛,腹痛多为进食或服用抗酸药所缓解,典型节律性表现在DU多见。

(一)症状

上腹痛为主要症状,性质多为灼痛,亦可为钝痛、胀痛、剧痛或饥饿样不适感。多位于中上腹,可偏右或偏左。一般为轻至中度持续性痛。疼痛常有典型的节律性。腹痛多在进食或服用抗酸药后缓解。

部分患者无上述典型表现的疼痛,而仅表现为无规律性的上腹隐痛或不适。具或不具典型疼痛者均可伴有反酸、嗳气、上腹胀等症状。

（二）体征

溃疡活动时上腹部可有局限性轻压痛,缓解期无明显体征。

五、特殊类型的消化性溃疡

（一）复合溃疡

复合溃疡指胃和十二指肠同时发生的溃疡。DU 往往先于 GU 出现。幽门梗阻发生率较高。

（二）幽门管溃疡

幽门管位于胃远端,与十二指肠交界,长约 2 cm。幽门管溃疡与 DU 相似,胃酸分泌一般较高。幽门管溃疡上腹痛的节律性不明显,对药物治疗反应较差,呕吐较多见,较易发生幽门梗阻、出血和穿孔等并发症。

（三）球后溃疡

DU 大多发生在十二指肠球部,发生在球部远段十二指肠的溃疡称球后溃疡,多发生在十二指肠乳头的近端,具 DU 的临床特点,但午夜痛及背部放射痛多见,对药物治疗反应较差,较易并发出血。

（四）巨大溃疡

巨大溃疡指直径＞2 cm 的溃疡。对药物治疗反应较差、愈合时间较慢,易发生慢性穿透或穿孔。胃的巨大溃疡注意与恶性溃疡鉴别。

（五）老年人消化性溃疡

近年,老年人发生消化性溃疡的报道增多。临床表现多不典型,GU 多位于胃体上部甚至胃底部,溃疡常较大,易误诊为胃癌。

（六）无症状性溃疡

约 15％消化性溃疡患者可无症状,而以出血、穿孔等并发症为首发症状。可见于任何年龄,以老年人较多见;NSAIDs 引起的溃疡近半数无症状。

六、实验室和其他检查

（一）胃镜检查

胃镜检查是确诊消化性溃疡首选的检查方法。胃镜检查不仅可对胃十二指肠黏膜直接观察、摄像,还可在直视下取活组织做病理学检查及幽门螺杆菌检测,因此胃镜检查对消化性溃疡的诊断以及胃良、恶性溃疡鉴别诊断的准确性高于 X 线钡餐检查。例如,在溃疡较小或较浅时钡餐检查有可能漏诊,钡餐检查发现十二指肠球部畸形可有多种解释,活动性上消化道出血是钡餐检查的禁忌证,胃的良、恶性溃疡鉴别必须由活组织检查来确定。

内镜下消化性溃疡多呈圆形或椭圆形,也有呈线形,边缘光整,底部覆有灰黄色或灰白色渗出物,周围黏膜可有充血、水肿,可见皱襞向溃疡集中。内镜下溃疡可分为活动期（A）、愈合期（H）和瘢痕期（S）3 个病期,其中每个病期又可分为 1 和 2 两个阶段。

（二）X 线钡餐检查

X 线钡餐检查适用于对胃镜检查有禁忌或不愿接受胃镜检查者。溃疡的 X 线征象有直接和间接两种;龛影是直接征象,对溃疡有确诊价值;局部压痛、十二指肠球部激惹和球部畸形、胃大弯侧痉挛性切迹均为间接征象,仅提示可能有溃疡。

（三）幽门螺杆菌检测

幽门螺杆菌检测应列为消化性溃疡诊断的常规检查项目,因为有无幽门螺杆菌感染决定治疗方案的选择。检测方法分为侵入性和非侵入性两大类。前者需通过胃镜检查取胃黏膜活组织进行检测,主要包括快呋塞米素酶试验、组织学检查和幽门螺杆菌培养;后者主要有^{13}C或^{14}C尿素呼气试验、粪便幽门螺杆菌抗原检测及血清学检查(定性检测血清抗幽门螺杆菌IgG抗体)。

快呋塞米素酶试验是侵入性检查的首选方法,操作简便、费用低。组织学检查可直接观察幽门螺杆菌,与快呋塞米素酶试验结合,可提高诊断准确率。幽门螺杆菌培养技术要求高,主要用于科研。^{13}C或^{14}C尿素呼气试验检测幽门螺杆菌敏感性及特异性高而无须胃镜检查,可作为根除治疗后复查的首选方法。

应注意,近期应用抗生素、质子泵抑制剂、铋剂等药物,因有暂时抑制幽门螺杆菌作用,会使上述检查(血清学检查除外)呈假阴性。

（四）胃液分析和血清胃泌素测定

胃液分析和血清胃泌素测定一般仅在疑有胃泌素瘤时做鉴别诊断之用。

七、诊断和鉴别诊断

慢性病程、周期性发作的节律性上腹疼痛,且上腹痛可为进食或抗酸药所缓解的临床表现是诊断消化性溃疡的重要临床线索。但应注意,一方面,有典型溃疡样上腹痛症状者不一定是消化性溃疡,另一方面,部分消化性溃疡患者症状可不典型甚至无症状。因此,单纯依靠病史难以做出可靠诊断。确诊有赖胃镜检查。X线钡餐检查发现龛影亦有确诊价值。

鉴别诊断本病主要临床表现为慢性上腹痛,当仅有病史和体检资料时,需与其他有上腹痛症状的疾病如肝、胆、胰、肠疾病和胃的其他疾病相鉴别。功能性消化不良临床常见且临床表现与消化性溃疡相似,应注意鉴别。如做胃镜检查,可确定有无胃十二指肠溃疡存在。

胃镜检查如见胃十二指肠溃疡,应注意与引起胃十二指肠溃疡的少见特殊病因或以溃疡为主要表现的胃十二指肠肿瘤鉴别。其中,与胃癌、胃泌素瘤的鉴别要点如下。

（一）胃癌

内镜或X线检查见到胃的溃疡,必须进行良性溃疡(胃溃疡)与恶性溃疡(胃癌)的鉴别。Ⅲ型(溃疡型)早期胃癌单凭内镜所见与良性溃疡鉴别有困难,放大内镜和染色内镜对鉴别有帮助,但最终必须依靠直视下取活组织检查鉴别。恶性溃疡的内镜特点:①溃疡形状不规则,一般较大;②底凹凸不平、苔污秽;③边缘呈结节状隆起;④周围皱襞中断;⑤胃壁僵硬、蠕动减弱(X线钡餐检查亦可见上述相应的X线征)。活组织检查可以确诊,但必须强调,对于怀疑胃癌而一次活检阴性者,必须在短期内复查胃镜进行再次活检;即使内镜下诊断为良性溃疡且活检阴性,仍有漏诊胃癌的可能,因此对初诊为胃溃疡者,必须在完成正规治疗的疗程后进行胃镜复查,胃镜复查溃疡缩小或愈合不是鉴别良、恶性溃疡的最终依据,必须重复活检加以证实。

（二）胃泌素瘤

胃泌素瘤亦称Zollinger-Ellison综合征,是胰腺非β细胞瘤分泌大量胃泌素所致。肿瘤往往很小(直径<1 cm),生长缓慢,半数为恶性。大量胃泌素可刺激壁细胞增生,分泌大量胃酸,使上消化道经常处于高酸环境,导致胃十二指肠球部和不典型部位(十二指肠降段、横段,甚或空肠近端)发生多发性溃疡。胃泌素瘤与普通消化性溃疡的鉴别要点是该病溃疡发生于不典型部位,具难治性特点,有过高胃酸分泌(BAO和MAO均明显升高,且BAO/MAO>60%)及高空腹血清胃泌素(>200 pg/mL,常>500 pg/mL)。

八、并发症

(一)出血

溃疡侵蚀周围血管可引起出血。出血是消化性溃疡最常见的并发症,也是上消化道大出血最常见的病因(约占所有病因的50%)。

(二)穿孔

溃疡病灶向深部发展穿透浆膜层则并发穿孔。溃疡穿孔临床上可分为急性、亚急性和慢性3种类型,以第一种常见。急性穿孔的溃疡常位于十二指肠前壁或胃前壁,发生穿孔后胃肠的内容物漏入腹腔而引起急性腹膜炎。十二指肠或胃后壁的溃疡深至浆膜层时已与邻近的组织或器官发生粘连,穿孔时胃肠内容物不流入腹腔,称为慢性穿孔,又称为穿透性溃疡。这种穿透性溃疡改变了腹痛规律,变得顽固而持续,疼痛常放射至背部。邻近后壁的穿孔或游离穿孔较小,只引起局限性腹膜炎时称亚急性穿孔,症状较急性穿孔轻而体征较局限,且易漏诊。

(三)幽门梗阻

幽门梗阻主要是由 DU 或幽门管溃疡引起的。溃疡急性发作时可因炎症水肿和幽门部痉挛而引起暂时性梗阻,可随炎症的好转而缓解;慢性梗阻主要由于瘢痕收缩而呈持久性。幽门梗阻临床表现为餐后上腹饱胀、上腹疼痛加重,伴有恶心、呕吐,大量呕吐后症状可以改善,呕吐物含发酵酸性宿食。严重呕吐可致失水和低氯低钾性碱中毒。可发生营养不良和体重减轻。体检可见胃型和胃蠕动波,清晨空腹时检查胃内有振水音。进一步做胃镜或 X 线钡剂检查可确诊。

(四)癌变

少数 GU 可发生癌变,DU 则否。GU 癌变发生于溃疡边缘,据报道癌变率在1%左右。长期慢性GU 病史、年龄在 45 岁以上、溃疡顽固不愈者应提高警惕。对可疑癌变者,在胃镜下取多点活检做病理检查;在积极治疗后复查胃镜,直到溃疡完全愈合;必要时定期随访复查。

九、治疗

治疗的目的是消除病因、缓解症状、愈合溃疡、防止复发和防治并发症。针对病因的治疗如根除幽门螺杆菌,有可能彻底治愈溃疡病,是近年消化性溃疡治疗的一大进展。

(一)一般治疗

生活要有规律,避免过度劳累和精神紧张。注意饮食规律,戒烟、酒。服用 NSAIDs 者尽可能停用,即使未用亦要告诫患者今后慎用。

(二)治疗消化性溃疡的药物及其应用

治疗消化性溃疡的药物可分为抑制胃酸分泌的药物和保护胃黏膜的药物两大类,主要起缓解症状和促进溃疡愈合的作用,常与根除幽门螺杆菌治疗配合使用。现就这些药物的作用机制及临床应用分别简述如下。

1.抑制胃酸药物

溃疡的愈合与抑酸治疗的强度和时间成正比。抗酸药具中和胃酸作用,可迅速缓解疼痛症状,但一般剂量难以促进溃疡愈合,故目前多作为加强止痛的辅助治疗。H_2 受体阻滞剂(H_2RA)可抑制基础及刺激的胃酸分泌,以前一作用为主,而后一作用不如 PPI 充分。使用推荐

剂量各种 H_2RA 溃疡愈合率相近,不良反应发生率均低。西咪替丁可通过血-脑屏障,偶有精神异常不良反应;与雄激素受体结合而影响性功能;经肝细胞色素 P450 代谢而延长华法林、苯妥英钠、茶碱等药物的肝内代谢。雷尼替丁、法莫替丁和尼扎替丁上述不良反应较少。已证明 H_2RA 全天剂量于睡前顿服的疗效与 1 天 2 次分服相仿。由于该类药物价格较 PPI 便宜,临床上特别适用于根除幽门螺杆菌疗程完成后的后续治疗,以及某些情况下预防溃疡复发的长程维持治疗。质子泵抑制剂(PPI)作用于壁细胞胃酸分泌终末步骤中的关键酶 H^+/K^+-ATP酶,使其不可逆失活,因此抑酸作用比 H_2RA 更强且作用持久。与 H_2RA 相比,PPI 促进溃疡愈合的速度较快、溃疡愈合率较高,因此特别适用于难治性溃疡或 NSAIDs 溃疡患者不能停用 NSAIDs 时的治疗。对根除幽门螺杆菌治疗,PPI 与抗生素的协同作用较 H_2RA 好,因此是根除幽门螺杆菌治疗方案中最常用的基础药物。使用推荐剂量的各种 PPI,对消化性溃疡的疗效相仿,不良反应均少。

2.保护胃黏膜药物

硫糖铝和胶体铋目前已少用作治疗消化性溃疡的一线药物。枸橼酸铋钾因兼有较强抑制幽门螺杆菌作用,可作为根除幽门螺杆菌联合治疗方案的组分,但要注意此药不能长期服用,因会过量蓄积而引起神经毒性。米索前列醇具有抑制胃酸分泌、增加胃十二指肠黏膜的黏液及碳酸氢盐分泌和增加黏膜血流等作用,主要用于 NSAIDs 溃疡的预防,腹泻是常见不良反应,因会引起子宫收缩,故孕妇忌服。

(三)根除幽门螺杆菌治疗

对幽门螺杆菌感染引起的消化性溃疡,根除幽门螺杆菌不但可促进溃疡愈合,而且可预防溃疡复发,从而彻底治愈溃疡。因此,凡有幽门螺杆菌感染的消化性溃疡,无论初发或复发、活动或静止、有无并发症,均应予以根除幽门螺杆菌治疗。

1.根除幽门螺杆菌的治疗方案

已证明在体内具有杀灭幽门螺杆菌作用的抗生素有克拉霉素、阿莫西林、甲硝唑(或替硝唑)、四环素、呋喃唑酮、某些喹诺酮类如左氧氟沙星等。PPI 及胶体铋体内能抑制幽门螺杆菌,与上述抗生素有协同杀菌作用。目前尚无单一药物可有效根除幽门螺杆菌,因此必须联合用药。应选择幽门螺杆菌根除率高的治疗方案力求一次根除成功。研究证明以 PPI 或胶体铋为基础加上两种抗生素的三联治疗方案有较高根除率。这些方案中,以 PPI 为基础的方案所含 PPI 能通过抑制胃酸分泌提高口服抗生素的抗菌活性从而提高根除率,再者 PPI 本身具有快速缓解症状和促进溃疡愈合作用,因此是临床中最常用的方案。而其中,又以 PPI 加克拉霉素再加阿莫西林或甲硝唑的方案根除率最高。幽门螺杆菌根除失败的主要原因是患者的服药依从性问题和幽门螺杆菌对治疗方案中抗生素的耐药性。因此,在选择治疗方案时要了解所在地区的耐药情况,近年世界不少国家和我国一些地区幽门螺杆菌对甲硝唑和克拉霉素的耐药率在增加,应引起注意。呋喃唑酮(200 mg/d,分 2 次)耐药性少见、价廉,国内报道用呋喃唑酮代替克拉霉素或甲硝唑的三联疗法亦可取得较高的根除率,但要注意呋喃唑酮引起的周围神经炎和溶血性贫血不良反应。治疗失败后的再治疗比较困难,可换用另外两种抗生素(阿莫西林原发和继发耐药均极少见,可以不换),如 PPI 加左氧氟沙星(500 mg/d,每天 1 次)和阿莫西林,或采用 PPI 和胶体铋合用再加四环素(1 500 mg/d,每天 2 次)和甲硝唑的四联疗法。

2.根除幽门螺杆菌治疗结束后的抗溃疡治疗

在根除幽门螺杆菌疗程结束后,继续给予一个常规疗程的抗溃疡治疗(如 DU 患者予 PPI 常

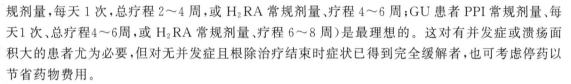

规剂量,每天 1 次,总疗程 2~4 周,或 H_2RA 常规剂量、疗程 4~6 周;GU 患者 PPI 常规剂量、每天1 次、总疗程4~6 周,或 H_2RA 常规剂量、疗程 6~8 周)是最理想的。这对有并发症或溃疡面积大的患者尤为必要,但对无并发症且根除治疗结束时症状已得到完全缓解者,也可考虑停药以节省药物费用。

3.根除幽门螺杆菌治疗后复查

治疗后应常规复查幽门螺杆菌是否已被根除,复查应在根除幽门螺杆菌治疗结束至少 4 周后进行,且在检查前停用 PPI 或铋剂 2 周,否则会出现假阴性。可采用非侵入性的 ^{13}C 或 ^{14}C 尿素呼气试验,也可通过胃镜在检查溃疡是否愈合的同时取活检做尿素酶及(或)组织学检查。对未排除胃恶性溃疡或有并发症的消化性溃疡应常规进行胃镜复查。

(四)NSAIDs 溃疡的治疗、复发预防及初始预防

对服用 NSAIDs 后出现的溃疡,如情况允许应立即停用 NSAIDs,如病情不允许可换用对黏膜损伤少的 NSAIDs 如特异性 COX-2 抑制剂(如塞来昔布)。对停用 NSAIDs 者,可予常规剂量常规疗程的 H_2RA 或 PPI 治疗;对不能停用 NSAIDs 者,应选用 PPI 治疗(H_2RA 疗效差)。因幽门螺杆菌和 NSAIDs 是引起溃疡的两个独立因素,因此应同时检测幽门螺杆菌,如有幽门螺杆菌感染应同时根除幽门螺杆菌。溃疡愈合后,如不能停用 NSAIDs,无论幽门螺杆菌阳性还是阴性都必须继续 PPI 或米索前列醇长程维持治疗以预防溃疡复发。对初始使用 NSAIDs 的患者是否应常规给药预防溃疡的发生仍有争论。已明确的是,对于发生 NSAIDs 溃疡并发症的高危患者,如既往有溃疡病史、高龄、同时应用抗凝血药(包括低剂量的阿司匹林)或糖皮质激素者,应常规予抗溃疡药物预防,目前认为 PPI 或米索前列醇预防效果较好。

(五)溃疡复发的预防

有效根除幽门螺杆菌及彻底停服 NSAIDs,可消除消化性溃疡的两大常见病因,因而能大大减少溃疡复发。对溃疡复发同时伴有幽门螺杆菌感染复发(再感染或复燃)者,可予根除幽门螺杆菌再治疗。下列情况则需用长程维持治疗来预防溃疡复发:①不能停用 NSAIDs 的溃疡患者,无论幽门螺杆菌阳性还是阴性(如前述);②幽门螺杆菌相关溃疡,幽门螺杆菌感染未能被根除;③幽门螺杆菌阴性的溃疡(非幽门螺杆菌、非 NSAIDs 溃疡);④幽门螺杆菌相关溃疡,幽门螺杆菌虽已被根除,但曾有严重并发症的高龄或有严重伴随病患者。长程维持治疗一般以 H_2RA 或 PPI 常规剂量的半量维持,而 NSAIDs 溃疡复发的预防多用 PPI 或米索前列醇,已如前述。

(六)外科手术指征

由于内科治疗的进展,目前外科手术主要限于少数有并发症者:①大量出血经内科治疗无效;②急性穿孔;③瘢痕性幽门梗阻;④胃溃疡癌变;⑤严格内科治疗无效的顽固性溃疡。

十、预后

由于内科有效治疗的发展,预后远较过去为佳,病死率显著下降。死亡主要见于高龄患者,死亡的主要原因是并发症,特别是大出血和急性穿孔。

第五节 溃疡性结肠炎

一、病因和发病机制

(一)病因

溃疡性结肠炎(UC)的病因尚不十分明确,可能与基因因素、心理因素、自身免疫因素、感染因素等有关。

(二)发病机制

肠道菌群失调后,一些肠道有害菌或致病菌分泌的毒素、脂多糖等激活了肠黏膜免疫和肠道产酪酸菌减少,引起易感患者肠免疫功能紊乱造成的肠黏膜损伤。

二、临床表现

(一)临床症状

本病多发病缓慢,偶有急性发作者,病程多呈迁延发作与缓解期交替发作。

1.消化系统表现

腹泻、腹痛和便血为最常见症状。初期症状较轻,粪便表面有黏液,以后大便次数增多,粪中常混有脓血和黏液,可呈糊状软便。重者腹胀、食欲缺乏、恶心、呕吐,体检可发现左下腹压痛,可有腹肌紧张、反跳痛等。

2.全身表现

全身表现可有发热、贫血、消瘦和低蛋白血症、精神焦虑等。急性暴发型重症患者,出现发热,水、电解质失衡,维生素和蛋白质从肠道丢失,贫血,体重下降。

3.肠外表现

肠外表现可有关节炎、结节性红斑、口腔黏膜复发性溃疡、巩膜外层炎、前葡萄膜炎等。这些肠外表现在结肠炎控制或结肠切除后可以缓解和恢复;强直性脊柱炎、原发性硬化性胆管炎及少见的淀粉样变性等可与溃疡性结肠炎共存,但与溃疡性结肠炎本身的病情变化无关。

(二)体征

轻型患者除左下腹有轻压痛外,无其他阳性体征。重症和暴发型患者,可有明显鼓肠、腹肌紧张、腹部压痛和反跳痛。有些患者可触及痉挛或肠壁增厚的乙状结肠和降结肠,肠鸣音亢进,肝脏可因脂肪浸润或并发慢性肝炎而肿大。直肠指检常有触痛,肛门括约肌常痉挛,但在急性中毒症状较重的患者可松弛,指套染血。

(三)并发症

并发症主要包括中毒性巨结肠、大出血、穿孔、癌变等。

三、诊断要点

(一)症状

患者常有持续或反复发作的腹痛、腹泻,排黏液血便,伴里急后重,重者伴有恶心、呕吐等症状,病程多在4周以上。可有关节、皮肤、眼、口及肝胆等肠外表现。需再根据全身表现来综合判断。

（二）体征

轻型患者常有左下腹或全腹压痛伴肠鸣音亢进。重型和暴发型患者可有腹肌紧张、反跳痛,或可触及痉挛或肠壁增厚的乙状结肠和降结肠。直肠指检常有压痛。

（三）实验室检查

血常规示小细胞性贫血,中性粒细胞增高。血沉增快,血清蛋白降低,球蛋白升高。严重者可出现电解质紊乱、低血钾。大便外观有黏液脓血,镜下见红细胞、白细胞及脓细胞。

（四）放射学钡剂检查

急性期一般不宜做钡剂检查。特别注意的是重度溃疡性结肠炎在做钡灌肠时,有诱发肠扩张与穿孔的可能性。钡灌肠对本病的诊断和鉴别诊断有重要价值。尤其是对克罗恩病、结肠恶变有意义。临床静止期可做钡灌肠检查,以判断近端结肠病变,排除克罗恩病者宜再做全消化道钡餐检查。钡剂灌肠检查可见黏膜粗糙水肿、多发性细小充盈缺损、肠管短缩、袋囊变浅或消失呈铅管状等。

（五）内镜检查

临床上多数病变在直肠和乙状结肠,采用乙状结肠镜检查很有价值,对于慢性或疑为全结肠患者,宜行纤维结肠镜检查。内镜检查有确诊价值,通过直视下反复观察结肠的肉眼变化及组织学改变,既能了解炎症的性质和动态变化,又可早期发现恶变前病变,能在镜下准确地采集病变组织和分泌物以利排除特异性肠道感染性疾病。检查可见病变,病变多从直肠开始呈连续性、弥漫性分布,黏膜血管纹理模糊、紊乱或消失、充血、水肿、质脆、出血、脓性分泌物附着,亦常见黏膜粗糙,呈细颗粒状等炎症表现。病变明显处可见弥漫性、多发性糜烂或溃疡。重者有多发性糜烂或溃疡,缓解期患者结肠袋囊变浅或消失,可有假息肉或桥形黏膜等。肠镜图片见图 6-2、图 6-3。

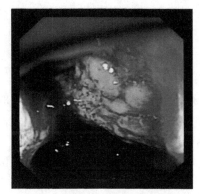
图 6-2　溃疡性结肠炎肠镜所见

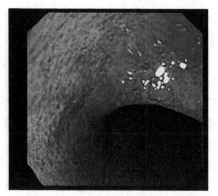
图 6-3　溃疡性结肠炎肠镜所见

（六）黏膜活检和手术取标本

1.黏膜组织学检查

本病活动期和缓解期有不同表现。

（1）活动期表现:①固有膜内有弥漫性慢性炎性细胞、中性粒细胞、嗜酸性粒细胞浸润。②隐窝有急性炎性细胞浸润,尤其是上皮细胞间有中性粒细胞浸润及隐窝炎,甚至形成隐窝脓肿,脓肿可溃入固有膜。③隐窝上皮增生,杯状细胞减少。④可见黏膜表层糜烂、溃疡形成和肉芽组织增生。

(2)缓解期表现:①中性粒细胞消失,慢性炎性细胞减少。②隐窝大小、形态不规则,排列紊乱。③腺上皮与黏膜肌层间隙增宽。④潘氏细胞化生。

2.手术切除标本病理检查

手术切除标本病理检查可根据黏膜组织学特点进行。

(七)诊断方法

在排除细菌性痢疾、阿米巴痢疾、慢性血吸虫病、肠结核等感染性结肠炎及结肠克罗恩病、缺血性结肠炎、放射性结肠炎等疾病基础上,具体诊断方法如下。

(1)具有临床表现、肠镜检查及放射学钡剂检查三者之一者可拟诊。

(2)如果加上黏膜活检或手术取标本做病理者可确诊。

(3)初发病例、临床表现和结肠镜改变均不典型者,暂不诊断为 UC,但须随访 3~6 个月,观察发作情况。

(4)结肠镜检查发现的轻度慢性直、乙状结肠炎不能与 UC 等同,应观察病情变化,认真寻找病因。

四、治疗原则

UC 的治疗应掌握好分级、分期、分段治疗的原则。分级指按疾病的严重度,采用不同药物和不同治疗方法;分期指疾病分为活动期和缓解期,活动期以控制炎症及缓解症状为主要目标,缓解期应继续维持缓解,预防复发;分段治疗指确定病变范围以选择不同给药方法,远段结肠炎可采用局部治疗,广泛性结肠炎或有肠外症状者则以系统性治疗为主。溃疡性直肠炎治疗原则和方法与远段结肠炎相同,局部治疗更为重要,优于口服用药。

(一)一般治疗

休息,进柔软、易消化、富含营养的食物,补充多种维生素。贫血严重者可输血,腹泻严重者应补液,纠正电解质紊乱。

(二)药物治疗

1.活动期的治疗

(1)轻度 UC:可选用柳氮磺吡啶(SASP)制剂,每天 3~4 g,分次口服;或用相当剂量的 5-氨基水杨酸(5-ASA)制剂。病变分布于远端结肠者可酌用 SASP 栓剂 0.5~1.0 g,2 次/天。氢化可的松琥珀酸钠盐100~200 mg保留灌肠,每晚 1 次。亦可用中药保留灌肠治疗。

(2)中度 UC:可用上述剂量水杨酸类制剂治疗,疗效不佳者,适当加量或改口服类固醇皮质激素,常用泼尼松 30~40 mg/d,分次口服。

(3)重度 UC:①如患者尚未用过口服类固醇激素,可用口服泼尼松龙 40~60 mg/d,观察7~10 天。亦可直接静脉给药。已使用者应静脉滴注氢化可的松 300 mg/d 或甲泼尼龙 48 mg/d。②肠外应用广谱抗生素控制肠道继发感染,如氨苄西林、硝基咪唑及喹诺酮类制剂。③应嘱患者卧床休息,适当补液、补充电解质,防止电解质紊乱。便血量大者应考虑输血。营养不良病情较重者进要素饮食,必要时可给予肠外营养。④静脉类固醇激素使用 7~10 天后无效者可考虑应用环孢素静脉滴注,每天 2~4 mg/kg。应注意监测血药浓度。⑤慎用解痉剂及止泻剂,避免诱发中毒性巨结肠。如上述药物治疗效果不佳时,应及时予内外科会诊,确定结肠切除手术的时机

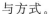

与方式。

综上，对于各类型 UC 的药物治疗方案可以总结见表 6-2。

表 6-2 各类型溃疡性结肠炎药物治疗方案

类型	药物治疗方案
轻度 UC	柳氮磺吡啶片 1.0 g，口服，1 次/天或相当 5-美沙拉泰(5-ASA)
中度 UC	柳氮磺吡啶片 1.0 g，口服，1 次/天或相当 5-ASA 醋酸泼尼松片 10 mg，口服，2 次/天
重度 UC	甲泼尼龙 48 mg/d(或者氢化可的松 300 mg/d)静脉滴注广谱抗生素(喹诺酮或头孢类＋硝基咪唑类)

2.缓解期的治疗

症状缓解后，维持治疗的时间至少 1 年，一般认为类固醇类无维持治疗效果，在症状缓解后逐渐减量，应尽可能过渡到用 SASP 维持治疗。维持治疗剂量一般为口服每天 1.0～3.0 g，亦可用相当剂量的 5-氨基水杨酸类药物。6-巯基嘌呤(6-MP)或硫唑嘌呤等用于对上述药物不能维持或对类固醇激素依赖者。

3.手术治疗

大出血、穿孔、明确的或高度怀疑癌变者；重度 UC 伴中毒性巨结肠，静脉用药无效者；内科治疗症状顽固、体能下降、对类固醇类药物耐药或依赖者应考虑手术治疗。

第六节 克罗恩病

克罗恩病(CD)是一种贯穿肠壁各层的慢性增殖性、炎症性疾病，可累及从口腔至肛门的各段消化道，呈节段性或跳跃式分布，但好发于末端回肠、结肠及肛周。临床以腹痛、腹泻、腹部包块、瘘管形成和肠梗阻为主要特征，常伴有发热、营养障碍及关节、皮肤、眼、口腔黏膜、肝脏等的肠外表现。

本病病程迁延，有终身复发倾向，不易治愈。任何年龄均可发病，20～30 岁和 60～70 岁是 2 个高峰发病年龄段。无性别差异。

本病在欧美国家多见。近 10 多年来，日本、韩国本病发病率在逐渐升高。我国虽无以人群为基础的流行病学资料，但病例报道却在不断增加。

一、病因及发病机制

本病病因尚未明了，发病机制亦不甚清楚，推测是由肠道细菌和环境因素作用于遗传易感人群，使肠黏膜免疫反应过高所致。

(一)遗传因素

传统流行病学研究显示：①不同种族 CD 的发病率有很大的差异。②CD 有家族聚集现象，但不符合简单的孟德尔遗传方式。③单卵双生子中 CD 的同患率高于双卵双生子。④CD 患者亲属的发病率高于普通人群，而患者配偶的发病率几乎为零。⑤CD 与特纳综合征、海-普二氏综合征及糖原贮积病Ⅰb型等罕见的遗传综合征有密切的联系。

上述资料提示该病的发生可能与遗传因素有关。进一步的全基因组扫描结果显示易感区域分布在1、3、4、5、6、7、10、12、14、16、19号及X染色体上,其中16、12、6、14、5、19及1号染色体被分别命名为IBD1-7,候选基因包括 *CARD15*、*DLG5*、*SLC22A4* 和 *SLC22A5*、*IL-23R* 等。

目前,多数学者认为CD符合多基因病遗传规律,是许多对等位基因共同作用的结果。具有遗传易感性的个体在一定环境因素作用下发病。

(二)环境因素

在过去的半个世纪里,CD在世界范围内迅速增长,不仅发病率和流行情况发生了变化,患者群也逐渐呈现低龄化趋势,提示环境因素对CD易患性的影响越来越大。研究显示众多的环境因素与CD密切相关,有的是诱发因素,有的则起保护作用,如吸烟、药物、饮食、地理和社会状况、应激、微生物、肠道通透性和阑尾切除术。目前只有吸烟被肯定与CD病情的加重和复发有关。

(三)微生物因素

肠道菌群是生命所必需,大量微生物和局部免疫系统间的平衡导致黏膜中存在大量的炎症细胞,形成"生理性炎症"现象,有助于机体免受到达肠腔的有害因素的损伤。这种免疫平衡有赖于生命早期免疫耐受的建立,遗传易感性等因素可致黏膜中树突状细胞、Toll样受体(TLRs)、T效应细胞等的改变而参与疾病的发生与发展。小肠腺隐窝潘氏细胞和其分泌产物(主要为防御素)对维持肠道的内环境的稳定起着重要作用,有研究指出CD是一种防御素缺乏综合征。

多项临床研究亦支持肠道菌群在CD的发病机制中的关键环节,如一项研究显示小肠病变的CD患者切除病变肠段后行近端粪便转流可预防复发,而将肠腔内容物再次灌入远端肠腔可诱发炎症。

(四)免疫因素

肠道免疫系统是CD发病机制中的效应因素,介导对病原微生物反应的形式和结果。CD患者的黏膜T细胞对肠道来源和非肠道来源的细菌抗原的反应增强,前炎症细胞因子和趋化因子的产生增多,如IFN-7、IL-12、IL-18等,而最重要的是免疫调节性细胞因子的变化。CD是典型的 Th_1 反应,黏膜T细胞的增殖和扩张程度远超过溃疡性结肠炎,而且对凋亡的抵抗力更强。

最近有证据表明CD不仅与上述继发免疫反应有关,也可能与天然免疫的严重缺陷有关。如携带 *NOD2* 变异的CD患者,其单核细胞对胞壁酰二肽(MDP)和 $TNF-\alpha$ 的刺激所产生的 $IL-1\beta$ 和IL-8显著减少。这些新发现表明CD患者由于系统性的缺陷导致了天然免疫反应的减弱,提示它们可能同时存在天然免疫和继发性免疫缺陷,但两者是否相互影响或如何影响仍不清楚。

二、诊断步骤

(一)起病情况

大多数病例起病隐袭。在疾病早期症状多为不典型的消化道症状或发热、体重下降等全身症状,从发病至确诊往往需数月至数年的时间。少数急性起病,可表现为急腹症,酷似急性阑尾炎或急性肠梗阻。

(二)主要临床表现

克罗恩病以透壁性黏膜炎症为特点,常导致肠壁纤维化和肠梗阻,穿透浆膜层的窦道造成微小的穿孔和瘘管。

克罗恩病可累及从口至肛周的消化道的任一部位。近80%的患者小肠受累,通常是回肠远端,且1/3的患者仅表现为回肠炎;近50%的患者为回结肠炎;近20%的患者仅累及结肠,尽管这一表型的临床表现与溃疡性结肠炎相似,但大致一半的患者无直肠受累;小部分患者累及口腔或胃十二指肠;个别患者可累及食管和近端小肠。

克罗恩病因其透壁性炎症及病变累及范围广泛的特点,临床表现较溃疡性结肠炎更加多样化。克罗恩病的临床特征包括疲乏、腹痛、慢性腹泻、体重下降、发热、伴或不伴便血。约10%的患者可无腹泻症状。儿童克罗恩病患者常有生长发育障碍,而且可能先于其他各种症状。部分患者可伴有瘘管和腹块,症状取决于病变的部位和严重程度。

许多患者在诊断前多年即表现出各种各样的症状。研究显示,患者在诊断为克罗恩病前平均7.7年即已出现类似于肠易激综合征的各种非特异性消化道症状,而病变局限于结肠者从出现症状到获得诊断的时间最长,平均4.9~11.4年。

1.回肠炎和结肠炎

腹泻、腹痛、体重下降、发热是大多数回肠炎、回结肠炎和结肠型克罗恩病患者的典型的临床表现。腹泻可由多种原因引致,包括分泌过多、病变黏膜的吸收功能受损、回肠末端炎症或切除所致胆盐吸收障碍、回肠广泛病变或切除所致脂肪泻。小肠狭窄部位的细菌生长过度、小肠结肠瘘、广泛的空肠病变亦可导致脂肪泻。回肠炎患者常伴有小肠梗阻和右下腹包块;局限于左半结肠的克罗恩病患者可出现大量血便,症状类似溃疡性结肠炎。

2.腹痛

无论病变的部位何在,痉挛性腹痛都是克罗恩病的常见症状。黏膜透壁性炎症所致纤维性缩窄导致小肠或结肠梗阻。病变局限于回肠远端的患者在肠腔狭窄并出现便秘、腹痛等早期梗阻征象前可无任何临床症状。

3.血便

尽管克罗恩病患者常有大便潜血阳性,但大量血便者少见。

4.穿孔和瘘管

透壁的炎症形成穿透浆膜层的窦道,致肠壁穿孔,常表现为急性、局限性腹膜炎,患者急起发热、腹痛、腹部压痛及腹块。肠壁的穿透亦可表现为无痛性的瘘管形成。瘘管的临床表现取决于病变肠管所在位置和所累及的邻近组织或器官。胃肠瘘常无症状或有腹部包块;肠膀胱瘘将导致反复的复杂的泌尿道感染,伴有气尿;通向后腹膜腔的瘘管可导致腰大肌脓肿和(或)输尿管梗阻、肾盂积水;结肠阴道瘘表现为阴道排气和排便;另外还可出现肠皮肤瘘管。

5.肛周疾病

约1/3的克罗恩病患者出现肛周病变,包括肛周疼痛、皮赘、肛裂、肛周脓肿及肛门直肠瘘。

6.其他部位的肠道炎症

临床表现随病变部位而异。如口腔的阿弗他溃疡或其他损伤致口腔和牙龈疼痛;极少数患者因食管受累而出现吞咽痛和吞咽困难;约5%的患者胃十二指肠受累,表现为溃疡样病损、上腹痛和幽门梗阻的症状;少数近端小肠病变的患者可出现类似口炎样腹泻的症状并伴有脂肪吸收障碍。

7.全身症状

疲乏、体重下降和发热是主要的全身症状。体重下降往往是由于患者害怕进食后的梗阻性疼痛而减少摄入,亦与吸收不良有关。克罗恩病患者常出现原因不明的发热,发热可能是炎症本身所致,亦可能由穿孔后并发肠腔周围的感染所致。

8.并发症

克罗恩病的并发症包括局部并发症、肠外并发症及与吸收不良相关的并发症。

(1)局部并发症:与炎症活动性相关的并发症包括肠梗阻、大出血、急性穿孔、瘘管和脓肿的形成、中毒性巨结肠。CT 检查是检出和定位脓肿的主要手段,并可在 CT 的引导下对脓肿进行穿刺引流及抗生素的治疗。

(2)肠外并发症:眼葡萄膜炎和巩膜外层炎;皮肤结节性红斑和脓皮坏疽病;大关节炎和强直性脊柱炎;硬化性胆管炎;继发性淀粉样变,可导致肾衰竭;静脉和动脉血栓形成。

(3)吸收不良综合征:胆酸通过肠肝循环在远端回肠吸收,回肠严重病变或已切除将导致胆酸吸收障碍。胆酸吸收不良影响结肠对脂肪及水、电解质的吸收而产生脂肪泻或水样泻;小肠广泛切除后所致短肠综合征亦可引起腹泻。胆酸吸收不良致胆酸和胆固醇比例失调,胆汁更易形成胆石。脂肪泻可致严重的营养不良、凝血功能障碍、低血钙及抽搐、骨软化症、骨质疏松。

克罗恩病患者易发生骨折,且与疾病的严重度相关。骨质的丢失主要与激素的使用及体能活动减少、雌激素不足等所致维生素、钙的吸收不良有关。脂肪泻和腹泻可促进草酸钙和尿酸盐结石的形成。维生素 B_{12} 在远端回肠吸收,严重的回肠病变或回肠广泛切除可导致维生素 B_{12} 吸收不良产生恶性贫血。因此,应定期监测回肠型克罗恩病及回肠切除术后患者的血清维生素 B_{12} 水平,根据维生素 B_{12} 吸收试验的结果决定患者是否需要终身给予维生素 B_{12} 的替代治疗。

(4)恶性肿瘤:与溃疡性结肠炎相似,病程较长的结肠型克罗恩病患者罹患结肠癌的风险增加。克罗恩病患者患小肠癌的概率亦高于普通人群。有报道称,克罗恩病患者肛门鳞状细胞癌、十二指肠肿瘤和淋巴瘤的概率增加,但是 IBD 患者予硫唑嘌呤或巯嘌呤(6-MP)治疗后罹患淋巴瘤的风险是否增加则尚无定论。

(三)体格检查

体格检查可能正常或呈现一些非特异性的症状,如面色苍白、体重下降,抑或提示克罗恩病的特征性改变,如肛周皮赘、窦道、腹部压痛性包块。

(四)辅助检查

1.常规检查

全血细胞计数常提示贫血;活动期白细胞计数增高。血清蛋白常降低。粪便隐血试验常呈阳性。有吸收不良综合征者粪脂含量增加。

2.抗体检测

炎症性肠病患者的血清中可出现多种自身抗体。其中一些可用于克罗恩病的诊断和鉴别诊断。抗 OmpC 抗体阳性提示可能为穿孔型克罗恩病。抗中性粒细胞胞质抗体(P-ANCA)和抗酿酒酵母菌抗体(ASCA)的联合检测用于炎症性肠病的诊断,克罗恩病和溃疡性结肠炎的鉴别诊断。

3.C 反应蛋白(CRP)

克罗恩病患者的 CRP 水平通常升高,且高于溃疡性结肠炎的患者。CRP 的水平与克罗恩病的活动性有关,也可作为评价炎症程度的指标。

CRP 的血清学水平有助于评价患者的复发风险,高水平的 CRP 提示疾病活动或合并细菌感染,CRP 水平可用于指导治疗和随访。

4.血沉(ESR)

ESR 通过血浆蛋白浓度和血细胞比容来反映克罗恩病肠道炎症,精确度较低。ESR 虽然可随疾病活动而升高,但缺乏特异性,不足以与 UC 和肠道感染鉴别。

5.回结肠镜检查

对于疑诊克罗恩病的患者,应进行回肠结肠镜检查和活检,观察回肠末端和每个结肠段,寻找镜下证据,是建立诊断的第一步。克罗恩病镜下最特异性的表现是节段性改变、肛周病变和卵石征。

6.肠黏膜活检

肠黏膜活检的目的通常是为进一步证实诊断而不是建立诊断。显微镜下特征为局灶的(不连续的)慢性的(淋巴细胞和浆细胞)炎症和斑片状的慢性炎症,局灶隐窝不规则(不连续的隐窝变形)和肉芽肿(与隐窝损伤无关)。回肠部位病变的病理特点除上述各项外还包括绒毛结构不规则。如果回肠炎和结肠炎是连续性的,诊断应慎重。"重度"定义:溃疡深达肌层,或出现黏膜分离,或溃疡局限于黏膜下层,但溃疡面超过 1/3 结肠肠段(右半结肠,横结肠,左半结肠)。

近 30%的克罗恩病患者可见特征性肉芽肿样改变,但肉芽肿样改变还可见于耶尔森菌属感染性肠炎、贝赫切特综合征、结核及淋巴瘤。因此,这一表现既不是诊断所必需也不能用于证实诊断是否成立。

7.胃肠道钡餐

胃肠道钡餐有助于全面了解病变在胃、肠道节段性分布的情况、狭窄的部位和长度。气钡双重造影虽然不能发现早期微小的病变,但可显示阿弗他样溃疡,了解病变的分布及范围、肠腔狭窄的程度,发现小的瘘管和穿孔。

典型的小肠克罗恩病的 X 线改变包括结节样改变、溃疡、肠腔狭窄(肠腔严重狭窄或痉挛时可呈现"线样征")、鹅卵石样改变、脓肿、瘘管、肠襻分离(透壁的炎症和肠壁增厚所致)。胃窦腔的狭窄及十二指肠节段性狭窄提示胃十二指肠克罗恩病。

8.胃十二指肠镜

常规的胃十二指肠镜检查仅在有上消化道症状的患者中推荐使用。累及上消化道的克罗恩病几乎总是伴有小肠和大肠的病变。当患者被诊断为"未定型大肠炎"时,胃黏膜活检可能有助于诊断,局部活动性胃炎可能是克罗恩病特点。

9.胶囊内镜

胶囊内镜为小肠的可视性检查提供了另一手段,可用于有临床症状、疑诊小肠克罗恩病、排除肠道狭窄、回肠末端内镜检查正常或不可行及胃肠道钡餐或 CT 未发现病变的患者。

禁忌证包括胃肠道梗阻、狭窄或瘘管形成、起搏器或其他植入性电子设备及吞咽困难者。

10.其他

当怀疑有肠壁外并发症时,包括瘘管或脓肿,可选用腹部超声、CT 和(或)MRI 进行检查。腹部超声检查是诊断肠壁外并发症的最简单易行的方法,但对于复杂的克罗恩病患者,CT 和 MRI 检查的精确度更高,特别是对于瘘管、脓肿和蜂窝织炎的诊断。

三、诊断对策

(一)诊断要点

克罗恩病主要根据临床、内镜、组织学、影像学和(或)生化检查的综合分析来确立诊断。患者具备上述的临床表现,特别是阳性家族史时应注意是否患克罗恩病。

详细的病史应该包括关于症状始发时各项细节问题,包括近期的旅行、食物不耐受、与肠道疾病患者接触史、用药史(包括抗生素和非甾体抗炎药)、吸烟史、家族史及阑尾切除史;详细询问夜间症状、肠外表现(包括口、皮肤、眼睛、关节、肛周脓肿或肛裂)。

体格检查时应注意各项反映急性和(或)慢性炎症反应、贫血、体液丢失、营养不良的体征,包括一般情况、脉搏、血压、体温、腹部压痛或腹胀、可触及的包块、会阴和口腔的检查及直肠指检。测量体重,计算体重指数。

针对感染性腹泻的微生物学检查应包括艰难梭状芽孢杆菌。对有外出旅行史的患者可能要进行其他的粪便检查,而对于病史符合克罗恩病的患者,则不必再进行额外的临床和实验室检查。

完整的诊断应包括临床类型、病变分布范围及疾病行为、疾病严重程度、活动性及并发症。

(二)鉴别诊断要点

克罗恩病因其病变部位多变及疾病的慢性过程,需与多种疾病进行鉴别。许多患者病程早期症状轻微且无特异性,常被误诊为乳糖不耐受或肠易激综合征。

1.结肠型克罗恩病需与溃疡性结肠炎鉴别

克罗恩病通常累及小肠而直肠免于受累,无大量血便,常见肛周病变、肉芽肿或瘘管形成。10%~15%炎症性肠病患者仅累及结肠,如果无法诊断是溃疡性结肠炎还是克罗恩病,可诊断为未定型结肠炎。

2.急性起病的新发病例

应排除志贺氏菌、沙门菌、弯曲杆菌、大肠埃希菌及阿米巴等感染性腹泻。近期有使用抗生素的患者应注意排除艰难梭状芽孢杆菌感染,而使用免疫抑制剂的患者则应排除巨细胞病毒感染。应留取患者新鲜大便标本进行致病菌的检查,使用免疫抑制剂的患者需进行内镜下黏膜活检。

3.其他

因克罗恩病有节段性病变的特点,阑尾炎、憩室炎、缺血性肠炎、合并有穿孔或梗阻的结肠癌均可出现与克罗恩病相似的症状。耶尔森菌属感染引起的急性回肠炎与克罗恩病急性回肠炎常常难以鉴别。

肠结核与回结肠型克罗恩病症状相似,常造成诊断上的困难,但以下特征可有助于鉴别。①肠结核多继发于开放性肺结核;②病变主要累及回盲部,有时累及邻近结肠,但病变分布为非节段性;③瘘管少见;④肛周及直肠病变少见;⑤结核菌素试验阳性。对鉴别困难者,建议先行抗结核治疗并随访观察疗效。

淋巴瘤、慢性缺血性肠炎、子宫内膜异位症、类癌均可表现为与小肠克罗恩病难以分辨的症状及 X 线特征,小肠淋巴瘤通常进展较快,必要时手术探查可获病理确诊。

(三)临床类型

新近颁布的蒙特利尔分型较为完整地描述了克罗恩病的年龄分布、病变部位及疾病行为。详见表 6-3。

(四)CD 疾病临床活动性评估(《ACG 指南》,2001)

1.缓解期

无临床症状及炎症后遗症的 CD 患者,也包括内科治疗和外科治疗反应良好的患者;激素维持治疗下持续缓解的患者为激素依赖型缓解。

表 6-3　克罗恩病蒙特利尔分型

诊断年龄(A)		
A1 16 岁或更早		
A2 17～40 岁		
A3 40 岁以上		
病变部位(L)	上消化道	
L1 末端回肠	L1＋L4	回肠＋上消化道
L2 结肠	L2＋L4	结肠＋上消化道
L3 回结肠	L3＋L4	回结肠＋上消化道
L4 上消化道	—	—
疾病行为(B)	肛周病变(P)	
B1＊ 非狭窄,非穿透型	B1p	非狭窄,非穿透型＋肛周病变
B2 狭窄型	B2p	狭窄型＋肛周病变
B3 穿透型	B3p	穿透型＋肛周病变

注:＊ B1 型应视为一种过渡的分型,直到诊断后再随访观察一段时期。这段时期的长短可能因研究不同而有所变化(例如 5～10 年),但应该被明确规定以便确定 B1 的分型。

2.轻至中度

无脱水、全身中毒症状,无中度及中度以上腹痛或压痛,无腹部痛性包块,无肠梗阻,体重下降不超过 10％。

3.中至重度

对诱导轻至中度疾病缓解的标准治疗(5-氨基水杨酸,布地奈德,或泼尼松)无反应,或至少满足下列一项者:中度及中度以上腹痛或压痛,间歇性轻度呕吐(不伴有肠梗阻),脱水/瘘管形成,体温高于37.5 ℃,体重下降超过 10％或血红蛋白＜100 g/L。

4.重度至暴发

对标准剂量激素治疗呈现激素抵抗,症状持续无缓解或至少满足下列一项者:腹部体征阳性,持续性呕吐,脓肿形成,高热,恶病质,或肠梗阻。

为便于对疾病活动性和治疗反应进行量化评估,临床上常采用较为简便实用的 Harvey 和 Bradshow 标准计算 CD 活动指数(CDAI)。见表6-4。

表 6-4　简化 CDAI 计算法

1.一般情况	0:良好;1:稍差;2:差;3:不良;4:极差
2.腹痛	0:无;1:轻;2:中;3:重
3.腹泻稀便	每天 1 次记 1 分
4.腹块(医师认定)	0:无;1:可疑;2:确定;3:伴触痛
5.并发症(关节痛、虹膜炎、结节性红斑、坏疽性脓皮病、阿弗他溃疡、裂沟、新瘘管及脓肿等)	每个 1 分

注:低于 4 分为缓解期;5～8 分为中度活动期;高于 9 分为重度活动期。

四、治疗对策

(一)治疗原则

克罗恩病治疗方案选择取决于疾病严重程度、部位和并发症。尽管有总体治疗方针可循,但必须建立以患者对治疗的反应和耐受情况为基础的个体化治疗。治疗目标是诱导活动性病变缓解和维持缓解。外科手术在克罗恩病治疗中起着重要的作用,经常为药物治疗失败的患者带来持久和显著的效益。

(二)药物选择

1.糖皮质激素

迄今为止糖皮质激素仍是控制病情活动最有效的药物,适用于活动期的治疗,使用时主张初始剂量要足、疗程偏长、减量过程个体化。常规初始剂量为泼尼松 40~60 mg/d,病情缓解后一般以每周5 mg的速度将剂量减少至停用。临床研究显示长期使用激素不能减少复发,且不良反应大,因此不主张进行长期维持治疗。

回肠控释剂布地奈德口服后主要在肠道起局部作用,吸收后经肝脏首关效应迅速灭活,故全身不良反应较少。布地奈德剂量为每次 3 mg,每天 3 次,视病情严重程度及治疗反应逐渐减量,一般在治疗 8 周后考虑开始减量,全疗程一般不短于 3 个月。

建议布地奈德适用于轻、中度回结肠型克罗恩病,系统糖皮质激素适用于中重度克罗恩病或对相应治疗无效的轻、中度患者。对于病情严重者可予氢化可的松或地塞米松静脉给药;病变局限于左半结肠者可予糖皮质激素保留灌肠。

2.氨基水杨酸制剂

氨基水杨酸制剂对控制轻、中型活动性克罗恩病患者的病情有一定的疗效。柳氮磺胺吡啶适用于病变局限于结肠者;美沙拉嗪对病变位于回肠和结肠者均有效,可作为缓解期的维持治疗。

3.免疫抑制剂

硫唑嘌呤或巯嘌呤适用于对糖皮质激素治疗效果不佳或对糖皮质激素依赖的慢性活动性病例。加用该类药物后有助于逐渐减少激素的用量乃至停用,并可用于缓解期的维持治疗。剂量为硫唑嘌呤2 mg/(kg·d)或巯嘌呤 1.5 mg/(kg·d),显效时间需 3~6 个月,维持用药一般 1~4 年。严重的不良反应主要是白细胞计数减少等骨髓抑制的表现,发生率约为 4%。

硫唑嘌呤或巯嘌呤无效时可选用甲氨蝶呤诱导克罗恩病缓解,有研究显示,甲氨蝶呤每周25 mg肌内注射治疗可降低复发率及减少激素用量。甲氨蝶呤的不良反应有恶心、肝酶异常、机会感染、骨髓抑制及间质性肺炎。长期使用甲氨蝶呤可引起肝损害,肥胖、糖尿病、饮酒是肝损害的危险因素。使用甲氨蝶呤期间必须戒酒。

研究显示静脉使用环孢素治疗克罗恩病疗效不肯定,口服环孢素无效。少数研究显示静脉使用环孢素对促进瘘管闭合有一定的作用。他可莫司和麦考酚吗乙酯在克罗恩病治疗中的疗效尚待进一步研究。

4.生物制剂

英夫利昔单抗是一种抗肿瘤坏死因子-α(TNF-α)的单克隆抗体,其用于治疗克罗恩病的适应证:①中、重度活动性克罗恩病患者经充分的传统治疗,即糖皮质激素及免疫抑制剂(硫唑嘌呤、巯嘌呤或甲氨蝶呤)治疗无效或不能耐受者。②克罗恩病合并肛瘘、皮瘘、直肠阴道瘘,经传统治疗(抗生素、免疫抑制剂及外科引流)无效者。

推荐以 5 mg/kg 剂量(静脉给药,滴注时间不短于 2 小时)在第 0、2、6 周作为诱导缓解,随后每隔 8 周给予相同剂量以维持缓解。原来对治疗有反应随后又失去治疗反应者可将剂量增加至 10 mg/kg。

对初始的 3 个剂量治疗到第 14 周仍无效者不再予英夫利昔单抗治疗。治疗期间原来同时应用糖皮质激素者可在取得临床缓解后将激素减量至停用。已知对英夫利昔单抗过敏、活动性感染、神经脱髓鞘病、中至重度充血性心力衰竭及恶性肿瘤患者禁忌使用。药物的不良反应包括机会感染、输注反应、迟发型超敏反应、药物性红斑狼疮、淋巴瘤等。

其他生物疗法还有骨髓移植、血浆分离置换法等。

5.抗生素

某些抗菌药物,如甲硝唑、环丙沙星等对治疗克罗恩病有一定的疗效,甲硝唑对有肛周瘘管者疗效较好。长期大剂量应用甲硝唑会出现诸如恶心、呕吐、食欲缺乏、金属异味、继发多发性神经系统病变等不良反应,因此,仅用于不能应用或不能耐受糖皮质激素者、不愿使用激素治疗的结肠型或回结肠型克罗恩病患者。

6.益生菌

部分研究报道益生菌治疗可诱导活动性克罗恩病缓解并可用于维持缓解的治疗,但尚需更多设计严谨的临床试验予以证实。

(三)治疗计划及治疗方案的选择

由于克罗恩病病情个体差异很大,疾病过程中病情变化也很大,因此治疗方案必须视疾病的活动性、病变的部位、疾病行为及对治疗的反应及耐受性来制定。

1.营养疗法

高营养低渣饮食,适当给予叶酸、维生素 B$_{12}$ 等多种维生素及微量元素。要素饮食在补充营养的同时还可控制病变的活动,特别适用于无局部并发症的小肠克罗恩病。完全胃肠外营养仅用于严重营养不良、肠瘘及短肠综合征的患者,且应用时间不宜过长。

2.活动性克罗恩病的治疗

(1)局限性回结肠型:轻、中度者首选布地奈德口服每次 3 mg,每天 3 次。轻度者可予美沙拉嗪,每天用量 3~4 g。症状很轻微者可考虑暂不予治疗。中、重度患者首选系统作用糖皮质激素治疗,重症病例可先予静脉用药。有建议对重症初发病例开始即用糖皮质激素加免疫抑制剂(如硫唑嘌呤)的治疗。

(2)结肠型:轻、中度者可选用氨基水杨酸制剂(包括柳氮磺胺吡啶)。中、重度必须予系统作用糖皮质激素治疗。

(3)存在广泛小肠病变:该类患者疾病活动性较强,对中、重度病例首选系统作用糖皮质激素治疗。常需同时加用免疫抑制剂。营养疗法是重要的辅助治疗手段。

(4)根据治疗反应调整治疗方案。轻、中度回结肠型病例对布地奈德无效,或轻、中度结肠型病例对氨基水杨酸制剂无效,应重新评估为中、重度病例,改用系统作用糖皮质激素治疗。激素治疗无效或依赖的病例,宜加用免疫抑制剂。

上述治疗依然无效或激素依赖,或对激素和(或)免疫抑制剂不耐受者考虑予以英夫利昔单抗或手术治疗。

3.维持治疗

克罗恩病复发率很高,必须予以维持治疗。推荐方案有以下几点。

(1)所有患者必须戒烟。

(2)氨基水杨酸制剂可用于非激素诱导缓解者,剂量为治疗剂量,疗程一般为2年。

(3)由系统激素诱导的缓解宜采用免疫抑制剂作为维持治疗,疗程可达4年。

(4)由英夫利昔单抗诱导的缓解目前仍建议予英夫利昔单抗规则维持治疗。

4.外科手术

内科治疗无效或有并发症的病例应考虑手术治疗,但克罗恩病手术后复发率高,故手术的适应证主要针对其并发症,包括完全性纤维狭窄所致机械性肠梗阻、合并脓肿形成或内科治疗无效的瘘管、脓肿形成。

急诊手术指征为暴发性或重度性结肠炎、急性穿孔、大量的危及生命的出血。

5.术后复发的预防

克罗恩病术后复发率相当高,但目前缺乏有效的预防方法。预测术后复发的危险因素包括吸烟、结肠型克罗恩病、病变范围广泛(>100 cm)、因内科治疗无效而接受手术治疗的活动性病例、因穿孔或瘘而接受手术者、再次接受手术治疗者等。

对于术后易复发的高危病例的处理:术前已服用免疫抑制剂者术后继续治疗;术前未用免疫抑制剂者术后应予免疫抑制剂治疗;甲硝唑对预防术后复发可能有效,可以在术后与免疫抑制剂合用一段时间。建议术后3个月复查内镜,吻合口的病变程度可预测术后复发。对中、重度病变的复发病例,如有活动性症状应予糖皮质激素及免疫抑制剂治疗;对无症状者予免疫抑制剂维持治疗;对无病变或轻度病变者可予美沙拉嗪治疗。

五、病程观察及处理

(一)病情观察要点

在诊治过程中应密切观察患者症状、体征、各项活动性指标和严重度的变化,以便及时修正诊断,或对病变严重程度和活动度做出准确的评估,判断患者对治疗的反应及耐受性,以便于调整治疗方案。

(二)疗效判断标准

临床将克罗恩病活动度分为轻度、中度和重度。大多数临床试验将患者克罗恩病活动指数(CDAI)>220定义为活动性病变。现在更倾向于 CDAI 联合 CRP 高于 10 mg/L 来评价 CD 的活动。

"缓解"标准为 CDAI 低于 150,"应答"为 CDAI 指数下降超过 100。"复发"定义:确诊为克罗恩病的患者经过内科治疗取得临床缓解或自发缓解后,再次出现临床症状,建议采用 CDAI 高于 150 且比基线升高超过 100 点。经治疗取得缓解后,3个月内出现复发称为早期复发。复发可分为稀发型(≤1 次/年)、频发型(≥2 次/年)或持续发作型。

"激素抵抗"指泼尼松龙用量达到 0.75 mg/(kg·d),持续 4 周,疾病仍然活动者。"激素依赖"为下列两项符合一项者:①自开始使用激素起 3个月内不能将激素用量减少到相当于泼尼松龙10 mg/d(或布地奈得 3 mg/d),同时维持疾病不活动。②停用激素后 3个月内复发者。在确定激素抵抗或依赖前应仔细排除疾病本身特殊的并发症。

"再发"定义为外科手术后再次出现病损(复发是指症状的再次出现)。"形态学再发"指手术彻底切除病变后新出现的病损。通常出现在"新"回肠末端和(或)吻合口,可通过内镜、影像学检查及外科手术发现。

"镜下再发"目前根据 Rutgeerts 标准评估和分级,分为:0 级,没有病损;1 级,阿弗他口疮样病损,少于 5 处;2 级,阿弗他口疮样病损,多于 5 处,病损间黏膜正常,或跳跃性大的病损,或病损局限于回结肠吻合口(<1 cm);3 级,弥散性阿弗他口疮样回肠炎,并黏膜弥散性炎症;4 级,弥散性回肠炎症并大溃疡、结节样病变或狭窄。

"临床再发"指手术完全切除大体病变后,症状再次出现。"局限性病变"指肠道 CD 病变范围<30 cm,通常是指回盲部病变(<30 cm 回肠伴或不伴右半结肠),也可以指孤立的结肠病变或近端小肠的病变。"广泛性的克罗恩病"肠道克罗恩病受累肠段超过 100 cm,无论定位于何处。这一定义是指节段性肠道炎症性病变的累积长度。

六、预后评估

本病以慢性渐进型多见,虽然部分患者可经治疗后好转,部分患者亦可自行缓解,但多数患者反复发作,迁延不愈,相当一部分患者在其病程中因并发症而需进行 1 次以上的手术治疗,预后不佳。发病 15 年后约半数尚能生存。急性重症病例常伴有毒血症和并发症,近期病死率达 3%~10%。近年来发现克罗恩病癌变的概率增高。

第七节　肠易激综合征

一、概说

肠易激综合征(IBS)是一种以腹痛或腹部不适伴排便习惯改变和(或)粪便形状改变的功能性肠病,常呈慢性间歇发作或在一定时间内持续发作,缺乏形态学和生化学改变,经检查排除器质性疾病。

本病特征是肠的易激性,症状出现或加重常与精神因素或应激状态有关,患者常伴有疲乏、头痛、心悸、尿频、呼吸不畅等胃肠外表现。肠易激综合征临床上相当常见,在西方国家初级医疗和消化专科门诊中,IBS 患者分别占 12% 和 28%。总体看来,IBS 在人群的总体发病率多在 5%~25%,发达国家的发病率要高于发展中国家。1996 年北京的流行病学调查显示人群发病率按 Manning 标准和罗马标准分别为 0.82% 和 7.26%,2001 年广东的调查显示按罗马 II 标准患病率为 5.6%,就诊率 22.4%。近年来的流行病学调查均显示年龄与发病无明显关系,具有 IBS 症状的患者中女性多于男性(男女比例为 1:1.2~1:2)。

二、诊断

临床上迄今无统一的 IBS 诊断标准,临床诊断 IBS 应重视病史采集和体格检查,并有针对性地进行排除器质性疾病的辅助实验室检查。

本病起病缓慢,症状呈间歇性发作,有缓解期。症状出现与精神因素、心理应激有关。

（一）症状

1.腹痛

腹痛为主要症状，多诉中腹或下腹疼痛，常伴排便异常、腹胀。腹痛易在进食后出现，热敷、排便、排气或灌肠后缓解，不会在睡眠中发作。疼痛的特点是在某一具体患者疼痛常是固定不变的，不会进行性加重。

2.腹泻

粪量少，呈糊状，含较多黏液，可有经常或间歇性腹泻，可因进食而诱发，无夜间腹泻；可有腹泻和便秘交替现象。

3.便秘

大便如羊粪，质地坚硬，可带较多黏液，排便费力，排便未尽感明显，可为间歇性或持续性便秘，或间中与短期腹泻交替。

除上述症状外，部分尚有上腹不适、嗳气、恶心等消化不良症状，有的则还有心悸、胸闷、多汗、面红、多尿、尿频、尿急、痛经、性功能障碍、焦虑、失眠、抑郁及皮肤表现如瘙痒、神经性皮炎等胃肠外表现。胃肠外表现较器质性肠病多见。

（二）体征

触及乙状结肠并有压痛，或结肠广泛压痛，或肛门指诊感觉括约肌张力增高，痛感明显；某些患者可有心动过速、血压高、多汗等征象。

临床上常依据大便特点不同将本病分为三型：便秘为主型、腹泻为主型和腹泻便秘交替型三个亚型。

（三）常见并发症

本病并发症较少，腹泻甚者可出现水、电解质平衡紊乱，病程长者可引起焦虑症。

（四）实验室和其他辅助检查

1.血液检查

血常规、血沉无异常。

2.大便检查

粪便镜检大致正常，可含大量黏液或呈黏液管型；粪隐血、虫卵、细菌培养均呈阴性。

3.胰腺功能检查

疑有胰腺疾病时应做淀粉酶检测，还要做粪便脂肪定量，排除慢性胰腺炎。

4.X线检查

胃肠X线检查示胃肠运动加速，结肠袋减少，袋形加深，张力增强，结肠痉挛显著时，降结肠以下呈线样阴影。

5.内镜检查

结肠镜下见结肠黏膜正常。镜检时易出现肠痉挛等激惹现象。疑有肠黏膜器质性病变时应做肠黏膜活检。本病患者肠黏膜活检无异常。

6.结肠动力学检查

结肠腔内动力学及平滑肌电活动检查示结肠腔内压力波形及肠平滑肌电波异常。

诊断主要包括三方面内容：①IBS临床综合征；②可追溯的心理精神因素；③实验室及辅助检查无器质性疾病的依据。

诊断标准体现的重要原则：①诊断应建立在排除器质性疾病的基础上；②IBS属于肠道功能

性疾病;③强调腹痛或腹部不适与排便的关系;④该诊断标准判断的时间为 6 个月,近 3 个月有症状,反映了本病慢性、反复发作的特点;⑤该诊断标准在必备条件中没有对排便频率和粪便性状做硬性规定,提高诊断的敏感性。

三、鉴别诊断

首先必须排除肠道器质性疾病,如细菌性痢疾、炎症性肠病、结肠癌、结肠息肉病、结肠憩室、小肠吸收不良综合征。其次必须排除全身性疾病所致的肠道表现,如胃及十二指肠溃疡、胆道及胰腺疾病、妇科病(尤其是盆腔炎)、血卟啉病,以及慢性铅中毒等。

(一)慢性细菌性痢疾

二者均有不同程度的腹痛及黏液便等肠道症状。但慢性细菌性痢疾往往有急性细菌性痢疾病史,对粪便、指肠拭子或内镜检查时所取标本进行培养可分离出痢疾杆菌,必要时可进行诱发试验,即对有痢疾病史或类似症状者,口服泻剂导泻,然后检查大便常规及粪培养,阳性者为痢疾,肠易激综合征粪便常规检查及培养均正常。

(二)溃疡性结肠炎

二者均具反复发作的腹痛、腹泻、黏液便症状。肠易激综合征虽反复发作,但一般不会影响全身情况;而溃疡性结肠炎往往伴有不同程度的消瘦、贫血等全身症状。结肠内镜检查,溃疡性结肠炎镜下可见结肠黏膜粗糙,接触易出血,有黏液血性分泌物附着,多发性糜烂、溃疡,或弥漫性黏膜充血、水肿,甚至形成息肉病。组织活检以黏膜炎性反应为主,同时有糜烂、隐窝脓肿及腺体排列异常和上皮的变化。X 线钡剂灌肠显示有肠管变窄、缩短、黏膜粗糙、肠袋消失和假性息肉等改变。而肠易激综合征镜下仅有轻度水肿,但无出血糜烂及溃疡等改变,黏膜活检正常。X 线钡剂灌肠无阳性发现,或结肠有激惹征象。

(三)结肠癌

腹痛或腹泻是结肠癌的主要症状,直肠癌除腹痛、腹泻外,常伴有里急后重或排便不畅等症状,这些症状与肠易激综合征很相似。但结肠癌常伴有便血,后期恶性消耗症状明显。肛指检查及内镜检查有助于诊断。

(四)慢性胆道疾病

慢性胆囊炎及胆石症可使胆道运动功能障碍,引起发作性、痉挛性右上腹痛,与肠易激综合征结肠痉挛疼痛相似,但慢性胆道疾病疼痛多发生在饱餐之后(尤其是脂肪餐后更明显)。B 型超声波、X 线胆道造影检查可明确诊断。

四、治疗

肠易激综合征属于一种心身疾病,目前治疗方法的选择均为经验性的,治疗目的是消除患者顾虑,改善症状,提高生活质量。治疗原则是在建立良好医患关系的基础上,根据主要症状类型进行对症治疗和根据症状严重程度进行分级治疗。注意治疗措施的个体化和综合运用。

(一)建立良好的医患关系

对患者进行健康宣教、安慰和建立良好的医患关系是有效、经济的治疗方法,也是所有治疗方法得以有效实施的基础。

（二）饮食疗法

不良的饮食习惯和膳食结构可以加剧 IBS 的症状。因此，健康、平衡的饮食可有助于减轻患者的胃肠功能紊乱状态。IBS 患者宜避免：①过度饮食；②大量饮酒；③含咖啡因的食品；④高脂饮食；⑤某些具有"产气"作用的蔬菜、豆类；⑥精加工食粮和人工食品，山梨醇及果糖；⑦不耐受的食物（因不同个体而异）。增加膳食纤维化主要用于便秘为主的 IBS 患者，增加纤维摄入量的方法应个体化。

（三）药物治疗

对症状明显者，可酌情选用以下每类药物中的 1～2 种控制症状，常用药物有以下几种。

1.解痉剂

（1）抗胆碱能药物，可酌情选用下列一种。①溴丙胺太林，每次 15 mg，每天 3 次。②阿托品，每次 0.3 mg，每天 3 次，或每次 0.5 mg，肌内注射，必要时使用。③奥替溴铵，每次 40 mg，每天 3 次。

（2）选择性肠道平滑肌钙通道阻滞剂，可选用匹维溴铵每次 50 mg，每天 3 次。离子通道调节剂马来曲美布汀，均有较好安全性。

2.止泻药

止泻药可用于腹泻患者，可选用：①洛哌丁胺，每次 2 mg，每天 2～3 次。②复方地芬诺酯，每次 1～2 片，每天 2～3 次。轻症腹泻患者可选吸附剂，如蒙脱石散等，但需注意便秘、腹胀等不良反应。

3.导泻药

便秘使用作用温和的导泻药物如欧车前制剂、甲基纤维素，渗透性轻泻剂如聚乙烯乙二醇、乳果糖或山梨醇。

4.肠道动力感觉调节药

5-HT$_3$ 受体阻滞剂阿洛司琼可改善 IBS-D 患者的腹痛情况及减少大便次数，但可引起缺血性结肠炎等严重不良反应，临床使用应注意。

5.益生菌

益生菌是一类具有调整宿主肠道微生物生态平衡而发挥生理作用的微生态制剂，对改善 IBS 多种症状具有一定疗效，如可选用双歧三联活菌，每次 0.42 g，每天 2～4 次。

6.抗抑郁药物

对腹痛症状重而上述治疗无效，特别是伴有较明显精神症状者，可选用抗抑郁药如氟西汀，有报道氟西汀可显著改善难治性 IBS 患者的生活状况及临床症状，降低内脏的敏感性，每次 20 mg，每天 1 次；或阿普唑仑，每次 0.4 mg，每天 3 次；氟哌噻吨美利曲辛，每次 2.5 mg，每天 1～2 次。

（四）心理行为治疗

症状严重而顽固，经一般治疗和药物治疗无效者应考虑心理行为治疗。疗法包括心理治疗、认知疗法、催眠疗法、生物反馈等。

第八节 肠 结 核

肠结核是临床上较为常见的肺外结核病,是因结核杆菌侵犯肠道而引起的慢性特异性感染。绝大多数继发于肠外结核,特别是开放性肺结核。发病多为青壮年(20～40岁),女性略多于男性,比例约为1.85：1。

我国在20世纪60年代由于应用了有效的抗结核药物,结核病的发生率曾有明显的下降。20世纪90年代以后,由于耐药菌株的产生,发病率有上升的趋势。

一、病因和发病机制

肠结核多由人型结核杆菌引起,占90%以上。饮用未经消毒的带菌牛奶或乳制品,也可发生牛型结核杆菌肠结核。

结核杆菌侵犯肠道主要是经口感染。患者多有开放性肺结核或喉结核,因经常吞下含结核杆菌的痰液,可引起本病;或经常和开放性肺结核患者共餐,忽视餐具消毒隔离,也可致病。

结核杆菌进入肠道后,多在回盲部引起结核病变,可能和下列因素有关:①含结核杆菌的肠内容物在回盲部停留较久,结核杆菌有机会和肠黏膜密切接触,增加了肠黏膜的感染机会;②回盲部有丰富的淋巴组织,而结核杆菌容易侵犯淋巴组织。因此回盲部成为肠结核的好发部位,但其他肠段有时亦可受累。

肠结核也可由血行播散引起,见于粟粒型结核经血行播散而侵犯肠道。肠结核还可由腹腔内结核病灶如输卵管结核、结核性腹膜炎、肠系膜淋巴结核等直接蔓延引起。此种感染系通过淋巴管播散。

结核病和其他许多疾病一样,是人体和结核杆菌(或其他致病因素)相互作用的结果。经上述途径而获得感染仅是致病的条件,只有当入侵的结核杆菌数量较多、毒力较大,并有人体免疫功能低下,肠功能紊乱引起局部抵抗力削弱时,才会发病。

二、病理

由于回盲部具有丰富的淋巴组织,所以约85%的肠结核患者病变在回盲部和回肠,依次为升结肠、空肠、横结肠、降结肠、阑尾、十二指肠及乙状结肠等处,偶有位于直肠者。结核菌侵入肠道后,其病理变化随人体对结核杆菌的免疫力与变态反应的情况而定。

当感染菌量多,毒力大,机体变态反应强时,病变往往以渗出为主,可有干酪样坏死并形成溃疡,称为溃疡型肠结核。若感染较轻,机体免疫力较强时,病变常为增生型,以肉芽组织增生为主,形成结核结节并进一步纤维化,称为增生型肠结核。实际上兼有溃疡与增生两种病变者,并不少见,此称为混合型或溃疡增生型肠结核。

(一)溃疡型

此型肠结核多见,受累部位多在回肠。病变起始时主要侵犯肠壁的淋巴组织,继而发生干酪样坏死,肠黏膜逐渐脱落而形成溃疡。溃疡的大小、深浅不同,常沿肠壁淋巴管方向顺肠管的横轴发展,在修复过程中产生肠管的环形狭窄。由于此型肠结核常累及多个小肠节段,故在狭窄之间夹有扩张的肠管,形似一串腊肠。因受累部位常有腹膜粘连,故很少导致穿孔。一旦有穿孔发生,则因周围粘连而使感染局限化。局限化的脓肿可穿破腹壁形成肠瘘。如穿孔不能局限则导致弥漫性腹膜炎。

(二)增生型

此型病变多位于回盲部。虽可同时累及邻近的盲肠和升结肠,但多数患者仅一处受累。其病理特征是肠黏膜下纤维组织高度增生,常伴有黏膜息肉形成。有时可见小而浅的溃疡,但不很显著。肠壁的增厚和病变周围的粘连,常导致肠腔狭窄和梗阻,但穿孔少见。

(三)混合型

溃疡型和增殖型肠结核的分类不是绝对的,这两类病理变化常不同程度地同时存在。一般说来,溃疡型肠结核常伴有活动性肺结核,而增殖型肠结核较少有肺部病灶。

三、临床表现

肠结核多数起病缓慢,病程较长。临床表现为腹痛、腹泻、便血及右下腹块,如伴有发热、盗汗等结核中毒症状或(和)肺结核病变,则强烈提示肠结核。虽然腹泻和便秘交替对肠结核并非特殊的诊断意义,但临床上述症状表现较多,亦可为临床诊断提出方向性诊断。肠结核典型的临床表现可归纳如下。

(一)腹痛

腹痛多位于右下腹,反映肠结核好发于回盲部。常有上腹或脐周疼痛,系回盲部病变引起的牵涉痛,经仔细检查可发现右下腹压痛点。

疼痛性质一般为隐痛或钝痛。有时在进餐时诱发,由于回盲部病变使胃回肠反射或胃结肠反射亢进,进食促使病变肠曲痉挛或蠕动加强,从而出现腹痛与排便,便后即有不同程度缓解。

在增生型肠结核或并发肠梗阻时,有腹绞痛,常位于右下腹或脐周,伴有腹胀、肠鸣音亢进、肠型与蠕动波。

(二)排便规律异常

每天排便数次,粪便呈稀糊状,一般不含黏液或脓血,无里急后重。但严重病例,大便次数可达十余次,每次排出大量恶臭甚至含有黏液、脓或血的液状粪便。在初期或只有便秘而无腹泻。后来可有便秘与腹泻交替现象。增生型肠结核多以便秘为主要表现。

(三)腹部肿块

腹部肿块主要见于增生型肠结核。当溃疡型肠结核合并有局限性腹膜炎,病变肠曲和周围组织粘连,或同时有肠系膜淋巴结结核,也可出现腹部肿块。腹部肿块常位于右下腹,一般比较固定。中等质地,伴有轻度或中度压痛。

(四)全身症状和肠外结核的表现

溃疡型肠结核常有结核毒血症,表现为午后低热、不规则热、弛张热或稽留高热,伴有盗汗。患者倦怠、消瘦、苍白,随病程发展而出现维生素缺乏、脂肪肝、营养不良性水肿等表现。此外,可同时有肠外结核特别是活动性肺结核的临床表现。

增生型肠结核病程较长,全身情况一般较好,无发热或有时低热,多不伴有活动性肺结核或其他肠外结核证据。

四、检查诊断

出现以下表现者应考虑肠结核的可能:①具有腹痛、腹泻、便秘、腹部包块及肠梗阻等消化道症状,同时出现发热、消瘦、乏力、盗汗等结核中毒症状;②肠道 X 线钡剂造影检查有激惹征、梗阻及充盈缺损等征象;③合并活动性肺结核;④结肠镜检查有肠道溃疡和增生性病变;⑤抗结核药物治疗有效。

虽然目前肠结核的诊断率较高,但临床上仍有不少漏诊误诊。主要由于各专科临床医师知识面窄,习惯于本专业单一疾病的诊断,缺乏对有类似临床表现的相关疾病进行系统分析和综合鉴别诊断的能力。此外,临床诊断的操作规程不严谨,临床医师对各种辅助检查未进行综合分析,临床表现不典型是造成误诊的客观原因。

（一）血常规与血沉

白细胞计数一般正常,红细胞及血红蛋白常偏低,呈轻、中度贫血,以溃疡型患者为多见。在活动性病变患者中,血沉常增快。

（二）粪便检查

溃疡型肠结核常呈糊状,无脓血,镜检可见少量脓细胞及红细胞。

（三）X 线检查

在溃疡型肠结核诊疗中,钡剂在病变肠段呈激惹现象,排空很快,充盈不佳,而在病变上下肠段的钡剂充盈良好,称为 X 线钡影跳跃征象。回肠末端有钡剂潴留积滞。病变肠段如能充盈,可见黏膜皱襞粗乱,肠壁边缘不规则,也可见肠腔狭窄、肠段收缩变形,回肠、盲肠正常角度消失。增生型肠结核的 X 线征象有肠段增生性狭窄、收缩与变形,可见钡影充盈缺损,黏膜皱襞粗乱,肠壁僵硬与结肠袋消失,或同时涉及升结肠和回肠末端。

（四）纤维结肠镜

纤维结肠镜可直接观察到肠结核病灶,有很大的诊断价值。如能取得病变标本,应用聚合酶链反应（PCR）技术对肠结核组织中的结核杆菌 DNA 进行检测,临床敏感性达 75.0%,特异性达 95.7%。

肠结核的临床表现缺乏特异性,确诊不易,应根据上述诊断方法综合考虑,在排除肿瘤的可能性时可试行抗结核的治疗性诊断方法,观察疗效。

五、鉴别诊断

（一）克罗恩病（CD）

克罗恩病是一种原因不明的肠道慢性肉芽肿性疾病,其与肠结核在临床表现、结肠镜下所见及病理改变等方面均有许多相似之处。因此,两者的鉴别诊断十分困难,是临床上的一大难题。

文献报道两者相互误诊率高达 65%,目前尚缺乏理想的鉴别方法。以往不少学者从临床表现、内镜所见及病理特点等方面提出了许多鉴别指标,但临床运用中均显示出较大局限性。最佳的鉴别方法是从肠组织中找到结核杆菌,然而传统的抗酸杆菌染色及结核杆菌培养都因其敏感性、特异性及检测速度等方面的问题而远远不能满足临床需要。四川大学华西医院消化内科将聚合酶链反应技术应用于克罗恩病与肠结核的鉴别诊断,结果令人鼓舞。他们对 39 例肠结核和 30 例克罗恩病的研究发现,该方法的敏感性为 64.1%,特异性为 100%,准确性为 9.9%,阳性和阴性预测值分别是 100% 和 68.2%,表明该方法是鉴别肠结核与克罗恩病极有价值的一种新方法。为防止 PCR 技术可能出现的假阳性和假阴性,他们采取了严格"无菌操作"、提高引物的特异性、设立阳性及阴性对照、重复实验等许多措施。该研究成果发表在2008年5月出版的美国胃肠病学杂志上,并作为该院"克罗恩病的基础与临床研究"课题的一部分,获四川省科技进步奖一等奖。

（二）右侧结肠癌

不同于肠结核的要点有以下几方面。

（1）本病患者多为40岁以上中老年人。

（2）无长期低热、盗汗等结核毒血症及结核病史。

（3）病情进行性加重，消瘦、苍白、无力等全身症状明显。

（4）病情进展快，多无肠外结核病灶，且抗结核治疗无效。

（5）腹部肿块开始出现时移动性稍大且无压痛，但肿块比肠结核肿块表面坚硬，结节感明显，但对邻近肠段的影响不如肠结核大。

（6）X线检查主要有钡剂充盈缺损，病变局限，不累及回肠；有结肠癌的特异征象。

（7）肠梗阻较早、较多出现。

（8）纤维结肠镜检查和活体组织检查，可得到癌肿的证据。在临床上结肠癌的发病率较肠结核为高。

（三）局限性肠炎

局限性肠炎是一种较少见而病因未明的胃肠肉芽肿性病变，以回肠末端多见，临床表现极似肠结核。但局限性肠炎不伴有活动性结核，中毒症状少见或轻微，病变多局限于回肠，且可有钡剂检查的线样征等表现。抗结核治疗无效。

（四）阿米巴病或血吸虫病性肉芽肿

病变涉及盲肠者常和肠结核表现相似，但既往有相应的感染史，无结核病史，脓血便常见，可从粪便常规或孵化检查发现有关病原体，直肠乙状结肠镜检查多可证实诊断，相应特效治疗有明显疗效。

（五）其他

除上述疾病外，肠结核尚应与下列疾病鉴别：以腹痛、腹泻为主要表现者应与腹型淋巴瘤、肠放线菌病相鉴别；以急性右下腹剧痛为主要表现者应注意避免误诊为急性阑尾炎；以慢性腹痛牵扯上腹部者易与消化性溃疡、慢性胆囊炎混淆；有稽留高热者需排除伤寒。

六、防治

肠结核常继发于肠外结核，故预防应着重在肠外结核特别是肺结核的早期诊断与积极治疗，使痰菌尽快阴转。临床证明，对肺结核患者进行早期发现及积极指导治疗，可大大减少肠结核的发病率。必须加强公共卫生宣传，强调有关结核病的卫生宣传教育。教育肺结核患者避免吞咽痰液及不随地吐痰，应保持排便通畅，并提倡用一次性筷进餐，饮用牛奶应经过充分灭菌消毒。此外，加强卫生管理，禁止随地吐痰，讲究饮食卫生，提高全民抗结核意识对其预防有一定意义。

随着抗结核药物的普及和发展，在加强支持疗法的基础上，肠结核经充分治疗一般可痊愈。除了早期用药外，合理选用抗结核药物，保证剂量充足、规律、全程用药，是决定预后的关键因素，加强支持治疗，提供幽静休息环境，清新的空气，易消化吸收、营养丰富、无污染的食物，补充维生素、微量元素，对肠结核的康复是必不可少的。

肠结核应早期采用有效药物治疗，联合用药，持续半年以上，有时可长达1.5年。常用的化疗药物有异烟肼、利福平、乙胺丁醇、链霉素、吡嗪酰胺等。有时毒性症状过于严重，可加用糖皮质激素，待症状改善后逐步减量，6~8周后应停药。大多数肠结核患者经非手术治疗可治愈，手术仅限于完全性肠梗阻、慢性肠穿孔形成肠瘘或周围脓肿、急性肠穿孔或肠道大量出血经积极抢救无效者。手术方式根据病情而定，原则上应彻底切除病变肠段后行肠吻合术。如病变炎症浸润广泛而固定时，可先行末端回肠横结肠端-侧吻合术，二期切除病变肠段。手术患者术后均需接受抗结核药物治疗。

七、预后

抗结核药物的临床应用已使结核病的预后大为改观，特别是对黏膜结核，包括肠结核在内的疗效尤为显著。肠结核的预后取决于早期诊断与及时治疗，当病变尚在渗出性阶段，经治疗后可以痊愈，预后良好。合理选用抗结核药物，保证充分剂量与足够疗程，也是决定预后的关键。

总之，临床上应积极治疗肠外结核特别是肺结核，肺结核患者应避免吞咽痰液，减少肠结核的发生。提高对本病的认识，减少误诊、漏诊，早期诊断与及时治疗，是改善肠结核患者预后的关键因素。

第七章

肾内科疾病

第一节　肾病综合征

一、概念

肾病综合征(nephrotic syndrome,NS)系指各种原因导致的大量蛋白尿(>3.5 g/d)、低白蛋白血症(<30 g/L)、水肿和(或)高脂血症。其中大量蛋白尿和低白蛋白血症是诊断的必备条件,具备这两条再加水肿或(和)高脂血症 NS 诊断即可成立。

二、原发性肾病综合征

原发性 NS 是原发性肾小球疾病的最常见临床表现。符合 NS 诊断标准,并能排除各种病因的继发性 NS 和遗传性疾病所致 NS,方可诊断原发性 NS。

如下要点能帮助原发性与继发性 NS 鉴别。

(一)临床表现

应参考患者的年龄、性别及临床表现特点,有针对性地排除继发性 NS,例如:儿童应重点排除乙肝病毒相关性肾炎及变应性紫癜肾炎所致 NS;老年患者则应着重排除淀粉样变性肾病、糖尿病肾病及恶性肿瘤相关性肾小球病所致 NS;女性,尤其青中年患者均需排除狼疮性肾炎;对于使用不合格美白或祛斑美容护肤品病理诊断为微小病变性肾小球病(MCD)或膜性肾病(MN)的年轻女性 NS 患者,应注意排除汞中毒可能。认真进行系统性疾病的有关检查,而且必要时进行肾穿刺病理活检可资鉴别。

(二)病理表现

原发性 NS 的主要病理类型为 MN(常见于中老年患者)、MCD(常见于儿童及部分老年患者)及局灶节段性肾小球硬化(FSGS),另外,某些增生性肾小球肾炎如 IgA 肾病、系膜增生性肾炎、膜增生性肾炎、新月体肾炎等也能呈现 NS 表现。各种继发性肾小球疾病的病理表现,在多数情况下与这些原发性肾小球疾病病理表现不同,再结合临床表现进行分析,鉴别并不困难。

近年,利用免疫病理技术鉴别原发性(或称特发性)MN 与继发性 MN(在我国常见于狼疮性 MN、乙肝病毒相关性 MN、恶性肿瘤相关性 MN 及汞中毒相关性 MN 等)已有较大进展。现在认为,原发性 MN 是自身免疫性疾病,其中抗足细胞表面的磷脂酶 A2 受体(PLA2R)抗体是重要的自身抗体之一,它主要以 IgG4 形式存在,但是外源性抗原及非肾自身抗原诱发机体免疫反应导致的继发性 MN 却并非如此。基于上述认识,现在已用抗 IgG 亚类(包括 IgG1、IgG2、IgG3 和 IgG4)抗体及抗 PLA2R 抗体对肾组织进行免疫荧光或免疫组化检查,来帮助鉴别原、继发性 MN。

国内外研究显示,原发性 MN 患者肾小球毛细血管壁上沉积的 IgG 亚类主要是 IgG4,并常伴 PLA2R 沉积;而狼疮性 MN 及乙肝病毒相关性 MN 肾小球毛细血管壁上沉积的 IgG 主要是 IgG1、IgG2 或 IgG3,且不伴 PLA2R 沉积;恶性肿瘤相关性 MN 及汞中毒相关性 MN 毛细血管壁上沉积的 IgG 亚类也非 IgG4 为主,有否 PLA2R 沉积目前尚无研究报道。不过,并非所有检测结果都绝对如此,文献报道原发性 MN 患者肾小球毛细血管壁上以 IgG4 亚类沉积为主者占 81%～100%,有 PLA2R 沉积者占 69%～96%,所以仍有部分原发性 MN 患者可呈阴性结果,另外阳性结果也与继发性 MN 存在一定交叉。为此 IgG 亚类及 PLA2R 的免疫病理检查结果仍然需要再进行综合分析,才能最后判断它在鉴别原、继发 MN 上的意义。

(三)实验室检查

近年来,研究还发现一些原发性肾小球疾病病理类型的血清标志物,它们在一定程度上对鉴别原发性与继发性 NS 也有帮助。

1.血清 PLA2R 抗体

美国贝克(Beck)等研究显示 70% 的原发性 MN 患者血清中含有抗 PLA2R 抗体,而狼疮性肾炎、乙肝病毒相关性肾炎等继发性 MN 患者血清无此抗体,显示此抗体对于原发性 MN 具有较高的特异性。此后欧洲及中国的研究显示,原发性 MN 患者血清 PLA2R 抗体滴度还与病情活动度相关,病情缓解后抗体滴度降低或消失,复发时滴度再升高。不过,在原发性 MN 患者中,此血清抗体的阳性率为 57%～82%,所以阴性结果仍不能除外原发性 MN。

2.可溶性尿激酶受体(suPAR)

有学者检测了 78 例原发性 FSGS、25 例 MCD、16 例 MN、7 例先兆子痫和 22 例正常人血清中 suPAR 的浓度,结果发现原发性 FSGS 患者血清 suPAR 浓度明显高于正常对照和其他肾小球疾病的患者,提示 suPAR 可能是原发性 FSGS 的血清学标志物。有学者的研究基本支持这种看法,同时发现随着 FSGS 病情缓解,血清 suPAR 水平也明显降低,但是他们的研究结果并不认为此检查能鉴别原发性及继发性 FSGS。为此,今后还需要更多的研究来进一步验证。就目前已发表的资料看,约 2/3 原发性 FSGS 患者血清 su-PAR 抗体阳性,但是其检测结果与其他肾小球疾病仍有一定重叠,这些在分析试验结果时应该注意。

(四)治疗原则

1.主要治疗

原发性 NS 的主要治疗药物是糖皮质激素(以下简称"激素")和(或)免疫抑制剂,但是具体应用时一定要有区别地个体化地制定治疗方案。原发性 NS 的不同病理类型在药物治疗反应、肾损害进展速度及 NS 缓解后的复发上都存在很大差别,所以,首先应根据病理类型及病变程度来有区别地实施治疗;其次,还需要参考患者年龄、体重、有无激素及免疫抑制剂使用禁忌证、是否有生育需求、个人意愿采取不同的用药。有区别地个体化地制定激素和(或)免疫抑制剂的治疗方案,是现代原发性 NS 治疗的重要原则。

2.对症治疗

水肿(重时伴腹水及胸腔积液)是 NS 患者的常见症状,利尿治疗是主要的对症治疗手段。

利尿要适度,以每天体重下降 0.5～1.0 kg 为妥。如果利尿过猛可导致电解质紊乱、血栓栓塞及肾前性急性肾损害(acute kidney injury,AKI)。

3.防治并发症

加强对感染、血栓栓塞、蛋白质缺乏、脂代谢紊乱及 AKI 等并发症的预防与治疗。

4.保护肾功能

要努力防治疾病本身及治疗措施不当导致的肾功能恶化。

(五)治疗药物及措施

1.免疫抑制治疗

(1)糖皮质激素:对免疫反应多个环节都有抑制作用。其能抑制巨噬细胞对抗原的吞噬和处理;抑制淋巴细胞 DNA 合成和有丝分裂,破坏淋巴细胞,使外周淋巴细胞数量减少;抑制辅助性 T 细胞和 B 细胞,使抗体生成减少;抑制细胞因子如 IL-2 等生成,减轻效应期的免疫性炎症反应等。激素于 20 世纪 50 年代初开始应用于原发性 NS 治疗,至今仍是最常用的免疫抑制治疗药物。

我国在原发性 NS 治疗中激素的使用原则如下。①起始足量:常用药物为泼尼松(或泼尼松龙)每天 1 mg/kg(最高剂量 60 mg/d),早晨顿服,口服 8～12 周,必要时可延长至 16 周(主要适用于 FSGS 患者);②缓慢减药:足量治疗后每 2～3 周减原用量的 10% 左右,当减至 20 mg/d 左右 NS 易反复,应更缓慢减量;③长期维持:最后以最小有效剂量(10 mg/d 左右)再维持半年或更长时间,以后再缓慢减量至停药。这种缓慢减药和维持治疗方法可以巩固疗效、减少 NS 复发,更值得注意的是这种缓慢减药方法是预防肾上腺皮质功能不全或危象的较为有效方法。激素是治疗原发性 NS 的"王牌",但是不良反应也很多,包括感染,消化道出血及溃疡穿孔,高血压,水、钠潴留,升高血糖,降低血钾,股骨头坏死,骨质疏松,精神兴奋,库欣综合征及肾上腺皮质功能不全,等等。使用时应密切监测。

(2)环磷酰胺:此药是烷化剂类免疫抑制剂。破坏 DNA 的结构和功能,抑制细胞分裂和增殖,对 T 细胞和 B 细胞均有细胞毒性作用,由于 B 细胞生长周期长,故对 B 细胞影响大。是临床上治疗原发性 NS 最常用的细胞毒类药物,可以口服使用,也可以静脉注射使用,由于口服与静脉治疗疗效相似,因此治疗原发性 NS 最常使用的方法是口服。具体用法为,每天 2 mg/kg(常用 100 mg/d),分 2～3 次服用,总量 6～12 g。用药时需注意适当多饮水及避免睡前服药,并应对药物的各种不良反应进行监测及处理。常见的药物不良反应有骨髓抑制、出血性膀胱炎、肝损伤、胃肠道反应、脱发与性腺抑制(可能造成不育)。

(3)环孢素 A:由真菌代谢产物提取得到的 11 个氨基酸组成环状多肽,可以人工合成。能选择性抑制 T 辅助细胞及 T 细胞毒效应细胞,选择性抑制 T 辅助性细胞合成 IL-2,从而发挥免疫抑制作用。不影响骨髓的正常造血功能,对 B 细胞、粒细胞及巨噬细胞影响小。已作为膜性肾病的一线用药,以及难治性 MCD 和 FSGS 的二线用药。常用量为每天 3～5 mg/kg,分两次空腹口服,服药期间需监测药物谷浓度并维持在 100～200 ng/mL。近年来,有研究显示用小剂量环孢素 A(每天 1～2 mg/kg)治疗同样有效。该药起效较快,在服药 1 个月后可见到病情缓解趋势,3～6 个月后可以缓慢减量,总疗程为 1～2 年,对于某些难治性并对环孢素 A 依赖的病例,可采用小剂量每天 1～1.5 mg/kg 维持相当长时间(数年)。若治疗 6 个月仍未见效果,再继续应用患者获得缓解机会不大,建议停用。当环孢素 A 与激素联合应用时,激素起始剂量常减半如泼尼松或泼尼松龙每天 0.5 mg/kg。环孢素 A 的常见不良反应包括急性及慢性肾损害、肝毒性、高

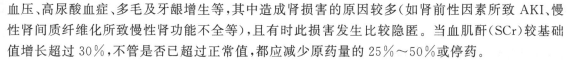

血压、高尿酸血症、多毛及牙龈增生等，其中造成肾损害的原因较多（如肾前性因素所致 AKI、慢性肾间质纤维化所致慢性肾功能不全等），且有时此损害发生比较隐匿。当血肌酐（SCr）较基础值增长超过 30%，不管是否已超过正常值，都应减少原药量的 25%～50% 或停药。

（4）他克莫司：与红霉素的结构相似，为大环内脂类药物。其对免疫系统作用与环孢素 A 相似，两者同为钙调神经磷酸酶抑制剂，但其免疫抑制作用强，属高效新型免疫抑制剂。主要抑制 IL-2、IL-3 和干扰素 γ 等淋巴因子的活化和 IL-2 受体的表达，对 B 细胞和巨噬细胞影响较小。主要不良反应是糖尿病、肾损害、肝损害、高钾血症、腹泻和手颤。腹泻可以致使本药血药浓度升高，又可以是其一种不良反应，需要引起临床医师关注。该药物费用昂贵，是治疗原发性 NS 的二线用药。常用量为每天 0.05～0.1 mg/kg，分两次空腹服用。服药物期间需监测药物谷浓度并维持在 5～10 ng/mL，治疗疗程与环孢素 A 相似。

（5）吗替麦考酚酯：在体内代谢为吗替麦考酚酸，后者为次黄嘌呤单核苷酸脱氢酶抑制剂，抑制鸟嘌呤核苷酸的从头合成途径，选择性抑制 T、B 淋巴细胞，通过抑制免疫反应而发挥治疗作用。诱导期常用量为 1.5～2.0 g/d，分 2 次空腹服用，共用 3～6 个月，维持期常用量为 0.5～1.0 g/d，维持 6～12 个月。该药对部分难治性 NS 有效，但缺乏随机对照试验（RCT）的研究证据。该药物价格昂贵，由于缺乏 RCT 证据，现不作为原发性 NS 的一线药物，仅适用于一线药物无效的难治性病例。主要不良反应是胃肠道反应（腹胀、腹泻）、感染、骨髓抑制（白细胞减少及贫血）及肝损害。特别值得注意的是，在免疫功能低下患者应用吗替麦考酚酯，可出现卡氏肺孢子虫肺炎、腺病毒或巨细胞病毒等严重感染，甚至威胁生命。

（6）来氟米特：一种有效的治疗类风湿关节炎的免疫抑制剂，在国内其适应证还扩大到治疗系统性红斑狼疮。此药通过抑制二氢乳清酸脱氢酶活性，阻断嘧啶核苷酸的生物合成，从而达到抑制淋巴细胞增殖的目的。国外尚无使用来氟米特治疗原发性 NS 的报道，国内小样本针对 IgA 肾病合并 NS 的临床观察显示，激素联合来氟米特的疗效与激素联合吗替麦考酚酯的疗效相似，但是，后者本身在 IgA 肾病治疗中的作用就不肯定，因此，这个研究结果不值得推荐。新近一项使用来氟米特治疗 16 例难治性成人 MCD 的研究显示，来氟米特对这部分患者有效，并可以减少激素剂量。由于缺乏 RCT 研究证据，指南并不推荐用来氟米特治疗原发性 NS。治疗类风湿关节炎等病的剂量为 10～20 mg/d，共用 6 个月，以后缓慢减量，总疗程为 1～1.5 年。主要不良反应为肝损害、感染和过敏，国外尚有肺间质纤维化的报道。

2.利尿消肿治疗

如果患者存在有效循环血容量不足，则应在适当扩容治疗后再予利尿药治疗；如果没有有效循环血容量不足，则可直接应用利尿药。

（1）利尿药治疗：轻度水肿者可用噻嗪类利尿药联合保钾利尿药口服治疗，中、重度水肿伴或不伴体腔积液者，应选用襻利尿药静脉给药治疗（此时肠道黏膜水肿，会影响口服药吸收）。襻利尿药宜先从静脉输液小壶滴入一个负荷量（如呋塞米 20～40 mg，使髓襻的药物浓度迅速达到利尿阈值），然后再持续泵注维持量（如呋塞米 5～10 mg/h，以维持髓襻的药物浓度始终在利尿阈值上），如此才能获得最佳利尿效果。每天呋塞米的使用总量不超过 200 mg。"弹丸"式给药间期髓襻药物浓度常达不到利尿阈值，此时会出现"利尿后钠潴留"（髓襻对钠重吸收增强，出现"反跳"），致使襻利尿药的疗效变差。另外，现在还提倡襻利尿药与作用于远端肾小管及集合管的口服利尿药（前者如氢氯噻嗪，后者如螺内酯及阿米洛利）联合治疗，因为应用襻利尿药后，远端肾单位对钠的重吸收会代偿增强，使襻利尿药利尿效果减弱，并用远端肾单位利尿药即能克服这一缺点。

(2)扩容治疗:对于合并有效血容量不足的患者,可静脉输注胶体液提高血浆胶体渗透压扩容,从而改善肾脏血流灌注,提高利尿药疗效。临床常静脉输注血浆代用品右旋糖酐来进行扩容治疗,应用时需注意:①用含糖而不用含钠的制剂,以免氯化钠影响利尿疗效;②应用分子量为20~40 kDa的制剂(低分子右旋糖酐),以获得扩容及渗透性利尿双重疗效;③用药不宜过频,剂量不宜过大。一般而言,可以一周输注2次,每次输注250 mL,短期应用,而且如无利尿效果就应及时停药,盲目过大量、过频繁地用药可能造成肾损害(病理显示近端肾小管严重空泡变性呈"肠管样",化验血肌酐增高,原来激素治疗敏感者变成激素抵抗,出现利尿药抵抗);④当尿量少于400 mL/d时禁用,此时药物易滞留并堵塞肾小管,诱发急性肾衰竭。

由于人血制剂(血浆及清蛋白)来之不易,而且难以完全避免变态反应及血源性感染,因此在一般情况下不提倡用人血制剂来扩容利尿。只有当患者尿量少于400 mL/d,又必须进行扩容治疗时,才选用血浆或清蛋白。

(3)利尿治疗疗效不好的原因:①有效血容量不足的患者,没有事先静脉输注胶体液扩容,肾脏处于缺血状态,对襻利尿药反应差;而滥用胶体液包括血浆制品及血浆代用品导致严重肾小管损伤(前述的肾小管呈"肠管样"严重空泡变性)时,肾小管对襻利尿药可完全失去反应,常需数月时间,待肾小管上皮细胞再生并功能恢复正常后,才能重新获得利尿效果。②呋塞米的血浆蛋白(主要为清蛋白)结合率高达91%~97%。低白蛋白血症可使其血中游离态浓度升高,肝脏对其降解加速;另外,结合态的呋塞米又能随清蛋白从尿排出体外。因此,低白蛋白血症可使呋塞米的有效血浓度降低及作用时间缩短,故而利尿效果下降。③襻利尿药没有按前述要求规范用药,尤其值得注意:中重度NS患者仍旧口服给药,肠黏膜水肿致使药物吸收差;间断静脉"弹丸"式给药,造成给药间期"利尿后钠潴留";不配合服用作用于远端肾单位的利尿药,削弱了襻利尿药疗效。④NS患者必须严格限盐(摄取食盐2~3 g/d),而医师及患者忽视限盐的现象在临床十分普遍,不严格限盐上述药物的利尿效果会显著减弱。临床上,对于少数利尿效果极差的难治性重度水肿患者,可采用血液净化技术进行超滤脱水治疗。

3.血管紧张素Ⅱ拮抗剂治疗

大量蛋白尿是NS的最核心问题,由它引发NS的其他临床表现(低蛋白血症、高脂血症、水肿和体腔积液)和各种并发症。此外,持续性大量蛋白尿本身可导致肾小球高滤过,增加肾小管蛋白重吸收,加速肾小球硬化,加重肾小管损伤及肾间质纤维化,影响疾病预后。因此减少尿蛋白在NS治疗中十分重要。

近年来,常用血管紧张素转换酶抑制剂(ACEI)或血管紧张素AT_1受体阻断剂(ARB)作为NS患者减少尿蛋白的辅助治疗。研究证实,ACEI或ARB除具有降压作用外,还有确切的减少尿蛋白排泄(可减少30%~50%)和延缓肾损害进展的肾脏保护作用。其独立于降压的肾脏保护作用机制:①对肾小球血流动力学的调节作用。此类药物既扩张入球小动脉,又扩张出球小动脉,但是后一作用强于前一作用,故能使肾小球内高压、高灌注和高滤过降低,从而减少尿蛋白排泄,保护肾脏;②非血流动力学的肾脏保护效应。此类药能改善肾小球滤过膜选择通透性,改善足细胞功能,减少细胞外基质蓄积,故能减少尿蛋白排泄,延缓肾小球硬化及肾间质纤维化。因此,具有高血压或无高血压的原发性NS患者均宜用ACEI或ARB治疗,前者能获得降血压及降压依赖性肾脏保护作用,而后者可以获得非降压依赖性肾脏保护效应。

应用ACEI或ARB应注意如下事项:①NS患者在循环容量不足(包括利尿、脱水造成的血容量不足,以及肾病综合征本身导致的有效血容量不足)情况下,应避免应用或慎用这类药物,以免诱发 AKI。②肾功能不全或(和)尿量较少的患者服用这类药物,尤其与保钾利尿药(螺内酯等)联合使用时,要监测血钾浓度,谨防高钾血症发生。③对激素及免疫抑制剂治疗敏感的患者,如 MCD 患者,蛋白尿能很快消失,无必要也不建议服用这类药物。④不推荐 ACEI 和 ARB 联合使用。

三、不同病理类型的治疗方案

(一)膜性肾病

应争取将 NS 治疗缓解或者部分缓解,无法达到时,则以减轻症状、减少尿蛋白排泄、延缓肾损害进展及防治并发症作为治疗重点。MN 患者尤应注意防治血栓栓塞并发症。

本病不提倡单独使用激素治疗;推荐使用足量激素(如泼尼松或泼尼松龙始量每天 1 mg/kg)联合细胞毒类药物(环磷酰胺)治疗,或较小剂量激素(如泼尼松或泼尼松龙始量每天 0.5 mg/kg)联合环孢素 A 或他克莫司治疗;激素相对禁忌或不能耐受者,也可以单独使用环孢素 A 或他克莫司治疗。对于使用激素联合环磷酰胺治疗无效的病例可以换用激素联合环孢素 A 或他克莫司治疗,反之亦然;对于治疗缓解后复发病例,可以重新使用原方案治疗。

2012 年 KDIGO 制定的肾小球肾炎临床实践指南,推荐 MN 所致 NS 患者应用激素及免疫抑制剂治疗的适应证如下:①尿蛋白持续超过 4 g/d,或是较基线上升超过 50%,经抗高血压和抗蛋白尿治疗 6 个月未见下降(1B 级证据);②出现严重的、致残的、威胁生命的 NS 相关症状(1C 级证据);③诊断 MN 后的 6~12 个月内 SCr 上升≥30%,能除外其他原因引起的肾功能恶化(2C 级证据)。

而出现以下情况建议不用激素及免疫抑制剂治疗:①SCr 持续>3.5 mg/dL(>309 μmol/L)或估算肾小球滤过率(eGFR)<30 mL/(min·1.73 m²);②超声检查肾脏体积明显缩小(如长径<8 cm);③合并严重的或潜在致命的感染。

(二)微小病变肾病

应力争将 NS 治疗缓解。本病所致 NS 对激素治疗十分敏感,治疗后 NS 常能完全缓解,但是缓解后 NS 较易复发,而且多次复发即可能转型为 FSGS,这必须注意。

初治病例推荐单独使用激素治疗;对于多次复发或激素依赖的病例,可选用激素与环磷酰胺联合治疗;担心环磷酰胺影响生育者或者经激素联合环磷酰胺治疗后无效或仍然复发者,可选用较小剂量激素(如泼尼松或泼尼松龙始量每天 0.5 mg/kg)与环孢素 A 或他克莫司联合治疗,或单独使用环孢素 A 或他克莫司治疗;对于环磷酰胺、环孢素 A 或他克莫司等都无效或不能耐受的病例,可改用吗替麦考酚酯治疗。对于激素抵抗型患者需重复肾活检,以排除 FSGS。

(三)局灶节段性肾小球硬化

应争取将 NS 治疗缓解或部分缓解,但是无法获得上述疗效时,则应改变目标将减轻症状、减少尿蛋白排泄、延缓肾损害进展及防治并发症作为治疗重点。既往认为本病治疗效果差,但是,近年来的系列研究显示约有 50% 患者应用激素治疗仍然有效,但显效较慢。其中,顶端型 FSGS 的疗效与 MCD 相似。

目前,推荐使用足量激素治疗,如果 NS 未缓解,可持续足量服用 4 个月,完全缓解后逐渐减量至维持剂量,再服用 0.5~1 年;对于激素抵抗或激素依赖病例可以选用较小剂量激素(如泼尼松或泼尼松龙始量每天 0.5 mg/kg)与环孢素 A 或他克莫司联合治疗,有效病例环孢素 A 可在

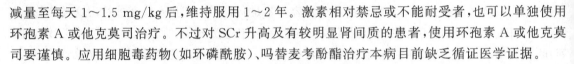

减量至每天 1～1.5 mg/kg 后,维持服用 1～2 年。激素相对禁忌或不能耐受者,也可以单独使用环孢素 A 或他克莫司治疗。不过对 SCr 升高及有较明显肾间质的患者,使用环孢素 A 或他克莫司要谨慎。应用细胞毒药物(如环磷酰胺)、吗替麦考酚酯治疗本病目前缺乏循证医学证据。

（四）系膜增生性肾炎

非 IgA 肾病的系膜增生性肾炎在西方国家较少见,而我国病例远较西方国家多。本病所致 NS 的治疗方案,要据肾小球的系膜病变程度,尤其是系膜基质增多程度来决定。轻度系膜增生性肾炎所致 NS 的治疗目标及方案与 MCD 相同,且疗效及转归与 MCD 也十分相似;而重度系膜增生性肾炎所致 NS 可参考原发性 FSGS 的治疗方案治疗。

（五）膜增生性肾炎

原发性膜增生性肾炎较少见,疗效很差。目前并无循证医学证据基础上的有效治疗方案可被推荐,临床上可以试用激素加环磷酰胺治疗,无效者还可试用较小量糖皮质激素加吗替麦考酚酯治疗。如果治疗无效,则应停用上述治疗。

（六）IgA 肾病

约 1/4IgA 肾病患者可出现大量蛋白尿(>3.5 g/d),而他们中仅约一半患者呈现 NS。现在认为,部分呈现 NS 的 IgA 肾病实际为 IgA 肾病与 MCD 的重叠(免疫荧光表现符合 IgA 肾病,而光镜及电镜表现支持 MCD),这部分患者可参照 MCD 的治疗方案进行治疗,而且疗效及转归也与 MCD 十分相似;而另一部分患者是 IgA 肾病本身导致 NS(免疫荧光表现符合 IgA 肾病,光镜及电镜表现为增生性肾小球肾炎或 FSGS),这部分患者似可参照相应的增生性肾小球肾炎及 FSGS 的治疗方案进行治疗。

应当指出的是,上述多数治疗建议是来自西方国家的临床研究总结,值得从中借鉴,但是否完全符合中国情况还必须通过我们自己的实践来进一步验证及总结,不应该教条地盲目应用。同时还应指出,上述治疗方案是依据疾病普遍性面对群体制定的,而在临床实践中患者情况多种多样,必须具体问题具体分析,个体化地实施治疗。

四、难治性肾病综合征的治疗

（一）难治性肾病综合征的概念

目前,尚无难治性 NS 一致公认的定义。一般认为,难治性 NS 包括激素抵抗性、激素依赖性及频繁复发性的原发性 NS。激素抵抗性 NS 系指用激素规范化治疗 8 周(FSGS 病例需 16 周)仍无效者;激素依赖性 NS 系指激素治疗缓解病例,在激素撤减过程中或停药后 14 天内 NS 复发者;频繁复发性 NS 系指经治疗缓解后半年内复发≥2 次,或 1 年内复发≥3 次者。难治性肾病综合征的患者由于病程较长,病情往往比较复杂,临床治疗上十分棘手。

（二）难治性肾病综合征的常见原因

遇见难治性 NS 时,应仔细寻找原因。可能存在如下原因。

1.诊断错误

误将一些继发性肾病(如淀粉样变性肾病等)和特殊的原发性肾病(如脂蛋白肾病、纤维样肾小球病等)当成了普通原发性肾小球疾病应用激素治疗,当然不能取得满意疗效。

2.激素治疗不规范

（1）重症 NS 患者仍然口服激素治疗,由于肠黏膜水肿药物吸收差,激素血浓度低影响疗效。

（2）未遵守"足量、慢减、长期维持"的用药原则,如始量不足、"阶梯式"加量、减药及停药过早过快,都会降低激素疗效。

（3）忽视药物间相互作用,例如卡马西平和利福平等药能使泼尼松龙的体内排泄速度增快,血药浓度降低过快,影响激素治疗效果。

3.静脉输注胶体液不当

前文已叙,过频输注血浆制品或血浆代用品导致肾小管严重损伤（肾小管呈"肠管样"严重空泡变性）时,患者不但对利尿药完全失去反应,而且原本激素敏感的病例（如 MCD）也可能变成激素抵抗。

4.肾脏病理的影响

激素抵抗性 NS 常见于膜增生性肾炎及部分 FSGS 和 MN；频繁复发性 NS 常见于 MCD 及轻度系膜增生性肾炎（包括 IgA 肾病及非 IgA 肾病）,而它们多次复发后也容易变成激素依赖性 NS,甚至转换成 FSGS 变为激素抵抗。

5.并发症的影响

NS 患者存在感染、肾静脉血栓、蛋白营养不良等并发症时,激素疗效均会降低。年轻患者服激素后常起痤疮,痤疮上的"脓头"就能显著影响激素疗效,需要注意。

6.遗传因素

近十余年研究发现,5%～20%的激素抵抗性 NS 患者的肾小球足细胞存在某些基因突变、它们包括导致 nephrin 异常的 *NPHS1* 基因突变,导致 podocin 异常的 *NPHS2* 基因突变、导致 CD2 相关蛋白异常的 *CD2AP* 基因突变、导致细胞骨架蛋白 α-辅肌动蛋白 4（α-actinin 4）异常的 *ACTIN4* 基因突变,以及导致 WT-1 蛋白异常的 *WT-1* 基因突变等。

（三）难治性肾病综合征的治疗对策

难治性 NS 的病因比较复杂,有的病因如基因突变难以克服,但多数病因仍有可能改变,从而改善 NS 难治状态。对难治性 NS 的治疗重点在于明确肾病诊断,寻找可逆因素,合理规范用药。现将相应的治疗措施分述如下。

1.明确肾病诊断

临床上常见的误诊原因：①未做肾穿刺病理检查；②进行了肾穿刺活检,但是肾组织未做电镜检查（如纤维样肾小球病等将漏诊）及必要的特殊组化染色（如刚果红染色诊断淀粉样变病）和免疫组化染色检查（如载脂蛋白 ApoE 抗体染色诊断脂蛋白肾病）；③病理医师与临床医师沟通不够,没有常规进行临床-病理讨论。所以,凡遇难治性 NS,都应仔细核查有无病理诊断不当或错误的可能,必要时应重复肾活检,进行全面的病理检查及临床-病理讨论,以最终明确疾病诊断。

2.寻找及纠正可逆因素

某些导致 NS 难治的因素是可逆的,积极寻找及纠正这些可逆因素,就可能改变"难治"状态。①规范化应用激素和免疫抑制剂：对于激素使用不当的 MCD 患者,在调整激素用量或（和）改变给药途径后,就能使部分激素"抵抗"患者变为激素有效。MN 应避免单用激素治疗,从开始就应激素联合环磷酰胺或环孢素 A 治疗；多次复发的 MCD 也应激素联合环磷酰胺或环孢素 A 治疗。总之,治疗规范化极重要。②合理输注胶体液：应正确应用血浆代用品或血浆制剂扩容,避免滥用导致严重肾小管损伤,而一旦发生就应及时停用胶体液,等待受损肾小管恢复（常需数月）,只有肾小管恢复正常后激素才能重新起效。③纠正 NS 并发症：感染、肾静脉血栓、蛋白营养不良等并发症都可能影响激素疗效,应尽力纠正。

3.治疗无效病例的处置

尽管已采取上述各种措施,仍然有部分难治性 NS 患者病情不能缓解,尤其是肾脏病理类型差(如膜增生性肾炎和部分 MN 及 FSGS)和存在某些基因突变者。这些患者应该停止激素及免疫抑制剂治疗,而采取 ACEI 或 ARB 治疗及中药治疗,以期减少尿蛋白排泄及延缓肾损害进展。大量蛋白尿本身就是肾病进展的危险因素,因此,对这些患者而言,能适量减少尿蛋白就是成功,就可能对延缓肾损害进展有利。而盲目地继续应用激素及免疫抑制剂,不但不能获得疗效,反而可能诱发严重感染等并发症,危及生命。

第二节 IgA 肾 病

一、流行病学特点

(一)广泛性与异质性

IgA 肾病为全世界范围内最常见的原发肾小球疾病。各个年龄段都能发病,但高峰在 20～40 岁。北美和西欧的调查显示男女比例为 2∶1,而亚太地区比例为 1∶1。IgA 肾病的发病率存在着明显的地域差异,亚洲地区明显高于其他地区。美国的人口调查显示 IgA 肾病年发病率为 1/100 000,儿童人群年发病率为 0.5/100 000,而这个数字仅为日本的 1/10。中国的一项 13 519 例肾活检资料显示,IgA 肾病在原发肾小球疾病中所占比例高达 45%。此外,在无肾病临床表现的人群中,于肾小球系膜区能发现 IgA 沉积者也占 3%～16%。

(二)病程迁延,认识过程曲折

早期观点认为 IgA 肾病是一良性过程疾病,预后良好。随着研究深入及随访期延长,现已明确其中相当一部分患者的病程呈进展性,高达 50% 的患者能在 25 年内逐渐进入终末期肾脏病(ESRD),这就提示对 IgA 肾病积极进行治疗、控制疾病进展很重要。

二、发病机制

(一)免疫介导炎症的发病机制

1.黏膜免疫反应与异常 IgA1 产生

大量研究表明 IgA 肾病的启动与血清中出现过量的异常 IgA1(铰链区 O-糖链末端半乳糖缺失,对肾小球系膜组织有特殊亲和力)密切相关。这些异常 IgA1 在循环中蓄积到一定程度,并沉积于肾小球系膜区,才可能引发 IgA 肾病。目前关于致病性 IgA1 的来源主要有两种观点,均与黏膜免疫反应相关。其一,从临床表现来看,肉眼血尿往往发生于黏膜感染(如上呼吸道、胃肠道或泌尿系感染)之后,提示 IgA1 的发生与黏膜免疫相关,推测肾小球系膜区沉积的 IgA1 可能来源于黏膜免疫系统。其二,IgA 肾病患者过多的 IgA1 可能来源于骨髓免疫活性细胞。有学者提出"黏膜-骨髓轴"观点,认为血清异常升高的 IgA 并非由黏膜产生,而是由黏膜内抗原特定的淋巴细胞或抗原递呈细胞进入骨髓腔,诱导骨髓 B 细胞增加 IgG1 分泌所致。所以,血中异常 IgA1 的来源目前尚未明确,有可能来源于免疫系统的某一个部位,也可能是整个免疫系统失调的结果。

以上发病机制的认识开阔了治疗思路,即减少黏膜感染,控制黏膜免疫反应,有可能减少IgA肾病的发病及复发。对患有慢性扁桃体炎并反复发作的患者,现在认为择机摘除扁桃体有可能减少黏膜免疫反应,降低血中异常IgA1和循环免疫复合物水平,从而减少肉眼血尿发作和尿蛋白。

2.免疫复合物形成与异常IgA1的致病性

异常IgA1沉积于肾小球系膜区的具体机制尚未完全清楚,可能通过与系膜细胞抗原(包括种植的外源性抗原)或细胞上受体结合而沉积。大量研究证实免疫复合物中的异常IgA1与系膜细胞结合后,即能激活系膜细胞,促其增殖、释放细胞因子和合成系膜基质,诱发肾小球肾炎;而非免疫复合物状态的异常IgA1并不能触发上述致肾炎反应。上述含异常IgA1的免疫复合物形成过程能被多种因素调控,包括补体成分C3b及巨噬细胞和中性粒细胞上的IgA Fc受体(CD89)的可溶形式。

以上过程说明系膜区的异常IgA1沉积与肾炎发病并无必然相关性,其致肾炎作用在一定程度上取决于免疫复合物形成及其后续效应。此观点可能也解释了为何有人系膜区有IgA沉积却无肾炎表现的原因。

3.受体缺陷与异常IgA1清除障碍

现在认为肝脏可能是清除异常IgA的主要场所。研究发现,与清除异常IgA1免疫复合物相关的受体有肝细胞上的去唾液酸糖蛋白受体(ASGPR)及肝脏Kupffer细胞上的IgA Fc受体(FcαRI,即CD89),如果这些受体数量减少或功能异常,就能导致异常IgA1免疫复合物清除受阻,这也与IgA肾病发病相关。

肝硬化患者能产生一种病理表现与IgA肾病十分相似的肾小球疾病,被称为"肝硬化性肾小球疾病",其发病机制之一即可能与异常IgA1清除障碍相关。

4.多种途径级联反应致肾脏损伤

正如前述,含有异常IgA1的免疫复合物沉积于系膜,将触发炎症反应致肾脏损害。从系膜细胞活化、增殖,释放前炎症及前纤维化细胞因子,合成及分泌细胞外基质开始,通过多种途径的级联放大反应使肾损害逐渐加重。受累细胞从系膜细胞扩展到足细胞、肾小管上皮细胞、肾间质成纤维细胞等肾脏固有细胞及循环炎症细胞;病变性质从炎症反应逐渐进展成肾小球硬化及肾间质纤维化等不可逆病变,最终患者进入ESRD。

免疫-炎症损伤的级联反应概念能为治疗理念提出新思路。有学者认为应该对IgA肾病早期进行免疫抑制治疗,这可能会改善肾病的长期预后。他们认为IgAN治疗存在"遗产效应",若在疾病早期阻断一些免疫发病机制的级联放大反应,即可能留下持久记忆,获得长时期疗效。这一观点大大强调了早期免疫抑制治疗的重要性。

综上所述,随着基础研究的逐步深入,IgA肾病的发病机制已越来越趋清晰,但是遗憾的是,至今仍无基于IgA肾病发病机制的特异性治疗问世,当前治疗多在减轻免疫病理损伤的下游环节,今后应力争改变这一现状。

(二)基因相关的遗传发病机制

遗传因素一定程度上影响着IgA肾病发生。在不同的种族群体中,血清糖基化异常的IgA1水平显现出不同的遗传特性。约75%的IgA肾病患者血清异常IgA1水平超过正常对照的第90百分位,而其一级亲属中也有30%~40%的成员血清异常IgA1水平升高,不过,这些亲属多数并不发病,提示还有其他决定发病的关键因素存在。

家族性 IgA 肾病的病例支持发病的遗传机制及基因相关性。多数病例来自美国和欧洲的高加索人群,少数来自日本,中国香港也有相关报道。2004 年北京大学第一医院对 777 例 IgA 肾病患者进行了家族调查,发现 8.7％患者具有阳性家族史,其中 1.3％已肯定为家族性 IgA 肾病,而另外 7.4％为可疑家族性 IgA 肾病,为此笔者认为在中国 IgA 肾病也并不少见。

目前对于 IgA 肾病发病的遗传因素的研究主要集中于 *HLA* 基因多态性、T 细胞受体基因多态性、肾素-血管紧张素系统基因多态性、细胞因子基因多态性及子宫珠蛋白基因多态性。IgA 肾病可能是个复杂的多基因性疾病,遗传因素在其发生发展中起了多大作用,尚有待进一步的研究。

三、IgA 肾病的临床表现分类

(一)无症状性血尿、伴或不伴轻度蛋白尿

患者表现为无症状性血尿,伴或不伴轻度蛋白尿(少于 1 g/d),肾功能正常。我国一项试验对表现为单纯镜下血尿的 IgA 肾病患者随访 12 年,结果显示 14％的镜下血尿消失,但是约 1/3 患者出现蛋白尿(超过 1 g/d)或者肾小球滤过率(GFR)下降。这个结果也提示对无症状性血尿伴或不伴轻度蛋白尿的 IgA 肾病患者,一定要长期随访,因为其中部分患者随后可能出现病变进展。

(二)反复发作肉眼血尿

反复发作肉眼血尿多于上呼吸道感染(细菌性扁桃体炎或病毒性上呼吸道感染)后 3 天内发病,出现全程肉眼血尿,儿童和青少年(80％～90％)较成人(30％～40％)多见,多无伴随症状,少数患者有排尿不适或胁腹痛等。一般认为肉眼血尿程度与疾病严重程度无关。患者在肉眼血尿消失后,常遗留下无症状性血尿、伴或不伴轻度蛋白尿。

(三)慢性肾炎综合征

慢性肾炎综合征常表现为镜下血尿、不同程度的蛋白尿(常＞1.0 g/d,但少于大量蛋白尿),而且随病情进展常出现高血压、轻度水肿及肾功能损害。这组 IgA 肾病患者的疾病具有慢性进展性质。

(四)肾病综合征

肾病综合征表现的 IgA 肾病患者并不少见。对这类患者首先要做肾组织的电镜检查,看是否 IgA 肾病合并微小病变病,如果是,则疾病治疗及转归均与微小病变病相似。但是,另一部分肾病综合征患者,常伴高血压和(或)肾功能减退,肾脏病理常为 Lee 氏分级Ⅲ～Ⅴ级,这类 IgA 肾病治疗较困难,预后较差。

(五)急性肾损伤

IgA 肾病在如下几种情况下可以出现急性肾损害(AKI)。①急进性肾炎:临床呈现血尿、蛋白尿、水肿及高血压等表现,肾功能迅速恶化,很快出现少尿或无尿,肾组织病理检查为新月体肾炎。IgA 肾病导致的急进性肾炎还经常伴随肾病综合征。②急性肾小管损害:往往由肉眼血尿引起,可能与红细胞管型阻塞肾小管及红细胞破裂释放二价铁离子致氧化应激反应损伤肾小管相关。常为一过性轻度 AKI。③恶性高血压:IgA 肾病患者的高血压控制不佳时,较容易转换成恶性高血压,伴随出现 AKI,严重时出现急性肾衰竭(ARF)。

上述各种类型 IgA 肾病患者的血尿,均为变形红细胞血尿或变形红细胞为主的混合型血尿。

四、IgA 肾病的病理特点

(一)免疫荧光(或免疫组化)表现

免疫病理检查可发现明显的 IgA 和 C3 于系膜区或系膜及毛细血管壁沉积,也可合并较弱的 IgG 或(和)IgM 沉积,但 C1 和 C4 的沉积少见。有时小血管壁可以见到 C3 颗粒沉积,此多见于合并高血压的患者。

(二)光学显微镜表现

光镜下 IgA 肾病最常见的病理改变是局灶或弥漫性系膜细胞增生及系膜基质增多,因此最常见的病理类型是局灶增生性肾炎及系膜增生性肾炎,有时也能见到新月体肾炎或膜增生性肾炎,可以伴或不伴节段性肾小球硬化。肾小球病变重者常伴肾小管间质病变,包括不同程度的肾间质炎症细胞浸润,肾间质纤维化及肾小管萎缩。IgA 肾病的肾脏小动脉壁常增厚(不伴高血压也增厚)。

(三)电子显微镜表现

电镜下可见不同程度的系膜细胞增生和系膜基质增多,常见大块高密度电子致密物于系膜区或系膜区及内皮下沉积。这些电子致密物的沉积部位与免疫荧光下免疫沉积物的沉积部位一致。肾小球基底膜正常。

所以,对于 IgA 肾病诊断来说,免疫荧光(或免疫组化)表现是特征性表现,不做此检查即无法诊断 IgA 肾病;电镜检查若能在系膜区(或系膜区及内皮下)见到大块高密度电子致密物,对诊断也有提示意义。而光镜检查无特异表现。

五、诊断方法、诊断标准及鉴别诊断

(一)肾活检指征及意义

IgA 肾病是一种依赖于免疫病理学检查才可确诊的肾小球疾病。但是目前国内外进行肾活检的指征差别很大,欧美国家大多主张对持续性蛋白尿＞1.0 g/d 的患者进行肾活检,而在日本对于尿检异常(包括单纯性镜下血尿)的患者均建议常规做肾活检。笔者认为,掌握肾活检指征太紧有可能漏掉一些需要积极治疗的患者,而且目前肾穿刺活检技术十分成熟,安全性高,故肾活检指征不宜掌握过紧。确有这样一部分 IgA 肾病患者,临床表现很轻,尿蛋白＜1.0 g/d,但是病理检查却显示中度以上肾损害,通过肾活检及时发现这些患者并给予干预治疗很重要。所以,正确掌握肾活检指征,正确分析和评价肾组织病理检查结果,对指导临床合理治疗具有重要意义。

(二)IgA 肾病的诊断标准

IgA 肾病是一个肾小球疾病的免疫病理诊断。免疫荧光(或免疫组化)检查见 IgA 或 IgA 为主的免疫球蛋白伴补体 C3 呈颗粒状于肾小球系膜区或系膜及毛细血管壁沉积,并能从临床除外变应性紫癜肾炎、肝硬化性肾小球疾病、强直性脊柱炎肾损害及银屑病肾损害等继发性 IgA 肾病,诊断即能成立。

(三)鉴别诊断

IgA 肾病应注意与以下疾病鉴别。

1.以血尿为主要表现者

以血尿为主要表现者需要与薄基底膜肾病及 Alport 综合征等遗传性肾小球疾病鉴别。前者常呈单纯性镜下血尿,肾功能长期保持正常;后者除血尿及蛋白尿外,肾功能常随年龄增长而逐渐减退直至进入 ESRD,而且还常伴眼耳病变。肾活检病理检查是鉴别的关键,薄基底膜肾病及 Alport 综合征均无 IgA 肾病的免疫病理表现,而电镜检查却能见到各自特殊的肾小球基底膜病变。

2.以肾病综合征为主要表现者

以肾病综合征为主要表现者需要与非 IgA 肾病的系膜增生性肾炎鉴别。两者都常见于青少年,肾病综合征表现相似。假若患者血清 IgA 增高或(和)血尿显著(包括肉眼血尿),则较支持 IgA 肾病。鉴别的关键是肾活检免疫病理检查,IgA 肾病以 IgA 沉积为主,而非 IgA 肾病常以 IgM 或 IgG 沉积为主,沉积于系膜区或系膜及毛细血管壁。

3.以急进性肾炎为主要表现者

少数 IgA 肾病患者临床呈现急进性肾炎综合征,病理呈现新月体性肾炎,他们实为 IgA 肾病导致的 Ⅱ 型急进性肾炎。这种急进性肾炎应与抗肾小球基底膜抗体或抗中性白细胞胞浆抗体致成的 Ⅰ 型或 Ⅲ 型急进性肾炎鉴别。血清抗体检验及肾组织免疫病理检查是准确进行鉴别的关键。

六、疾病活动性及预后的评估指标及其意义

(一)疾病预后评价指标

1.蛋白尿及血压控制

蛋白尿和高血压的控制情况会影响肾功能的减退速率及肾病预后。有学者通过多变量分析显示,与肾衰竭关系最密切的因素为时间平均尿蛋白水平(TA-UP)及时间平均动脉压水平(TA-MAP)。计算方法:求 6 个月内每次随访时的尿蛋白量及血压的算术平均值,再计算整个随访期间所有算术平均值的均值。

2.肾功能状态

起病或病程中出现的肾功能异常与不良预后相关,表现为 GFR 下降,血肌酐水平上升。日本一项针对 2 270 名 IgA 肾病患者 7 年随访的研究发现,起病时血肌酐水平与达到 ESRD 的比例呈正相关。

3.病理学参数

病理分级的预后评价意义已被许多研究证实。系膜增生、内皮增生、新月体形成、肾小球硬化、肾小管萎缩及间质纤维化的程度与肾功能下降速率及肾脏存活率密切相关。重度病理分级患者预后不良。

4.其他因素

肥胖 IgA 肾病患者肾脏预后更差,体质指数(BMI)超过 25 kg/m^2 的患者,蛋白尿、病理严重度及 ESRD 风险均显著增加。此外,低蛋白血症、高尿酸血症也是肾脏不良结局的独立危险因素。

(二)治疗方案选择的依据

只有对疾病病情及预后进行全面评估才可能制定合理治疗方案。应根据患者年龄、临床表现(如尿蛋白、血压、肾功能及其下降速率)及病理分级来综合评估病情,分析各种治疗的可能疗

效及不良反应,最后选定治疗方案。而且,在治疗过程中还应根据疗效及不良反应来实时对治疗进行调整。

七、治疗方案

(一)非免疫抑制治疗

1.拮抗血管紧张素Ⅱ药物

目前血管紧张素转化酶抑制剂(ACEI)或血管紧张素 AT_1 受体阻滞剂(ARB)已被用作 IgA 肾病治疗的第一线药物。研究表明,ACEI/ARB 不仅具有降血压作用,而且还有减少蛋白尿及延缓肾损害进展的肾脏保护效应。由于 ACEI/ARB 类药物的肾脏保护效应并不完全依赖于血压降低,因此 ACEI/ARB 类药物也能用于血压正常的 IgA 肾病蛋白尿患者治疗。2012 年 KDIGO 制定的"肾小球肾炎临床实践指南",推荐对尿蛋白>1 g/d 的 IgA 肾病患者长期服用 ACEI 或 ARB 治疗;并建议对尿蛋白 0.5～1 g/d 的 IgA 肾病患者也用 ACEI 或 ARB 治疗。指南还建议,只要患者能耐受,ACEI/ARB 的剂量可逐渐增加,以使尿蛋白降至 1 g/d 以下。

ACEI/ARB 类药物用于肾功能不全患者需慎重,应评估患者的药物耐受性并密切监测药物不良反应。服用 ACEI/ARB 类药物之初,患者血肌酐可能出现轻度上升(较基线水平上升<30%～35%),这是由药物扩张出球小动脉引起的。长远来看,出球小动脉扩张使肾小球内高压、高灌注及高滤过降低,对肾脏起保护效应,因此不应停药。但是,用药后如果出现血肌酐明显上升(超过了基线水平的 30%～35%),则必须马上停药。多数情况下,血肌酐异常升高是肾脏有效血容量不足引起的,故应及时评估患者血容量状态,寻找肾脏有效血容量不足的原因,加以纠正。除急性肾损害外,高钾血症也是 ACEI/ARB 类药物治疗的另一严重不良反应,尤易发生在肾功能不全时,需要高度警惕。

这里还需要强调,根据大量随机对照临床试验的观察结果,近年国内外的高血压治疗指南均不提倡 ACEI 和 ARB 两药联合应用。指南明确指出:在治疗高血压方面两药联用不能肯定增强疗效,却能增加严重不良反应;而在肾脏保护效应上,也无足够证据支持两药联合治疗。

2.深海鱼油

深海鱼油富含的 n-3(ω-3)多聚不饱和脂肪酸,理论上讲可通过竞争性抑制花生四烯酸,减少前列腺素、血栓素和白三烯的产生,从而减少肾小球和肾间质的炎症反应,发挥肾脏保护作用。几项大型随机对照试验显示,深海鱼油治疗对 IgA 肾病患者具有肾功能保护作用,但是荟萃分析却未获得治疗有益的结论。因此,深海鱼油的肾脏保护效应还需要进一步研究验证。鉴于深海鱼油治疗十分安全,而且对防治心血管疾病肯定有益,所以 KDIGO 制定的"肾小球肾炎临床实践指南"建议,给尿蛋白持续>1 g/d 的 IgA 肾病患者予深海鱼油治疗。

3.扁桃体切除

扁桃体是产生异常 IgA1 的主要部位之一。很多 IgA 肾病患者都伴有慢性扁桃体炎,而且扁桃体感染可导致肉眼血尿发作,所以择机进行扁桃体切除就被某些学者推荐作为治疗 IgA 肾病的一个手段,认为可以降低患者血清 IgA 水平和循环免疫复合物水平,使肉眼血尿发作及尿蛋白排泄减少,甚至对肾功能可能具有长期保护作用。

4.抗血小板药物

抗血小板药物曾被广泛应用于 IgA 肾病治疗,并有小样本临床试验显示双嘧达莫治疗 IgA 肾病有益,但是许多抗血小板治疗都联用了激素和免疫抑制治疗,故其确切作用难以判断。

（二）免疫抑制治疗

1.单用糖皮质激素治疗

KDIGO 的"肾小球肾炎临床实践指南"建议,IgA 肾病患者用 ACEI/ARB 充分治疗 3~6 个月,尿蛋白仍未降达 1 g/d 以下,而患者肾功能仍相对良好(GFR>50 mL/min)时,应考虑给予 6 个月的激素治疗。多数随机试验证实,6 个月的激素治疗确能减少尿蛋白排泄,降低肾衰竭风险。

不过,有学者的试验采用非足量激素相对长疗程治疗,随访 2 年,未见获益。另一项开展的低剂量激素治疗,虽然治疗后患者尿蛋白有所减少,但是最终进入 ESRD 的患者比例并无改善。这两项试验结果均提示中小剂量的激素治疗对 IgA 肾病可能无效。有文献回顾分析也发现,在肾脏保护效应上,相对大剂量短疗程的激素治疗方案比小剂量长疗程治疗方案效果更优。

在以上研究中,激素相关的不良反应较少,即使是采用激素冲击治疗,3 月内使用甲泼尼龙达到 9 g,不良反应报道也较少。但是,既往的骨科文献认为使用甲泼尼龙超过 2 g,无菌性骨坏死发生率就会上升;有学者进行的文献复习也认为激素治疗会增加不良反应(如糖尿病或糖耐量异常、高血压、消化道出血、Cushing 样体貌、头痛、体重增加、失眠等),因此仍应注意。

2.激素联合环磷酰胺或硫唑嘌呤治疗

许多回顾性研究和病例总结(多数来自亚洲)报道,给蛋白尿>0.5~1 g/d 或(和)GFR 下降或(和)具有高血压的 IgA 肾病高危患者,采用激素联合环磷酰胺或硫唑嘌呤治疗,病情能明显改善。但是,其中不少研究存在选择病例及观察的偏倚,因此说服力不强。

总的来说,联合治疗组的不良反应较单药治疗组高,包括激素不良反应及免疫抑制剂的不良反应(骨髓抑制等),而且两者联用时更容易出现严重感染(各种微生物感染,包括卡氏肺孢子菌及病毒感染等),必须高度重视。因此,在治疗 IgA 肾病时,一定要认真评估疗效与风险,权衡利弊后再做出决策。

3.其他免疫抑制剂的应用

(1)吗替麦考酚酯:分别来自中国、比利时以及美国的几项随机对照试验研究了高危 IgA 肾病患者使用吗替麦考酚酯(MMF)治疗的疗效。来自中国的研究指出,在 ACEI 的基础上使用 MMF(2 g/d),有明确降低尿蛋白及稳定肾功能的作用。另外一项中文发表的研究也显示 MMF 治疗能够降低尿蛋白,12 个月内尿蛋白量由 1~1.5 g/d 降至 0.5~0.75 g/d,比大剂量口服泼尼松更有益。与此相反,比利时和美国在白种人群中所做的研究(与前述中国研究设计相似)均认为 MMF 治疗对尿蛋白无效。此外,有学者进行的荟萃分析也认为,MMF 在降尿蛋白方面并没有显著效益。所以 MMF 治疗 IgA 肾病的疗效目前仍无定论,造成这种结果差异的原因可能与种族、MMF 剂量或者其他尚未认识到的影响因素相关,基于此,KDIGO 制定的"肾小球肾炎临床实践指南"并不建议应用 MMF 治疗 IgA 肾病。认为需要进一步研究观察。

值得注意的是,如果将 MMF 用于肾功能不全的 IgA 肾病患者治疗,必须高度警惕卡氏肺孢子菌肺炎等严重感染,以前国内已有使用 MMF 治疗 IgA 肾病导致卡氏肺孢子菌肺炎死亡的案例。

(2)雷公藤总苷:雷公藤作为传统中医药曾长期用于治疗自身免疫性疾病,其免疫抑制作用已得到大量临床试验证实。雷公藤总苷是从雷公藤中提取出的有效成分。有学者的荟萃分析认为,应用雷公藤总苷治疗 IgA 肾病,其降低尿蛋白作用肯定。但是国内多数临床研究的证据级别都较低,因此推广雷公藤总苷的临床应用受到限制。此外,还需注意此药的毒副作用,如性腺抑制(男性不育及女性月经紊乱、闭经等)、骨髓抑制、肝损害及胃肠道反应。

(3)其他药物:环孢素 A 用于 IgA 肾病治疗的相关试验很少,而且它具有较大的肾毒性,有可能加重肾间质纤维化,目前不推荐它在 IgA 肾病治疗中应用。来氟米特能通过抑制酪氨酸激酶和二氢乳清酸脱氢酶而抑制 T 细胞和 B 细胞的活化增殖,发挥免疫抑制作用,临床已用其治疗类风湿关节炎及系统性红斑狼疮。国内也有少数用其治疗 IgA 肾病的报道,但是证据级别均较低,其确切疗效尚待观察。

第三节 急进性肾小球肾炎

急进性肾小球肾炎简称“急进性肾炎”(rapidly progressive glomerulonephritis,RPGN)是一种较少见的肾小球疾病。特征是在血尿、蛋白尿、高血压和水肿等肾炎综合征表现基础上,肾功能迅速下降,数周内进入肾衰竭,伴随出现少尿(尿量＜400 mL/d)或无尿(尿量＜100 mL/d)。此病的病理类型为新月体性肾炎。

国外报道在肾小球疾病肾活检病例中,RPGN 占 2%～5%,国内两个大样本原发性肾小球疾病病理报告,占 1.6%～3.0%。在儿童肾活检病例中,本病所占比例＜1%。由于并非所有 RPGN 患者都有机会接受肾活检,而且部分病情危重风险大的患者医师也不愿做肾活检,所以 RPGN 的实际患病率很可能被低估。

一、病理表现

确诊 RPGN 必须进行肾活检病理检查,如前所述,只有病理诊断新月体肾炎,RPGN 才能成立。光学显微镜下见到 50%以上的肾小球具有大新月体(占据肾小囊切面 50%以上面积),即可诊断新月体肾炎。依据新月体组成成分的不同,又可进一步将其分为细胞新月体、细胞纤维新月体和纤维新月体。细胞新月体是活动性病变,病变具有可逆性,及时进行治疗此新月体有可能消散;而纤维新月体为慢性化病变,已不可逆转。

免疫荧光检查可进一步对 RPGN 进行分型。Ⅰ型(抗 GBM 抗体型):IgG 和 C3 沿肾小球毛细血管壁呈线状沉积,有时也沿肾小管基底膜沉积。Ⅱ型(免疫复合物型):免疫球蛋白及 C3 于肾小球系膜区及毛细血管壁呈颗粒状沉积。Ⅲ型(寡免疫复合物型):免疫球蛋白和补体均阴性,或非特异微弱沉积。

以免疫病理为基础的上述 3 种类型新月体肾炎,在光镜及电镜检查上也各有其自身特点。Ⅰ型 RPGN 多为一次性突然发病,因此光镜下新月体种类(细胞性、细胞纤维性或纤维性)较均一,疾病早期有时还能见到毛细血管襻节段性纤维素样坏死;电镜下无电子致密物沉积,常见基底膜断裂。Ⅱ型 RPGN 的特点是光镜下肾小球毛细血管内细胞(系膜细胞及内皮细胞)增生明显,纤维素样坏死较少见;电镜下可见肾小球内皮下及系膜区电子致密物沉积。Ⅲ型 RPGN 常反复发作,因此光镜下新月体种类常多样化,细胞性、细胞纤维性及纤维性新月体混合存在,而且疾病早期肾小球毛细血管襻纤维素样坏死常见;电镜下无电子致密物沉积。另外,各型 RPGN 早期肾间质均呈弥漫性水肿,伴单个核细胞(淋巴及单核细胞)及不同程度的多形核细胞浸润,肾小管上皮细胞空泡及颗粒变性;疾病后期肾间质纤维化伴肾小管萎缩;Ⅲ型 RPGN 有时还能见到肾脏小动脉壁纤维素样坏死。

曾有学者将血清 ANCA 检测与上述免疫病理检查结果结合起来对 RPGN 进行新分型,分为如下 5 型:新Ⅰ型及Ⅱ型与原Ⅰ型及Ⅱ型相同,新Ⅲ型为原Ⅲ型中血清 ANCA 阳性者(约占原Ⅲ型病例的 80%),Ⅳ型为原Ⅰ型中血清 ANCA 同时阳性者(约占原Ⅰ型病例的 30%),Ⅴ型为原Ⅲ型中血清 ANCA 阴性者(约占原Ⅲ型病例的 20%)。以后临床实践发现原Ⅱ型中也有血清 ANCA 阳性者,但是它未被纳入新分型。

二、临床表现

(一)可发生于各年龄段及不同性别

有资料显示Ⅰ型 RPGN(包括合并肺出血的 Goodpasture 综合征)以男性患者为主,具有青年(20～39 岁,占 40.3%)及老年(60～79 岁,占 24.4%)两个发病高峰。而Ⅱ型以青中年和女性多见,Ⅲ型以中老年和男性多见。

(二)起病方式不一,病情急剧恶化

本病可隐匿起病或急性起病,呈现急性肾炎综合征(镜下血尿或肉眼血尿、蛋白尿、水肿及高血压),但在疾病某一阶段病情会急剧恶化,血肌酐(SCr)于数周内迅速升高,出现少尿或无尿,进入肾衰竭。而急性肾炎起病急,多在数天内达到疾病顶峰,数周内缓解,可与本病鉴别。

(三)伴或不伴肾病综合征

Ⅰ型很少伴随肾病综合征,Ⅱ型及Ⅲ型肾病综合征常见。随肾功能恶化常出现中度贫血。

(四)疾病复发

Ⅰ型很少复发,Ⅲ型(尤其由 ANCA 引起者)很易复发。

三、诊断及鉴别诊断

本病的疗效和预后与能否及时诊断密切相关,而及时诊断依赖于医师对此病的早期识别能力,以及实施包括肾活检在内的检查。临床上呈现急性肾炎综合征表现(血尿、蛋白尿、水肿和高血压)的患者,数周内病情未见缓解(急性肾炎在 2～3 周内就会自发利尿,随之疾病缓解),SCr 反而开始升高,就要想到此病可能。不要等肾功能继续恶化至出现少尿或无尿(出现少尿或无尿才开始治疗,疗效将很差),而应在 SCr"抬头"之初,就及时给患者进行肾活检病理检查。肾活检是诊断本病最重要的检查手段,因为只有病理诊断新月体肾炎,临床才能确诊 RPGN;同时肾活检还能指导制定治疗方案(分型不同,治疗方案不同,将于后述)和判断预后(活动性病变为主预后较好,慢性化病变为主预后差)。无条件做肾活检的医院应尽快将患者转往能做肾活检的上级医院,越快越好。

RPGN 确诊后,还应根据是否合并系统性疾病(如系统性红斑狼疮、变应性紫癜等)来区分原发性 RPGN 及继发性 RPGN;并根据肾组织免疫病理检查及血清相关抗体(抗 GBM 抗体、ANCA)检验来对原发性 RPGN 进行分型。

四、发病机制

随着 Couser 免疫病理分类法在临床的应用,对本病发病机制的研究从Ⅰ型(抗 GBM 型)逐

渐扩展至Ⅱ型(免疫复合型)和Ⅲ型(寡免疫沉积物型)。研究水平也由早期的整体、器官水平转向细胞水平(单核巨噬细胞,T、B淋巴细胞,肾小球固有细胞等),目前更深入到分子水平(生长因子、细胞因子、黏附分子等),但是对本病的确切发病机制仍尚未完全明白。

RPGN在病因学和病理学上有一个显著的特征,即多病因却拥有一个基本的病理类型。表明本病起始阶段有多种途径致病,最终可能会有一共同的环节导致肾小球内新月体形成。研究表明肾小球毛细血管壁损伤(基底膜断裂)是启动新月体形成的关键环节。基底膜断裂(裂孔)使单核巨噬细胞进入肾小囊囊腔、纤维蛋白于囊腔聚集、刺激囊壁壁层上皮细胞增生,而形成新月体。进入囊腔中的单核巨噬细胞在新月体形成过程中起着主导作用,具有释放多种细胞因子、刺激壁层上皮细胞增生、激活凝血系统和诱导纤维蛋白沉积等多种作用。新月体最初以细胞成分为主(除单核巨噬细胞及壁层上皮细胞外,近年证实脏层上皮细胞,即足细胞,也是细胞新月体的一个组成成分),随之为细胞纤维性新月体,最终变为纤维性新月体。新月体纤维化也与肾小囊囊壁断裂密切相关,囊壁断裂可使肾间质的成纤维细胞进入囊腔,产生Ⅰ型和Ⅲ型胶原(间质胶原),促进新月体纤维化。

近年,RPGN发病机制的研究有很大进展,本文将着重对抗GBM抗体及ANCA致病机制的某些研究进展做一简介。

(一)抗肾小球基底膜抗体新月体肾炎

1.抗原位点

GBM与肺泡基底膜中的胶原Ⅳ分子,由α3、α4和α5链构成,呈三股螺旋排列,其终端膨大呈球形非胶原区(NC1区),两个胶原Ⅳ分子的终端球形非胶原区头对头地相互交联形成六聚体结构。原来已知抗GBM抗体的靶抗原为胶原Ⅳα3链的NC1区,即α3(Ⅳ)NC1,它有两个抗原决定簇,被称为E_A(氨基酸顺序17-31)及E_B(氨基酸顺序127-141);而近年发现胶原Ⅳα5链的NC1区,α5(Ⅳ)NC1,也是抗GBM抗体的靶抗原,同样可以引起抗GBM病。

在正常的六聚体结构中,两个头对头交联的α3(Ⅳ)NC1形成双聚体,抗原决定簇隐藏于中不暴露,故不会诱发抗GBM抗体。在某些外界因素作用下(如震波碎石,呼吸道吸入烃、有机溶剂或香烟),此双聚体被解离成单体,隐藏的抗原决定簇暴露,即可诱发自身免疫形成抗GBM抗体。

2.抗体滴度与抗体亲和力

抗GBM抗体主要为IgG1亚型(91%),其次是IgG4亚型(73%),IgG4亚型并不能从经典或旁路途径激活补体,因此在本病中的致病效应尚欠清。北京大学第一医院所进行的研究已显示,抗GBM抗体亲和力和滴度与疾病病情及预后密切相关。2005年他们报道抗GBM抗体亲和力与肾小球新月体数量相关,抗体亲和力越高,含新月体的肾小球就越多,肾损害越重。2009年他们又报道,循环中抗E_A或(和)E_B抗体滴度与疾病严重度和疾病最终结局相关,抗体滴度高的患者,诊断时的血肌酐水平及少尿发生率高,最终进入终末肾衰竭或死亡者多。此外,北京大学第一医院还在少数正常人的血清中检测出GBM抗体,但此天然抗体的亲和力和滴度均低,且主要为IgG2亚型及IgG4亚型,这种天然抗体与致病抗体之间的关系值得深入研究。

3.细胞免疫

动物实验模型研究已显示,在缺乏抗GBM抗体的条件下,将致敏的T细胞注射到小鼠或大鼠体内,小鼠或大鼠均会出现无免疫球蛋白沉积的新月体肾炎。α3(Ⅳ)NC1中的多肽序列——

331

pCol(28-40)多肽,或与 pCol(28-40)多肽序列类似的细菌多肽片段均能使 T 细胞致敏。

动物实验还显示,CD4$^+$T 细胞,特别是 Th1 和 Th17 细胞,是致新月体肾炎的重要反应细胞;近年,CD8$^+$T 细胞也被证实为另一个重要反应细胞,给 WKY 大鼠腹腔注射抗 CD8 单克隆抗体能有效地预防和治疗抗 GBM 病,减少肾小球内抗 GBM 抗体沉积及新月体形成。对抗 GBM 病患者的研究还显示,CD4$^+$CD25$^+$ 调节 T 细胞能在疾病头 3 个月内出现,从而抑制 CD4$^+$T细胞及 CD8$^+$T 细胞的致病效应。

4.遗传因素

对抗 GBM 病遗传背景的研究已显示,本病与主要组织相容性复合物(MHC)Ⅱ类分子基因具有很强的正性或负性联系。1997 年,在西方人群中已发现 HLA-DRB1*15 及 HLA-DRB1*04 基因与抗 GBM 病易感性密切相关,近年日本及中国人群的研究也获得了同样结论。而 HLA-DRB1*0701 及 HLA-DRB1*0101 却与抗 GBM 病易感性呈负性相关。

(二)抗中性白细胞胞浆抗体相关性新月体肾炎

1.抗体作用

近年对 ANCA 的产生及其致病机制有了较清楚了解。感染释放的肿瘤坏死因子 α(TNF-α)及白介素 1(IL-1)等前炎症细胞因子,能激发中性粒细胞使其胞浆内的髓过氧化物酶(MPO)及蛋白酶 3(PR3)转移至胞膜,刺激 ANCA 产生。ANCA 的(Fab)$_2$ 段与细胞膜表面表达的上述靶抗原结合,而 Fc 段又与其他中性粒细胞表面的 Fc 受体结合,致使中性粒细胞激活。激活的中性粒细胞能高表达黏附分子,促其黏附于血管内皮细胞,还能释放活性氧及蛋白酶(包括 PR3),损伤内皮细胞,导致血管炎。

2.补体作用

补体系统在本病中的作用,近来才被阐明。现已知中性粒细胞活化过程中释放的某些物质,能促进旁路途径的 C3 转化酶 C3bBb 形成,从而激活补体系统,形成膜攻击复合体 C5b-9,杀伤血管内皮细胞;而且,补体活化产物 C3a 和 C5a 还能趋化更多的中性粒细胞聚集到炎症局部,进一步扩大炎症效应。

3.遗传因素

对 ANCA 相关小血管炎候选基因的研究很活跃。对 MHCⅡ类分子基因的研究显示,HLA-DPBA*0401 与肉芽肿多血管炎(原称韦格纳肉芽肿)易感性强相关,而 HLA-DR4 及 HLA-DR6 与各种 ANCA 相关小血管炎的易感性均相关。

此外,还发现不少基因与 ANCA 相关小血管炎易感性相关,这些基因编码的蛋白能参与免疫及炎症反应,如 CTLA4(其编码蛋白能抑制 T 细胞功能),PTPN22(其编码蛋白具有活化 B 细胞功能),IL-2RA(此基因编码高亲和力的白介素-2 受体),AATZ 等位基因(α-抗胰蛋白酶能抑制 PR3 活性,减轻 PR3 所致内皮损伤。编码 α-抗胰蛋白酶的基因具有高度多态性,其中 AAT Z 等位基因编码的 α-抗胰蛋白酶活性低,抑制 PR3 能力弱)。

总之,对 RPGN 发病机制的研究,尤其在免疫反应及遗传基因方面的研究,进展很快,应该密切关注。

五、治疗现状

随着发病机制研究的深入和治疗手段的进步,RPGN 的短期预后较以往已有明显改善。Ⅰ型RPGN患者的 1 年存活率已达 70%～80%,肾脏 1 年存活率达 25%,而出现严重肾功能损害的Ⅲ型RPGN患者1年缓解率可达57%,已进行透析治疗的患者44%可脱离透析。但要获得长期预后的改善,还需要进行更多研究。

由于本病是免疫介导性炎症疾病,所以主要治疗仍是免疫抑制治疗。临床治疗分为诱导缓解治疗和维持缓解治疗两个阶段,前者又包括强化治疗(如血浆置换治疗、免疫吸附治疗及甲泼尼龙冲击治疗等)及基础治疗(糖皮质激素、环磷酰胺或其他免疫抑制剂治疗)。

六、各型急进性肾炎的治疗方案

(一)抗肾小球基底膜型(Ⅰ型)急进性肾炎

由于本病相对少见,且发病急、病情重、进展快,因此很难进行前瞻性随机对照临床试验,目前的治疗方法主要来自小样本的治疗经验总结。此病的主要治疗为血浆置换(或免疫吸附),糖皮质激素(包括大剂量甲泼尼龙冲击及泼尼松口服治疗)及免疫抑制剂(首选环磷酰胺)治疗,以迅速清除体内致病抗体和炎性介质,并阻止致病抗体再合成。

KDIGO制定的"肾小球疾病临床实践指南"对于抗GBM型RPGN推荐的治疗意见及建议如下。

1.推荐

除就诊时已依赖透析及肾活检示100%新月体的患者外,所有抗GBM型RPGN患者均应接受血浆置换、环磷酰胺和糖皮质激素治疗(证据强度1B)。临床资料显示,就诊时已依赖透析及肾活检示85%~100%肾小球新月体的患者上述治疗已不可能恢复肾功能,而往往需要长期维持性肾脏替代治疗。

2.建议

本病一旦确诊就应立即开始治疗。甚至高度怀疑本病在等待确诊期间,即应开始大剂量糖皮质激素及血浆置换治疗(无证据等级)。

3.推荐

抗GBM新月体肾炎不用免疫抑制剂做维持治疗(1C)。

4.药物及血浆置换的具体应用方案

(1)糖皮质激素:第0~2周甲泼尼龙500~1 000 mg/d连续3天静脉滴注,此后口服泼尼松1 mg/(kg·d),最大剂量80 mg/d(国内最大剂量常为60 mg/d);第2~4周0.6 mg/(kg·d);第4~8周0.4 mg/(kg·d);第8~10周30 mg/d;第10~11周25 mg/d;第11~12周20 mg/d;第12~13周17.5 mg/d;第13~14周15 mg/d;第14~15周12.5 mg/d;第15~16周10 mg/d;第16周标准体重<70 kg者为7.5 mg/d,标准体重≥70 kg者为10 mg/d,服用6个月后停药。

(2)环磷酰胺:2 mg/(kg·d)口服,3个月。

(3)血浆置换:每天用5%人血清蛋白置换患者血浆4 L,共14天,或直至抗GBM抗体转阴。对有肺出血或近期进行手术(包括肾活检)的患者,可在置换结束时给予150~300 mL新鲜冰冻血浆。笔者认为,可根据病情调整血浆置换量(如每次2 L)、置换频度(如隔天1次)及置换液(如用较多的新鲜冰冻血浆)。有条件时,还可以应用免疫吸附治疗。此外,国内不少单位应用双重血浆置换,它也能有效清除抗GBM抗体,在血浆清蛋白及新鲜冰冻血浆缺乏时也可考虑应用。队列对照研究表明,用血浆置换联合激素及免疫抑制剂治疗能提高患者存活率。

(二)寡免疫复合物型(Ⅲ型)急进性肾炎

近十余年来许多前瞻性多中心的随机对照临床研究已对本病的治疗积累了宝贵经验,本病治疗分为诱导缓解治疗和维持缓解治疗两个阶段。KDIGO 制定的"肾小球疾病临床实践指南"对于 ANCA 相关性 RPGN 治疗的推荐意见及建议如下。

1.诱导期治疗

(1)推荐:用环磷酰胺及糖皮质激素作为初始治疗。环磷酰胺禁忌的患者,可改为利妥昔单抗及糖皮质激素治疗。对已进行透析或血肌酐上升迅速的患者,需同时进行血浆置换治疗。

(2)建议:对出现弥漫肺泡出血的患者,宜同时进行血浆置换治疗。ANCA 小血管炎与抗GBM 肾小球肾炎并存时,宜同时进行血浆置换治疗。

(3)药物及血浆置换的具体应用方案。环磷酰胺:①静脉滴注方案,0.75 g/m^2,每 3～4 周静脉滴注 1 次;年龄>60 岁或肾小球滤过率<$20 \text{ mL/(min} \cdot 1.73 \text{ m}^2)$的患者,减量为 0.5 g/m^2。②口服方案,$1.5～2 \text{ mg/(kg} \cdot \text{d)}$,年龄>60 岁或肾小球滤过率<$20 \text{ mL/(min} \cdot 1.73 \text{ m}^2)$的患者,应减少剂量。应用环磷酰胺治疗时,均需维持外周血白细胞>$3 \times 10^9\text{/L}$。糖皮质激素:甲泼尼龙 500 mg/d,连续 3 天静脉滴注;泼尼松 $1 \text{ mg/(kg} \cdot \text{d)}$口服,最大剂量 60 mg/d,连续服用4 周。3～4 个月内逐渐减量。血浆置换:每次置换血浆量为 60 mL/kg,两周内置换 7 次;如有弥漫性肺出血则每天置换 1 次,出血停止后改为隔天置换 1 次,总共 7～10 次;如果合并抗 GBM抗体则每天置换 1 次,共 14 次或至抗 GBM 抗体转阴。

已有几个随机对照临床试验比较了利妥昔单抗与环磷酰胺治疗 ANCA 相关小血管炎的疗效及不良反应,两药均与糖皮质激素联合应用,所获结果相似,而利妥昔单抗费用昂贵。

当患者不能耐受环磷酰胺时,吗替麦考酚酯是一个备选的药物。小样本前瞻队列研究(17 例)和随机对照研究(35 例)显示,吗替麦考酚酯在诱导 ANCA 相关小血管炎缓解上与环磷酰胺疗效相近。

2.维持期治疗

对诱导治疗后病情已缓解的患者,推荐进行维持治疗,建议至少治疗 18 个月;对于已经依赖透析的患者或无肾外疾病表现的患者,不做维持治疗。

维持治疗的药物:①推荐硫唑嘌呤 $1～2 \text{ mg/(kg} \cdot \text{d)}$口服;②对硫唑嘌呤过敏或不耐受的患者,建议改用吗替麦考酚酯口服,剂量用至 1 g 每天 2 次(国内常用剂量为 0.5 g 每天 2 次);③对前两药均不耐受且肾小球滤过率≥$60 \text{ mL/(min} \cdot 1.73 \text{ m}^2)$的患者,建议用甲氨蝶呤治疗,口服剂量每周 0.3 mg/kg,最大剂量每周 25 mg;④有上呼吸道疾病的患者,建议辅以复方甲噁唑口服治疗;⑤不推荐用依那普(肿瘤坏死因子 α 拮抗剂)做辅助治疗。

除上述指南推荐及建议的药物外,临床上还有用他克莫司或来氟米特进行维持治疗的报道。

ANCA 小血管炎有较高的复发率,有报道其 1 年复发率为 34%,5 年复发率为 70%。维持期治疗是为了减少疾病的复发,但是目前的维持治疗方案是否确能达到上述目的仍缺乏充足证据,而且长期维持性治疗是否会潜在地增加肿瘤及感染的风险也需要关注。已经启动的为期4 年的 REMAIN 研究有可能为此提供新的循证证据。

(三)免疫复合物型(Ⅱ型)急进性肾炎

Ⅱ型 RPGN(如 IgA 肾病新月体肾炎)可参照Ⅲ型 RPGN 的治疗方案进行治疗,即用甲泼尼龙冲击做强化治疗,并以口服泼尼松及环磷酰胺做基础治疗。对环磷酰胺不耐受者,也可以考虑换用其他免疫抑制剂。

总之,在治疗 RPGN 时,一定要根据疾病类型及患者具体情况(年龄、体表面积、有无相对禁忌证等)来个体化地制定治疗方案,而且在实施治疗过程中还要实时调整方案。另外,一定要熟悉并密切监测各种药物及治疗措施的不良反应,尤其要警惕各种病原体导致的严重感染,避免盲目"过度治疗"。最后,对已发生急性肾衰竭的患者,要及时进行血液净化治疗,以维持机体内环境平衡,赢得治疗时间。

第四节 局灶节段性肾小球硬化

局灶节段性肾小球硬化(focal segmental glomerulosclerosis,FSGS)于 1957 年由里奇(Rich)首先描述,病理检查可见部分肾小球出现节段性瘢痕,临床上以大量蛋白尿及肾病综合征(NS)为突出表现。

FSGS 在儿童和成人的原发性肾小球疾病中占 7%～35%。近年来,FSGS 的发病率有逐年升高趋势。过去 20 年里,美国儿童和成人 FSGS 的发病率增加了 2～3 倍,可能的原因包括近年来除了重视经典型 FSGS 病理改变外,还注意到了许多 FSGS 的变异型,因而提高了 FSGS 检出率。此外,随着非洲裔美国人经济地位的提高,保健意识的增强,就诊人数明显增加,而非洲裔人群 FSGS 的发病率很高,从而导致美国整个人群发病率的上升。中山大学附属一院的资料也显示,在我国南方地区,近 10 多年来,FSGS 的发病率也有逐步升高的趋势。另外,原发病为 FSGS 接受肾移植的终末肾脏病患者,移植肾的 FSGS 发生率也较高。

与微小病变肾病相比,FSGS 患者临床上除表现为大量蛋白尿及 NS 外,还常出现血尿、高血压及肾功能损害,对激素治疗常不敏感,常进行性发展至终末肾脏病。

一、病因

FSGS 的发病机制目前还不完全清楚。FSGS 的肾小球节段性病变主要是细胞外基质蓄积构成的瘢痕。这种节段性硬化病变的产生,目前认为与遗传因素、循环因子、病毒感染、足细胞损伤、血流动力学改变、细胞外基质合成与降解失衡、细胞因子介导免疫损伤、高脂血症和脂质过氧化,以及细胞凋亡等密切相关。

(一)遗传因素

大量的资料显示 FSGS 的发病具有明显的种族差异和家族聚集性。如美国的资料显示,黑人肾病患者中 FSGS 的发病率是白人的 2～3 倍(50%～60% 对 20%～25%)。FSGS 是南非和非洲裔美国人 NS 最常见的病理类型。而在我国广东地区仅占成人 NS 的 7% 左右。上述资料显示 FSGS 的发病具有明显的种族差异。

FSGS 的发病还与不同种族人群中人类白细胞抗原(HLA)等位基因出现的频率有关,已有报道,北美洲 FSGS 患者中 *HLA-DR4* 频率显著增高,而有 *HLA-DR4* 表型的成年人发生 FSGS 概率较高,提示具有该等位基因者较易发生 FSGS。西班牙裔儿童 FSGS 的发生与 *HLA-DR8* 相关,德裔 FSGS 患儿则与 *HLA-DR3* 和 *DR7* 相关。而吸食海洛因的 FSGS 患者 *HLA-B53* 出现频率高。

FSGS 还呈现家族聚集性的特点,但 FSGS 的遗传特性尚不清楚,常染色体显性和隐性遗传都有报道。在一项对 18 个家族 45 个成员经肾活检证实为 FSGS 的病例研究中发现,FSGS 的家族遗传聚集性特征为常染色体显性遗传,伴随的 HLA 等位基因包括 *HLA-DR4*、*HLA-B12*、*HLA-DR8* 和 *HLA-DR5*。遗传性 FSGS 家族进行连锁分析发现,可疑基因定位在 *19q13* 上。

最近对家族性 FSGS 病例研究发现,肾小球滤过屏障中足细胞蛋白具有突出的重要性。例如:*ACTN4* 基因(编码足细胞上 α-辅肌动蛋白 4,即 αactinin 4,具有交联肌动蛋白微丝功能)变异可能引起家族性常染色体显性遗传 FSGS;*NPHS1* 基因(编码足细胞上 nephrin 蛋白)变异能导致芬兰型先天性 NS(呈常染色体隐性遗传疾病);*NPHS2* 基因(编码足细胞上 podocin 蛋白)变异能导致家族性常染色体隐性遗传性 FSGS(患者在儿童期开始出现蛋白尿,而后很快进展至终末肾脏病,肾移植后很少复发)。家族性 FSGS 的 *NPHS2* 变异常由该基因发生无意义密码子、错义、移码或终止密码早熟导致。另外,*NPHS2* 基因变异也能发生于散发 FSGS 病例。最近,还发现 *TRPC6* 基因(编码足细胞的一种钙离子内流通道)变异、*CD2AP* 基因(编码足细胞上 CD2 相关蛋白)变异、*PLCE1* 基因变异也与家族性 FSGS 发病相关。但是,大部分的研究资料显示,这些基因型变异与临床表现和免疫抑制治疗的反应性没有明显的关联性。

近期美国学者采用混合连锁不平衡全基因组扫描的方法,发现在美国黑人中 *MYH9* 可能是主要的遗传易感基因。随后采用的小样本全基因组关联分析研究发现,22 号染色体包括 *APOL1* 和 *MYH9* 基因的一段 60 kb 区域可能与 FSGS 的发病密切相关。有趣的是,*APOL1* 变异可以保护非洲人免受引起昏睡病的锥虫(布氏锥虫罗得西亚亚种)感染,但是却可导致美国黑人易患 FSGS,进一步提示遗传因素在 FSGS 的发病中起着重要的作用。

(二)循环因子

对循环因子的重视和研究很多来自肾移植的临床观察和治疗。有学者的研究发现,与正常对照者相比,33 名肾移植后再发 FSGS 患者的肾脏对清蛋白有更高的通透性。经血浆置换治疗后,其中 6 例患者尿蛋白显著减少,因而推测 FSGS 患者体内可能存在某些因子导致 FSGS 的发生。随后有学者从 FSGS 患者血清中提取了一种具有在短时间内显著增强肾小球基底膜(GBM)通透性的肾小球滤过因子,称之为循环因子或渗透因子。体外研究证实,肾移植 FSGS 复发患者血清相对于未复发者可明显增强 GBM 的清蛋白的通透性。部分复发的 FSGS 患者接受血浆置换治疗后,GBM 通透性降低,尿蛋白明显减少,因此多数学者认为,循环因子或渗透因子与移植肾 FSGS 的复发有关。而在非移植的 NS 患者,仅发现少数患者(如激素抵抗的先天性 NS 患者)经血浆置换治疗可减少蛋白尿和稳定肾脏功能。因此,对大多数 FSGS 患者而言,尽管血浆置换治疗后循环因子可减少,但蛋白尿没有改善。为此人们一直在探索循环中是否存在致病因子,迄今对循环因子究竟为何物还不清楚,循环因子在原发性 FSGS 发病机制中的重要性仍所知甚少。

2011 年有学者发现血清可溶性尿激酶受体(suPAR)在 2/3 原发性 FSGS 患者中升高。在肾移植术前血清中较高浓度的 suPAR 预示着移植术后复发的可能性比较大。循环中 suPAR 可激活足细胞 β3 整合素,造成足细胞足突融合消失、大量蛋白尿。在三种小鼠模型实验中提示 suPAR 可以造成蛋白尿和肾脏 FSGS 的发生,提示 suPAR-足细胞 β3 整合素在 FSGS 发生机制中具有重要作用,降低 su-PAR 浓度可能防止 FSGS 的发生。2012 年该研究组又发表了验证研究的结果,显示在两组原发性 FSGS 的临床研究的患者中,84.3% 成人患者和 55.3% 儿童患者的血清 suPAR 均升高。目前,有关 suPAR 在 FSGS 患者血液中的表达及对长期预后的预示作用的验证工作正在进行中,而且中和或清除 suPAR 可作为 FSGS 的潜在治疗手段。

（三）病毒感染

艾滋病病毒（HIV）是导致 FSGS 的常见病毒之一。有研究发现，HIV-1 病毒感染是儿童期 HIV 相关肾病的直接原因，并在很大程度上影响到肾小球及肾小管上皮细胞的生长和分化，单核细胞局部浸润和细胞因子高表达，从而导致肾小球硬化。HIV 相关的 FSGS 在病理改变上与原发性塌陷型 FSGS 相似，前者内皮细胞中有管网状包涵体形成，而后者没有。

另外，细小病毒 B19 在 FSGS 中的可能致病作用近来也备受关注。在镰状细胞贫血合并 FSGS 的 NS 患者肾组织中，细小病毒 B19 mRNA 表达增高，尤其在塌陷型 FSGS 患者中表达更高，提示该病毒可能参与 FSGS 致病。另有报道，与其他病理类型的肾脏疾病比较，原发性塌陷型 FSGS 患者的肾组织更易找到细小病毒 B19。有学者在 78% 的原发性 FSGS 患者肾活检组织中检测到细小病毒组 B19，这些研究都提示细小病毒 B19 可能参与原发性塌陷型 FSGS 的发生和发展。

（四）足细胞损伤

近年来，足细胞损伤在 FSGS 发病机制中的作用已为多数学者所重视。在大鼠残肾动物模型中，残余肾毛细血管襻扩大可导致足细胞发生代偿性胞体增大，同时细胞周期蛋白依赖性激酶-1（CDK-1）及其抑制剂 p27 和 p57 表达减少。随着病程进展，足细胞胞体增大失代偿并出现退行性变，变得扁平，滤过液进入胞体下空间，足细胞胞浆隆起并进一步与 GBM 剥离，GBM 裸露，并与壁层上皮细胞发生粘连，最终在襻粘连区出现透明样变，形成节段性硬化。足细胞黏附表型的改变，如分泌整合素 α3 显著减少，也参与了上述病理损伤过程。上述病理变化过程可能是足细胞病变导致肾小球发生节段性硬化的主要途径之一。

在人类 FSGS 中，足细胞损伤导致 FSGS 发生的机制目前还不清楚。最近的研究发现在足细胞上表达与裂隙膜相关的分子如 CD2 激活蛋白、α-辅肌动蛋白 4、podocin 和 nephrin 蛋白以及血管紧张素 II 的 AT_1 受体都与 FSGS 的发病机制有关。研究发现，尽管微小病变肾病和膜性肾病的发病与足细胞的损伤密切相关，但是这些病理类型足细胞的标志蛋白仍然存在，而塌陷型 FSGS 和 HIV 相关 FSGS 患者，足细胞的正常标志蛋白消失。提示在这些疾病中足突细胞表型改变起了重要作用。另外，在 FSGS 中，有部分患者会出现足细胞增殖，这可能是细胞周期蛋白依赖性激酶抑制剂 p27 和 p57 表达下调的结果。足突的消失可能是氧自由基和脂质过氧化酶堆积过度所导致。

最近有研究发现，在动物模型中高表达 miR-193a 可引起广泛足突融合消失，导致 FSGS 样病理改变，其机制是 miR-193a 可下调转录因子 WT1 表达，进而下调其靶基因 *PODXL*（编码足细胞上 podocalyxin 蛋白）及 *NPHS1*（编码足细胞上 nephrin 蛋白）表达。podocalyxin 与 nephrin 均为足细胞重要的骨架蛋白，其表达减少势必影响足细胞骨架结构稳定性，导致足突融合消失，引起大量蛋白尿。

（五）其他因素

导致 FSGS 发病的因素较多，包括血流动力学改变、细胞外基质合成与降解失衡、细胞因子介导免疫损伤、高脂血症和脂质过氧化，以及细胞凋亡等。

此外，在肾单位数量显著减少的情况下，容易出现 FSGS 的病理改变，如孤立肾损害、先天性肾单位减少、反流性肾病、局灶肾皮质坏死、单侧肾切除等。其可能的机制是，随着肾单位的丢失，剩余肾单位出现代偿性肥大和高压，这种代偿性改变会导致肾脏上皮细胞和内皮细胞的损伤，并最终导致肾脏的节段性硬化。

尽管 FSGS 的发病机制目前还不完全清楚,但已有的研究显示,FSGS 可能是多因素共同作用的结果。不同的致病因素可能通过不同的途径导致 FSGS。各致病因素可单独或联合参与 FSGS 的发生发展过程。

二、病理分型

(一)光学显微镜检查

目前 FSGS 诊断及分型主要依靠光学显微镜检查,具体如下。

1.门周型 FSGS

该型必须同时满足以下 2 项标准才能诊断:①至少 1 个肾小球的门周部位(血管极处)出现透明样变,伴或不伴硬化;②50% 以上呈现节段病变的肾小球必须有门周硬化和(或)透明样变。常伴小动脉透明样变,并有时与肾小球门周透明样变相连。少见足细胞增生和肥大,硬化部位有时可见泡沫细胞。肾小球肥大和球囊粘连很常见,一般不伴系膜细胞增生。该型须排除细胞型、顶端型和塌陷型才能诊断。

该类型 FSGS 通常见于原发性 FSGS,也常见于由肾单位丧失或肾小球高压继发的 FSGS,例如肥胖、发绀型先天性心脏病、反流性肾病、肾缺如、肾发育不良、先天性肾单位减少伴代偿肥大、慢性肾脏病晚期肾单位毁坏等。与儿童相比,门周 FSGS 在成人中更常见。

2.细胞型 FSGS

该型至少见 1 个肾小球毛细血管内细胞增多,并至少累及 25% 毛细血管襻,导致毛细血管管腔堵塞。此病变可发生于肾小球的任何节段包括门周或周缘毛细血管襻。毛细血管内细胞主要为泡沫细胞、巨噬细胞及内皮细胞,有时也有中性粒细胞及淋巴细胞,且偶见这些细胞凋亡,形成核固缩和核碎裂。有时可见基底膜下透亮区,但是节段性透明样变或硬化却不常见。偶见毛细血管内纤维蛋白沉积,但不伴肾小球基底膜断裂。有或无球囊粘连。损伤部位常见足细胞增生和肥大。肾小球肥大和系膜细胞增生却不常见。其他肾小球可呈节段性或(和)全球性肾小球硬化。该型需排除顶端型和塌陷型才能诊断。

与门周型 FSGS 相比,细胞型 FSGS 在黑人中多见,大量蛋白尿显著(>10 g/d,细胞型 FSGS 中占 44%~67%,而在门周型中只占 4%~11%),呈现 NS。细胞型 FSGS 常只存在于临床发病早期,患者很易进展至终末肾脏病。

3.顶端型 FSGS

该型至少见 1 个肾小球顶部(尿极处,靠近近端肾小管的起始部)节段病变,常为毛细血管襻与肾小囊粘连,或足细胞与壁层上皮细胞或肾小管上皮细胞融合。有时病变毛细血管襻会嵌入肾小管。常见毛细血管内细胞增多(累及 50% 以下毛细血管襻)或硬化(累及 25% 以下毛细血管襻)。损伤部位常见足细胞增生和肥大。常见泡沫细胞,也可见透明样变。有时可见肾小球肥大、系膜细胞增生和小动脉透明样变。虽然病变开始在外周,但是肾小球中心部位也能受累。该型需排除塌陷型才能诊断。

临床研究发现,该型 FSGS 的临床表现与微小病变相似,对激素治疗反应好,及时治疗预后佳。

4.塌陷型 FSGS

该型至少见 1 个肾小球毛细血管壁塌陷,伴足细胞增生和肥大,病变可呈节段性或全球性,前者可出现在门周或周缘毛细血管襻。增生和肥大的足细胞可充满肾小囊腔,并可见胞浆蛋白滴及空泡样变。足细胞充满肾小囊腔时可形成"假新月体"。早期球囊粘连和透明样变不常见，系膜细胞增生、肾小球肥大、小动脉透明样变也不常见。其他肾小球可出现各型 FSGS 的节段性病变（常见硬化，毛细血管内细胞增多，顶端病变等）和（或）球性硬化。

20 世纪 80 年代初，有学者观察到 HIV 相关性肾病伴发塌陷型 FSGS。此后逐渐注意到一些原发性 FSGS 患者也有相似的组织学改变，但超微结构上这些患者的内皮细胞内无管网状包涵体。塌陷型 FSGS 患者的肾小管间质损害往往比较严重。肾小管上皮细胞内含大的吞噬小体，小管内有蛋白管型，管腔局部膨胀。间质中有大量的单核细胞浸润。治疗效果是各 FSGS 类型中最差的病理类型。

5.非特殊类型 FSGS

非特殊类型 FSGS 是指不能将其归为其他 4 种类型的 FSGS 病变，该类型须排除门周型、细胞型、顶端型和塌陷型才能诊断。肾小球节段性（门周或周缘毛细血管襻）细胞外基质增多，毛细血管腔闭塞，伴节段性毛细血管壁塌陷。球囊粘连及透明样变常见。泡沫细胞也常见。足细胞增生和肥大少见。系膜细胞增生、肾小球肥大、小动脉透明样变也能见到。该类型最常见，随着疾病的进展，其他 4 种病理类型均可进展为此型 FSGS。

（二）免疫荧光检查

FSGS 的免疫荧光常表现为 IgM、C3 在肾小球节段硬化部位呈团块状沉积。无硬化的肾小球通常无免疫球蛋白及补体沉积，不过有时系膜区仍可见较弱的 IgM、C3 沉积，而 IgG、IgA 沉积罕见。由于 FSGS 病变呈局灶节段性分布，肾穿刺标本若无此病变肾小球，则免疫荧光检查也可全部阴性。

足细胞胞浆内有时可见清蛋白和其他免疫球蛋白（尤其是 IgA 和 IgG），这是足细胞吸收蛋白所导致。同样，近端肾小管上皮细胞的胞浆内也可见清蛋白和免疫球蛋白，也是肾小管重吸收的结果。

（三）电子显微镜检查

在电子显微镜下观察 FSGS 的超微结构，常可见足细胞肥大、细胞器增多、微绒毛变性及胞浆内吞噬空泡和脂肪滴。肥大的足细胞，胞体呈圆形，平滑地黏附在肾小球基底膜上，足突消失。在硬化节段处可看到足细胞剥离，裸露的肾小球基底膜和剥离的足细胞间有板层状的新生膜样物质沉积。光镜下基本正常的肾小球，也能呈现不同程度的足突消失，由此可见，在电镜超微结构下 FSGS 的足细胞病变是球性的。在足突消失区域通常可观察到裂孔隔膜的消失和细胞骨架微丝与肾小球基底膜平行排列。节段硬化病变处可见肾小球基底膜皱缩，最终导致肾小球毛细血管腔狭窄或闭塞。通常肾小球内并无提示免疫复合物的电子致密沉积物，但是需注意的是，有时血浆物质沉积也可呈现电子致密物，会被误认为是免疫复合物，此时需结合光学显微镜和免疫荧光显微镜观察加以鉴别。

塌陷型 FSGS 的主要超微结构观察在于判定有无上皮的管网状包涵体。90％以上的 HIV 感染并发塌陷型 FSGS 患者有上皮的管网状包涵体，在原发性塌陷型 FSGS 和吸毒所致塌陷型 FSGS 患者中只不到 10％有上皮的管网状包涵体。此外，上皮的管网状包涵体在狼疮性肾炎患者和 α-干扰素治疗的患者中也很常见。

三、治疗

（一）治疗前的初始评估

除详细询问病史（包括肾脏病家族史）、进行体格检查、实验室检查及影像学检查外，患者需经肾活检病理检查确诊 FSGS。2012 年改善全球肾脏病预后组织（KDIGO）强调，对原发性 FSGS 成人患者进行治疗前，应对患者进行彻底检查以除外继发性 FSGS，但并无必要常规做遗传学检查。

（二）支持治疗

FSGS 患者的支持治疗包括寻找并清除潜在感染灶、积极控制高血压、进行调脂治疗等。血管紧张素转化酶抑制剂（ACEI）或血管紧张素 AT_1 受体阻滞剂（ARB）能通过血压依赖性及非血压依赖性作用机制，来减少蛋白尿及延缓肾损害进展。所以，ACEI 或 ARB 被推荐应用于所有的原发性 FSGS 患者治疗。

（三）FSGS 患者的初始治疗

20 世纪 80 年代以前，原发性 FSGS 的初始治疗一直遵循常规的原发性 NS 的治疗方案：泼尼松 $0.5\sim1.0$ mg/(kg·d)，连服 $4\sim8$ 周；然后逐步减量至停药。尽管这个方案对微小病变肾病有效，但是对原发性 FSGS 疗效并不理想，缓解率不超过 30%，完全缓解率低于 20%。

20 世纪 80 年代以后，一些用激素治疗原发性 FSGS 的队列研究疗效显著提高，完全缓解率超过 30%，最高达到 40%。将完全缓解率 <30% 与 >30% 的研究结果做比较，发现两者泼尼松的用量相同，但是治疗持续时间差别极大，低缓解率的激素治疗时间 ≤2 个月，而高缓解率的激素治疗时间是 $5\sim9$ 个月。

裴（Pei）等的研究发现，使用足量和长疗程的激素治疗原发性 FSGS，完全缓解率可达到 44%，缓解所需时间的中位数是 $3\sim4$ 个月。同时，有近一半的患者需加用细胞毒药物如环磷酰胺（CTX）或硫唑嘌呤。获得完全缓解的患者 15 年内肾功能基本稳定，而不能获得缓解的患者肾功能 5 年、10 年、15 年分别下降了 27%、42% 和 49%。对激素治疗抵抗的患者中有 50% 在 4 年后血肌酐翻倍。基于上述研究结果，他们推荐呈现 NS 的原发性 FSGS 患者足量激素治疗时间应为 $3\sim4$ 个月，最长可用到 6 个月。

有报道激素治疗 <4 个月的患者完全缓解率只有 15%，而治疗时间 ≥4 个月者，完全缓解率可高达 61%。其中首次足量激素治疗时间对预后可能起更重要作用。因为 FSGS 患者激素治疗 8 周获得完全缓解期患者不到 1/3，达到完全缓解所需时间的中位数是 $3\sim4$ 个月，绝大多数患者需要 $5\sim9$ 个月。因此，有学者提出成人 FSGS 患者激素抵抗的定义为 1 mg/(kg·d) 泼尼松治疗 4 个月无效者。

隔天大剂量激素治疗可减少激素的不良反应，但治疗效果欠佳，尤其是年轻人。有学者观察了 10 名平均年龄 29 岁的患者，泼尼松 $60\sim120$ mg/d，隔天口服，随访 $9\sim12$ 个月，结果没有一例获得完全缓解。有学者对一组 ≥60 岁的表现为 NS 的 FSGS 患者进行了观察，隔天顿服泼尼松 $1.0\sim1.6$ mg/kg（最大剂量 100 mg），随访 $3\sim5$ 个月，有 44% 的患者获得完全缓解。其可能原因是老年人对激素的清除率下降，血药浓度相对较高和（或）激素效果更持久。

一个回顾性研究比较了足量泼尼松治疗［始量 1 mg/(kg·d) 至少服用 4 个月，然后逐渐减量］与低剂量泼尼松［始量 0.5 mg/(kg·d)］联合环孢素 A［CsA，始量 3 mg/(kg·d)，逐渐减量至 50 mg/d］或硫唑嘌呤治疗［始量 2 mg/(kg·d)，逐渐减量至 0.5 mg/(kg·d)］。低剂量泼尼松主要用于合并肥胖、骨病或轻度糖尿病的患者。平均治疗 20 个月。结果显示：足量泼尼松治疗缓解率为 63%；低剂量泼尼松联合硫唑嘌呤治疗为 80%；低剂量泼尼松联合 CsA 治疗为 86%。提示对足量长疗程激素可能不耐受的患者，改用低剂量激素联合免疫抑制剂治疗同样有效。

KDIGO 指南建议的 FSGS 患者 NS 治疗方案如下：足量激素如泼尼松 1 mg/(kg·d) 治疗至少 4 周，如果 NS 未缓解且患者能耐受，则可继续足量用药达 4 个月，NS 完全缓解后，再用半年以上时间缓慢减量。对激素相对禁忌或不能耐受的患者，可选用钙调神经磷酸酶抑制剂（包括 CsA 及他克莫司）。此建议可供参考。

（四）FSGS 复发患者的治疗

既往的研究资料证实，FSGS 患者治疗后缓解期越久，其复发率越低。缓解期长达 10 年甚至更久的患者预后好，很少复发。大多数（>75%）复发的 FSGS 患者经合理治疗能仍能获得缓解。

KDIGO 指南建议，FSGS 患者 NS 复发的治疗与成人微小病变肾病复发的治疗相同。具体如下：口服 CTX 2~2.5 mg/(kg·d)，共 8 周；使用 CTX 后仍复发或希望保留生育能力的患者，建议使用钙调神经磷酸酶抑制剂如 CsA 3~5 mg/(kg·d) 或他克莫司 0.05~0.1 mg/(kg·d)，分次口服，共 1~2 年；不能耐受糖皮质激素、CTX 和钙调神经磷酸酶抑制剂的患者，可以使用吗替麦考酚酯（MMF）每次 0.75~1.0 g，每天 2 次，共 1~2 年。此指南建议可予参考。

环磷酰胺：研究发现 CTX 与激素联用可使 30%~60% 的 NS 患者完全缓解，降低复发率，并可减少激素用量及其不良反应。近年来多项研究认为 CTX 的治疗疗效往往与患者本身对激素的敏感程度相关，用于频繁复发及激素依赖的 FSGS 常有效，而对激素抵抗型则疗效有限。

环孢素 A：CsA 的疗效也取决于患者对激素治疗的敏感程度，在激素治疗敏感的患者中，应用 CsA 治疗后获得完全缓解、部分缓解和无效的患者比例分别为 73%、7% 和 20%。应用 CsA 治疗原发性 FSGS 的多中心前瞻性随机对照研究显示，CsA 治疗 FSGS 的缓解率明显优于单用激素治疗或 CTX 治疗。尽管 CsA 在复发的 FSGS 患者的治疗中显示出良好的疗效，但其治疗的最大问题仍是停药后复发。有学者比较了激素加 CTX 2.5 mg/(kg·d) 和激素加 CsA 5~6 mg/(kg·d) 治疗的疗效，随访 2 年，CsA 治疗组的复发率是 75%，而 CTX 治疗组的复发率是 37%。因此，如何在获得良好治疗效果的同时，减少或避免 FSGS 复发是临床医师需要解决的问题。

他克莫司：目前已有多项关于他克莫司治疗 FSGS 的临床研究，提示他克莫司联合激素治疗儿童及成人 FSGS 都可诱导 NS 缓解，在短期内可减少蛋白尿，延缓肾病进展。有研究表明他克莫司与 CTX 在诱导 FSGS 缓解以及预后方面无明显差异，但他克莫司联合激素治疗可以有效控制难治性 NS。目前国内应用他克莫司治疗原发性 FSGS 推荐剂量为 0.05~0.1 mg/(kg·d)，维持血清谷浓度在 5~10 ng/mL 范围。

吗替麦考酚酯：MMF 是近十余年来用于治疗原发性 NS 的新型抗代谢类免疫抑制剂。有报道用 MMF 治疗难治性 FSGS 能增加 NS 缓解率、降低复发率、减少不良反应，但多为小样本研究，治疗效果亦不一致。有限的临床数据显示 MMF 能使对激素和 CsA 抵抗的 FSGS 患者得到部分和全部缓解。有研究表明在 CsA 抵抗型 FSGS 患者中，联合应用 CsA 和 MMF 治疗 12 个月能使部分患者蛋白尿减少，但未能阻止肾功能恶化。目前还不清楚 MMF 停药后的复发率。

（五）激素抵抗患者的治疗

KDIGO 指南建议，对激素抵抗型 FSGS 患者采用 CsA 治疗，CsA 3～5 mg/(kg·d)，分次服用，疗程≥4～6 个月。如果获得了部分或完全缓解，则继续 CsA 治疗达≥12 个月，然后逐渐减量。若对 CsA 不能耐受，则应用 MMF 与大剂量地塞米松联合治疗。此建议也可供参考。

已有的临床研究结果发现，应用 CsA 治疗成人和儿童激素抵抗的 FSGS 有较高的缓解率，并对患者的肾功能有保护作用。约有 48％激素抵抗型 FSGS 患者能获得缓解，儿童患者的疗效比成人好。低剂量泼尼松和 CsA 联合治疗能增加激素抵抗型 FSGS 患者的缓解率。目前使临床医师困惑的最大问题仍然是 CsA 减量或停药后的复发。有学者发现 60％的患者于停药 1 年后复发，而也有学者则发现 75％的患者 1 年后复发。因此，如何在取得较好疗效的同时减少 NS 的复发是亟待解决的重要问题。

对激素抵抗的 FSGS 儿童患者，有报道采用大剂量甲泼尼龙冲击加烷化剂治疗缓解率可达 60％以上，但更多的临床研究并没能支持上述结论。相反在唯一的一个评价 CTX 对激素抵抗 FSGS 患儿疗效的前瞻性随机试验中，泼尼松（40 mg/m^2，隔天口服共 12 个月）加与不加 CTX ［2.5 mg/(kg·d)，治疗 90 天］的完全和部分缓解率并无统计学差别（分别为 56％和 50％）。因而对激素抵抗的 FSGS 患者加用细胞毒药物的作用似乎并不太大，尤其是儿童患者。

近年来，有一些小标本的研究结果显示，MMF 或他克莫司在激素抵抗的 FSGS 患者取得较好的疗效，能较好地减少蛋白尿和延缓肾功能的恶化，且不良反应轻微，但仍需增大样本数继续观察验证。

第 八 章

内分泌科疾病

第一节 甲状腺功能亢进症

甲状腺功能亢进症(简称"甲亢")是指由甲状腺本身或甲状腺以外的多种原因引起的甲状腺激素增多,进入循环血中,作用于全身的组织和器官,造成机体的神经、循环、消化等各系统的兴奋性增高和代谢亢进的疾病的总称。甲亢是内分泌系统的常见病和多发病。本病可发生于任何年龄,从新生儿到老年人均可能患甲亢,但最多见于中青年女性。

甲亢的病因较复杂,其中以 Graves 病(GD)最多见,又称毒性弥漫性甲状腺肿,是一种伴甲状腺激素分泌增多的器官特异性自身免疫病,约占所有甲亢患者的 85%;其次为亚急性甲状腺炎伴甲亢和结节性甲状腺肿伴甲亢;其他少见的病因有垂体性甲亢、碘甲亢等。本节主要讨论 Graves 病。

一、病因及发病机制

GD 的发病机制和病因未明,一般认为它是以遗传易患性为背景,在精神创伤、感染等应激因素作用下,诱发体内的免疫系统功能紊乱,"禁忌株"细胞失控,Ts 细胞减弱了对 Th 细胞的抑制,特异 B 细胞在特异 Th 细胞辅助下产生异质性免疫球蛋白(自身抗体)而致病。可作为这些自身抗体的组织抗原或抗原成分很多,主要有 TSH、TSH 受体、Tg、甲状腺 TPO 等。

二、病理

(一)甲状腺

甲状腺多呈不同程度的弥漫性、对称性肿大,或伴峡部肿大。质软至韧,包膜表面光滑、透亮,也可不平或呈分叶状。甲状腺内血管增生、充血,使其外观呈鲜牛肉色或猪肝色。滤泡增生明显,呈立方形或高柱状,并可形成乳头状皱褶突入滤泡腔内,腔内胶质常减少或消失。细胞核位于底部,可有分裂象。高尔基器肥大,内质网发育良好,有较多核糖体,线粒体常增多。凡此均提示滤泡上皮功能活跃,处于 TH 合成和分泌功能亢进状态。

(二)眼

浸润性突眼者的球后组织中常有脂肪浸润,纤维组织增生,黏多糖和糖胺聚糖沉积,透明质酸增多,淋巴细胞及浆细胞浸润。眼肌纤维增粗、纹理模糊,肌纤维透明变性、断裂及破坏,肌细胞内黏多糖亦增多。

(三)双下肢对称性胫前黏液性水肿

双下肢对称性胫前黏液性水肿少见。病变皮肤切片在光镜下可见黏蛋白样透明质酸沉积,伴多数带颗粒的肥大细胞、吞噬细胞和内质网粗大的成纤维细胞浸润;电镜下可见大量微纤维伴糖蛋白及酸性糖胺聚糖沉积。

(四)其他

骨骼肌、心肌有类似上述眼肌的改变,但较轻。久病者或重度甲亢患者肝内可有脂肪浸润、灶状或弥漫性坏死、萎缩,门静脉周围纤维化乃至肝硬化。颈部、支气管及纵隔淋巴结增大较常见,脾亦可增大。少数病例可有骨质疏松。

三、临床表现

女性多见,男女之比为 1:(4～6),各年龄组均可发病,以 20～40 岁为多。临床表现不一,老年和儿童患者的临床表现常不典型,典型病例表现三联症。

(一)甲状腺激素分泌过多综合征

1.高代谢综合征

由于 T_3、T_4 分泌过多和交感神经兴奋性增高,促进物质代谢,氧化加速使产热、散热明显增多,患者常有疲乏无力、怕热多汗,皮肤温暖潮湿、体重锐减、低热(危象时可有高热)等。

2.心血管系统

患者可有心悸、胸闷、气短、心动过速,严重者可导致甲亢性心脏病。查体时可见:①心动过速,常为窦性,休息及熟睡时心率仍快。②心尖区第一心音亢进,常有收缩期杂音,偶在心尖部可听到舒张期杂音。③心律失常以期前收缩、房颤多见,房扑及房室传导阻滞少见。④可有心脏肥大、扩大及心力衰竭。⑤由于收缩压上升、舒张压下降,脉压增大,有时出现水冲脉、毛细血管搏动等周围血管征。

3.精神、神经系统

患者易激动、烦躁、失眠、多言多动、记忆力减退。有时出现幻觉,甚而表现为亚躁狂症或精神分裂症。偶尔表现为寡言、抑郁者,以老年人多见。可有双手及舌平伸细震颤,腱反射亢进。

4.消化系统

患者常有食欲亢进、多食消瘦、大便频繁。老年患者可有食欲缺乏、厌食。重者可有肝大及肝功能异常,偶有黄疸。

5.肌肉骨骼系统

部分患者可有甲亢性肌病、肌无力及肌萎缩,多见于肩胛与骨盆带肌群。周期性瘫痪多见于青年男性患者,原因不明。

6.内分泌系统

早期血 ACTH、皮质醇及 24 小时尿 17-羟皮质类固醇(17-羟)升高,继而受过多 T_3、T_4 抑制而下降,皮质醇半衰期缩短。

7.生殖系统

女性常有月经减少或闭经,男性有阳痿,偶有乳腺发育。

8.血液和造血系统

周围血液中,淋巴细胞绝对值和百分比及单核细胞增多,但白细胞计数偏低。血小板寿命缩短。有时可出现皮肤紫癜或贫血。

（二）甲状腺肿

绝大多数患者有程度不等的弥漫性、对称性甲状腺肿大，随吞咽动作上下运动；质软、无压痛、久病者较韧；肿大程度与甲亢轻重无明显关系；左、右叶上下极可扪及细震颤，可闻及收缩期吹风样或连续性收缩期增强的血管杂音，为诊断本病的重要体征。极少数无甲状腺肿大或甲状腺位于胸骨后纵隔内。甲状腺肿大压迫气管、食管及喉返神经时，出现气短、进食哽噎及声音嘶哑。

（三）眼征

GD 患者中，有 25%～50%伴有眼征，其中突眼为重要而较特异的体征之一。突眼多与甲亢同时发生，但亦可在甲亢症状出现前或甲亢经药物治疗后出现，少数仅有突眼而缺少其他临床表现。按病变程度可分为单纯性（干性、良性、非浸润性）和浸润性（水肿性、恶性）突眼两类。

1.非浸润性突眼

非浸润性突眼占大多数，无症状，主要与交感神经兴奋和 TH 的 β 肾上腺素能样作用致眼外肌群和提上睑肌张力增高有关，球后及眶内软组织改变不大，突眼度＜18 mm，经治疗常可恢复，预后良好。眼征有以下几种。①Dalrymple 征：眼裂增大。②Stellwag 征：瞬目减少。③Mobius 征：双眼聚合能力欠佳。④Von Graefe 征：眼向下看时巩膜外露。⑤Joffroy 征：眼向上看时前额皮肤不能皱起。

2.非浸润性突眼

非浸润性突眼较少见，症状明显，多发生于成年患者，由眼球后软组织水肿和浸润所致，预后较差。除上述眼征更明显外，往往伴有眼睑肿胀肥厚，结膜充血水肿。患者畏光、复视、视力减退、阅读时易疲劳、异物感、眼胀痛或刺痛、流泪，眼球肌麻痹而视野缩小、斜视、眼球活动度减少甚至固定。突眼度一般＞19 mm，左右突眼度常不等。由于突眼明显，不能闭合，结膜及角膜经常暴露，尤其是睡眠时易受外界刺激而引起充血、水肿，继而感染。

四、实验室检查

（一）血清甲状腺激素测定

1.血清总三碘甲状腺原氨酸（TT_3）

TT_3 浓度常与 TT_4 的改变平行，但在甲亢初期与复发早期，TT_3 上升往往很快，约 4 倍于正常值；而 TT_4 上升较缓，仅为正常值的 2.5 倍，故测定 TT_3 为早期 GD、治疗中疗效观察及停药后复发的敏感指标，亦是诊断 T_3 型甲亢的特异指标。但应注意老年淡漠型甲亢或久病者 TT_3 可不高。

2.血总甲状腺素（TT_4）

TT_4 是判定甲状腺功能最基本的筛选指标，在估计患者甲状腺激素结合球蛋白 TBG 正常情况下，TT_4 的增高提示甲亢。甲亢患者 TT_4 升高受 TBG 影响，而 TBG 又受雌激素、妊娠、病毒性肝炎等影响而升高，受雄激素、低蛋白血症（严重肝病、肾病综合征）、泼尼松等的影响而下降，分析时必须注意。

3.血清游离甲状腺素（FT_4）及游离 T_3（FT_3）

FT_4、FT_3 不受血 TBG 影响，能直接反映甲状腺功能。其敏感性和特异性均明显高于 TT_4 和 TT_3，含量极微，正常值因检查机构而有不同。

4.血清反 T_3(rT_3)

rT_3 无生物活性,是 T_4 在外周组织的降解产物,其血浓度的变化与 T_3、T_4 维持一定比例,尤其是与 T_4 的变化一致,可作为了解甲状腺功能的指标。

(二)促甲状腺激素(TSH)

甲状腺功能改变时,TSH 的波动较 T_3、T_4 更迅速而显著,故血中 TSH 是反映下丘脑-垂体-甲状腺轴功能的敏感指标。尤其是对亚临床型甲亢和亚临床型甲减的诊断有重要意义。垂体性甲亢升高,甲状腺性甲亢正常或降低。

(三)甲状腺摄¹³¹I率

本法诊断甲亢的符合率达90%。正常值:3 小时,5%～25%;24 小时,20%～45%,高峰出现在24 小时。甲亢患者摄¹³¹I率增强,3 小时＞25%,24 小时＞45%,且高峰前移。缺碘性甲状腺肿摄¹³¹I率也可增高,但一般无高峰前移,可做 T_3 抑制试验鉴别。影响摄¹³¹I率的因素如下。①使摄¹³¹I率升高的因素:长期服用女性避孕药。②使摄¹³¹I率降低的因素:多种食物及含碘药物(包括中药)、抗甲状腺药物、溴剂、利血平、保泰松、对氨基水杨酸、甲苯磺丁脲等。做本测定前应停用上述药物、食物 2 个月以上。孕妇和哺乳期妇女禁用。

(四)促甲状腺激素释放激素(TRH)兴奋试验

GD 时血 T_3、T_4 增高,反馈抑制 TSH,故 TSH 细胞不被 TRH 兴奋。如静脉注射 TRH 200 μg后 TSH 有升高反应,可排除甲亢;如 TSH 不增高(无反应)则支持甲亢的诊断。本试验因在体外进行测定 TSH,无须将核素引入人体,故不良反应少,对年老有冠心病或甲亢性心脏病者较 T_3 抑制试验安全。

(五)T_3 抑制试验

T_3 抑制试验主要用于鉴别甲状腺肿伴摄¹³¹I率增高系由甲亢或是单纯性甲状腺肿所致;也曾用于长期抗甲状腺药物治疗后,预测停药后复发可能性的参考。方法:先测定基础摄¹³¹I率后,口服 T_3 20 μg,每天 3 次,连续6 天(或甲状腺片 60 mg,每天 3 次,连服 8 天),然后再测摄¹³¹I率。对比两次结果,正常人及单纯性甲状腺肿患者摄¹³¹I率下降＞50%;甲亢患者不被抑制,故摄¹³¹I的下降＜50%。伴有冠心病、甲亢性心脏病或严重甲亢者禁用本项试验,以免诱发心律失常、心绞痛或甲状腺危象。

(六)甲状腺自身抗体测定

未经治疗的 GD 患者血 TSAb 阳性检出率可达 80%～100%,有早期诊断意义,对判断病情活动、是否复发也有价值;还可以作为治疗后停药的重要指标。50%～90%的 GD 患者血中可检出 TGAb 和(或)TPOAb,但滴度较低。如长期持续阳性且滴度较高,提示患者有进展为自身免疫性甲减的可能。

(七)影像学检查

超声、放射性核素扫描、CT、MRI 等可根据需要选用。

五、诊断及鉴别诊断

(一)诊断

根据临床表现三联征及实验室检查,诊断并不困难。但早期轻型、老年人、小儿表现不典型,尤其是淡漠型甲亢应特别注意。

（二）鉴别诊断

1.单纯性甲状腺肿

单纯性甲状腺肿患者无甲亢症状。摄^{131}I率虽也增高但高峰不前移。T_3抑制试验可被抑制。T_3正常或偏高，T_4正常或偏低，TSH正常或偏高。TRH兴奋试验正常。血TSAb、TGAb和TPOAb阴性。

2.神经官能症

神经、精神症状相似，但无高代谢症状群、突眼及甲状腺肿，甲状腺功能正常。

3.其他疾病

以消瘦、低热为主要表现者，应与结核、恶性肿瘤鉴别；腹泻者应与慢性结肠炎鉴别；心律失常应与冠心病、风湿性心脏病鉴别；淡漠型甲亢应与恶性肿瘤、消耗病鉴别；突眼应与眶内肿瘤、慢性肺心病等相鉴别。

六、治疗

一般治疗是解除精神紧张和负担、避免情绪波动。确诊后应适当卧床休息并给予对症、支持疗法。忌碘饮食，补充足够热量和营养如蛋白、糖类及各种维生素。有交感神经兴奋、心动过速者可用普萘洛尔、利血平等；如失眠可给地西泮、氯氮草。

甲亢的治疗，常用方法如下。

（一）控制甲亢的基本方法

（1）抗甲状腺药物治疗。

（2）放射性碘治疗。

（3）手术治疗。

（二）抗甲状腺药物治疗

疗效较肯定；一般不引起永久性甲减；方便、安全、应用最广。

1.常用药物

（1）硫脲类：甲硫氧嘧啶和丙硫氧嘧啶（PTU）。

（2）咪唑类：甲巯咪唑（MMI）和卡比马唑。

2.作用机制

通过抑制过氧化物酶活性，使无机碘氧化为活性碘而作用于碘化酪氨酸减少，阻止甲状腺激素合成，丙硫氧嘧啶还可以抑制T_4在周围组织中转化为T_3，故首选用于严重病例或甲状腺危象。

3.适应证

病情轻、甲状腺呈轻至中度肿大者；年龄在20岁以下，或孕妇、年迈体弱或合并严重心、肝、肾疾病等而不宜手术者；术前准备；作为放射性^{131}I治疗前后的辅助治疗；甲状腺次全切除后复发而不宜用^{131}I治疗者。

4.剂量用法与疗程

长程治疗分为初治期、减量期及维持期，按病情轻重决定剂量。

（1）初治期：丙硫氧嘧啶或甲硫氧嘧啶300～450 mg/d，甲巯咪唑或卡比马唑30～40 mg/d，分2～3次口服。至症状缓解或T_3、T_4恢复正常时即可减量。

（2）减量期：每2～4周减量1次，丙硫氧嘧啶或甲硫氧嘧啶每次减50～100 mg/d，甲巯咪唑或卡比马唑每次减5～10 mg/d，待症状完全消除，体征明显好转后再减至最小维持量。

(3)维持期:丙硫氧嘧啶或甲硫氧嘧啶 50～100 mg/d,甲巯咪唑或卡比马唑 5～10 mg/d,维持1.5～2 年,必要时还可以在停药前将维持量减半。疗程中除非有较严重的反应,一般不宜中断,并定期随访疗效。

5.治疗中注意事项

(1)如经治疗症状缓解但甲状腺肿大及突眼却加重时,抗甲状腺药物应酌情减量,并加用甲状腺片,每天 30～60 mg。可能由于抗甲状腺药物过量,T_3、T_4 减少后对 TSH 反馈抑制减弱,故 TSH 分泌增多促使甲状腺增生、肥大。

(2)注意抗甲状腺药物不良反应:粒细胞减少与药疹甲巯咪唑较丙硫氧嘧啶常见,初治时每周化验白细胞计数、白细胞分类,以后每 2～4 周 1 次。常见于开始服药 2～3 个月。当白细胞低于 $4 \times 10^9/L$ 时应注意观察,试用升白细胞药物如维生素 B_4、利血生、鲨肝醇、脱氧核糖核酸,必要时可采用泼尼松。如出现突发的粒细胞缺乏症(对药物的变态反应),常表现为咽痛、发热、乏力、关节酸痛等时,应紧急处理并停药。有些患者用抗甲状腺药物后单有药疹,一般不必停药,可给抗组胺药物,必要时可更换抗甲状腺药物种类,目前临床用药中丙硫氧嘧啶出现药疹者较少,但应该特别警惕出现剥脱性皮炎、中毒性肝炎等,一旦出现应停药抢救。

(3)停药问题:近年认为完成疗程后尚须观察,TRAb 或 TSI 免疫抗体明显下降者方可停药以免复发。

(三)放射性碘治疗

1.放射性碘治疗甲亢作用机制

利用甲状腺高度摄取和浓集碘的能力及 ^{131}I 释放出 β 射线对甲状腺的毁损效应(β 射线在组织内的射程约 2 mm,电离辐射仅限于甲状腺局部而不累及毗邻组织),破坏滤泡上皮而减少 TH 分泌。另外,也抑制甲状腺内淋巴细胞的抗体生成,加强治疗效果。

2.适应证

(1)中度甲亢、年龄在 25 岁以上者。

(2)对抗甲状腺药有过敏等反应而不能继用,或长期治疗无效,或治疗后复发者。

(3)合并心、肝、肾等疾病不宜手术,或术后复发,或不愿手术者。

(4)非自身免疫性家族性毒性甲状腺肿者。

(5)某些高功能结节者。

3.禁忌证

(1)妊娠、哺乳期妇女(^{131}I可透过胎盘和进入乳汁)。

(2)年龄在 25 岁以下者。

(3)严重心、肝、肾衰竭或活动性肺结核者。

(4)外周血白细胞计数在 $3 \times 10^9/L$ 以下或中性粒细胞计数低于 $1.5 \times 10^9/L$ 者。

(5)重症浸润性突眼症。

(6)甲状腺不能摄碘者。

(7)甲状腺危象。

4.方法与剂量

根据甲状腺估计重量和最高摄 ^{131}I 率推算剂量。一般主张每克甲状腺组织一次给予 ^{131}I 70～100 μCi(1 Ci=3.7×10^{10} Bq)放射量。甲状腺重量的估计有 3 种方法:①触诊法。②X 线检查。③甲状腺显像。

5.治疗前注意事项

不能机械采用公式计算剂量,应根据病情轻重、过去治疗情况、年龄、甲状腺有无结节、^{131}I在甲状腺的有效半衰期长短等全面考虑;服^{131}I前 2～4 周应避免用碘剂及其他含碘食物或药物;服^{131}I前如病情严重,心率超过 120 次/分,血清 T_3、T_4 明显升高者宜先用抗甲状腺药物及普萘洛尔治疗,待症状减轻方可用放射性^{131}I治疗。最好服抗甲状腺药物直到服^{131}I前 2～3 天再停,然后做摄^{131}I率测定,接着采用^{131}I治疗。

6.疗效

一般治疗后 2～4 周症状减轻,甲状腺缩小,体重增加,3～4 个月 60％以上的患者可治愈。如半年后仍未缓解,可进行第二次治疗,且于治前先用抗甲状腺药物控制甲亢症状。

7.并发症

(1)甲状腺功能减退:分暂时性和永久性甲减两种。早期由腺体破坏,后期由自身免疫反应所致。一旦发生均需用 TH 替代治疗。

(2)突眼的变化不一:多数患者的突眼有改善,部分患者无明显变化,极少数患者的突眼恶化。

(3)放射性甲状腺炎:见于治疗后 7～10 天,个别可诱发危象。故必须在^{131}I治疗前先用抗甲状腺药物治疗。

(4)致癌问题:^{131}I治疗后癌发生率并不高于一般居民的自然发生率。但由于年轻患者对电离辐射敏感,有报道婴儿和儿童时期颈都接受过 X 线治疗者甲状腺癌的发生率高,故年龄在25 岁以下者应选择其他治疗方法。

(5)遗传效应:经^{131}I治疗后有报道可引起染色体变异,但仍在探讨中,并须长期随访观察方能得出结论。为保证下一代及隔代子女的健康,将妊娠期列为^{131}I治疗的禁忌证是合理的。

(四)手术治疗

甲状腺次全切除术的治愈率可达 70％以上,但可引起多种并发症,有的病例于术后多年仍可复发,或出现甲状腺功能减退症。

1.适应证

(1)中、重度甲亢,长期服药无效,停药后复发,或不愿长期服药者。

(2)甲状腺巨大,有压迫症状者。

(3)胸骨后甲状腺肿伴甲亢者

(4)结节性甲状腺肿伴甲亢者。

2.禁忌证

(1)较重或发展较快的浸润性突眼者。

(2)合并较重的心、肝、肾、肺疾病,不能耐受手术者。

(3)妊娠早期(第 3 个月前)及晚期(第 6 个月后)。

(4)轻症可用药物治疗者。

3.术前准备

先抗甲状腺药物治疗达下列指标者方可进行术前服药:①症状减轻或消失。②心率恢复到80～90 次/分以下。③T_3、T_4 恢复正常。④BMR＜＋20％。达到上述指标者开始进行术前服用复方碘溶液。服法:3～5 滴/次,每天服 3 次,逐日增加 1 滴直至 10 滴/次,维持 2 周。作用:减轻甲状腺充血、水肿,使甲状腺质地变韧,方便手术并减少出血。近年来,使用普萘洛尔或普萘洛尔与碘化物联合使用作术前准备,疗效迅速,一般于术前及术后各服 1 周。

4.手术并发症

(1)出血:须警惕引起窒息,严重时须气管切开。

(2)局部伤口感染。

(3)喉上与喉返神经损伤,引起声音嘶哑。

(4)甲状旁腺损伤或切除,引起暂时性或永久性手足抽搐。

(5)突眼加重。

(6)甲状腺功能减退症。

(7)甲状腺危象。

(五)高压氧治疗

1.治疗机制

(1)高压氧治疗可以迅速增加各组织供氧,甲亢患者因甲状腺素增多,机体各组织代谢旺盛、耗氧量增加,要求心脏收缩力增强、心率加快,增加心排血量为组织运送更多氧气和营养物质。心率加快、血压升高结果增加心肌的耗氧量。患者进行高压氧治疗可以迅速增加各组织的氧气供应,减轻心脏负担;高压氧治疗可以减慢心率,降低心肌耗氧量。

(2)高压氧治疗可以减低机体的免疫能力,减少抗体的产生、减少淋巴细胞的数量。

(3)高压氧治疗可以改善大脑皮质的神经活动,改善自主神经功能,稳定患者情绪。调整机体免疫功能。

(4)有实验证明,高压氧治疗可以调整甲状腺素水平,无论甲状腺素水平高或低,经高压氧治疗均有恢复正常水平的趋势。

2.治疗方法

(1)治疗压力不宜过高,1.8~2 ATA、每次吸氧 60 分钟、每天 1 次、连续 1~2 疗程。

(2)配合药物治疗。

(3)甲状腺危象患者可在舱内进行高压氧治疗同时配合药物治疗。

(4)甲状腺手术前准备,行高压氧治疗可减少甲状腺血流量。

七、应急措施

(1)当患者出现明显呼吸困难、发绀、抽搐、昏迷、血压下降、心律失常等情况时,提示有急性呼吸衰竭的可能,立即建立人工气道,行气管插管或气管切开,保持呼吸道通畅,加压给氧,监测生命体征的变化,同时保持静脉液路通畅。

(2)一旦呼吸停止应立即行人工呼吸、气管插管,调用呼吸机进行合理的机械通气。

八、健康教育

(1)给患者讲述疾病的有关知识,如药物、输血治疗的目的、氧气吸入的重要性,使患者主动配合治疗。

(2)保持良好的情绪,保证充足的休息和睡眠,以促进身体恢复。

(3)康复期注意营养,适当户外活动,提高机体抵抗力。

(4)对恶性肿瘤坚持化疗者和病理产科患者再次怀孕者,应特别注意监测 DIC 常规,血小板计数,注意出血倾向,及时就诊。

第二节 甲状腺功能减退症

甲状腺功能减退症简称"甲减",是组织的甲状腺激素作用不足或缺如的一种病理状态,即甲状腺激素合成、分泌或生物效应不足所致的一组内分泌疾病。甲减的发病率有地区及种族的差异。碘缺乏地区的发病率明显较碘供给充分地区高。女性甲减较男性多见,且随年龄增加,其患病率上升。新生儿甲减发生率约为1/4 000,青春期甲减发病率降低,其患病率随着年龄上升,在年龄>65岁的人群中,显性甲减的患病率为2%~5%。甲减为较常见的内分泌疾病,且常首先求治于非专科医师。

一、病因

99%以上的甲减为原发性甲减,仅不足1%的病例为TSH缺乏引起。原发性甲减绝大多数由自身免疫性(桥本)甲状腺炎、甲状腺放射性碘治疗或甲状腺手术导致。

二、分类

临床上,按甲减起病时年龄分类可分下列三型。
(1)功能减退始于胎儿期或出生不久的新生儿者,称呆小病(又称克汀病)。
(2)功能减退始于发育前儿童期者,称幼年甲状腺功能减退症,严重时称幼年黏液性水肿。
(3)功能减退始于成人期者,称甲状腺功能减退症,严重者称黏液性水肿。

三、发病机制

（一）呆小病（克汀病）
呆小病有地方性及散发性两种。

1.地方性呆小病
地方性呆小病多见于地方性甲状腺肿流行区,因母体缺碘,供应胎儿的碘不足,以致甲状腺发育不全和激素合成不足。此型甲减对迅速生长中胎儿的神经系统特别是大脑发育危害极大,造成不可逆性的神经系统损害。

2.散发性呆小病
散发性呆小病见于各地,病因不明。母亲既无缺碘又无甲状腺肿等异常,推测其原因有以下几方面。
(1)甲状腺发育不全或缺如:①患儿甲状腺本身生长发育缺陷;②母体在妊娠期患某种自身免疫性甲状腺病,血清中存在抗甲状腺抗体,经血行通过胎盘而入胎儿破坏胎儿部分或全部甲状腺;③母体妊娠期服用抗甲状腺药物或其他致甲状腺肿物质,阻碍了胎儿甲状腺发育和激素合成。
(2)甲状腺激素合成障碍:常有家族史,激素合成障碍主要有五型。①甲状腺摄碘功能障碍,可能由于参与碘进入细胞的"碘泵"发生障碍影响碘的浓集。②碘的有机化过程障碍,又可包括过氧化物酶缺陷,此型甲状腺摄碘力强,但碘化物不能被氧化为活性碘,致不能碘化酪氨酸和碘化酶缺陷。③碘化的酪氨酸不能形成单碘及双碘酪氨酸。碘化酪氨酸耦联缺陷：甲状腺已生成的单碘及双碘酪氨酸发生耦联障碍，以致甲状腺素（T_4）及三碘甲状腺原氨酸（T_3）合成减少。④碘化酪氨酸脱碘缺陷，由于脱碘酶缺乏，游离的单碘及双碘酪氨酸不能脱碘而大量存在于血中不能再被腺体利用，并从尿中大量排出，间接引起碘的丢失过多。甲状腺球蛋白合成与分解异常：酪氨酸残基的碘化及由碘化酪氨酸残基形成 T_3、T_4 的过程，都是在完整的甲状腺球蛋白分子中进行。⑤甲状腺球蛋白异常，可致 T_3、T_4 合成减少。并可产生不溶于丁醇的球蛋白，影响 T_3、T_4 的生物效能。甲状腺球蛋白的分解异常可使周围血液中无活性的碘蛋白含量增高。

未经治疗的呆小病造成儿童期和青春期的生长迟滞、智力受损和代谢异常，显然，早期诊断和治疗是极为重要的。

（二）幼年甲状腺功能减退症

病因与成人患者相同。

（三）成年甲状腺功能减退症

病因可分为甲状腺激素缺乏、促甲状腺激素缺乏和末梢组织对甲状腺激素不应症三大类。

1.由于甲状腺本身病变致甲状腺激素缺乏

由于甲状腺本身病变致甲状腺激素缺乏即原发性甲减。其中部分病例病因不明，又称"特发性"，较多发生甲状腺萎缩，约为甲减发病率的 5%。大部分病例有以下比较明确的原因。①甲状腺的手术切除，或放射性碘或放射线治疗后。②甲状腺炎：与自身免疫有关的慢性淋巴细胞性甲状腺炎后期为多，亚急性甲状腺炎引起者罕见。③伴甲状腺肿或结节的功能减退：慢性淋巴细胞性甲状腺炎多见，偶见于侵袭性纤维性甲状腺炎，可伴有缺碘所致的结节性地方性甲状腺肿和散在性甲状腺肿。④腺内广泛病变：多见于晚期甲状腺癌和转移性肿瘤，较少见于甲状腺结核、淀粉样变、甲状腺淋巴瘤等。⑤药物：抗甲状腺药物治疗过量；摄入碘化物（有机碘或无机碘）过多；使用阻碍碘化物进入甲状腺的药物如过氯酸钾、硫氰酸盐、间苯二酚、对氨基水杨酸钠（PAS）、保泰松、碘胺类药物、硝酸钴、碳酸锂等，甲亢患者经外科手术或^{131}I治疗后对碘化物的抑制甲状腺激素合成及释放作用常较敏感，故再服用含碘药物则易发生甲减。

2.促甲状腺激素不足

由于促甲状腺激素不足可分为垂体性与下丘脑性两种。

（1）由腺垂体功能减退使促甲状腺激素（TSH）分泌不足所致，又称为垂体性（或继发性）甲减。

（2）由下丘脑疾病使促甲状腺激素释放激素（TRH）分泌不足所致，又称为下丘脑性（或三发性）甲减。

3.末梢性（周围性）甲减

末梢性甲减是指末梢组织甲状腺激素不应症，即甲状腺激素抵抗。临床上常可见一些有明显的甲减的症状，但甲状腺功能检查结果则与之相矛盾。病因有二：①血中存在甲状腺激素结合抗体，从而导致甲状腺激素不能发挥正常的生物效应。②周围组织中的甲状腺激素受体数目减少、受体对甲状腺激素的敏感性减退导致周围组织对甲状腺激素的效应减少。

甲状腺激素抵抗的主要原因是外周组织对甲状腺激素的敏感性降低。正常情况下，T_3 和 T_4 可抑制性地反馈作用于垂体，具有活性的 T_3 抵达外周组织与甲状腺激素受体结合产生生物效应。甲状腺激素抵抗时由于垂体对甲状腺激素的敏感性降低，其负反馈受抑，导致 TSH 升高，结果甲状腺激素分泌增加，作用于外周不敏感的组织出现甲减症状，而抵抗不明显的组织则出现甲亢表现。

四、病理

(一)呆小病

散发性者除激素合成障碍一类甲状腺呈增生肿大外,多数在甲状腺部位或舌根仅有少许滤泡组织,甚至完全缺如。地方性甲状腺肿呈萎缩或肿大,腺体内呈局限性上皮增生及退行性变。腺垂体常较大,部分病例示蝶鞍扩大,切片中 TSH 细胞肥大。此外,可有大脑发育不全、脑萎缩、骨成熟障碍等。

(二)黏液性水肿

原发性者甲状腺呈显著萎缩,腺泡大部分被纤维组织替代,兼有淋巴细胞浸润,残余腺泡上皮细胞矮小,泡内胶质含量极少。放射线治疗后甲状腺的改变与原发性者相似。慢性甲状腺炎者腺体大多有淋巴细胞、浆细胞浸润且增大,后期可纤维化而萎缩,服硫脲类药物者腺体增生肥大,胶质减少而充血。继发于垂体功能减退者垂体有囊性变或纤维化,甲状腺腺体缩小,腺泡上皮扁平,腔内充满胶质。

甲状腺外组织的病理变化包括皮肤角化,真皮层有黏液性水肿,细胞间液中积聚多量透明质酸、黏多糖、硫酸软骨素和水分,引起非凹陷性水肿。内脏细胞间液中有相似情况,称内脏黏液性水肿。浆膜腔内有黏液性积液。全身肌肉无论骨骼肌、平滑肌或心肌都可有肌细胞肿大、苍白,肌浆纤维断裂且有空泡变性和退行性病灶,心脏常扩大,间质水泡伴心包积液。肾脏可有基底膜增厚从而出现蛋白尿。

五、临床表现

甲减可影响全身各系统,其临床表现并不取决于甲减的病因而是与甲状腺激素缺乏的程度有关。

(一)呆小病

病因繁多,于出生时常无特异表现,出生后数周内出现症状。共同的表现有皮肤苍白、增厚、多皱褶,多鳞屑。口唇厚,舌大且常外伸,口常张开多流涎,外貌丑陋,面色苍白或蜡黄,鼻短且上翘,鼻梁塌陷,前额多皱纹,身材矮小,四肢粗短,手常呈铲形,脐疝多见,心率缓慢,体温偏低,其生长发育均低于同年龄者,当成年后常身材矮小。各型呆小病可有的特殊表现如下。

1.先天性甲状腺发育不全

腺体发育异常的程度决定其症状出现的早晚及轻重。腺体完全缺如者,症状可出现于出生后 1～3 个月且较重,无甲状腺肿。如尚有残留或异位腺体时,多数在 6 个月到 2 岁出现典型症状,且可伴代偿性甲状腺肿大。

2.先天性甲状腺激素合成障碍

病情因各种酶缺乏的程度而异。一般在新生儿期症状不显,后逐渐出现代偿性甲状腺肿,且多为显著肿大。典型的甲状腺功能低下可出现较晚,可称为甲状腺肿性呆小病,可能为常染色体隐性遗传。在碘有机化障碍过程中除有甲状腺肿和甲状腺功能低下症状外,常伴有先天性神经性聋哑,称 Pendred 综合征。这两型多见于散发性呆小病者,其母体不缺碘且甲状腺功能正常,胎儿自身虽不能合成甲状腺激素但能从母体得到补偿。故不致造成神经系统严重损害,出生后 3 个月以上,母体赋予的甲状腺激素已耗竭殆尽,由于本身甲状腺发育不全或缺如或由于激素合

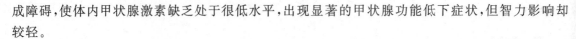

成障碍,使体内甲状腺激素缺乏处于很低水平,出现显著的甲状腺功能低下症状,但智力影响却较轻。

3.先天性缺碘

先天性缺碘多见于地方性呆小病。因母体患地方性甲状腺肿,造成胎儿期缺碘,在胎儿及母体的甲状腺激素合成均不足的情况下,胎儿神经系统发育所必需的酶[如尿嘧啶核苷二磷酸(UDP)等]生成受阻或活性降低,造成胎儿神经系统严重且不可逆的损害和出生后永久性的智力缺陷和听力、语言障碍,但出生后患者的甲状腺在供碘好转的情况下,能加强甲状腺激素合成,故甲状腺功能低下症状不明显,这种类型又称为神经型呆小病。

4.母体怀孕期服用致甲状腺肿制剂或食物

母体怀孕期服用致甲状腺肿制剂或食物如卷心菜、大豆、对氨基水杨酸、硫脲类、间苯二酚、保泰松及碘等,这些食物中致甲状腺肿物质或药物能通过胎盘,影响甲状腺功能,出生后引起一过性甲状腺肿大,甚至伴有甲状腺功能低下,此型临床表现轻微,短暂,常不被发现,如妊娠期口服大量碘剂且历时较长,碘化物通过胎盘可导致新生儿甲状腺肿,巨大者可产生初生儿窒息死亡,故妊娠妇女不可用大剂量碘化物。哺乳期中碘亦可通过乳汁进入婴儿体内引起甲状腺肿伴甲减。

(二)幼年黏液性水肿

临床表现随起病年龄而异,幼儿发病者除体格发育迟缓和面容改变不如呆小病显著外,余均和呆小病相似。较大儿童及青春期发病者,大多似成人黏液性水肿,但伴有不同程度的生长阻滞,青春期延迟。

(三)成人甲状腺功能减退及黏液性水肿

临床表现取决于起病的缓急、激素缺乏的速度及程度,且与个体对甲状腺激素减少的反应差异性有一定关系,故严重的甲状腺激素缺乏有时临床症状也可轻微。轻型者症状较轻或不典型;重型者累及的系统广泛,称黏液性水肿。现今严重甲减患者较以往少见,该术语常用以描述甲减表现的皮肤和皮下组织黏液性水肿这一体征。临床型甲减的诊断标准应具备不同程度的临床表现及血清 T_3、T_4 的降低,尤其是血清 T_4 和 FT_4 的降低为临床型甲减的一项客观实验室指标。临床上无或仅有少许甲减症状,血清 FT_3 及 FT_4 正常而 TSH 水平升高,此种情况称为"亚临床甲减",需根据 TSH 测定和(或)TRH 试验确诊,可进展至临床型甲减,伴有甲状腺抗体阳性和(或)甲状腺肿者进展机会较大。

成人甲状腺功能减退最早的症状是出汗减少、怕冷、动作缓慢、精神萎靡、疲乏、嗜睡、智力减退、胃口欠佳、体重增加、大便秘结等。当典型症状出现时有下列表现。

1.低基础代谢率症状群

疲乏、行动迟缓、嗜睡、记忆力明显减退且注意力不集中,因周围血液循环差和能量产生降低以致异常怕冷、无汗及体温低于正常。

2.黏液性水肿面容

面部表情可描写为"淡漠""愚蠢""假面具样""呆板",甚至"白痴"。面颊及眼睑虚肿,垂体性黏液性水肿有时颜面胖圆,犹如满月。面色苍白,贫血,带黄色或陈旧性象牙色。有时可有颜面皮肤发绀。由于交感神经张力下降对 Müller 肌的作用减弱,故眼睑常下垂形或眼裂狭窄。部分患者有轻度突眼,可能和眼眶内球后组织有黏液性水肿有关,但对视力无威胁。鼻、唇增厚,舌大而发声不清,言语缓慢,音调低哑,头发干燥、稀疏、脆弱,睫毛和眉毛脱落(尤以眉梢为甚),男性胡须生长缓慢。

3.皮肤

苍白或因轻度贫血及甲状腺激素缺乏使皮下胡萝卜素变为维生素A及维生素A生成视黄醛的功能减弱,以致高胡萝卜素血症,加以贫血肤色苍白,因而常使皮肤呈现特殊的蜡黄色,且粗糙少光泽,干而厚、冷、多鳞屑和角化,尤以手、臂、大腿为明显,且可有角化过度的皮肤表现。有非凹陷性黏液性水肿,有时下肢可出现凹陷性水肿。皮下脂肪因水分的积聚而增厚,致体重增加,指甲生长缓慢、厚脆,表面常有裂纹。腋毛和阴毛脱落。

4.精神神经系统

精神迟钝,嗜睡,理解力和记忆力减退。目力、听觉、触觉、嗅觉均迟钝,伴有耳鸣,头晕。有时可呈神经质或可发生妄想、幻觉、抑郁或偏狂。严重者可有精神失常,呈木僵、痴呆、昏睡状。偶有小脑性共济失调。还可有手足麻木,痛觉异常,腱反射异常。脑电图可异常。脑脊液中蛋白质可增加。

5.肌肉和骨骼

肌肉松弛无力,主要累及肩、背部肌肉,也可有肌肉暂时性强直、痉挛、疼痛或出现齿轮样动作,腹背肌及腓肠肌可因痉挛而疼痛,关节也常疼痛,骨质密度可增高。少数病例可有肌肉肥大。发育期间骨龄常延迟。

6.心血管系统

心率降低,心音低弱,心排血量减低,由于组织耗氧量和心排血量的减低相平行,故心肌耗氧量减少,很少发生心绞痛和心力衰竭。一旦发生心力衰竭,因洋地黄在体内的半衰期延长,且由于心肌纤维延长伴有黏液性水肿故疗效常不佳且易中毒。心电图可见ST-T改变等表现。严重甲减者全心扩大,常伴有心包积液。久病者易并发动脉粥样硬化及冠心病,发生心绞痛和心律不齐。如没有合并器质性心脏病,甲减本身的心脏表现可以在甲状腺激素治疗后得到纠正。

7.消化系统

胃纳不振、厌食、腹胀、便秘、鼓肠,甚至发生巨结肠症及麻痹性肠梗阻。因有抗胃泌素抗体存在,患者可伴胃酸缺乏。

8.呼吸系统

由于肥胖、黏液性水肿、胸腔积液、贫血及循环系统功能差等综合因素可导致肺泡通气量不足及二氧化碳麻醉现象。阻塞性睡眠呼吸暂停常见,可以在甲状腺激素治疗后得到纠正。

9.内分泌系统

血皮质醇常正常、尿皮质醇可降低,ACTH分泌正常或降低,ACTH兴奋反应延迟,但无肾上腺皮质功能减退的临床表现。长期患本病且病情严重者,可能发生垂体和肾上腺功能降低,在应激或快速甲状腺激素替代治疗时加速产生。长期患原发性甲减者垂体常常增大,可同时出现催乳素增高及溢乳。交感神经的活性降低,可能与血浆环腺苷酸对肾上腺素反应降低有关,肾上腺素的分泌率及血浆浓度正常,而去甲肾上腺素的相应功能增加,β-肾上腺素能的受体在甲减时可能会减少。胰岛素降解率下降且患者对胰岛素敏感性增强。黄体生成素(LH)分泌量及频率峰值均可下降,血浆睾酮和雌二醇水平下降。严重时可致性欲减退和无排卵。

10.泌尿系统及水电解质代谢

肾血流量降低,肾小球基底膜增厚可出现少量蛋白尿,水利尿试验差,水利尿作用不能被可的松而能被甲状腺激素所纠正。由于肾脏排水功能受损,导致组织水潴留。Na^+交换增加,可出现低血钠,但 K^+ 的交换常属正常。血清 Mg^{2+} 可增高,但交换的 Mg^{2+} 和尿 Mg^{2+} 的排出率降低。血清钙、磷正常,尿钙排泄下降,粪钙排泄正常,粪、尿磷排泄正常。

11.血液系统

甲状腺激素缺乏使造血功能遭到抑制,红细胞生成素减少,胃酸缺乏使铁及维生素 B_{12} 吸收障碍,加之月经过多以致患者中 2/3 可有轻、中度正常色素或低色素小红细胞型贫血,少数有恶性贫血(大红细胞型)。血沉可增快。Ⅷ和Ⅸ因子的缺乏导致机体凝血机制减弱,故易有出血倾向。

12.昏迷

昏迷为黏液性水肿最严重的表现,多见于年老长期未获治疗者。大多在冬季寒冷时发病,受寒及感染是最常见的诱因,其他如创伤、手术、麻醉、使用镇静剂等均可促发。昏迷前常有嗜睡病史,昏迷时四肢松弛,反射消失,体温很低(可在 33 ℃以下),呼吸浅慢,心动过缓,心音微弱,血压降低,休克,并可伴发心、肾衰竭,常威胁生命。

六、辅助检查

(一)间接依据

1.基础代谢率降低

基础代谢率常在 45%~35%,有时可达 70%。

2.血脂

患者常伴高胆固醇血症和高 LDL 血症。三酰甘油也可增高。

3.心电图检查

心电图检查示低电压、窦性心动过缓、T 波低平或倒置,偶有 P-R 间期延长及 QRS 波时限增加。

4.X 线检查

骨龄的检查有助于呆小病的早期诊断。X 线片上骨骼的特征:成骨中心出现和成长迟缓(骨龄延迟);骨骺与骨干的愈合延迟;成骨中心骨化不均匀呈斑点状(多发性骨化灶)。95%呆小病患者蝶鞍的形态异常。7 岁以上患儿蝶鞍常呈圆形增大,经治疗后蝶鞍可缩小;7 岁以下患儿蝶鞍表现为成熟延迟,呈半圆形,后床突变尖,鞍结节扁平。心影于胸片上常弥漫性为双侧增大,超声波检查示心包积液,治后可完全恢复。

5.脑电图检查

某些呆小病者脑电图有弥漫性异常,频率偏低,节律不齐,有阵发性双侧 Q 波,无 α 波,表现为脑中枢功能障碍。

(二)直接依据

1.血清 TSH 和 T_3、T_4

血清 TSH 和 T_3、T_4 是最有用的检测项目,测定 TSH 对甲减有极重要意义,较 T_4、T_3 为大。甲状腺性甲减,TSH 可升高;而垂体性或下丘脑性甲减常偏低,也可在正常范围或轻度升高,可伴有其他腺垂体激素分泌低下。除消耗性甲减及甲状腺激素抵抗外,不管何种类型甲减,血清总 T_4 和 FT_4 均低下。轻症患者血清 T_3 可在正常范围,重症患者可以降低。部分患者血清 T_3 正常而 T_4 降低,这可能是甲状腺在 TSH 刺激下或碘不足情况下合成生物活性较强的 T_3 相对增多,或周围组织中的 T_4 较多地转化为 T_3 的缘故。因此 T_4 降低而 T_3 正常可视为较早期诊断甲减的指标之一。亚临床型甲减患者血清 T_3、T_4 可均正常。此外,在患严重疾病且甲状腺功能正常的患者及老年正常人中血清 T_3 可降低,故 T_4 浓度在诊断上比 T_3 浓度更为重要。由于总 T_3、T_4 可受 TBG 的影响,故可测定 FT_3、FT_4 协助诊断。

2.甲状腺吸 [131] 碘率

甲状腺吸 [131] 碘率明显低于正常,常为低平曲线,而尿中 [131]I 排泄量增加。

3.反 T_3(rT_3)

在甲状腺性及中枢性甲减中降低,在周围性甲减中可能增高。

4.促甲状腺激素(TSH)兴奋试验

进行 TSH 兴奋试验以了解甲状腺对 TSH 刺激的反应。如用 TSH 后摄碘率不升高,提示病变原发于甲状腺,故对 TSH 刺激不发生反应。

5.促甲状腺激素释放激素试验(TRH 兴奋试验)

如 TSH 原来正常或偏低者,在 TRH 刺激后引起升高,并呈延迟反应,表明病变在下丘脑。如 TSH 为正常低值至降低,正常或略高而 TRH 刺激后血中 TSH 不升高或呈低(弱)反应,表明病变在垂体或为垂体 TSH 贮备功能降低。如 TSH 原属偏高,TSH 刺激后更明显,表示病变在甲状腺。

6.抗体测定

怀疑甲减由自身免疫性甲状腺炎所引起时,可测定甲状腺球蛋白抗体(TGA)、甲状腺微粒体抗体(MCA)和甲状腺过氧化酶抗体(TPOAb),其中,以 TPOAb 的敏感性和特异性较高。

七、诊断

甲减的诊断包括确定功能减退、病变定位及查明病因 3 个步骤。

呆小病的早期诊断和治疗可避免或尽可能减轻永久性智力发育缺陷。婴儿期诊断本病较困难,应细微观察其生长、发育、面貌、皮肤、饮食、睡眠、大便等各方面情况,及时做有关实验室检查。尽可能行新生儿甲状腺功能筛查。黏液性水肿典型病例诊断不难,但早期轻症及不典型者常与贫血、肥胖、水肿、肾病综合征、月经紊乱等混淆,需做测定甲状腺功能以鉴别。一般来说,TSH 增高伴 FT_4 低于正常即可诊断原发性甲减,T_3 价值不大。下丘脑性和垂体性甲减则靠 FT_4 降低诊断。TRH 兴奋试验有助于定位病变在下丘脑还是垂体。中枢性甲减的患者常可合并垂体其他激素分泌缺乏,如促性腺激素及促肾上腺皮质激素缺乏。明确 ACTH 缺乏继发的肾上腺皮质功能低下症尤其重要,甲状腺激素替代治疗不可先于可的松替代治疗。

对于末梢性甲减的诊断有时不易,患者有临床甲减征象而血清 T_4 浓度增高为主要实验室特点,甲状腺摄 [131]I 率可增高,用 T_4、T_3 治疗疗效不显著,提示受体不敏感。部分患者可伴有特征性面容、聋哑、点彩样骨骺,不伴有甲状腺肿大。

八、治疗

(一)呆小病

及时诊断,治疗越早,疗效越好。初生期呆小病最初口服三碘甲状腺原氨酸 5 μg 每 8 小时 1 次及左甲状腺素钠(LT₄)25 μg/d,3 天后,LT₄ 增加至 37.5 μg/d,6 天后 T₃ 改至 2.5 μg,每 8 小时 1 次。在治疗进程中 LT₄ 逐渐增至每天 50 μg,而 T₃ 逐渐减量至停用。或单用 LT₄ 治疗,首量 25 μg/d 以后每周增加 25 μg/d,3～4 周后为 100 μg/d,以后进增缓慢,使血清 T_4 保持 9～

12 $\mu g/dL$,如临床疗效不满意,可剂量略加大。年龄为 9 月至 2 岁的婴幼儿每天需要 $50\sim 150\ \mu g\ LT_4$,如果其骨骼生长和成熟没有加快,甲状腺激素应增加。TSH 值有助于了解治疗是否适当,从临床症状改善来了解甲减治疗的情况比测定血清 T_4 更为有效。治疗应持续终身。儿童甲减完全替代 LT_4 剂量可达 $4\ \mu g/(kg \cdot d)$。

（二）幼年黏液性水肿

幼年黏液性水肿治疗与较大的呆小病患儿相同。

（三）成人黏液性水肿

成人黏液性水肿用甲状腺激素替代治疗效果显著,并需终身服用。使用的药物制剂有合成甲状腺激素及从动物甲状腺中获得的含甲状腺激素的粗制剂。

1.左甲状腺素钠（LT_4）

LT_4 替代治疗的起始剂量及随访间期可因患者的年龄、体重、心脏情况以及甲减的病程及程度而不同。一般应从小剂量开始,常用的起始剂量为 LT_4 每天 $1\sim 2$ 次,每次口服 $25\ \mu g$,之后逐步增加,每次剂量调整后一般应在 $6\sim 8$ 周后检查甲状腺功能以评价剂量是否适当,原发性甲减患者在 TSH 降至正常范围后 6 个月复查一次,之后随访间期可延长至每年一次。一般每天维持量为 $100\sim 150\ \mu g\ LT_4$,成人甲减完全替代 LT_4 剂量为 $1.6\sim 1.8\ \mu g/(kg \cdot d)$。甲状腺激素替补尽可能应用 LT_4,LT_4 在外周脱碘持续产生 T_3,更接近生理状态。

2.干甲状腺片

从每天 $20\sim 40\ mg$ 开始,根据症状缓解情况和甲状腺功能检查结果逐渐增加。因其起效较 LT_4 快,调整剂量的间隔时间可为数天。已用至 $240\ mg$ 而不见效者,应考虑诊断是否正确或为周围型甲减。干甲状腺片由于含量不甚稳定,故一般不首先推荐。

3.三碘甲状腺原氨酸（T_3）

$T_3\ 20\sim 25\ \mu g$ 相当于干甲状腺片 $60\ mg$。T_3 每天剂量为 $60\sim 100\ \mu g$。T_3 的作用比 LT_4 和甲状腺片制剂快而强,但作用时间较短。不宜作为甲减的长期治疗,且易发生医源性甲亢,老年患者对 T_3 的有害作用较为敏感。

4.T_4 和 T_3 的混合制剂

T_4 和 T_3 按 $4:1$ 的比例配成合剂或片剂,其优点是有近似内生性甲状腺激素的作用。年龄较轻不伴有心脏疾病者,初次剂量可略偏大,剂量递增也可较快。

由于血清 T_3、T_4 浓度的正常范围较大,甲减患者病情轻重不一,对甲状腺激素的需求及敏感性也不一致,故治疗应个体化。甲状腺激素替补疗法的原则要强调"早""适量起始""正确维持""注意调整"等。

甲减应早期使用甲状腺激素治疗,包括绝大多数的亚临床期患者。甲状腺功能的纠正有助于改善血脂。对甲减伴有甲状腺肿大者还有助于抑制其肿大。甲状腺激素替补要力求做到"正确"维持剂量。轻度不足不利于症状完全消除和生化指标的改善;轻度过量可致心、肝、肾、骨骼等靶器官的功能改变。随着甲减病程的延长,甲状腺激素的替补量会有所变化,应及时评估,酌情调整剂量。

腺垂体功能减退且病情较重者,为防止发生肾上腺皮质功能不全,甲状腺激素的治疗应在皮质激素替代治疗后开始。

老年患者剂量应酌情减少。伴有冠心病或其他心脏病史以及有精神症状者,甲状腺激素更应从小剂量开始,并应更缓慢递增。如导致心绞痛发作,心律不齐或精神症状,应及时减量。周围型甲减治疗较困难可试用较大剂量 T_3。

甲减导致心脏症状者除非有充血性心力衰竭一般不必使用洋地黄,在应用甲状腺制剂后心脏体征及心电图改变等均可逐渐消失。

黏液性水肿患者对胰岛素、镇静剂、麻醉剂甚敏感,可诱发昏迷,故使用宜慎。

对于治疗效果不佳的患者以及 18 岁以下、妊娠、伴其他内分泌疾病、伴心血管疾病、伴甲状腺肿大或结节等情况的患者建议转至内分泌专科治疗。

（四）黏液性水肿昏迷的治疗

（1）甲状腺制剂:由于甲状腺片及 T_4 作用太慢,故必须选用快速作用的三碘甲状腺原氨酸 (T_3)。开始阶段,最好用静脉注射制剂(D,L-三碘甲状腺原氨酸),首次 $40\sim120$ μg,以 T_3 每 6 小时静脉注射 $5\sim15$ μg,直至患者清醒改为口服。如无此剂型,可将三碘甲状腺原氨酸片剂研细加水鼻饲,每 $4\sim6$ 小时 1 次,每次 $20\sim30$ μg。无快作用制剂时可采用 T_4,首次剂量 $200\sim500$ μg 静脉注射,以后静脉注射 25 μg,每 6 小时 1 次或每天口服 100 μg。也有人主张首次剂量 T_4 200 μg 及 T_3 50 μg 静脉注射,以后每天静脉注射 T_4 100 μg 及 T_3 25 μg。也可采用干甲状腺片,每 $4\sim6$ 小时 1 次,每次 $40\sim60$ mg,初生儿剂量可稍大,以后视病情好转递减,有心脏病者,起始宜用较小量,为一般用量的 $1/5\sim1/4$。

（2）给氧保持气道通畅:必要时可气管切开或插管,保证充分的气体交换。

（3）保暖:用增加被褥及提高室温等办法保暖,室内气温调节要逐渐递增,以免耗氧骤增对患者不利。

（4）肾上腺皮质激素:每 $4\sim6$ 小时给氢化可的松 $50\sim100$ mg,清醒后递减或撤去。

（5）积极控制感染。

（6）升压药:经上述处理血压不升者,可用少量升压药,但升压药和甲状腺激素合用易发生心律失常。

（7）补给葡萄糖液及复合维生素 B,但补液量不能过多,以免诱发心力衰竭。

经以上治疗,24 小时左右病情有好转,则 1 周后可逐渐恢复。如 24 小时后不能逆转,多数不能挽救。

（五）特殊情况处理

1.老年患者

老年甲减患者可无特异性的症状和体征,且症状极轻微或不典型,包括声音嘶哑、耳聋、精神错乱、痴呆、运动失调、抑郁、皮肤干燥或脱发等。60 岁以上女性甲减发生率甚高,建议对可疑者常规测定 TSH。

2.妊娠

多数甲减患者在妊娠期需增加 LT_4 剂量。孕期应密切监测以确保 TSH 浓度适当,并根据 TSH 浓度调整 LT_4 用量。分娩后 LT_4 即应恢复妊娠前水平,并应对其血清 TSH 浓度进行随访。

3.亚临床甲减

对于 TSH>10 $\mu U/mL$ 的患者宜使用小剂量 LT_4 使 TSH 控制在 $0.3\sim3.0$ $\mu U/mL$,TSH升高但不超过 10 $\mu U/mL$ 患者的替代治疗尚存在不同意见,但一般认为对甲状腺自身抗体阳性和(或)甲状腺肿大者也应当治疗。若不应用 LT_4,则应定期随访。

九、预防

预防极其重要。地方性甲状腺肿流行区,孕妇应供应足够碘化物。妊娠合并 Graves 病用硫脲类药物治疗者,应尽量避免剂量过大。妊娠合并甲亢禁用放射性[131]I 治疗,诊断用的示踪剂避免口服,但可做体外试验。目前在国内地方性甲状腺肿流行区,由于大力开展了碘化食盐及碘油等防治工作,呆小病已非常少见。

第三节　原发性醛固酮增多症

一、概述

原发性醛固酮增多症(简称"原醛症")是指肾上腺皮质发生病变(大多为腺瘤,少数为增生)使醛固酮分泌增多,导致水、钠潴留,血容量扩张,从而抑制了肾素-血管紧张素系统,以高血压、低血钾、肌无力、夜尿多为主要临床表现的一种综合征。

原醛症的主要病理生理变化为醛固酮分泌增多,肾素活性被抑制,引起高血压、低血钾、肌无力、周期性瘫痪,血钠浓度升高,细胞外液增多,尿钾排出相对过多,二氧化碳结合力升高,尿 pH 为中性或碱性。原醛症患者之所以醛固酮分泌增多,肾上腺皮质腺瘤是一个主要原因,而且占原醛症病因的大多数,其次是增生,再次是癌。有研究为 95 例原醛症患者做手术探查,发现 82 例(86%)为腺瘤,13 例(14%)为双侧肾上腺皮质增生。

二、诊断要点

(一)临床表现

1.高血压

高血压为最早出现的症状,一般不呈恶性演变,但随病情进展血压渐高,大多数在 22.7/13.3 kPa(170/100 mmHg)左右,高时可达 28.0/17.3 kPa(210/130 mmHg)。

2.神经肌肉功能障碍

(1)肌无力及周期性瘫痪较为常见,一般说来,血钾越低,肌肉受累越重,常见诱因为劳累,或服用氯噻嗪、呋塞米等促进排钾的利尿药。瘫痪多累及下肢,严重时累及四肢,也可发生呼吸、吞咽困难。瘫痪时间短者数小时,长者数天或更久;补钾后瘫痪即暂时缓解,但常复发。

(2)肢端麻木、手足抽搐。在低钾严重时,由于神经肌肉应激性降低,手足抽搐可较轻或不出现,而在补钾后,手足抽搐往往明显。

3.肾脏表现

(1)因大量失钾,肾小管上皮细胞空泡变性,浓缩功能减退,伴多尿,尤其是夜尿多,继发口渴、多饮。

(2)常易并发尿路感染。

4.心脏表现

(1)心电图呈低血钾图形：R-T 间期延长，T 波增宽、降低或倒置，U 波明显，T、U 波相连或呈驼峰状。

(2)心律失常：较常见者为期前收缩或阵发性室上性心动过速，严重时可发生心颤。

(二)实验室检查

1.血、尿生化检查

(1)低血钾：大多数患者血钾低于正常值，一般在 2～3 mmol/L，严重者更低。低血钾往往呈持续性，也可为波动性，少数患者血钾正常。

(2)高血钠：血钠一般在正常高限或略高于正常。

(3)碱血症：血 pH 和 CO_2 结合力为正常高限或略高于正常。

(4)尿钾高：在低血钾条件下(低于 3.5 mmol/L)，每天尿钾仍在 25 mmol 以上。

(5)尿钠排出量较摄入量为少或接近平衡。

2.尿液检查

(1)尿 pH 为中性或偏碱性。

(2)尿常规检查可有少量蛋白质。

(3)尿比重较为固定而减低，往往在 1.010～1.018，少数患者呈低渗尿。

3.醛固酮测定

(1)尿醛固酮排出量：正常人在普食条件下，均值为 21.4 mmol/24 h，范围为 9.4～35.2 nmol/L(放免法)，本症中高于正常值。

(2)血浆醛固酮：正常人在普食条件下(含 Na 160 mmol/d，K 60 mmol/d)平衡 7 天后，上午 8 时卧位血浆醛固酮为(413.3±180.3)pmol/L，患者明显升高。

醛固酮分泌的多少与低血钾程度有关，血钾甚低时，醛固酮增高常不明显，此因低血钾对醛固酮的分泌有抑制作用。另一特征是血浆肾素-血管紧张素活性降低，而且在用利尿药和直立体位兴奋后也不能显著升高。若为继发性醛固酮增多症，则以肾素、血管紧张素活性高于正常为特征。

4.肾素、血管紧张素 Ⅱ 测定

患者血肾素、血管紧张素 Ⅱ 基础值降低，有时在可测范围下。正常参考值前者为(0.55±0.09)pg/(mL·h)，后者为(26.0±1.9)pg/mL。经肌内注射呋塞米(0.7 mg/kg 体重)并在取立位 2 小时后，正常人血肾素、血管紧张素 Ⅱ 较基础值增加数倍，兴奋参考值分别为(3.48±0.52)pg/(mL·h)及(45.0±6.2)pg/mL。原醛症患者兴奋值较基础值只有轻微增加或无反应。醛固酮瘤中肾素、血管紧张素受抑制程度较特发性原醛症更显著。

5.24 小时尿 17-酮类固醇及 17-羟皮质类固醇

24 小时尿 17-酮类固醇及 17-羟皮质类固醇一般正常。

6.螺内酯试验

螺内酯可拮抗醛固酮对肾小管的作用，每天 320～400 mg(微粒型)，分 3～4 次口服，历时 1～2 周，可使本症患者的电解质紊乱得到纠正，血压往往有不同程度的下降。如低血钾和高血压是由肾脏疾病所引起者，则螺内酯往往不起作用。此试验有助于证实高血压、低血钾是醛固酮过多所致，但不能据之鉴别为原发性或继发性。

7.低钠、高钠试验

(1)对疑有肾脏病的患者,可做低钠试验(每天钠摄入限制在 20 mmol),本症患者在数天内尿钠下降到接近摄入量,同时低血钾、高血压减轻,而肾脏患者因不能有效潴钠,可出现失钠、脱水。低血钾、高血压则不易纠正。

(2)对病情轻、血钾降低不明显的疑似本症患者,可做高钠试验,每天摄入钠 240 mmol/L。如为轻型原发性醛固酮增多症,则低血钾变得更明显。对血钾已明显降低的本症患者,不宜行此试验。

三、诊断标准

(一)临床症状

(1)高血压。

(2)低钾血症。

(3)四肢麻痹、手足抽搐、多饮多尿。

(二)检查所见

(1)血浆肾素活性(PRA)受抑制及下述①②任何一项刺激试验无反应。①呋塞米 40～60 mg静脉注射,立位 30～120 分钟。②减盐食(10 mmol/d)4 天,再保持立位 4 小时。

(2)血浆醛固酮浓度(PAC)或尿醛固酮排泄量增多。

(3)尿 17-羟皮质类固醇及 17-酮类固醇排泄量正常。

(4)肾上腺肿瘤定位诊断:腹膜后充气造影、肾上腺静脉造影、肾上腺扫描(^{131}I-胆固醇、CT)、肾上腺或肾静脉血中醛固酮含量测定。

四、鉴别诊断

对于有高血压、低血钾的患者,除本症外,还要考虑以下一些疾病。

(1)原发性高血压患者因其他原因如服用氯噻嗪、呋塞米或慢性腹泻等而导致低血钾者。

(2)肾缺血而引起的高血压,如急进性原发性高血压、肾动脉狭窄性高血压,患这些疾病的一部分患者可因继发性醛固酮增多而合并低血钾,但患者的血压一般较本症患者更高,进展更快,可伴有明显的视网膜损害。此外,此组高血压患者往往有急进性肾衰竭的临床表现,伴氮质血症、酸中毒等。肾动脉狭窄患者中部分可听到肾区血管杂音,放射性肾图、静脉肾盂造影、分测肾功能显示一侧肾功能减退。这类患者血浆肾素活性高,对鉴别诊断甚为重要。

(3)失盐性肾病(失钾性肾病):通常由慢性肾盂肾炎所致,往往有高血压、低血钾,患者肾功能损害较明显,尿钠排出量较高,常伴有脱水。血钠不高反而偏低,无碱中毒,往往呈酸中毒。低钠试验显示肾不能保留钠。

(4)分泌肾素的肾小球旁细胞的肿瘤(肾素瘤):分泌大量肾素,可引起高血压、低血钾。但患者的年龄较轻,而高血压严重,血浆肾素活性甚高,血管造影可显示肿瘤。

(5)肾上腺其他疾病:库欣综合征,尤其是腺癌和异位 ACTH 综合征所致者,可伴明显低血钾,临床症状可助鉴别诊断。

(6)先天性 11β 羟类固醇脱氢酶(11βHSD)缺陷为近年确认的一种新病种。临床表现近似原发性醛固酮增多症,包括严重高血压、明显的低血钾性碱中毒,多见于儿童和青年人。可发生抗维生素 D 的佝偻病,病因为盐皮质激素所致高尿钙。此病用螺内酯治疗有效,用地塞米松治疗

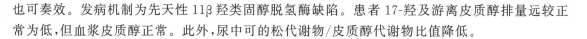

也可奏效。发病机制为先天性 11β 羟类固醇脱氢酶缺陷。患者 17-羟及游离皮质醇排量远较正常为低,但血浆皮质醇正常。此外,尿中可的松代谢物/皮质醇代谢物比值降低。

五、诊断提示

(1)因早期症状常表现为单一血压升高而易误诊,此病所致高血压占所有高血压症的 0.4%~2%,多为轻至中度高血压。它可早于低血钾症状 2~4 年出现。做出原发性高血压诊断应慎重,凡是小于 40 岁的高血压患者或用一般降压药物治疗效果不佳,或伴有肌无力时应警惕本病的可能性。应常规检查血钾、24 小时尿钾排泄量、肾上腺 B 超检查。

(2)低钾所致发作性肌无力、肌麻痹易与周期性瘫痪混淆,对于低血钾者,应仔细寻找低钾原因,在确立周期性瘫痪诊断时应慎重。尤其是在补钾过程中出现抗拒现象者应警惕此病。

(3)原醛症的定位诊断 CT 准确性更高;B 超强调采用多个切面探查,CT 扫描时则强调薄层增强扫描(3~5 mm),范围应包括整个肾上腺。

六、治疗

原发性醛固酮增多症的治疗分手术治疗及药物治疗两方面。

(一)手术治疗

如系醛固酮瘤,单侧腺瘤者术后可使 65% 患者完全治愈,其余患者也可获好转。如系双侧肾上腺皮质增生患者,螺内酯治疗效果不佳,则肾上腺全切除或次全切除也不能使血压下降。临床上诊断为特醛症的,经肾上腺手术后其醛固酮分泌过多可能得到纠正,低肾素活性仍存在,血压可能有所下降,但达不到正常水平。有时高血压仍持续不降。因此不少人主张,这一类型的醛固酮增多症不适合肾上腺外科手术。

(二)药物治疗

对肾上腺皮质增生所致的原醛症,近年来趋向于用药物治疗。

(1)螺内酯可能是治疗醛固酮分泌增多症患者最有效的药,它作为竞争抑制剂,竞争与醛固酮有关的细胞溶质受体,因此,在靶组织上有对抗盐皮质激素的作用。螺内酯也是一种抗雄激素和孕激素的药物,这可以解释它的许多不良反应,性欲减退、乳房痛和男子女性型乳房可发生在 50% 或更多的男性。而月经过多和乳房痛可发生于服药妇女。这样,不良反应将有碍于螺内酯的长期使用,特别是年轻的男女,螺内酯的剂量范围从每天 50 mg 一次到每天 100 mg 两次。

(2)药物如咪吡嗪或氨苯蝶啶也可以对抗醛固酮对肾小管的作用,这些制剂抑制钠的重吸收和钾的排泄,对肾小管细胞直接作用,而不是竞争醛固酮的受体。这可以解释为什么氨苯蝶啶和咪吡嗪比螺内酯的抗高血压作用要小。

(3)钙通道阻滞剂,如硝基吡啶也是醛固酮增多症患者有效的药物,它除了抗高血压作用外,还可减少醛固酮的生成。

(4)氨鲁米特也可抑制醛固酮的合成,治疗原醛症有一定疗效。

第四节 继发性醛固酮增多症

继发性醛固酮增多症(继醛症)是指由于肾上腺以外的疾病引起肾素-血管紧张素系统兴奋,肾素分泌增加,导致醛固酮继发性的分泌增多,引起的临床症状,如高血压、低血钾和水肿等。

一、病因

(一)有效循环血量下降所致肾素活性增多的继醛症

(1)各种失盐性肾病:如多种肾小球肾炎、肾小管酸中毒等。

(2)肾病综合征。

(3)肾动脉狭窄性高血压和恶性高血压。

(4)肝硬化合并腹水以及其他肝脏疾病。

(5)充血性心力衰竭。

(6)特发性水肿。

(二)肾素原发性分泌增多所致继醛症

(1)Bartter 综合征、Gitelman 综合征。

(2)肾素瘤(球旁细胞瘤)。

(3)血管周围细胞瘤。

(4)肾母细胞瘤。

二、病理生理特点

(一)肾病综合征、失盐性肾脏疾病

由于缺钠和低蛋白血症,有效循环血量减少,球旁细胞压力下降,使肾素-血管紧张素系统激活,导致肾上腺皮质球状带分泌醛固酮增加。

(二)肾动脉狭窄

肾动脉狭窄时,入球小动脉压力下降,刺激球旁细胞分泌肾素。

(三)醛固酮

85%在肝脏代谢分解,当患有肝硬化时,对醛固酮的清除能力下降,血浆醛固酮半衰期延长,由30分钟延长至60~90分钟。同时由于腹水的存在,刺激球旁细胞肾素分泌增多,两者均可导致患者醛固酮水平明显增高。

(四)特发性水肿

特发性水肿由不明原因的水盐代谢紊乱所致,水肿所产生的有效循环血量下降刺激肾素分泌增多,导致醛固酮水平增高。

(五)心力衰竭

心力衰竭可以使醛固酮的清除能力下降,且有效循环血量不足,均可兴奋肾素-血管紧张素系统,使醛固酮的分泌增加。

（六）Batter 综合征（BS）

BS 系常染色体显性遗传疾病，是巴顿尔（Batter）于 1969 年首次报道的一组综合征，主要表现为高血浆肾素活性、高血浆醛固酮水平、低血钾、低血压或正常血压、水肿、碱中毒等。病理显示患者的肾小球旁细胞明显增多，主要是肾近曲小管或髓襻升支对氯离子的吸收发生障碍，并伴有镁、钙的吸收障碍，使钠、钾离子重吸收被抑制，引起体液和钾离子丢失，导致肾素分泌增加和继发性醛固酮增多，前列腺素产生过盛，血管壁对血管紧张素Ⅱ反应缺陷，肾源性失钠、失钾，血管活性激素失调。目前临床上将 BS 分为 3 型，具体如下。

1.经典型

幼年或儿童期发病，有多尿、烦渴、乏力、遗尿（夜尿增多）、呕吐、脱水、肌无力、肌肉痉挛、手足搐搦、生长发育障碍。不治疗者可出现身材矮小。尿钙正常或增高，肾脏无钙质沉着。

2.新生儿型

新生儿型多发病于新生儿，也可在出生前被诊断。胎儿羊水过多，胎儿生长受限，大多婴儿为早产。出生后几周可有发热、脱水，严重时可危及生命。部分患儿伴有面部畸形，生长发育障碍，肌无力，癫痫，低血压，多饮，多尿。儿童早期被诊断前通常有严重的电解质紊乱和相应的症状。常因高尿钙，早期即有肾脏钙质沉着。

3.变异型

变异型即 Gitelman 综合征（GS）。发病年龄较晚，多在青春期后或成年起病，症状轻。有肌无力，肌肉麻木，心悸，手足搐搦。生长发育不受影响。部分患者无症状，可有多饮、多尿症状，但不明显。部分患者有软骨钙质沉积，表现为受累关节肿胀疼痛。GS 是 BS 的一个亚型，但目前也有人认为 GS 是一个独立的疾病。

（七）Gitelman 综合征（GS）

1966 年，吉特尔曼（Gitelman）等报道了 3 例不同于 BS 的生化特点的一种疾病，除了有低血钾性代谢性碱中毒等外，还伴有低血镁、低尿钙、高尿镁。血总钙和游离钙正常。尿钙肌酐比（尿钙/尿肌酐）$\leqslant 0.12$，而 BS 患者尿钙肌酐比大于 0.12。GS 患者 100% 有低血镁，尿镁增多，绝大多数 PGE_2 为正常。

（八）肾素瘤

肿瘤起源于肾小球旁细胞，也称血管周细胞瘤。肿瘤分泌大量肾素，可引起高血压和低血钾。本病的特点：①患者年龄轻，但高血压严重。②有醛固酮增多症的表现，有低血钾。③肾素活性明显增加，尤其是肿瘤一侧肾静脉血中。④血管造影可显示肿瘤。

（九）药源性醛固酮增多症

甘草内含有甘草次酸，具有潴钠排钾作用。服用大量甘草者，可并发高血压，低血钾，血浆肾素低，醛固酮的分泌受抑制。

三、临床表现

继发性醛固酮增多症由多种疾病引起，各有其本身疾病的临床表现，下述为本症相关的表现。

（一）水肿

原有疾病无水肿，出现继醛症时一般不引起水肿，因为有钠代谢"脱逸"现象。原有疾病有水肿（如肝硬化），发生继醛症可使水肿和钠潴留加重，因为这些患者钠代谢不出现"脱逸"现象。

(二)高血压

因各种原因引起肾缺血,导致肾素-血管紧张素-醛固酮增加,高血压发生。分泌肾素的肿瘤患者,血压高为主要的临床表现。而肾小球旁细胞增生的患者,血压不高为其特征。其他继醛症患者血压变化不恒定。

(三)低血钾

继醛症的患者往往都有低血钾。

四、实验室检查与特殊检查

(1)血清钾为 $1.0 \sim 3.0$ mmol/L,血浆肾素活性多数明显增高,在 $27.4 \sim 45.0$ ng/(dL·h)[正常值 $1.02 \sim 1.75$ ng/(dL·h)];血浆醛固酮明显增高。

(2)24 小时尿醛固酮增高。

(3)肾上腺动脉造影,目的是了解有否肿瘤压迫情况。

(4)B 型超声波探查对肾上腺增生或肿瘤有价值。

(5)肾上腺 CT 扫描,磁共振检查是目前较先进的方法,可以了解肿瘤的部位及大小。

(6)肾穿刺,了解细胞形态,能确定诊断。

五、治疗

(一)手术治疗

手术切除肾素分泌瘤后,可使血浆高肾素活性、高醛固酮症、高血压和低血钾性碱中毒所致的临床症状恢复正常。

(二)药物治疗

1.维持电解质的稳定

低钾的患者补充钾盐是简单易行的方法,可口服或静脉输注或肛内注入。手足搐搦或肌肉痉挛者可给予补钙、补镁。

2.抗醛固酮药物

螺内酯剂量根据病情调整,一般每天用量为 $60 \sim 200$ mg。螺内酯可以拮抗醛固酮作用,在远曲小管和集合管竞争抑制醛固酮受体,增加水和 Na^+、Cl^- 的排泄,从而减少 K^+、H^+ 的排出。

3.血管紧张素转换酶抑制剂

ACEI 应用较广,它可有效抑制肾素-血管紧张素-醛固酮系统,阻断 AT_1 向 AT_2 转化,有效抑制血管收缩,减少醛固酮分泌,帮助预防 K^+ 丢失。同时还可降低蛋白尿与血压。

4.非类固醇抗炎药

吲哚美辛应用较广,它可抑制 PG 的排泄,并有效抑制 PG 刺激的肾素增高,保持血压对血管紧张素的反应性。另外,还有改善患儿生长发育的作用。GS 患者 PGE_2 正常,故吲哚美辛无效。

六、预后

BS 和 GS 两者均不可治愈,多数患者预后较好,可正常生活,但需长期服药。

第五节 糖 尿 病

糖尿病(DM)是一组由遗传和环境因素相互作用而引起的临床综合征。因胰岛素分泌绝对或相对不足以及靶组织细胞对胰岛素敏感性降低,引起糖、蛋白质、脂肪、水和电解质等一系列代谢紊乱。临床以高血糖为主要表现,多数情况下会同时合并脂代谢异常和高血压等,久病可引起多个系统损害。病情严重或应激时可发生急性代谢紊乱如酮症酸中毒等。

糖尿病患者的心血管危险是普通人群的 4 倍,超过 75% 的糖尿病患者最终死于心血管疾病。NCEP ATPⅢ认为,糖尿病是冠心病的等危症;有学者甚至认为糖尿病是"代谢性血管病"。

一、分类

(一)胰岛素依赖型糖尿病

该型多发生于青幼年。临床症状较明显,有发生酮症酸中毒的倾向,胰岛素分泌缺乏,需终身用胰岛素治疗。

(二)非胰岛素依赖型糖尿病

非胰岛素依赖型糖尿病多发生于 40 岁以后的中老年人。临床症状较轻,无酮症酸中毒倾向,胰岛素水平可正常、轻度降低或高于正常,分泌高峰延迟。部分肥胖患者可出现高胰岛素血症,非肥胖者有的胰岛素分泌水平低,需用胰岛素治疗。

(三)其他特殊类型的糖尿病

其他特殊类型的糖尿病包括以下 3 种。

(1)B 细胞遗传性缺陷:①家族有 3 代或更多代的成员在 25 岁以前发病,呈常染色体显性遗传,临床症状较轻,无酮症酸中毒倾向,称青年人中成年发病型糖尿病(简称"MODY")。②线粒体基因突变糖尿病。

(2)内分泌病。

(3)胰腺外分泌疾病等。

(四)妊娠期糖尿病(GDM)

GDM 指在妊娠期发生的糖尿病。

二、临床表现

(一)代谢紊乱综合征

大部分患者表现为多尿、多饮、多食、体重减轻(三多一少),部分患者外阴瘙痒、视物模糊。胰岛素依赖型 DM 起病急,病情较重,症状明显;非胰岛素依赖型 DM 起病缓慢,病情相对较轻或出现餐后反应性低血糖。反应性低血糖是由于糖尿病患者进食后胰岛素分泌高峰延迟,餐后 3~5 小时血浆胰岛素水平不适当地升高,其引起的反应性低血糖可成为这些患者的首发表现。患者首先出现多尿,继而出现口渴、多饮,食欲亢进,但体重减轻,形成典型的"三多一少"表现。患者可有皮肤瘙痒,尤其是外阴瘙痒。高血糖可使眼房水、晶状体渗透压改变而引起屈光改变致视物模糊。患者可出现诸多并发症和伴发病、反应性低血糖等。

（二）糖尿病自然病程

1.胰岛素依赖型糖尿病

胰岛素依赖型糖尿病多于30岁以前的青少年期起病，起病急，症状明显，有酮症倾向，患者对胰岛素敏感。在患病初期经胰岛素治疗后，部分患者胰岛功能有不同程度的改善，胰岛素用量可减少甚至停用，称蜜月期。蜜月期一般不超过1年。10年以上长期高血糖患者，可出现慢性并发症。强化治疗可减低或延缓并发症的发生。

2.非胰岛素依赖型糖尿病

非胰岛素依赖型糖尿病多发生于40岁以上中老年人，患者多肥胖，起病缓慢，病情轻，口服降糖药物有效，对胰岛素不敏感；但在长期的病程中，胰岛β细胞功能逐渐减退，以至需要胰岛素治疗。

（三）并发症

1.急性并发症

（1）糖尿病酮症酸中毒（DKA）是糖尿病的急性并发症，多发生于胰岛素依赖型糖尿病患者，也可发生在非胰岛素依赖型糖尿病血糖长期控制不好者。其病因有感染，饮食不当，胰岛素治疗中断或不足，应激情况如创伤、手术、脑血管意外、麻醉、妊娠和分娩等。有时可无明显的诱因，多见于胰岛素的作用下降。患者表现为原有的糖尿病症状加重，尤其是口渴和多尿明显，胃肠道症状、乏力、头痛、萎靡、酸中毒、深大呼吸、严重脱水、血压下降、心率加快、嗜睡、昏迷。少数患者既往无糖尿病史，还有少数患者有剧烈腹痛、消化道出血等表现。

（2）糖尿病非酮症高渗性昏迷（HNDC）：简称"高渗性昏迷"，是糖尿病急性代谢紊乱的表现之一，多发生在老年人。可因各种原因导致大量失水，发生高渗状态，病情危重。患者易出现脑血管意外、心肌梗死、心律失常等并发症，病死率高达40%～70%。有些患者发病前无糖尿病史。常见的诱因有感染、急性胃肠炎、胰腺炎、血液或腹膜透析、不合理限制水分、脑血管意外、某些药物如糖皮质激素、利尿、输入大量葡萄糖液或饮用大量含糖饮料等。患者的早期表现为原有糖尿病症状逐渐加重，可有呕吐，腹泻，轻度腹痛，食欲缺乏，恶心，尿量减少（甚至无尿），呼吸加速，表情迟钝，神志淡漠，不同程度的意识障碍；随后可出现嗜睡、木僵、幻觉、定向障碍、昏睡以至昏迷。患者体重明显下降，皮肤黏膜干燥，皮肤弹性差，眼压低，眼球软，血压正常或下降，脉搏细速，腱反射可减弱。并发脑卒中时，有不同程度的偏瘫，失语，眼球震颤，斜视，癫痫样发作，反射常消失，前庭功能障碍，有时有幻觉。

（3）感染：糖尿病患者常发生疖、痈等皮肤化脓性感染，可反复发生，有时可引起败血症或脓毒血症；尿路感染中以肾盂肾炎和膀胱炎最常见，尤其多见于女性患者，反复发作可转为慢性；皮肤真菌感染，如足癣也常见；真菌性阴道炎和巴氏腺炎是女性糖尿病患者常见并发症，多为白色念珠菌感染所致；糖尿病合并肺结核的发生率较高，易扩展播散形成空洞，下叶病灶较多见。

2.慢性并发症

（1）大血管病变：大、中动脉粥样硬化主要侵犯主动脉、冠状动脉、大脑动脉、肾动脉和肢体外周动脉等，临床上引起冠心病、缺血性或出血性脑血管病、高血压，肢体外周动脉粥样硬化常以下肢动脉病变为主，表现为下肢疼痛、感觉异常和间歇性跛行，严重者可导致肢体坏疽。

（2）糖尿病视网膜病变：常见的并发症，其发病率随年龄和糖尿病的病程增长而增加，病史超过10年者，半数以上有视网膜病变，是成年人失明的主要原因。此外，糖尿病还可引起白内障、屈光不正、虹膜睫状体炎。

(3)糖尿病肾病:又称肾小球硬化症,病史常超过10年。胰岛素依赖型DM患者30%~40%发生肾病,是主要死因;非胰岛素依赖型糖尿病患者约20%发生肾病,在死因中列在心、脑血管病变之后。

(4)糖尿病神经病变:糖尿病神经病变常见于40岁以上血糖未能很好控制和病程较长的糖尿病患者。但有时糖尿病神经病变也可以是糖尿病的首发症状,也可在糖尿病初期或经治疗后血糖控制比较满意的情况下发生。

(5)糖尿病足(肢端坏疽):在血管、神经病变的基础上,肢端缺血,在外伤、感染后可发生肢端坏疽。糖尿病患者的截肢率是非糖尿病者的25倍。

三、诊断

(一)辅助检查

1.尿糖测定

尿糖阳性是诊断线索,肾糖阈升高时(并发肾小球硬化症)尿糖可阴性。肾糖阈降低时(妊娠),尿糖可阳性。尿糖定性检查和24小时尿糖定量可判断疗效,指导调整降糖药物。

2.血葡萄糖(血糖)测定

血糖测定常用葡萄糖氧化酶法。空腹静脉正常血糖 3.3~5.6 mmol/L(全血)或3.9~6.4 mmol/L(血浆、血清)。血浆、血清血糖比全血血糖高 1.1 mmol/L。

3.葡萄糖耐量试验

葡萄糖耐量试验有口服和静脉注射2种。当血糖高于正常值但未达到诊断糖尿病标准者,须进行口服葡萄糖耐量试验(OGTT)。成人口服葡萄糖 75 g,溶于250~300 mL水中,5分钟内饮完,2小时后再测静脉血血糖含量。儿童按 1.75 g/kg 计算。

4.糖化血红蛋白 A1(GHbA1)

其量与血糖浓度呈正相关,且为不可逆反应,正常人 HbA1c 在3%~6%。病情控制不良的DM患者 GHbA1c 较高。因红细胞在血液循环中的寿命约为 120 天,因此 GHbA1 测定反映取血前 8~12 周的血糖状况,是糖尿病患者病情监测的指标。

5.血浆胰岛素和 C-肽测定

血浆胰岛素和 C-肽测定有助于了解胰岛 B 细胞功能和指导治疗。①血胰岛素水平测定:正常人口服葡萄糖后,血浆胰岛素在 30~60 分钟达高峰,为基础值的 5~10 倍,3~4 小时恢复基础水平。②C-肽:正常人基础血浆 C-肽水平约为 0.4 nmol/L。C-肽水平在刺激后则升高5~6 倍。

6.尿酮体测定

尿酮体测定对新发病者尿酮体阳性胰岛素依赖型糖尿病的可能性大。

7.其他

血脂、肾功能、电解质及渗透压、尿微量清蛋白测定等应列入常规检查。

(二)诊断要点

1.糖尿病的诊断标准

首先确定是否患糖尿病,然后对被做出糖尿病诊断者在排除继发性等特殊性糖尿病后,做出胰岛素依赖型或非胰岛素依赖型的分型,并对有无并发症及伴发病做出判定。1999 年10月我国糖尿病学会采纳的诊断标准如下。①空腹血浆葡萄糖(FBG):低于6.0 mmol/L为正常,FBG 不低于 6.1 mmol/L 且低于 7.0 mmol/L（126 mg/dL）为空腹葡萄糖异常（IFG），FBG 不低于 7.0 mmol/L暂时诊断为糖尿病。②服糖后 2 小时血浆葡萄糖水平（P2hBG）：低于 7.8 mmol/L 为正常，P2hBG 不低于 7.8 mmol/L且低于 11.1 mmol/L 为糖耐量减低（IGT），P2hBG 不低于 11.1 mmol/L 暂时诊断为糖尿病。③糖尿病的诊断：标准症状＋随机血糖不低于 11.1 mmol/L，或 FPG 不低于 7.0 mmol/L，或 OGTT 中 P2hBG 不低于 11.1 mmol/L；症状不典型者，需另一天再次证实。

作为糖尿病和正常血糖之间的中间状态，糖尿病前期（中间高血糖）人群本身即是糖尿病的高危人群。及早发现和处置糖尿病和糖尿病前期高危人群的心血管危险，对预防糖尿病和心血管疾病具有双重价值。因此，OGTT 应是具有心血管危险因素和已患心血管病个体的必查项目，以便早期发现糖尿病前期和糖尿病，早期进行干预治疗，以减少心血管事件发生。

2.糖尿病酮症酸中毒的诊断条件

（1）尿糖、尿酮体强阳性。

（2）血糖水平明显升高，多数患者的血糖在 500 mg/dL（28.9 mmol/L）左右，有的高达 600～1 000 mg/（33.3～55.6 mmol/L）。

（3）血酮体升高，多大于50 mg/dL（4.8 mmol/L），有时高达 300 mg/dL。

（4）CO_2 结合力降低，pH 小于 7.35，碳酸氢盐降低，阴离子间隙增大，碱剩余负值增大。

（5）血钾正常或偏低，血钠、氯偏低，血尿素氮和肌酐常偏高。血浆渗透压正常或偏高。

（6）白细胞计数升高，如合并感染时则更高。

3.鉴别诊断

（1）其他原因所致的尿糖阳性：肾性糖尿由肾糖阈降低致尿糖阳性，血糖及 OGTT 正常。甲亢、胃空肠吻合术后，因碳水化合物在肠道吸收快，餐后 0.5～1 小时血糖过高，出现糖尿，但 FBG 和 P2hBG 正常；弥漫性肝病，肝糖原合成、储存减少，进食后 0.5～1 小时血糖高出现糖尿，但 FBG 偏低，餐后2～3 小时血糖正常或低于正常；急性应激状态时胰岛素对抗激素分泌增加，糖耐量降低，出现一过性血糖升高，尿糖阳性，应激过后可恢复正常；非葡萄糖的糖尿如果糖、乳糖、半乳糖可与班氏试剂中的硫酸铜呈阳性反应，但葡萄糖氧化酶试剂特异性较高，可加以区别；大量维生素 C、水杨酸盐、青霉素、丙磺舒也可引起尿糖假阳性反应。

（2）药物对糖耐量的影响：噻嗪类利尿药、呋塞米、糖皮质激素、口服避孕药、阿司匹林、吲哚美辛、三环类抗抑郁药等可抑制胰岛素释放或对抗胰岛素的作用，引起糖耐量降低，血糖升高，尿糖阳性。

（3）继发性糖尿病：肢端肥大症或巨人症、库欣综合征、嗜铬细胞瘤分别因生长激素、皮质醇、儿茶酚胺分泌过多，对抗胰岛素而引起继发性糖尿病。久用大量糖皮质激素可引起类固醇糖尿病。通过病史、体检、实验室检查，不难鉴别。

（4）除外其他原因所致的酸中毒或昏迷，才能诊断糖尿病酮症酸中毒或糖尿病非酮症高渗性昏迷。

四、治疗

治疗原则为早期、长期、综合、个体化。基本措施为糖尿病教育，饮食治疗，体育锻炼，降糖药物治疗和病情监测。

（一）饮食治疗

饮食治疗是糖尿病治疗的基础疗法，也是糖尿病治疗成功与否的关键。目前主张平衡膳食，掌握好每天进食的总热量、食物成分、规律的餐次安排等，应严格控制和长期执行。饮食治疗的目标是维持标准体重，纠正已发生的代谢紊乱，减轻胰腺负担。饮食控制的方法如下。

1.制定总热量

理想体重(kg)＝身高(cm)－105。计算每天所需总热量(成年人)，根据休息、轻度、中度、重度体力活动分别给予 104.6～125.52 kJ/kg，125.52～146.44 kJ/kg，146.44～167.36 kJ/kg，不低于 167.36 kJ/kg(40 kcal/kg)的热量。儿童、孕妇、乳母、营养不良和消瘦及伴消耗性疾病者应酌情增加，肥胖者酌减，使患者体重恢复至理想体重的±5%。

2.按食品成分转为食谱三餐分配

根据生活习惯、病情和药物治疗的需要安排。可按每天分配为1/5、2/5、2/5 或 1/3、1/3、1/3；也可按 4 餐分为 1/7、2/7、2/7、2/7。在使用降糖药过程中，按血糖变化再做调整，但不能因降糖药物剂量过大，为防止发生低血糖而增加饮食的总热量。

3.注意事项

(1)糖尿病患者食物选择原则：少食甜食、油腻食品，多食含纤维多的蔬菜、粗粮，在血糖控制好的前提下可适当进食一些新鲜水果，以补充维生素，但应将热量计算在内。

(2)糖尿病与饮酒：非糖尿病患者长期饮酒易发生神经病变，糖尿病患者长期饮酒可加重神经病变，并可引起肝硬化，胰腺炎及多脏器损坏。对戒酒困难者在血糖控制好和无肝肾病变的前提下可少量饮酒，一般白酒低于 100 g(2 两)，啤酒低于 200 mL。

（二）体育锻炼

运动能促进血液循环，降低非胰岛素依赖型糖尿病患者的体重，提高胰岛素敏感性，改善胰岛素抵抗，改善糖代谢，降低血脂，减少血栓形成，改善心肺功能，促进全身代谢。运动形式有行走、慢跑、爬楼梯、游泳、骑自行车、跳舞、打太极拳等有氧运动，每周至少 3 次，每次 30 分钟以上。胰岛素依赖型糖尿病患者接受胰岛素治疗时，常波动于相对胰岛素不足和胰岛素过多之间。在胰岛素相对不足时进行运动可使肝葡萄糖输出增多，血糖升高，游离脂肪酸(FFA)和酮体生成增加；在胰岛素相对过多时，运动使肌肉摄取和利用葡萄糖增加，肝葡萄糖生成降低，甚至诱发低血糖。因此胰岛素依赖型糖尿病患者宜在餐后运动，运动量不宜过大。总之，体育锻炼应个体化。

（三）药物治疗

目前临床应用的药物有六大类，即磺酰脲类(SU)、双胍类、α-葡萄糖苷酶抑制药、噻唑烷二酮类(TZD)、苯甲酸衍生物类、胰岛素。

1.治疗原则

胰岛素依赖型糖尿病一经诊断，则需用胰岛素治疗。非胰岛素依赖型糖尿病患者经饮食控制后如血糖仍高，则需用药物治疗。出现急性并发症者则需急症处理；出现慢性并发症者在控制血糖的情况下对症处理。

2.磺酰脲类

目前因第一代药物不良反应较大，低血糖发生率高，已较少使用，主要选用第二代药物。

(1)用药方法：一般先从小剂量开始，1～2 片/天，根据病情可逐渐增量，最大剂量为6～8 片/天，宜在餐前半小时服用。格列本脲作用较强，发生低血糖反应较重，老年人、肾功不全者慎用。格列齐特和格列吡嗪有增强血纤维蛋白溶解活性、降低血液黏稠度等作用,有利于延缓糖尿病血管并发症的发生。格列喹酮的代谢产物由胆汁排入肠道,很少经过肾排泄,适用于糖尿病肾病患者。格列苯脲是新一代磺酰脲类药物,作用可持续 1 天,服用方便,1 次/天;它不产生低血糖,对心血管系统的影响较小。格列吡嗪控释片1 次/天口服,该药可促进胰岛素按需分泌,提高外周组织对胰岛素的敏感性,显著抑制肝糖的生成,有效降低全天血糖,不增加低血糖的发生率,不增加体重,不干扰脂代谢,不影响脂肪分布;与二甲双胍合用疗效增强。

(2)药物剂量:格列本脲,每片 2.5 mg,2.5～15 mg/d,分 2～3 次服;格列吡嗪,每片 5 mg,5～30 mg/d,分 2～3 次服;格列吡嗪控释片,每片 5 mg,5～20 mg/d,1 次/天;格列齐特,每片 80 mg,80～240 mg/d,分 2～3 次服;格列喹酮,每片 30 mg,30～180 mg/d,分 2～3 次服;格列苯脲,每片 1 mg,1～4 mg/d,1 次/天。

3.双胍类

(1)常用的药物剂量:肠溶二甲双胍,每片 0.25 g,0.5～1.5 g/d,分 2～3 次口服;二甲双胍,每片 0.5 g,0.85～2.55 g/d,分 1～2 次口服,剂量超过 2.55 g/d 时,最好随三餐分次口服。

(2)用药方法:二甲双胍开始时用小剂量,餐中服,告知患者有可能出现消化道反应,经一段时间有可能减轻、消失;按需逐渐调整剂量,以不超过 2 g/d 肠溶二甲双胍或 2.55 g/d 二甲双胍(格华止)为度;老年人减量。

4.α-葡萄糖苷酶抑制药

用药方法:常用药物如阿卡波糖,开始剂量 50 mg,3 次/天,75～300 mg/d;倍欣 0.2 mg,3 次/天,与餐同服。合用助消化药、制酸药、胆盐等可削弱效果。

5.胰岛素增敏(效)药

胰岛素增敏(效)药包括罗格列酮、吡格列酮等,属于噻唑烷二酮类口服降糖药。

(1)吡格列酮。①用药方法:口服 1 次/天,初始剂量为 15 mg,可根据病情加量直至 45 mg/d。肾功能不全者不必调整剂量。②本品不适于胰岛素依赖型糖尿病、糖尿病酮症酸中毒的患者,禁用于对本品过敏者。活动性肝病者不应使用本品。水肿和心功能分级 NYHA Ⅲ～Ⅳ患者不宜使用本品。本品不宜用于儿童。用药过程中若 ALT 水平持续超过 3 倍正常上限或出现黄疸,应停药。联合使用其他降糖药有发生低血糖的危险。③常见不良反应有头痛、背痛、头晕、乏力、恶心、腹泻等,偶有增加体重和肌酸激酶升高的报道。

(2)罗格列酮。①用药方法:起始剂量为 4 mg/d,单次服用;经 12 周治疗后,如需要可加量至8 mg/d,1 次/天或 2 次/天服用。②临床适应证及注意事项同吡格列酮,但本品的肝不良反应少。

6.胰岛素

(1)适应证:胰岛素依赖型糖尿病;糖尿病酮症酸中毒、高渗性昏迷和乳酸性酸中毒伴高血糖时;合并重症感染、消耗性疾病、视网膜病变、肾病变、神经病变、急性心肌梗死、脑血管意外;因伴发病需外科治疗的围术期;妊娠和分娩;非胰岛素依赖型糖尿病患者经饮食及口服降糖药治疗未获得良好控制;全胰腺切除引起的继发性糖尿病。

(2)临床常用胰岛素制剂包括超短效胰岛素、人胰岛素类似物,无免疫原性,低血糖发生率低;短效胰岛素(R);中效胰岛素(中性鱼精蛋白锌胰岛素 NPH);预混胰岛素(30R、50R);长效胰岛素(鱼精蛋白锌胰岛素 PZI)。

五、糖尿病酮症酸中毒

(一)概述

糖尿病酮症酸中毒(DKA)为最常见的糖尿病急症。酮体包括β羟丁酸、乙酰乙酸和丙酮。糖尿病加重时,胰岛素绝对缺乏,三大代谢紊乱,不但血糖明显升高,而且脂肪分解增加,脂肪酸在肝脏经β氧化产生大量乙酰辅酶A,由于糖代谢紊乱,草酰乙酸不足,乙酰辅酶A不能进入三羧酸循环氧化供能而缩合成酮体;同时由于蛋白合成减少,分解增加,血中生糖、生酮氨基酸均增加,使血糖、血酮进一步升高。DKA分为几个阶段:①早期血酮升高称酮血症,尿酮排出增多称酮尿症,统称为酮症。②酮体中β羟丁酸和乙酰乙酸为酸性代谢产物,消耗体内储备碱,初期血pH正常,属代偿性酮症酸中毒,晚期血pH下降,为失代偿性酮症酸中毒。③病情进一步发展,出现神志障碍,称糖尿病酮症酸中毒昏迷。目前本症延误诊断和缺乏合理治疗而造成死亡的情况仍较常见。

1.诱因

T1DM患者有自发DKA倾向,T1DM患者在一定诱因作用下也可发生DKA。常见诱因有感染、胰岛素治疗中断或不适当减量、饮食不当,以及各种应激如创伤、手术、妊娠和分娩等,有时无明显诱因。其中20%~30%无糖尿病病史。

2.病理生理

(1)酸中毒:β羟丁酸、乙酰乙酸以及蛋白质分解产生的有机酸增加,循环衰竭、肾脏排出酸性代谢产物减少导致酸中毒。酸中毒可使胰岛素敏感性降低;组织分解增加,K^+从细胞内逸出;抑制组织氧利用和能量代谢。严重酸中毒使微循环功能恶化,降低心肌收缩力,导致低体温和低血压。当血pH降至7.2以下时,刺激呼吸中枢引起呼吸加深加快;低至7.0~7.1时,可抑制呼吸中枢和中枢神经功能、诱发心律失常。

(2)严重失水:严重高血糖、高血酮和各种酸性代谢产物引起渗透压性利尿,大量酮体从肺排出又带走大量水分,厌食、恶心、呕吐使水分大量减少,从而引起细胞外失水;血浆渗透压增加,水从细胞内向细胞外转移引起细胞内失水。

(3)电解质平衡紊乱:渗透性利尿同时使钠、钾、氯、磷酸根等大量丢失,厌食、恶心、呕吐使电解质摄入减少,引起电解质代谢紊乱。胰岛素作用不足,物质分解增加、合成减少,钾离子(K^+)从细胞内逸出导致细胞内失钾。由于血液浓缩、肾功能减退时K^+滞留以及K^+从细胞内转移到细胞外,因此血钾浓度可正常甚或增高,掩盖体内严重缺钾。随着治疗过程中补充血容量(稀释作用),尿量增加、K^+排出增加,以及纠正酸中毒及应用胰岛素使K^+转入细胞内,可发生严重低血钾,诱发心律失常,甚至心脏骤停。

(4)携带氧系统失常:红细胞向组织供氧的能力与血红蛋白和氧的亲和力有关,可由血氧离解曲线来反映。DKA时红细胞糖化血红蛋白(GHb)增加以及2,3-二磷酸甘油酸(2,3-DPG)减少,使血红蛋白与氧亲和力增高,血氧离解曲线左移。酸中毒时,血氧离解曲线右移,释放氧增加(Bohr效应),起代偿作用。若纠正酸中毒过快,失去这一代偿作用,而血GHb仍高,2,3-DPG仍低,可使组织缺氧加重,引起脏器功能紊乱,尤以脑缺氧加重、导致脑水肿最为重要。

(5)周围循环衰竭和肾功能障碍:严重失水,血容量减少和微循环障碍未能及时纠正,可导致低血容量性休克。肾灌注量减少引起少尿或无尿,严重者发生急性肾衰竭。

(6)中枢神经功能障碍:严重酸中毒、失水、缺氧、体循环及微循环障碍可导致脑细胞失水或水肿、中枢神经功能障碍。此外,治疗不当如纠正酸中毒时给予碳酸氢钠不当导致反常性脑脊液酸中毒加重,血糖下降过快或输液过多过快、渗透压不平衡可引起继发性脑水肿并加重中枢神经功能障碍。

(二)临床表现

早期"三多一少"症状加重;酸中毒失代偿后,病情迅速恶化,疲乏、食欲缺乏、恶心、呕吐,多尿、口干、头痛、嗜睡,呼吸深快,呼气中有烂苹果味(丙酮);后期严重失水,尿量减少、眼眶下陷、皮肤黏膜干燥,血压下降、心率加快,四肢厥冷;晚期不同程度意识障碍,反射迟钝、消失、昏迷。感染等诱因引起的临床表现可被DKA的表现掩盖。少数患者表现为腹痛,酷似急腹症。

(三)诊断

1.辅助检查

(1)尿:尿糖强阳性、尿酮阳性,当肾功能严重损害而肾阈增高时尿糖和尿酮可减少或消失。可有蛋白尿和管型尿。

(2)血:血糖增高,一般为 $16.7 \sim 33.3$ mmol/L($300 \sim 600$ mg/dL),有时可在 55.5 mmol/L($1\ 000$ mg/dL)以上。血酮体升高,正常低于 0.6 mmol/L,高于 1.0 mmol/L 为高血酮,高于 3.0 mmol/L 提示酸中毒。血 β羟丁酸升高。血实际 HCO_3^- 和标准 HCO_3^- 降低,CO_2 结合力降低,酸中毒失代偿后血 pH 下降;剩余碱负值增大,阴离子间隙增大,与 HCO_3^- 降低大致相等。血钾初期正常或偏低,尿量减少后可偏高,治疗后若补钾不足可严重降低。血钠、血氯降低,血尿素氮和肌酐常偏高。血浆渗透压轻度上升。部分患者即使无胰腺炎存在,也可出现血清淀粉酶和脂肪酶升高,治疗后数天内降至正常。即使无合并感染,也可出现白细胞计数及中性粒细胞比例升高。

2.诊断要点

早期诊断是决定治疗成败的关键,临床上对于原因不明的恶心、呕吐、酸中毒、失水、休克、昏迷的患者,尤其是呼吸有酮味(烂苹果味)、血压低而尿量多者,无论有无糖尿病病史,均应想到本病的可能性。立即查末梢血糖、血酮、尿糖、尿酮,同时抽血查血糖、血酮、β羟丁酸、尿素氮、肌酐、电解质、血气分析等以肯定或排除本病。

3.鉴别诊断

(1)其他类型糖尿病昏迷:低血糖昏迷、高血糖高渗状态、乳酸性酸中毒。

(2)其他疾病所致昏迷:脑膜炎、尿毒症、脑血管意外等。部分患者以 DKA 作为糖尿病的首发表现,某些病例因其他疾病或诱发因素为主诉,有些患者 DKA 与尿毒症或脑卒中共存等使病情更为复杂,应注意辨别。

(四)防治

治疗糖尿病,使病情得到良好控制,及时防治感染等并发症和其他诱因,是主要的预防措施。

对早期酮症患者,仅需给予足量短效胰岛素及口服补充液体,严密观察病情,定期查血糖、血酮,调整胰岛素剂量;对酮症酸中毒甚至昏迷患者应立即抢救,根据临床情况和末梢血糖、血酮、尿糖、尿酮测定做出初步诊断后即开始治疗,治疗前必须同时抽血送生化检验。

治疗原则:尽快补液以恢复血容量、纠正失水状态,降低血糖,纠正电解质及酸碱平衡失调,同时积极寻找和消除诱因,防治并发症,降低病死率。

1.补液

补液是治疗的关键环节。只有在有效组织灌注改善、恢复后,胰岛素的生物效应才能充分发挥。通常使用生理盐水。输液量和速度的掌握非常重要,DKA 失水量可达体重 10%,一般根据患者体重和失水程度估计已失水量,开始时输液速度较快,在 1~2 小时输入 0.9%氯化钠 1 000~2 000 mL,前 4 小时输入所计算失水量 1/3 的液体,以便尽快补充血容量,改善周围循环和肾功能。如治疗前已有低血压或休克,快速输液不能有效升高血压,应输入胶体溶液并采用其他抗休克措施。以后根据血压、心率、每小时尿量、末梢循环情况及有无发热、吐泻等决定输液量和速度,老年患者及有心肾疾病患者必要时监测中心静脉压,一般每 4~6 小时输液 1 000 mL。24 小时输液量应包括已失水量和部分继续失水量,一般为 4 000~6 000 mL,严重失水者可有 6 000~8 000 mL。开始治疗时不能给予葡萄糖液,当血糖下降至 13.9 mmol/L(250 mg/dL)时改用 5%葡萄糖液,并按每 2~4 g 葡萄糖加入 1 U 短效胰岛素。有建议配合使用胃管灌注温 0.9%氯化钠或温开水,但不宜用于有呕吐、胃肠胀气或上消化道出血者。

2.胰岛素治疗

目前,均采用小剂量(短效)胰岛素治疗方案,即每小时给予每千克体重 0.1 U 胰岛素,使血清胰岛素浓度恒定达到 100~200 μU/mL,这已有抑制脂肪分解和酮体生成的最大效应以及相当强的降低血糖效应,而促进钾离子运转的作用较弱。通常将短效胰岛素加入生理盐水中持续静脉滴注(应另建输液途径),亦可间歇静脉注射,剂量均为每小时每千克体重 0.1 U。重症患者[指有休克和(或)严重酸中毒和(或)昏迷者]应酌情静脉注射首次负荷剂量 10~20 U 胰岛素。血糖下降速度一般以每小时降低 3.9~6.1 mmol/L(70~110 mg/dL)为宜,每 1~2 小时复查血糖,若在补足液量的情况下 2 小时后血糖下降不理想或反而升高,提示患者对胰岛素敏感性较低,胰岛素剂量应加倍。当血糖降至 13.9 mmol/L 时开始输入 5%葡萄糖溶液,并按比例加入胰岛素,此时仍需每 4~6 小时复查血糖,调节输液中胰岛素的比例,每 4~6 小时皮下注射一次胰岛素 4~6 U,使血糖水平稳定在较安全的范围内。病情稳定后过渡到胰岛素常规皮下注射。

3.纠正电解质及酸碱平衡失调

DKA 主要由酮体中酸性代谢产物引起,经输液和胰岛素治疗后,酮体水平下降,酸中毒可自行纠正,一般不必补碱。严重酸中毒影响心血管、呼吸和神经系统功能,应给予相应治疗,但补碱不宜过多、过快,补碱指征为血 pH 小于 7.1,HCO$_3^-$ 5 mmol/L。应采用等渗碳酸氢钠(1.25%~1.4%)溶液。给予碳酸氢钠 50 mmol/L,即将 5%碳酸氢钠 84 mL 加注射用水至 300 mL 配成 1.4%等渗溶液,一般仅给 1~2 次。若不能通过输液和应用胰岛素纠正酸中毒,而补碱过多过快,可产生不利影响,包括脑脊液反常性酸中毒加重、组织缺氧加重、血钾下降和反跳性碱中毒等。

DKA 患者有不同程度失钾,失钾总量达 300~1 000 mmoL。如上所述,治疗前的血钾水平不能真实反映体内缺钾程度,补钾应根据血钾和尿量进行:治疗前血钾低于正常,立即开始补钾,头 2~4 小时通过静脉输液每小时补钾 13~20 mmol/L(相当于氯化钾 1.0~1.5 g);血钾正常、尿量大于 40 mL/h,也立即开始补钾;血钾正常、尿量低于 30 mL/h,暂缓补钾,待尿量增加后再开始补钾;血钾高于正常,暂缓补钾。头 24 小时内可补氯化钾 6~8 g 或以上,部分稀释后静脉输入、部分口服。治疗过程中定时监测血钾和尿量,调整补钾量和速度。病情恢复后仍应继续口服钾盐数天。

4.处理诱发病和防治并发症

在抢救过程中要注意治疗措施之间的协调以及从一开始就重视防治重要并发症,特别是脑水肿和肾衰竭,维持重要脏器功能。

（1）休克：如休克严重且经快速输液后仍不能纠正，应详细检查并分析原因，例如确定有无合并感染或急性心肌梗死，给予相应措施。

（2）严重感染：本症常见诱因，亦可继发于本症之后。因 DKA 可引起低体温和血白细胞计数升高，故不能以有无发热或血常规改变来判断，应积极处理。

（3）心力衰竭、心律失常：年老或合并冠状动脉病变（尤其是急性心肌梗死），补液过多可导致心力衰竭和肺水肿，应注意预防。可根据血压、心率、中心静脉压、尿量等调整输液量和速度，酌情应用利尿药和正性肌力药。血钾过低、过高均可引起严重心律失常，宜用心电图监护，及时治疗。

（4）肾衰竭：本症主要死亡原因之一，与原来有无肾病变、失水和休克程度、有无延误治疗等密切相关。强调注意预防，治疗过程中密切观察尿量变化，及时处理。

（5）脑水肿：病死率甚高，应着重预防、早期发现和治疗。脑水肿常与脑缺氧、补碱不当、血糖下降过快等有关。如经治疗后，血糖有所下降，酸中毒改善，但昏迷反而加重，或虽然一度清醒，但烦躁、心率快、血压偏高、肌张力增高，应警惕脑水肿的可能。可给予地塞米松（同时观察血糖，必要时加大胰岛素剂量）、呋塞米。在血浆渗透压下降过程中出现的可给予清蛋白。慎用甘露醇。

（6）胃肠道表现：因酸中毒引起呕吐或伴有急性胃扩张者，可用 1.25% 碳酸氢钠溶液洗胃，清除残留食物，预防吸入性肺炎。

第六节 肥 胖 症

肥胖症是指身体脂肪的过度堆积，以及体重的超重。在健康的个体中，女性身体脂肪约为体重量 25%，男性约为 18%。身体质量指数（BMI），即体重（kg）/身高（m）^{2}，与身体脂肪高度相关，因此目前国际上常常使用 BMI 来作为评估肥胖症水平的指标，一般认为 BMI 为 20～25 kg/m^2 代表健康体重，轻度超重的定义是 BMI 为 25～30 kg/m^2，或者体重在正常体重的上限与高于正常体重上限（根据标准身高－体重表）的 20%；而 BMI 高于 30 kg/m^2，或者体重高于正常体重上限的 20%，被定义为肥胖症。BMI 高于 30 kg/m^2 意味着患病风险极大增高。肥胖症与神经性厌食和神经性贪食相比较不属于精神类疾病，但是属于医学类疾病。

在美国大约 35% 的女性和 31% 的男性显著超重（BMI≥27 kg/m^2）；如果以 BMI 超过 25 kg/m^2 来定义肥胖症，可能现在肥胖的美国人多于不肥胖的；如果以 BMI 超过 30 kg/m^2 来定义肥胖症，则有 11% 的女性和 8% 的男性有肥胖症。目前在美国，肥胖症的患病率至少是 20 世纪早期的 3 倍。

社会经济地位与肥胖症密切相关，在美国，社会经济地位低的女性肥胖症的患病率是社会经济地位高的女性的 6 倍。无论男性还是女性，体重在 25～44 岁增加是最明显的。怀孕可能导致女性体重大大增加，如果一个女性接连怀孕，他们的体重平均会比上一次怀孕有 2.5 kg 的增长。在 50 岁以后，男性的体重趋于稳定，在 60～74 岁，甚至会出现轻微下降；女性则相反，体重的持续增长会持续到 60 岁，在 60 岁以后才会开始下降。

一、病因学

肥胖症是一个复杂的多因素疾病,涉及生物、社会、心理等多方面因素。在今天,大多数研究者认为肥胖者存在能量平衡障碍,即能量摄入与消耗的障碍;肥胖症也是与某个基因结构有关的疾病,而这个基因结构是通过文化和环境的影响来调整的。

(一)生物学因素

1.遗传因素

遗传因素在肥胖症中起着重要作用。双生子研究和寄养子研究均显示遗传因素对患肥胖症有重要影响。大约80%的肥胖患者都有肥胖症家族史;80%的肥胖父母的下一代都是肥胖子女,父母其中之一是肥胖者,他们中40%的下一代有肥胖,而父母都很苗条的,只有10%的下一代是肥胖者。这些均提示了遗传的作用。虽然有研究发现肥胖基因能调节体重和身体脂肪的储存,但迄今为止,还未发现肥胖症特异的遗传标志物。

2.神经生物学

中枢神经系统,特别是外侧下丘脑存在"摄食中枢"或者"饥饿中枢",可以根据能量需求的改变来调节食物摄取的量,并以此来维持体内脂肪的基线储存量。动物试验发现,用电刺激动物的外侧下丘脑,已经吃饱了的动物又重新开始吃食物;损毁了大白鼠两侧的外侧下丘脑,结果发现动物拒绝吃东西。

饱足感与饥饿感对食物摄取起着调控作用,参与肥胖症的发病。饱足感是一种当饥饿被满足后的感觉。人会在就餐结束时停止进食是因为他们已经补充了那些耗尽的营养,来自已经被吸收的食物的新陈代谢的信号通过血液被携带到大脑,大脑信号激活了可能位于下丘脑的受体细胞,从而产生了饱足感。5-羟色胺、多巴胺和去甲肾上腺素的功能紊乱通过下丘脑参与调节进食行为,其他涉及的激素因子可能包括促肾上腺皮质激素释放因子(CRF)、神经肽Y、促性腺激素释放激素和促甲状腺激素。当重要营养物质耗尽,新陈代谢信号强度下降,便产生饥饿感。嗅觉系统对饱足感可能起着重要作用,实验显示通过使用一个充满特殊气味的吸入器使鼻子里的嗅球受到食物气味的强烈刺激,可产生出对食物的饱足感。

有一种脂肪细胞产生的激素称为瘦素,是脂肪的自动调节器。当血液瘦素浓度低时,更多的脂肪被消耗,而当瘦素浓度高时,脂肪消耗较少。

(二)心理社会因素

尽管心理、社会因素是肥胖症发展的重要因素,但是这些因素如何导致肥胖症至今尚不清楚。饮食调节机制易受环境影响,文化、家庭和个体心理活动因素都影响着肥胖症的发展。

肥胖症与文化有着密切的关系,随着全球化的进展和经济飞速发展,生活节奏加快、人们压力增大、活动锻炼时间明显减少,而快餐文化的迅速发展及餐馆餐饮消费的增多,使得当今社会肥胖症日益增多。躯体活动明显减少是作为公共卫生问题的肥胖症日趋增多的一个主要因素,原因是躯体活动不足限制了能量的消耗,而摄食却不一定会相应减少。

特殊的家族史、生活事件、人格结构或是潜意识冲突都可能导致肥胖症。有很多肥胖的患者因为在他们的成长环境里可以看到很多的过量进食例子,所以他们学会了用过量摄食作为应对情绪紊乱及各种心理问题的一种方式。

(三)其他因素

有很多临床疾病会导致肥胖症。肾上腺皮质功能亢进与特征性的脂肪分配有关(水牛型肥胖症);黏液水肿与体重增加有关,尽管并非恒定;其他神经内分泌障碍,包括脑性肥胖症,以肥胖症和性与骨骼的异常为特征。

不少精神药物会导致体重增加。在非典型抗精神药物中,奥氮平、氯氮平、利培酮和喹硫平常见的不良反应即为体重增加;在心境稳定剂中,锂盐、丙戊酸盐和卡马西平也会引起体重增加;长期使用选择性 5-羟色胺再摄取抑制剂也能导致体重增加。

二、临床特征

(一)心理和行为障碍

肥胖症的心理和行为障碍分成两类:进食行为紊乱和情绪紊乱。肥胖症患者的进食模式存在很大的差异,最常见的是,肥胖者经常抱怨他们不能限制自己进食,并且很难获得饱足感。一些肥胖者甚至不能区分饥饿和其他烦躁不安的状态,并且当他们心情不好时就会吃东西。

肥胖症患者不会出现明显的或者过度的病理心理学。通过对那些已经做过胃旁路术的严重肥胖患者的研究,发现对他们最多见的精神科诊断是重性抑郁障碍。但是,在肥胖症患者中重性抑郁障碍的患病率并不高于普通人群。自我贬低多见于那些从童年期就开始肥胖的人,这可能是对肥胖人群长期的社会偏见所致。有些研究反映肥胖者因病感觉羞耻和社会偏见,在教育和就业问题上遭遇到不公正待遇。很多肥胖者在试图节食的过程中会出现焦虑和抑郁。

(二)生理障碍

肥胖会对生理功能产生很大的影响,产生一系列医学并发症。

当体重增加时血液循环会负担过重,严重肥胖者可能会发生充血性心力衰竭;高血压和肥胖症高度关联;肥胖症患者的低密度脂蛋白水平升高,而高密度脂蛋白水平下降,低水平高密度脂蛋白可能是增加肥胖症心血管疾病风险的机制之一。如果一个人是上半身体脂肪增加、而非下半身,很可能与糖尿病的发生相关联。严重肥胖症患者肺功能受损非常严重,包括肺换气不足、高碳酸血症、缺氧症和嗜睡(肥胖肺心综合征),且肥胖肺心综合征的病死率很高。肥胖症可能会恶化骨关节炎及因皮肤伸张、擦烂和棘皮症而引起皮肤病问题。肥胖妇女存在产科风险,易患毒血症和高血压。

肥胖症还与一些癌症有关联。肥胖男性患前列腺癌和结肠直肠癌的比率更高,肥胖女性患胆囊癌、乳腺癌、宫颈癌、子宫癌和卵巢癌的比率更高。研究发现肥胖症通过影响雌激素分泌而导致子宫内膜癌和乳腺癌的产生和恶化。

三、诊断与鉴别诊断

(一)诊断

肥胖症的诊断主要根据 BMI 或体重:BMI 高于 $30\ kg/m^2$,或者体重高于正常体重上限的20%,可诊断为肥胖症。

(二)鉴别诊断

1.其他综合征

夜间进食综合征的患者会在晚餐后过度进食,他们是被充满压力的生活环境而促发的,一旦得了就会每天反复发生,直到压力缓解。

暴食综合征(贪食症)被定义为在短时间里突然强迫性地摄取大量食物,通常随后伴有严重的不安和自责。暴食也可以表现为是一种应激反应。与夜间进食综合征比起来,暴食综合征的暴食发作并不是定时的,而且常常与特定的促发环境紧密相连。

肥胖肺心综合征(匹克威克综合征)是指一个人的体重超过理想体重的 100%,并伴有呼吸和心血管疾病。

2.躯体变形障碍(畸形恐惧症)

一些肥胖者感觉他们的身体畸形、令人厌恶,并且感觉他人对他们带有敌意和厌恶。这种感觉与他们的自我意识以及社会功能受损紧密相连。情绪健康的肥胖者没有体像障碍,只有少数神经质的肥胖者才有体像障碍。其主要局限于从儿童期就已经肥胖的人,而在这些儿童期就肥胖的人中间,也仅有少于一半的人患躯体变形障碍。

四、病程和预后

肥胖症的病程是进展性的。减轻体重的预后很差,那些体重明显减轻的患者,90%最终体重再增加;儿童期就开始肥胖的患者预后特别差;青少年发病的肥胖症患者,往往更严重,更难治,与情绪紊乱的联系也比成人肥胖症更紧密。肥胖症的预后取决于肥胖产生的医学并发症。

肥胖症对患者健康有着不良影响,与心血管疾病、高血压[血压高于 21.3/12.7 kPa (160/95 mmHg)]、高胆固醇血症(血胆固醇高于 6.5 mmol/L)、由遗传决定的糖尿病特别是 2 型糖尿病(成年起病或非胰岛素依赖型糖尿病)等一系列疾病有关。根据美国健康协会的资料,肥胖的男性无论抽不抽烟,都会由于结肠、直肠和前列腺癌症而比正常体重男性有更高的病死率。肥胖的女性会由于胆囊、胆管、乳腺、子宫(包括子宫颈和子宫内膜)和卵巢的癌症而比正常女性有更高的病死率。研究指出一个超重的人其体重越重,死亡的概率就越大。对那些极端肥胖的人,即体重为理想体重的 2 倍,减轻体重可能是挽救他们生命的方法,这些患者可能会出现心肺衰竭,特别是在睡觉的时候(睡眠呼吸暂停综合征)。

五、治疗

存在广泛的精神病理学如焦虑障碍、抑郁障碍的肥胖者,在节食过程中有过情绪紊乱病史的以及正处于中年危机的肥胖者,应该尝试减肥,并最好在专业人员严格的督导下进行。

(一)节食

减肥的基础很简单——通过摄入低于消耗减少热量摄入。减少热量摄入的最简单方式就是建立一个低热量的饮食方式,包含那些易获得食物的均衡节食计划可获得最佳长期效果。对大多数人来说,最满意的节食计划通常的食物数量参照标准的节食书上可获得的食物营养价值表,这样节食可以长期保持体重的持续减少。

禁食计划一般用于短期减肥,但经常会引发一些疾病,包括直立性低血压、钠利尿和氮平衡的破坏。酮体生成节食是高蛋白、高脂肪的节食方式,用于促进减肥,但这种节食会增高胆固醇浓度并且会导致酮症,产生恶心、高血压和嗜睡等反应。无论各种节食方式多么有效,他们大多数都很乏味,所以当一个节食者停止节食并回到以前的饮食习惯,会刺激他们加倍地过度进食。

一般而言,减肥的最好方式就是有一个含有 4 602~5 021 kJ 的均衡饮食方案。这种节食方案可以长期执行,但必须另外补充铁、叶酸、锌和维生素 B_6 等。

(二)锻炼

增加躯体活动常常被推荐为一种减肥养生法。因为多数形式的躯体活动所消耗的热量直接

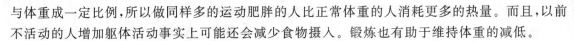

与体重成一定比例,所以做同样多的运动肥胖的人比正常体重的人消耗更多的热量。而且,以前不活动的人增加躯体活动事实上可能还会减少食物摄入。锻炼也有助于维持体重的减低。

(三)药物疗法

各种用于治疗肥胖症的药物中,有些药物效果较好,如安非他明、右旋安非他明、苄非他明、苯二甲吗啡、苯丁胺、马吲哚等。药物治疗有效是因为它会抑制食欲,但是在使用几周后可能会产生耐受。

奥利斯特是一个选择性胃和胰腺脂肪酶抑制剂减肥药,这种抑制剂用于减少饮食中脂肪(这种脂肪会通过粪便排泄出来)的吸收。它通过外围机制起作用,所以一般不影响中枢神经系统(心跳加快、口干、失眠等),而大多数减肥药都会影响中枢神经系统。奥斯利特主要的不良反应是肠胃道不良反应。该药可以长期使用。

西布曲明是一种β苯乙胺,它抑制 5-羟色胺和去甲肾上腺素的再摄取(在一定范围内还抑制多巴胺),用于减肥,长期使用可以维持体重减轻。

(四)外科手术

那些可引发食物吸收不良或者减少胃容量的外科手术方法已经用于显著肥胖者。胃旁路术是一个通过横切或者固定胃大弯或胃小弯而使胃变小的手术。胃成形术使胃的入口变小从而使食物通过变慢。尽管会出现呕吐、电解质紊乱和梗阻,但是手术的结果还是成功的。抽脂术(脂肪切除术)一般是为了美容,而对长期的减肥并没有用。

(五)心理治疗

精神动力性心理治疗以内省为取向,可能对一些患者有效,但没有证据表明揭示过度进食的无意识原因可以改变肥胖者以过度进食来应对压力的症状。在成功的心理治疗和成功的减肥后的几年里,多数患者在遇到压力时还会继续过度进食,而且,许多肥胖者似乎特别容易过度依赖一个治疗师,在心理治疗结束过程中可能会发生紊乱的退行。

行为矫正已经是最成功的心理治疗法,并被认为是治疗肥胖症的选择。患者通过指导会认识到与吃有关的外界线索,并且在特定环境中保持每天的进食量,比如在看电影、看电视或处于焦虑、抑郁等某种情绪状态之下时。患者也会通过教导发展出新的进食模式,比如慢吃,细嚼慢咽,吃饭时不看书,两餐间不吃东西或不坐下就不吃东西。操作性条件治疗通过奖励比如表扬或新衣服来强化减肥,也已经使减肥获得成功。

团体治疗有助于保持减肥动机,有助于提高对已经减肥成功的成员的认同,并且可以提供有关营养方面的教育。

(六)综合治疗

一个管理肥胖症患者的真正全面的方法是以设备(如新陈代谢测量室)和人(如营养学家和锻炼生理学家)为核心;但是这些都很难获得。设计高质量的项目时,要有容易获得的资源(如治疗手册),以及合理运用锻炼、心理治疗和药物治疗相结合的综合方法。决定使用哪种心理治疗或体重管理方法是一项重要环节,并且与患者一起来决定哪些资源的结合可以控制体重将是最合适的方式。

第七节　高催乳素血症

高催乳素血症是指各种原因引起的垂体催乳素细胞分泌过多,导致血循环中催乳素(PRL)升高,表现为非妊娠期或非哺乳期溢乳,月经紊乱或闭经。高催乳素血症在生殖功能失调中占9%～17%。

一、病因

(一)下丘脑疾病

下丘脑分泌的催乳素抑制因子(PIF)对催乳素分泌有抑制作用,PIF主要是多巴胺。颅咽管瘤压迫第三脑室底部,影响PIF输送,导致催乳素过度分泌。其他肿瘤如胶质细胞瘤、脑膜炎症、颅外伤引起垂体柄被切断、脑部放疗治疗破坏、下丘脑功能失调性假孕等影响PIF的分泌和传递都可引起催乳素的增高。

(二)垂体疾病

垂体疾病是高催乳素血症最常见的原因。垂体泌乳细胞肿瘤最多见,空蝶鞍综合征、肢端肥大症、垂体腺细胞增生都可致催乳素水平的异常增高。按肿瘤直径大小分微腺瘤(肿瘤直径<1 cm)和大腺瘤(肿瘤直径≥1 cm)。

(三)其他内分泌、全身疾病

原发性和(或)继发性甲状腺功能减退症,如假性甲状旁腺功能减退、桥本甲状腺炎、多囊卵巢综合征、肾上腺瘤、GH腺瘤、ACTH腺瘤等,以及异位PRL分泌增加如未分化支气管肺癌、胚胎癌、子宫内膜异位症、肾癌可能有PRL升高。肾功能不全、肝硬化影响到全身内分泌稳定时也会出现PRL升高。乳腺手术、乳腺假体手术后、长期乳头刺激、妇产科手术如人工流产、引产、死胎、子宫切除术、输卵管结扎术、卵巢切除术等PRL也可异常增高。

(四)药物影响

长期服用多巴胺受体拮抗剂。吩噻嗪类镇静药:氯丙嗪、奋乃静。儿茶酚胺耗竭剂抗高血压药:利血平、甲基多巴。甾体激素类:口服避孕药、雌激素。鸦片类药物:吗啡。抗胃酸药:H_2受体拮抗剂西咪替丁。这些药物均可抑制多巴胺转换,促进PRL释放。药物引起的高PRL血症多数血清PRL水平在100 μg/L以下,但也有报道长期服用一些药物使血清PRL水平升高达500 μg/L而引起大量泌乳、闭经。

(五)胸部疾病

胸壁的外伤、手术、烧伤、带状疱疹等也可能通过反射引起PRL升高。

(六)特发性高催乳激素血症

催乳素多为60～100 μg/L,无明确原因。此类患者与妊娠、服药、垂体肿瘤或其他器质性病变无关,多因患者的下丘脑-垂体功能紊乱,从而导致PRL分泌增加。其中大多数PRL轻度升高,长期观察可恢复正常。血清PRL水平明显升高而无症状的特发性高PRL血症患者中,部分患者可能是巨分子PRL血症,这种巨分子PRL有免疫活性而无生物活性。临床上当无病因可循时,包括MRI或CT等各种检查后未能明确催乳素异常增高原因的患者可诊断为特发性高催乳素血症,但应注意对其长期随访,对部分伴月经紊乱而 PRL 高于 100 μg/L 者,需警惕潜隐性垂体微腺瘤的可能,应密切随访,脑部 CT 检查发现许多此类疾病患者数年后常发展为垂体微腺瘤。

二、临床表现

(一)溢乳

患者在非妊娠和非哺乳期出现溢乳或挤出乳汁,或断奶数月仍有乳汁分泌,轻者挤压乳房才有乳液溢出,重者自觉内衣有乳渍。分泌的乳汁通常是乳白、微黄色或透明液体,非血性。仅出现溢乳的较少,同时出现闭经及溢乳者占 75.4%。这些患者血清 PRL 水平一般都显著升高。部分患者催乳素水平较高但无溢乳表现,可能与其分子结构有关。

(二)闭经或月经紊乱

高水平的催乳素可影响下丘脑-垂体-卵巢轴的功能,导致黄体期缩短或无排卵性月经失调、月经稀发甚至闭经,后者与溢乳表现合称为闭经-溢乳综合征。

(三)不育或流产

卵巢功能异常、排卵障碍或黄体不健可导致不育或流产。

(四)头痛及视觉障碍

微腺瘤一般无明显症状;大腺瘤可压迫蝶鞍隔出现头痛、头胀等;当腺瘤向前侵犯或压迫视交叉或影响脑脊液回流时,也可出现头痛、呕吐和眼花,甚至视野缺损和动眼神经麻痹。肿瘤压迫下丘脑可以表现为肥胖、嗜睡、食欲异常等。

(五)性功能改变

部分患者因卵巢功能障碍,表现为低雌激素状态,阴道壁变薄或萎缩,分泌物减少,性欲减低。

三、辅助检查

(一)血清学检查

血清 PRL 水平持续异常升高,>1.14 nmol/L(25 μg/L),需除外由于应激引起的 PRL 升高。FSH 及 LH 水平通常偏低。必要时测定 TSH、FT_3、FT_4、肝、肾功能。

(二)影像学检查

当血清 PRL 水平高于 4.55 nmol/L(100 μg/L)时,应注意是否存在垂体腺瘤,CT 和 MRI 可明确下丘脑、垂体及蝶鞍情况,是有效的诊断方法。其中 MRI 对软组织的显影较 CT 清晰,因此对诊断空蝶鞍症最为有效,也可使视神经、海绵窦及颈动脉清楚显影。

(三)眼底、视野检查

垂体肿瘤增大可侵犯和(或)压迫视交叉,引起视盘水肿;也可因肿瘤损伤视交叉不同部位有不同类型视野缺损,因而眼底、视野检查有助于确定垂体腺瘤的部位和大小。

四、诊断

根据血清学检查 PRL 持续异常升高,同时出现溢乳、闭经及月经紊乱、不育、头痛、眼花、视觉障碍及性功能改变等临床表现,可诊断为高催乳素血症。诊断时应注意某些生理状态如妊娠、哺乳、夜间睡眠、长期刺激乳头、性交、过饱或饥饿、运动和精神应激等,PRL 会有轻度升高。因此,临床测定 PRL 时应避免生理性影响,在 10～11 时取血测定较为合理。PRL 水平显著高于正常者一次检查即可确定,当 PRL 测定结果在正常上限 3 倍以下时至少检测 2 次,以确定有无高 PRL 血症。诊断高泌乳激素血症后必须根据需要做必要的辅助检查,以进一步明确发病原因及病变程度,便于治疗。

五、治疗

应该遵循对因治疗原则。控制高 PRL 血症,恢复女性正常月经和排卵功能,减少乳汁分泌,改善其他症状(如头痛和视功能障碍等)。

(一)随访

对特发性高催乳素血症、催乳素轻微升高、月经规律、卵巢功能未受影响、无溢乳且未影响正常生活的患者,可不必治疗,应定期复查,观察临床表现和 PRL 的变化。

(二)药物治疗

垂体 PRL 大腺瘤及伴有闭经、泌乳、不孕不育、头痛、骨质疏松等表现的微腺瘤都需要治疗,首选多巴胺激动剂治疗。

1.溴隐亭

溴隐亭为麦角类衍生物,为非特异性多巴胺受体激动剂,可直接作用于垂体催乳素细胞,与多巴胺受体结合,抑制肿瘤增生,从而抑制 PRL 的合成分泌,是治疗高催乳素血症最常用的药物。为了减少药物不良反应,溴隐亭治疗从小剂量开始渐次增加,即从睡前 1.25 mg 开始,递增到需要的治疗剂量。如果反应不大,可在几天内增加到治疗量。常用剂量为每天 2.5～10 mg,分 2～3 次服用,大多数病例每天 5～7.5 mg 已显效。剂量的调整依据是血 PRL 水平。达到疗效后可分次减量到维持量,通常每天 1.25～2.50 mg。溴隐亭治疗可以使 70%～90% 的患者获得较好疗效,表现为血 PRL 降至正常、泌乳消失或减少、垂体腺瘤缩小、恢复规则月经和生育。若 PRL 大腺瘤在多巴胺激动剂治疗后血 PRL 正常而垂体大腺瘤不缩小,应重新审视诊断是否为非 PRL 腺瘤或混合性垂体腺瘤、是否需改用其他治疗(如手术治疗)。溴隐亭治疗高 PRL 血症、垂体 PRL 腺瘤无论降低血 PRL 水平还是肿瘤体积缩小,都是可逆性的,只是使垂体 PRL 腺瘤可逆性缩小,长期治疗后肿瘤出现纤维化,但停止治疗后垂体 PRL 腺瘤会恢复生长,导致高 PRL 血症再现,因此需长期用药维持治疗。

溴隐亭不良反应主要有恶心、呕吐、眩晕、疲劳和直立性低血压等,故治疗应从小剂量开始,逐渐增加至有效维持剂量,如患者仍无法耐受其胃肠道反应,可改为阴道给药,经期则经肛门用药。阴道、直肠黏膜吸收可达到口服用药同样的治疗效果。约 10% 的患者对溴隐亭不敏感、疗效不满意,对于药物疗效欠佳,不能耐受药物不良反应及拒绝接受药物治疗的患者可以更换其他药物或手术治疗。

新型溴隐亭长效注射剂(ParlodelLAR)克服了因口服造成的胃肠道功能紊乱,用法是 50～100 mg,每 28 天一次,是治疗催乳素大腺瘤安全有效的方法,可长期控制肿瘤的生长并使瘤体缩小,不良反应较少,用药方便。

2.卡麦角林和喹高利特

若溴隐亭不良反应无法耐受或无效时可改用具有高度选择性的多巴胺 D_2 受体激动剂卡麦角林和喹高利特,它们抑制 PRL 的作用更强大而不良反应相对减少,作用时间更长。对溴隐亭抵抗(每天 15 mg 溴隐亭效果不满意)或不耐受溴隐亭治疗的 PRL 腺瘤患者改用这些新型多巴胺激动剂仍有 50% 以上有效。喹高利特每天服用一次 75～300 μg;卡麦角林每周只需服用 1～

2 次,常用剂量 0.5～2.0 mg,患者顺应性较溴隐亭更好。

3.维生素 B$_6$

作为辅酶在下丘脑中多巴向多巴胺转化时加强脱羟及氨基转移作用,与多巴胺受体激动剂起协同作用。临床用量可达 60～100 mg,每天 2～3 次。

（三）手术治疗

若溴隐亭等药物治疗效果欠佳者,有观点认为由于多巴胺激动剂能使肿瘤纤维化形成粘连,可能增加手术的困难和风险,一般建议用药 3 个月内实施手术治疗。经蝶窦手术是最为常用的方法,开颅手术少用。手术适应证包括以下几点。

（1）药物治疗无效或效果欠佳者。

（2）药物治疗反应较大不能耐受者。

（3）巨大垂体腺瘤伴有明显视力视野障碍,药物治疗一段时间后无明显改善者。

（4）侵袭性垂体腺瘤伴有脑脊液鼻漏者。

（5）拒绝长期服用药物治疗者。

（6）复发的垂体腺瘤也可以手术治疗。

手术后,需要进行全面的垂体功能评估,存在垂体功能低下的患者需要给予相应的内分泌激素替代治疗。

（四）放疗

放疗分为传统放疗和立体定向放射外科治疗。传统放疗因照射野相对较大,易出现迟发性垂体功能低下等并发症,目前仅用于有广泛侵袭的肿瘤术后的治疗。立体定向放射外科治疗适用于边界清晰的中小型肿瘤。放疗主要适用于大的侵袭性肿瘤、术后残留或复发的肿瘤;药物治疗无效或不能坚持和耐受药物治疗不良反应的患者;有手术禁忌或拒绝手术的患者以及部分不愿长期服药的患者。放疗疗效评价应包括肿瘤局部控制以及异常增高的 PRL 下降的情况。通常肿瘤局部控制率较高,而 PRL 恢复至正常则较为缓慢。即使采用立体定向放射外科治疗后,2 年内也仅有 25%～29%的患者 PRL 恢复正常,其余患者可能需要更长时间随访或需加用药物治疗。传统放疗后 2～10 年,有 12%～100%的患者出现垂体功能低下;1%～2%的患者可能出现视力障碍或放射性颞叶坏死。部分可能会影响瘤体周围的组织而影响垂体的其他功能,甚至诱发其他肿瘤,损伤周围神经,因此,放疗一般不单独使用。

（五）其他治疗

由甲状腺功能减退、肾衰竭、手术、外伤、药物等因素引起的高催乳素血症,则对因进行治疗。

六、高催乳素血症患者的妊娠相关处理

（一）基本的原则

基本的原则是将胎儿对药物的暴露限制在尽可能少的时间内。

（二）妊娠期间垂体肿瘤生长特点

妊娠期间 95%微腺瘤肿瘤患者、70%～80%大腺瘤患者瘤体并不增大,虽然妊娠期催乳素腺瘤增大情况少见,但仍应该加强监测,垂体腺瘤患者怀孕后未用药物治疗者,约 5%的微腺瘤患者会发生视交叉压迫,而大腺瘤出现这种危险的可能性在 25%以上,因此,于妊娠 20 周、28 周、38 周定期复查视野,若有异常,应该及时行 MRI 检查。

(三)垂体肿瘤妊娠后处理

在妊娠前有微腺瘤的患者应在明确妊娠后停用溴隐亭,因为肿瘤增大的风险较小。停药后应定期测定血 PRL 水平和视野检查。正常人怀孕后 PRL 水平可以升高 10 倍左右,患者血 PRL 水平显著超过治疗前的 PRL 水平时要密切监测血 PRL 及增加视野检查频度;对于有生育要求的大腺瘤妇女,需在溴隐亭治疗腺瘤缩小后再妊娠较为安全。目前认为溴隐亭对妊娠是安全的,但仍主张一旦妊娠,应考虑停药。所有患垂体 PRL 腺瘤的妊娠患者,在妊娠期需要每 2 个月评估一次。妊娠期间肿瘤再次增大者给予溴隐亭仍能抑制肿瘤生长,一旦发现视野缺损或海绵窦综合征,立即加用溴隐亭可望在 1 周内改善缓解,但整个孕期须持续用药直至分娩。对于药物不能控制者及视力视野进行性恶化时,应该经蝶鞍手术治疗需要并根据产科原则选择分娩方式。高 PRL 血症、垂体 PRL 腺瘤妇女应用溴隐亭治疗,怀孕后自发流产、胎死宫内、胎儿畸形等发生率在 14% 左右,与正常妇女妊娠情况相似。

(四)垂体肿瘤哺乳期处理

没有证据支持哺乳会刺激肿瘤生长。对于有哺乳意愿的妇女,除非妊娠诱导的肿瘤生长需要治疗,一般要到患者想结束哺乳时再使用 DA 激动剂。

临床特殊情况的思考和建议如下。

(1)溴隐亭用药问题:在初始治疗时,血 PRL 水平正常、月经恢复后原剂量可维持不变 3～6 个月。微腺瘤患者即可开始减量;大腺瘤患者此时复查 MRI,确认 PRL 肿瘤已明显缩小(通常肿瘤越大,缩小越明显),PRL 正常后也可开始减量。减量应缓慢分次(2 个月左右一次)进行,通常每次 1.25 mg,用保持血 PRL 水平正常的最小剂量为维持量。每年至少 2 次血 PRL 随诊,以确认其正常。在维持治疗期间,一旦再次出现月经紊乱或 PRL 不能被控制,应查找原因,如药物的影响、怀孕等,必要时复查 MRI,决定是否调整用药剂量。对小剂量溴隐亭维持治疗 PRL 水平保持正常、肿瘤基本消失的病例 5 年后可试行停药,若停药后血 PRL 水平又升高者,仍需长期用药,只有少数病例在长期治疗后达到临床治愈。

(2)视野异常治疗问题:治疗前有视野缺损的患者,治疗初期即复查视野,视野缺损严重的在初始治疗时可每周查 2 次视野(已有视神经萎缩的相应区域的视野会永久性缺损)。药物治疗满意,通常在 2 周内可改善视野;但是对药物反应的时间存在个体差异,视力视野进行性恶化时应该经蝶鞍手术治疗。

(3)手术治疗后随访问题:手术后 3 个月应行影像学检查,结合内分泌学变化,了解肿瘤切除程度。视情况每半年或一年再复查一次。手术的关键在于手术者的经验和肿瘤的大小,微腺瘤的手术效果较大腺瘤好,60%～90% 的微腺瘤患者术后 PRL 水平可达到正常,而大腺瘤患者达到正常的比例则较低。手术后仍有肿瘤残余的患者,手术后 PRL 水平正常的患者中,长期观察有 20% 患者会出现复发,需要进一步采用药物或放疗。

第九章

风湿免疫科疾病

第一节　系统性红斑狼疮

一、概述

系统性红斑狼疮(systemic lupus erythematosus,SLE)是常见的、复杂的自身免疫性疾病,是一种自身免疫介导的,以血清中出现多种自身抗体和多器官、多系统受累为主要临床特征的弥漫性结缔组织病。

(一)系统性红斑狼疮的发展简史

人类认识系统性红斑狼疮的历史溯源久远。"狼疮"(lupus)一词,在拉丁语中意为"狼咬",描述皮肤溃疡仿佛"被狼咬伤"。19世纪中叶(1851年)首次出现了"红斑狼疮"这一医学术语,之后把具此病理变化的疾病(包括系统性红斑狼疮、系统性硬化症、类风湿关节炎、风湿热、皮肌炎等)统称为"弥漫性胶原病"。近年来,医学免疫学迅猛发展,提出了自身免疫病的概念,医学界认为红斑狼疮是自身免疫性疾病。风湿病包括多种侵犯肌肉关节、韧带、滑膜、内脏及其他结缔组织的疾病,因此红斑狼疮应归属于风湿病学科的范畴。

(二)系统性红斑狼疮的流行病学调查

系统性红斑狼疮是一种很严重的自身免疫病,容易并发多器官损害,被誉为"沉默的杀手"。系统性红斑狼疮好发于育龄期女性,多见于15~45岁年龄段,女∶男为(7~9)∶1。种族差异为非洲裔197/10万人(500人中1人),亚裔97/10万人(1 000人中1人),白种人36/10万人(2 500人中1人)。女性发病率为6.8/10万人,男性0.5/10万人。我国的大样本调查(>3万人)显示SLE的患病率为70/10万人。本病的临床表现和病程在不同种族的患者中也有所不同。非洲裔美洲人和东方人的SLE患者病情较白人重。

二、发病机制与病理

(一)发病机制

1.性别和性激素对SLE的影响

女性比男性自身免疫病的易感性高。除了在性染色体上的基因不同外,性激素的影响起着重要作用。SLE的发病均以月经初期至绝经女性绝对居多。性激素如雌激素、黄体酮、雄激素和催乳素等均对免疫系统中多种细胞的功能产生影响。

2.凋亡缺陷与 SLE

凋亡即程序性细胞死亡,SLE 发病之初存在凋亡异常。除细胞凋亡增加外,在 SLE 患者中还发现巨噬细胞对凋亡小体清除的障碍。

3.SLE 中细胞因子的异常

细胞因子是由多种细胞产生的低分子量蛋白质,SLE 患者的 PBMC 在不同抗原和有丝分裂原刺激下的增殖较正常弱。SLE 患者 T 细胞对 IL-2 刺激的增殖反应低于正常 T 细胞。另外,SLE 患者血清中 IL-15、IL-16 和 IL-18 的水平也有升高。

肾脏是 SLE 最常受累的器官。巨噬细胞在启动和促进肾损伤中起重要作用。巨细胞集落刺激因子和粒细胞巨噬细胞集落刺激因子可促进狼疮肾炎症区的巨噬细胞生长和分化。

4.SLE 的免疫细胞异常

活动性 SLE 患者 CD8[+] T 细胞的抑制功能受损。SLE 各受累器官的主要病理特征是炎症,在光镜和免疫荧光镜检下,肾组织活检见系膜细胞增殖、炎症、基底膜异常和由多种 Ig 和补体成分组成的免疫复合物沉积。通常认为肾炎与 DNA、抗 DNA 抗体及补体在肾小球中形成的免疫复合物沉积相关。

5.环境因素

阳光:紫外线使皮肤上皮细胞出现凋亡,新抗原暴露而成为自身抗原。药物、化学试剂、微生物病原体等也可诱发疾病。

(二)病理

系统性红斑狼疮的发病是一个极其复杂的过程,在病原因子和机体免疫功能反应的相互作用下,患病机体有关器官的形态结构、代谢和功能都会发生变化。由于涉及面广,可侵犯到全身各脏器组织,所以病理千变万化,但基本的病理变化为纤维蛋白样变性、坏死性血管炎和黏液样水肿,免疫复合物沉积所引起的组织反应是造成病变的主要原因,沉积的部位决定了该器官的病理改变。临床上发现某些器官如肾、皮肤、滑膜、关节、脑、血管更易受损。

世界卫生组织(WHO)将狼疮性肾炎病理分为 6 型:①Ⅰ型为正常或微小病变;②Ⅱ型为系膜增殖性;③Ⅲ型为局灶节段增殖性;④Ⅳ型为弥漫增殖性;⑤Ⅴ型为膜性;⑥Ⅵ型为肾小球硬化性。病理分型对于估计预后和指导治疗有积极的意义,通常Ⅰ型和Ⅱ型预后较好,Ⅳ型和Ⅵ型预后较差。

三、临床表现

(一)早期表现

两性均发病,男女之比为 1:(7～9),发病年龄为 2～80 岁,以 20～40 岁多见。多数患者最后都有多脏器损害,但在早期可仅有 1 个脏器受累的表现,同时伴有自身抗体(尤其是抗核抗体,简称"ANA")阳性的实验室发现,这可对本病的诊断提供可靠的线索。本病的临床表现变化无常,起病方式多变,可几个脏器同时起病,也可相继出现几个脏器受损的表现。多数都有一定的起病诱因(感染、日晒、情绪受刺激)。最常见的早期症状为发热、疲劳、体重减轻、关节炎(痛)。较常见的早期表现为皮损、多发性浆膜炎、肾脏病变、中枢神经系统损害、血液异常及消化道症状等。

（二）系统性表现

1.发热

SLE 的全身表现缺乏特异性,包括发热、乏力、体重减轻等。在病程中约有 80% 的患者出现发热,其中多数为高热,体温可持续在 39 ℃,也可为间歇性发热,少数患者出现低热。发热多见于急性起病者,部分患者高热与继发感染有关,尤其多见于长期接受大剂量激素治疗的患者,但多数患者发热为本病的固有特征。糖皮质激素可迅速退热,但 SLE 患者容易合并感染,出现发热时应常规检查有无感染。当诊断不明确时,应慎用激素,以免加重原有的感染。

2.关节肌肉症状

有关节痛者占 90% 以上,常为先发症状,且常与皮损、发热和其他内脏损害同时发生。典型的特征为发作性对称性关节痛、肿胀,常累及手指的远端小关节、指间关节、掌指关节、腕关节和膝关节,也可累及其他关节。与类风湿关节炎相比,本病关节炎发作仅持续数天,可自行消退,间隔数天到数月后又可再度复发。发作消退后,不伴有骨质侵蚀、软骨破坏及关节畸形。

3.皮肤损害

80% 的病例可出现皮肤损害,以皮疹为最常见,亦是本病的特征性表现。皮疹表现多种多样,有红斑、丘疹、毛囊丘疹、水疱、血疱、大疱、结节、毛细血管扩张、紫癜、瘀斑、溃疡等,可为其中之一种或几种同时或先后发生,全身任何部位均可发生。典型皮损为发生在面部的蝶形红斑,对称性分布于双侧面颊和鼻梁,边缘清楚,为略微隆起的浸润性红斑。SLE 常见的皮肤损害有红斑、光过敏、脱发、雷诺现象、口腔溃疡、荨麻疹、皮肤血管炎等。

4.血液系统

几乎所有患者在病程中都可出现血液系统改变,其中以贫血为最常见,约 10% 患者可出现自身免疫性溶血性贫血,常伴有脾大,以致被误诊为脾功能亢进。

5.肾脏病变

肾脏病变最为常见。对本病进行常规肾活检显示,几乎都有肾损害,仅半数病例有临床症状。狼疮肾脏病变主要为肾炎和肾病综合征。狼疮性肾炎患者的尿中可出现红细胞、白细胞、蛋白和管型。肾功能早期正常,随着病程延长,肾功能亦逐渐恶化。晚期可出现尿毒症。高血压是狼疮肾炎的特征表现。

6.心血管系统症状

心血管系统症状是疾病本身及长期接受激素治疗所致,包括心包炎、心肌炎和心内膜炎等,其中以心包炎为最常见。

7.呼吸系统

胸膜、肺实质和肺血管均可受累,其中以胸膜炎为最常见,表现为发作性胸痛,持续数小时至数天不等,有时伴有不同程度的胸腔积液,可为单侧也可为双侧,还可累及纵隔胸膜。

8.消化系统

消化系统的异常表现可发生于半数以上的病例,表现为腹痛,尤以狼疮危象为明显,常误诊为急腹症。可伴有腹水,且常反复发作。胃肠道血管炎是本病非特异症状,多为一过性。肝大者常伴有脾大。少数患者可出现腮腺肿大,易误诊为腮腺炎。

9.神经系统

本病常累及中枢神经系统,可出现各种形式的神经病和精神病,如神经症、癫痫、脑器质性病变、脊髓和周围神经病变等。精神、神经系统症状可以是首发症状,但更常见于病程中或晚期,有人称此为狼疮脑病或神经精神型红斑狼疮。

10.五官症状

患者多表现有眼部症状,以眼底改变为主,其特征为视网膜有白色渗出,出血,水肿,视盘水肿,小动脉变细,边界有清楚的棉花状渗出物,内含细胞样体。

11.淋巴结

本病常有不同程度的淋巴结肿大,以腋窝处淋巴结肿大为明显,其次为颈部,偶尔可发生全身淋巴结肿大。

12.狼疮危象

狼疮危象是本病的一种恶化表现。其表现为高热,全身极度衰竭和疲乏,严重头痛和腹痛,常有胸痛。还可有各系统的严重损害如心肌炎、心力衰竭和中枢神经系统症状,表现为癫痫发作、精神病和昏迷,伴发局部感染或败血症等。如肾脏受累,肾衰竭可导致死亡。

四、辅助检查

系统性红斑狼疮病情活动时 ESR 常增快,白细胞或血小板减少、贫血。肾脏受累时常有蛋白尿、血尿、管型尿等。中枢神经受累时常有脑脊液压力增高、蛋白和白细胞计数增多。

免疫学检查方面,血清补体(CH50、C_3、C_4)含量降低,与病情活动有关。常有免疫球蛋白增高,提示存在慢性炎症。

自身抗体检查内容丰富。抗核抗体(antinuclear antibody,ANA)阳性(高滴度)标志了自身免疫性疾病的可能性,ANA 检测对风湿性疾病的诊断和鉴别有重要意义。抗单链 DNA(ss-DNA)抗体通常无特异性,在多种疾病及正常老年人中可出现,临床诊断价值不大,抗双链 DNA(ds-DNA)抗体对诊断 SLE 有较高的特异性,且与 SLE 的活动性,特别是狼疮肾炎的活动密切相关。抗组蛋白抗体可在多种结缔组织病中出现,并无特异性。55%～64%的 SLE 患者抗组蛋白抗体阳性,在活动期的患者阳性率可高达 80%,药物引起的狼疮抗组蛋白抗体阳性率则达 95%以上。抗 Sm 抗体主要在 SLE 中出现,至今仍被视为 SLE 的标记抗体,抗 Sm 抗体对早期、不典型的 SLE 或经治疗后 SLE 的回顾性诊断有很大帮助。核糖体蛋白(RNP)主要是胞质中的一种磷酸蛋白,主要在 SLE 患者中出现,且与 SLE 的精神症状有关。在 SLE 中,抗 SSA 和抗 SSB 抗体阳性的患者常有血管炎、光过敏、皮损、紫癜、淋巴结肿大、白细胞计数减少等临床表现。抗 PCNA 抗体为抗增殖细胞的核抗原抗体,与 DNA 的复制有关。免疫双扩散法测得其阳性率在 SLE 患者中仅为 3%～5%,但特异性很高,可以作为 SLE 的标记性抗体。抗 PCNA 抗体不能用于监测 SLE 活动性。抗磷脂抗体(aPL)在 SLE 发病、临床表现、治疗等方面的影响越来越受到人们的重视。SLE 继发的抗磷脂综合征(antiphospholipid syndrome,APS)是抗磷脂综合征中最主要的病因。

五、诊断与鉴别诊断

(一)诊断

系统性红斑狼疮的诊断标准对流行病学研究来说是一个特殊的挑战,因为该病的临床表现多种多样,变化很大。目前应用最广泛的是 1982 年美国风湿性疾病学会(ARA)修订的 SLE 分类标准,其诊断的敏感性在 96.4%、特异性在 93.1%左右,包括 11 项症状、体征及实验室检查,符合其中 4 项或以上者即可诊断为 SLE。1997 年,美国风湿病学学会(ACR)修订了其中第 10 条标准,去除了第 1 项红斑狼疮细胞阳性,并加入抗磷脂抗体阳性 1 项(表 9-1)。

表 9-1　1997 年美国风湿,病学学会修订的 SLE 分类标准

症状	标准
颊部红斑	遍及颊部的扁平或高出皮肤表面的固定性红斑,常不累及鼻唇沟附近皮肤
盘状红斑	隆起的红斑上覆有角质性鳞屑和毛囊栓塞,旧病灶可有萎缩位瘢痕
光过敏	患者自述或医师观察到日光照射引起皮肤过敏
口腔溃疡	医师检查到口腔或鼻咽部溃疡,通常为无痛性
关节炎	非侵蚀性关节炎,常累及 2 个或 2 个以上的周围关节,以关节肿痛和渗液为特点
浆膜炎	胸膜炎:胸痛、胸膜摩擦音或胸膜渗液
	心包炎:心电图异常,心包摩擦音或心包渗液
肾脏病变	持续性蛋白尿:>0.5 g/d 或>+++
	管型:可为红细胞、血红蛋白、颗粒管型或混合性管型
神经系统异常	抽搐:非药物或代谢紊乱,如尿毒症、酮症酸中毒或电解质紊乱所致
	精神病:非药物或代谢紊乱,如尿毒症、酮症酸中毒或电解质紊乱所致
血液系统异常	溶血性贫血伴网织红细胞增多
	白细胞计数减少:至少 2 次测定少于 4×10^9/L
	淋巴细胞计数减少:至少 2 次测定少于 1.5×10^9/L
	血小板计数减少:少于 100×10^9/L(除外药物影响)
免疫学异常	抗 ds-DNA 抗体阳性
	抗 Sm 抗体阳性
	抗心磷脂抗体 IgC 或 IgM 水平异常;标准方法测定狼疮抗凝物阳性;梅毒血清试验假阳性至少 6 个月,并经梅毒螺旋体固定试验或梅毒抗体吸收试验证实
抗核抗体	免疫荧光抗核抗体滴度异常相当于该法的其他试验滴度异常,排除了药物诱导的"狼疮综合征"

但是,这个诊断标准对流行病学研究仍有不足之处。一个明显的例子,病变局限在肾脏的 SLE 患者很容易被误诊,而一些早期轻微病变的患者也容易被漏诊。

(二)鉴别诊断

1.类风湿关节炎

SLE 较类风湿关节炎发病年龄为早,多为青年女性,关节病变的表现如疼痛、肿胀、晨僵等均较 RA 患者轻且持续时间短;SLE 患者的关节病变一般为非侵蚀性,不遗留关节畸形。免疫学检查可发现 CCP、RF 高提示 RA。

2.多发性肌炎或皮肌炎

一些 SLE 患者可出现类似多发性肌炎(PM)或皮肌炎(DM)的症状,易与之相混淆,但 SLE 患者的肌痛多较轻,肌酶谱多为正常,肌电图也无特异性的改变。此外,多发性肌炎或皮肌炎患者肾脏病变和神经系统表现较少见,抗 ds-DNA 抗体和抗 Sm 抗体均为阴性,可将二者区别开来。有些患者可同时发生 PM/DM 和 SLE,称为重叠综合征。

3.结节性多动脉炎

结节性多动脉炎(PAN)患者有皮肤、关节病变,中枢神经系统和消化系统也常被累及,需与SLE相鉴别。结节性多动脉炎的病理表现多见于中等大小的动脉,小动脉少见,而 SLE 引起的血管炎则以小血管为主。结节性多动脉炎患者的皮肤改变多为皮下结节,关节病变多表现为大关节肿痛,外周血白细胞计数常升高,ANA 与 RF 阳性者极罕见,也与 SLE 不同。

4.混合性结缔组织病

SLE 应与混合性结缔组织病(MCTD)相鉴别。MCTD 表现有雷诺现象、关节痛或关节炎、肌痛,肾、心、肺、神经系统均可受累,ANA 呈现高滴度斑点型,但与 SLE 相比,MCTD 双手肿胀、肌炎、食管运动障碍和肺受累更为多见,抗 U1RNP 抗体呈高滴度,而严重的肾脏和中枢神经系统受累较 SLE 少见,抗 ds-DNA 抗体、抗 Sm 抗体和 LE 细胞通常阴性,血清补体水平不低。

5.系统性硬化症

系统性硬化症(SSc)可累及全身多个系统,尤以雷诺现象、皮肤、肺部、消化道和肾脏表现突出,ANA 阳性率很高,但其皮肤表现特异,肺部受累多见,可有抗 Scl-70 抗体阳性,而血液系统受累极少见,中枢神经系统表现较少,一般无抗 Sm 抗体阳性,可与 SLE 鉴别。此外,皮肤活检对二者的鉴别有很大帮助。

六、治疗

SLE 目前还没有根治的方法,加之病情复杂,故应终生严密跟踪观察,根据病情变化随时调整治疗方案。大多数患者需长期用药维持。对于任何应激事件,如妊娠、流产、手术、意外的精神及机体创伤,均应加强预防措施或及时进行紧急治疗。

(一)一般治疗

1.饮食

饮食对 SLE 患者的影响是值得研究的一个环节,一般认为应是碳水化合物、蛋白质、脂肪的均衡饮食。应根据疾病活动性及治疗反应来调整,有狼疮肾炎的患者,由于有蛋白尿和低蛋白血症,因此要及时补足够的蛋白质,但要注意适量,以免加重肾脏负担,一般应以优质蛋白质(如牛奶、鸡蛋、瘦肉等)为主,糖皮质激素能分解蛋白质并引起高脂血症、糖尿病和骨质疏松,因此长期较大剂量维持的患者应注意纠正蛋白质的负平衡,避免高脂高糖饮食,并适当补充维生素 D 及钙剂。

2.锻炼

在疾病的开始治疗阶段休息十分重要,但当药物已充分控制症状后,应根据患者的具体情况制订合理的运动计划,可参加适当的日常工作、学习,劳逸结合,动静结合。

3.婚育

一般而论,狼疮患者的性功能是正常的,因此缓解期患者如无显著内脏损害可以结婚,但一定要在泼尼松剂量 10 mg/d 以下,疾病缓解 1 年以上才可以考虑妊娠。狼疮患者不宜服用雌激素,以免引起疾病活动。

4.其他

去除日常生活中能够诱发或加重系统性红斑狼疮的各种因素,如避免日光暴晒,避免接触致敏的药物(染发剂和杀虫剂)和食物,减少刺激性食物的摄入,尽量避免手术和美容,不宜口服避孕药,等等。

（二）主要药物和疗法

1.非甾体抗炎药

非甾体抗炎药主要作用为抗炎、镇痛和退热，为对症治疗，无免疫抑制作用，不能控制自身免疫反应的进展。主要用于治疗 SLE 的发热和关节炎。

2.糖皮质激素

糖皮质激素是治疗急性、活动性 SLE 最重要的药物，小剂量起抗炎作用，大剂量起免疫抑制作用。对于严重、暴发性 SLE，有时激素可以挽救患者的生命。糖皮质激素是目前所知最强力的抗炎药，是治疗 SLE 的主药。

泼尼松是常用的口服激素；甲泼尼龙不需肝脏代谢而具活性作用，在肝病或急用时常被采用。激素用量：小剂量泼尼松，一般指≤10 mg/d，适用于有关节炎、皮疹及对其他药物无效的轻症 SLE 患者；中剂量泼尼松，用量 20～40 mg/d，适用于 SLE 患者存在高热、胸膜炎、心包炎，以及轻、中度活动性间质性肺炎、系膜增生性肾炎等临床表现；大剂量泼尼松，用量 1 mg/(kg·d)，适用于 SLE 患者有重要脏器受累及有弥漫性血管炎、弥漫增殖性肾炎、重症血小板减少性紫癜等。必要时可应用大剂量甲泼尼龙冲击治疗。如狼疮危象时通常需要大剂量甲泼尼龙冲击治疗，针对受累脏器的对症治疗和支持治疗，以帮助患者度过危象。后继的治疗可按照重型 SLE 的原则，继续诱导缓解和维持巩固治疗。大剂量甲泼尼龙冲击治疗通常是指甲泼尼龙 500～1000 mg，每天 1 次，加入 5% 葡萄糖 250 mL，缓慢静脉滴注 1～2 小时，连续 3 天为 1 个疗程，疗程间隔期5～30 天，间隔期和冲击后需给予泼尼松 0.5～1 mg/(kg·d)。疗程和间隔期长短视具体病情而定。甲泼尼龙冲击疗法对狼疮危象常具有立竿见影的效果，疗程多少和间隔期长短应视病情而异。综上所述，合理适量应用激素是十分重要的，应综合考虑患者病情的严重程度及对治疗的耐受性，在追求疗效的同时兼顾短期和长期不良反应的观察和预防。

3.抗疟药

抗疟药可作为治疗 SLE 的基本用药，是较安全的药物。对于 SLE 患者的各种皮损（特别是盘状红斑）、关节痛、关节炎、口腔溃疡和乏力有效。在 SLE 病情得到控制，且激素减至维持量或停用时，仍可用抗疟药作为维持用药。临床观察，有些患者停用羟氯喹后病情出现复发。目前最常用的抗疟药有氯喹和羟氯喹。常规剂量：羟氯喹，治疗剂量 400～600 mg/d，分 2 次，维持剂量 100～400 mg/d；氯喹，250 mg/d。一般在常规剂量下极少出现不良反应，但加大剂量或长期使用时应注意有无视网膜损害，可 3 个月左右复查眼底一次。

4.免疫抑制剂

（1）环磷酰胺（Cyc 或 CTX）：Cyc 是治疗 SLE 最常用的免疫抑制剂，一般用于有脏器或组织损害者，如狼疮肾炎、神经精神狼疮、血管炎、血小板减少和肺间质病变等。另外，虽无重要脏器受累，但如果出现激素依赖或效果不佳者也可使用。每个月一次大剂量 Cyc 静脉冲击已经成为弥漫增殖性狼疮肾炎（Ⅳ型）的标准治疗方案。主要不良反应为胃肠道反应（恶心、呕吐等）、骨髓抑制、脱发、肝功能异常等。环磷酰胺最严重的不良反应是感染、性腺抑制、膀胱并发症和致癌性。

（2）硫唑嘌呤（AZA）：AZA 为嘌呤类拮抗剂，具有嘌呤拮抗作用。口服硫唑嘌呤加小剂量泼尼松被用来治疗狼疮肾炎。静脉注射 CTX 治疗狼疮肾炎临床缓解后可用口服 AZA 维持，既能充分防止肾炎复发，又能减少 CTX 不良反应。AZA 的主要不良反应为骨髓抑制与肝脏毒性。尤其前者，发生率大于 CTX，定期外周血常规及肝功能检查十分必要。

（3）环孢素（CyA）：CyA 常与泼尼松结合用于治疗难治性或经各种常规免疫抑制剂治疗无效的狼疮肾炎，剂量为 3～5 mg/(kg·d)，有报道其对 V 型狼疮肾炎疗效较显著。CyA 对胎儿无毒性，因此妊娠妇女在妊娠期间服药是安全的。CyA 的主要不良反应为血肌酐升高、肝脏毒性、血压升高、牙龈肿胀、毛发增生等。定期监测肝肾功能和血压水平是必要的。

（4）甲氨蝶呤（MTX）：MTX 是叶酸的拮抗剂，每周 1 次 7.5～15 mg 口服。对 SLE 的关节炎、皮疹、浆膜炎和发热有效。MTX 对肾脏有毒性，因此狼疮肾炎患者不宜应用。MTX 的主要不良反应为肝脏毒性、肺纤维化和骨髓抑制。

（5）吗替麦考酚酯（MMF）：MMF 主要用于治疗传统免疫抑制剂无效或因不良反应大不能耐受传统免疫抑制剂的患者，在治疗 SLE 肾炎方面已取得一定经验。初始用量 1.5～2.0 g/d，分 2～3 次口服，3 月后改维持治疗，维持剂量为 1.0 g/d，分 2 次口服，时间 6～9 个月，但停药后病情也可能复发。MMF 的优点是不良反应较其他免疫抑制剂小，骨髓抑制较少见，无明显肝毒性和肾毒性。

5.免疫调节剂

沙利度胺主要用于治疗慢性皮肤型狼疮和顽固性盘状狼疮。不良反应为胃肠不适、腹泻、腹痛、恶心、消化不良、皮疹、脱发、口腔溃疡、肝酶一过性升高等。

6.免疫球蛋白

静脉注射用丙种球蛋白对活动性 SLE 可能有较好的疗效，但持续时间较短。对于狼疮引起的血小板减少疗效较好。

7.血浆置换

血浆置换系将患者血液引入血浆交换装置，将分离出的血浆弃除，并补充一定血浆或代用液，以清除体内可溶性免疫复合物、抗基底膜抗体及其他免疫活性物质。对于常规治疗不能控制的危及生命的 SLE 危象及急进进展性弥漫增殖型肾炎患者可能有一定的帮助。血浆置换是短期的辅助治疗，不宜长期应用，主要并发症为感染（特别是肝炎病毒和 HIV 传染的危险性），凝血障碍和水、电解质失衡。

8.干细胞移植

对于严重的顽固性 SLE 可以进行造血细胞和免疫系统的深层清除，随后进行造血干细胞移植，有可能缓解 SLE。如何选择干细胞供体方案，以及干细胞移植对于 SLE 的确切疗效，有待于进一步试验研究和大量临床实践来回答。

第二节　干燥综合征

一、概述

干燥综合征（Sjögren syndrome，SS）是一种慢性炎症性自身免疫病，发病率较高，其主要累及人体外分泌腺，临床除有因唾液腺和泪腺受损功能下降而出现口干、眼干等症状体征外，尚有呼吸系统、泌尿系统、神经系统、血液系统、内分泌系统、消化系统等多系统损害表现，是一种存在多系统损害的自身免疫病。

（一）干燥综合征的历史演变

1882 年莱伯（Leber）报道过丝状角膜炎的病例，1888 年米库利兹（Mikulicz）对一名双侧泪腺和腮腺肿大的患者进行活检，发现其肿大的腺体内存在大量的圆形细胞，推测可能为一尚未发现的疾病，故初步命名为 Mikulicz 综合征。1993 年亨利克（Henrik）首先报道了丝状角膜炎与关节炎之间的关联，并将其命名为 Sjögren syndrome，但未受到重视。1953 年摩根（Morgan）和卡斯特曼（Castleman）注意到腮腺肿大和角膜炎之间存在一定的共性，且与 Sjögren syndrome 的组织病理学改变是一致的。此后 Sjögren syndrome 这一病名才逐渐被广泛采用。

（二）干燥综合征在全球和全国的总体流行及分布情况

SS 患病率不同地区的报道各不相同，在不同的研究中估计其患病率从 0.5%～5.5% 不等。

美国明尼苏达州的 Olmstead 地区 SS 患病率约为 3.9%。国内张乃峥教授 1993 年曾对北京郊区 2 060 人的调查发现本病患病率为 0.77%（参照哥本哈根标准）或 0.33%（参照 FOX 标准）。除此之外，SS 患病率还与性别、年龄等因素有关。本病好发于中年女性，尤其是绝经后女性，国外有研究表明本病患者男女比例约为 1∶9，但也有学者认为这一比例可达到 1∶11.2。关于本病的好发年龄，除大多学者认为多发于女性绝经后，还有的学者认为本病亦好发于女性月经初潮期。一般来说发病年龄多在 40～50 岁，但也可见于老人和儿童。

二、发病机制与病理

（一）病因与发病机制

虽然世界各国学者对 SS 的病因及发病机制均提出了不少学说，但其本质仍未完全阐明，目前认为遗传、基因多态性、易感性与 SS 发病有关，即具有基因易感性个体体内的免疫系统在病毒感染或其他致病因素诱导下，引发自身免疫反应，导致外分泌腺体上皮细胞发生免疫活化或凋亡，使自身抗原暴露于外，导致细胞免疫被激活。

1.遗传因素

家族聚集倾向是 SS 发病的一大特征。研究发现 SS 患者其家族成员罹患 SS 的比例要远远高于正常对照组。已有研究证明 HLA-DR 基因位点与人类的免疫反应有关。不同种族、不同地区人群中与 SS 发病相关的 HLA-DR 位点也不尽相同。

2.感染因素

目前已有越来越多的证据证明病毒感染与自身免疫病的发病有关，EB 病毒、人类免疫缺陷病毒（human immunodeficiency virus，HIV）、巨细胞病毒、反转录病毒等与 SS 的发病有关已被证实。

3.细胞因子

SS 的发病与 Th1 和 Th2 均相关，即通过 $CD4^+T$ 细胞、B 细胞及树突状细胞的上皮细胞增殖与凋亡，引起免疫介导的外分泌腺组织损伤。越来越多的研究表明细胞因子是调节 SS 患者外分泌腺慢性自身免疫性炎症的关键分子。目前研究发现多种细胞因子均可参与 SS 发病，如 IFN-γ、TNF-α、IL-12、IL-18、IL-4、IL-6、IL-13、IL-1、IL-14、淋巴毒素、B 细胞激活因子（BAFF）等。

4.水通道蛋白 5（AQP-5）

AQP-5 属于细胞跨膜转运蛋白，具有高通透性的特点，人体内水分子可以通过其由质膜向高渗方向移动。目前研究证实 AQP5 与 SS 患者唾液分泌有关。有学者通过动物实验已经证实了 AQP5 在唾液分泌中起着重要的作用。

5.毒蕈碱型乙酰胆碱受体亚型 3(CHRM3)

CHRM3 为 M 型受体多种亚型之一,主要分布在外分泌腺上,具有促进唾液腺、泪腺以及消化道、气管和支气管腺体分泌的作用。已有国外学者等通过实验研究发现 CHRM3 数目在进行性系统性硬化症(pSS)患者唇腺组织石蜡切片标本中显著增加,从而推测这种抑制作用可能与 pSS 患者血清中存在的特殊抗体对 CHRM3 的拮抗有关。

6.性激素

近年来性激素在 SS 发病中的作用越来越受到各国学者的重视,鉴于 SS 患者中女性占据绝大多数,尤其是绝经后女性多发,有学者提出雌激素不足可能是促使 SS 发病的高危因素。有国外学者发现切除小鼠卵巢后淋巴细胞浸润泪腺先于泪腺细胞的正常凋亡。

(二)病理

淋巴细胞和浆细胞浸润是 SS 所导致的系统性损伤的共同病理变化,以唾液腺和泪腺病变为代表,常见的病理改变为大量淋巴细胞、浆细胞以及单核细胞浸润在外分泌腺柱状上皮细胞之间,随着浸润程度的逐渐加重,可进一步形成淋巴滤泡样结构,同时浸润的范围也可扩展至腺体小叶,导致腺体增生,最终形成外肌上皮岛。

此外,中小血管受损也是 SS 的一个基本病变,主要表现为血管炎。血管病变的病理表现为小血管壁或血管周炎症细胞浸润,可导致急性坏死性血管炎、闭塞性血管炎等。而微循环障碍也可在 SS 患者中表现出来,主要与 SS 患者血清内存在多种且大量的自身抗体、高丙种球蛋白等其他大分子物质有关。

三、临床表现及体征

(一)外分泌腺表现

1.口腔表现

口干常常是本病的首发症状,本病患者几乎均有不同程度的口干表现。患者常因唾液减少而诉口干,虽频繁饮水,但不解渴。口干严重时影响咀嚼,进干食时需用水送下。由于唾液分泌量减少,唾液抗菌的特性减弱,因此约一半的患者牙齿易损坏,表现为牙齿逐渐变黑,继而出现粉末状及小片状脱落,最终只留残根,被称为"猖獗龋",此为本病的特征性表现之一。

2.眼部表现

眼干也是本病的突出表现之一,多由泪腺病变和泪液分泌过少所产生的干燥性角膜炎所致。患者常诉眼部有摩擦、砂粒等异物感,同时可伴有畏光、眼痛、视疲劳、视力下降、泪少等,严重者甚至在伤心时或眼部受到刺激时流不出眼泪。

(二)腺体外病变表现

1.关节肌肉病变

SS 患者的关节病变主要表现为单侧非对称性关节疼痛和一过性滑膜炎,肌肉疼痛、无力、僵硬等症状在 pSS 患者中较为常见,但极少见到肌酶持续或显著升高。

2.皮肤病变

pSS 的皮肤病变表现主要为血管炎,其中紫癜样皮疹好发于下肢皮肤,多为米粒样大小,周边界限较清楚,可散在,或为瘀斑,亦可见片状,可自行消退而遗留有褐色色素沉着。

3.呼吸系统病变

鼻黏膜及咽部腺体受损可见鼻腔干燥、鼻痂、嗅觉异常、声音嘶哑等表现。另外还可并发气管炎、纤维性肺泡炎、间质性肺炎、胸膜炎和胸腔积液等。原发性干燥综合征患者的肺部改变以间质性病变为主,为干燥综合征患者死亡的主要原因之一。

4.消化系统病变

本病患者消化系统病变以慢性萎缩性胃炎为常见,约占 SS 消化系统病变的 77.8%,其次为慢性浅表性胃炎。pSS 肝损害多表现为肝大、原发性胆汁性肝硬化。此外 SS 消化系统病变还可表现为慢性腹泻、假性肠麻痹等。

5.肾脏病变

原发性干燥综合征肾损害可引起 I 型肾小管酸中毒,表现为周期性低钾麻痹、肾性软骨病、肾结石、肾性尿崩症等。

6.神经系统病变

SS 神经系统病变多起病隐匿,少数患者呈急性或亚急性起病,部分患者为首发表现。本病10% 患者可因不同部位的血管炎可致中枢神经系统和周围神经系统的病变,其中周围神经损害多见,中枢神经则较少受累。

7.血液系统病变

SS 血液系统变化多影响血细胞 3 系中的 1 系,很少有 2 系或 3 系统均受侵犯。其中贫血最常见,多为正细胞、正色素性贫血,少数为缺铁性贫血,还可有白细胞减少,血小板减少,或贫血合并白细胞减少,血小板减少及全血细胞减少。

8.淋巴瘤

pSS 可表现为 T 淋巴细胞和 B 淋巴细胞在多种组织中的浸润。这些浸润在组织中的淋巴细胞可伴有持续性的增殖失调,部分患者可从这种持续性的增殖失调状态发展为淋巴瘤。其中已有证据证明与 pSS 相关的恶性肿瘤为非霍奇金淋巴瘤。而与健康成人相比,pSS 患者患有非霍奇金淋巴瘤的风险高出 44 倍,非霍奇金淋巴瘤也是 SS 患者死亡的原因之一。

四、辅助检查

(一)一般检查

1.血常规及血沉

患者可有红细胞、白细胞或血小板计数减少,90% 患者的 ESR 增快。

2.血清生化检查

血清电泳主要以 γ 球蛋白增高为主,亦可有 α_2 和 β 球蛋白增高;伴胆汁性肝硬化者可出现血清胆红素、转氨酶、碱性磷酸酶及谷氨酰转肽酶增高;当存在远端肾小管酸中毒时可出现低钾血症。

(二)血流动力学检查

SS 患者由于高球蛋白血症、血清免疫球蛋白升高及血液中抗原抗体复合物等大分子物质覆盖红细胞表面,可出现红细胞聚集增加、血黏度升高、黏滞性增强等表现,而血细胞比容变化不明显。

(三)免疫检查

1.免疫球蛋白

高球蛋白血症是本病的特点之一。3 种主要免疫球蛋白皆可增高,以 IgG 最明显,亦可有

IgA 和 IgM 增高,但较少见,程度也较轻。

2.抗核抗体

本病患者可出现抗核抗体,以抗干燥综合征 SSA(Ro)抗体和抗干燥综合征 SSB(La)抗体的阳性率最高,分别为57%和38%,其中抗干燥综合征 SSB(La)抗体的特异性最高,仅出现于干燥综合征和 SLE 患者中。

3.类风湿因子

0～90%类风湿因子阳性,阳性率仅次于类风湿关节炎。

(四)泪腺检查

1.泪液分泌试验(Schirmer 试验)

Schirmer 试验以5分钟内泪液流量来评价泪液分泌情况,若试验结果显示<5 mm/5 min,则提示泪液分泌不足。

2.角膜染色试验

角膜染色试验主要用于检查是否存在角膜上皮损害,有助于评价眼表面的暴露范围和种类。

3.泪膜破碎时间测定(BUT 试验)

采用荧光素钠试纸条为检测工具,以结膜囊为检测部位,通过裂隙灯记录末次瞬目后至第1个黑斑出现在角膜上的时间间隔,一般<10秒为异常。

4.虎红染色

将虎红试纸条轻放入下眼睑结膜囊,在裂隙灯下观察,是评估泪膜中黏蛋白较敏感的指标。

(五)唾液腺检查

1.唾液流量测定

受检者晨起后空腹,固定时间平静状态下给予清水漱口,吐净后使唾液在口底聚集,每隔1分钟受试者将唾液吐入试管内,持续15分钟,记录唾液总量。静态唾液流量≤1.5 mL/15 min为唾液分泌不足。

2.腮腺造影

腮腺造影表现可分为点状像、空洞像、破坏像及球状像四种类型。

3.唇腺活检

下唇活检的组织中有≥1个灶性淋巴细胞浸润为异常(每 4 mm^2≥50 个淋巴细胞聚集为一灶)。

4.超声检查

SS 的腮腺病变超声检查可表现为轻度不均匀、多发结节和纤维化萎缩3类,其中多发结节和纤维化萎缩多提示 SS 的诊断。

5.腮腺放射性核素检查

腮腺放射性核素检查常用锝-99 作为放射性核素,通过其在腺体的显影程度,观察腺体的排泌或浓集功能。

6.MRI 检查

目前认为 MRI 在 SS 方面是一种有价值的、无创、无辐射的检查方法。通过 MRI 检查 SS 患者的腮腺病变可表现为显像信号不均匀,可点状、结节状,其中部分 SS 患者腮腺呈现除明显脂肪化病变。

五、诊断与鉴别诊断

（一）诊断标准

针对 SS,世界各国先后制定了多个标准用于临床诊断,其中较为重要的有哥本哈根标准、圣地亚哥标准、Fox 标准以及欧洲标准等。欧洲标准因其敏感性较好而被广泛引用,但由于特异性低于美国的 Fox 标准,故 2002 年欧美风湿学者协助组总结原有标准中口眼干的定义不明确且缺乏无量化的不足,对原有诊断标准进行了修订,以较高的敏感度和特异度在世界范围内得到广泛的认可。

1.诊断标准

2002 年 5 月第八届干燥综合征国际专题会议推荐的干燥综合征诊断标准如下。

1.口腔症状

3 项中有 1 项或 1 项以上:①每天感到口干持续 3 个月以上;②成人腮腺反复或持续肿大;③吞咽干性食物时需用水帮助。

2.眼部症状

3 项中有 1 项或 1 项以上:①每天感到不能忍受的眼干持续 3 个月以上;②感到反复的沙子进眼或砂磨感;③每天需用人工泪液 3 次或 3 次以上。

3.眼部体征

下述检查任何 1 项或 1 项以上阳性:①Schirmer I 试验(＋)(≤5 mm/5 min);②角膜染色(＋)(≥4 van Bijsterveld 计分法)。

4.组织学检查

小唇腺淋巴细胞灶≥1。

5.唾液腺受损

下述检查任何 1 项或 1 项以上阳性:①唾液流率(＋)(≤1.5 mL/15 min);②腮腺造影(＋);③唾液腺核素检查(＋)。

6.自身抗体

抗 SSA(Ro)抗体或抗 SSB(La)抗体(＋)(双扩散法)。

2.诊断具体条例

(1)原发性干燥综合征:无任何潜在疾病情况下,按下述 2 条诊断。①符合上述标准中 4 条或 4 条以上,但条目 5(组织学检查)和条目 6(自身抗体)至少有 1 条阳性;②标准中 3、4、5、6 四条中任何 3 条阳性。

(2)继发性干燥综合征:患者有潜在的疾病(如任何一种结缔组织病),符合条目中任何 1 条,同时符合条目 3、4、5 中任何 2 条。

(3)诊断 1 或 2 者必须除外颈头面部放疗史、丙型肝炎病毒感染、艾滋病、淋巴瘤、结节病、移植物抗宿主病、抗乙酰胆碱药的应用(如阿托品、莨菪碱、溴丙胺太林、颠茄等)。

（二）鉴别诊断

SS 的主要临床表现为口眼干燥,因此 SS 主要与能导致口干、眼干的疾病进行鉴别。临床上表现为口干眼干的疾病较多,如糖尿病、干眼症、淋巴瘤、HIV 及 HCV 感染、头面部肿瘤放疗后口干等,此外还需与老年人口生理性腺体功能减退进行鉴别。其中鉴别要点为 SS 所表现出的口干眼干持续时间长,一般进展缓慢,且逐渐加重,同时还可伴有其他多系统损害表现,血清中除可见特异性抗体外,还可表现为高免疫球蛋白血症。而其余导致口干眼干的疾病多有明确的原发性疾病,一般血清无特异性抗体。

六、治疗

(一)眼部症状的治疗

目前人工泪液点眼仍为缓解 SS 眼干的主要治疗方法,但由于这些药物添加有防腐剂,对眼睛刺激作用较大,且长期治疗效果不确定,因而在一定程度上限制了药物在临床上的应用。

(二)口部症状的治疗

目前已经研究出了较长期缓解和增加口腔表面湿润和润滑的唾液替代品,特别是以羧乙基纤维素或黏液素在世界上已被广泛应用。鉴于胆碱能受体的激活作用可刺激腺体分泌,目前国外有选用胆碱受体激动剂,如毛果芸香碱、西维美林等。

(三)关节肌肉病变的治疗

临床多采用非甾体抗炎药缓解疼痛,一般不使用改善病情抗风湿药。糖皮质激素用在出现重度关节及肌肉疼痛时,但多为小剂量短时间使用。

(四)皮肤干燥的治疗

针对 SS 导致的皮肤干燥症尚无特效治疗药物,多建议患者平素生活注意保持一定的皮肤湿度。

(五)呼吸系统病变的治疗

SS 肺部病变主要表现为间质性肺病,糖皮质激素和免疫抑制剂在 pSS 合并间质性肺病的治疗中起到很重要的作用。早期肺纤维化对糖皮质激素和(或)免疫抑制剂治疗反应较好,能促使炎症吸收,延缓病情进展。

(六)消化系统病变的治疗

目前激素对 SS 并发的肝脏损伤治疗效果确切,对顽固性肝功异常,加用免疫抑制剂有一定的治疗意义。

(七)泌尿系统病变的治疗

SS 合并肾小管酸中毒及骨骼损害时,除应用糖皮质激素和免疫抑制剂治疗 SS 外,同时还需积极纠正由于酸中毒所带来的生化异常,减少肾脏的损害。

(八)神经系统并发症的治疗

对于 SS 神经系统并发症的治疗很大程度上还是经验性的,虽有一些研究结果表明,在应用激素的基础上加用免疫抑制剂,大部分患者病情可以得到稳定和缓解,但仍缺乏大规模的临床试验加以证实。国外学者建议针对不同的临床特征使用不同的治疗方案。当病情活动和进展时,可以予激素治疗,对于激素不敏感者,可加用免疫抑制剂。

(九)血液系统并发症的治疗

目前对 SS 合并血液学异常的临床治疗,主要采用肾上腺皮质激素治疗。对其中严重病例可采用血浆置换的治疗方法。

(十)生物制剂疗法

目前已用于治疗自身免疫性疾病的生物制剂主要包括针对促炎细胞因子生物制剂,如 TNF-α 抑制剂、IL-1 受体拮抗剂;针对抗 B 细胞的特异性抑制剂,如利妥昔单抗、抗 CD40 配体的单克隆抗体等。其中用于 SS 临床研究的生物制剂主要有 TNF-α 抑制剂、抗 CD20 和抗 CD22

抗体等。目前获得美国食品药品管理局(FDA)批准的肿瘤坏死因子拮抗剂有三种:英利昔单抗、依那西普和阿达木单抗。它们特异地针对肿瘤坏死因子,降低肿瘤坏死因子的水平和(或)抑制肿瘤坏死因子与滑膜内的靶细胞结合。

(十一)性激素疗法

目前雌激素和 SS 发病关联尚不清楚,但有研究表明雌激素对 SS 具有促进其发病和抑制其发病两种不同作用,考虑可能和雌激素促进 B 细胞高反应性、影响细胞凋亡、影响自身抗原的形成等因素有关。但雌激素对 SS 发病的双重作用受何因素的影响,仍有待进一步研究。

第三节 抗磷脂综合征

抗磷脂综合征(antiphospholipid syndrome,APS)又称为 Hughes 综合征、抗磷脂抗体综合征、抗心磷脂抗体综合征等,是一种获得性自身免疫性血栓性疾病。APS 的基本病理改变表现为血管内血栓形成,并导致相应脏器和系统的功能异常。临床上以反复的动脉、静脉血栓形成,习惯性流产或早产为主要表现,实验室检查以发现狼疮抗凝物(LA)、抗心磷脂抗体(aCL Abs)或抗 β_2 糖蛋白 I(β_2-GP-I)抗体等自身抗体为特征。这类自身抗体统称为抗磷脂抗体(APA),与 APS 的发生发展有密切联系,是 APS 最主要的致病因素。

一、概述

由于抗磷脂抗体存在明显的异质性,同时也由于检测方法的不同,抗磷脂抗体可分为以下几个种类。因这些自身抗体针对的靶抗原不同,在功能上存在差异,所以在与血栓形成的关联性方面以及在 APS 诊断敏感性和特异性方面有所不同,在名称上不能完全相互替代。①狼疮抗凝物(LA)是能够使体外血浆凝固时间延长的抗凝物质,其本质为免疫球蛋白;主要为抗 β_2-GP-I 抗体和(或)抗凝血酶原抗体。②抗心磷脂抗体(aCL Abs):采用 ELISA 方法测定的与心磷脂结合的自身抗体。③抗 β_2-GP-I 抗体:采用 ELISA 方法测定的针对 β_2-GP-I 的自身抗体。④抗凝血酶原抗体:采用 ELISA 方法测定的针对凝血酶原的自身抗体。⑤抗磷脂抗体:上述所有自身抗体的总称。

APA 发现已有 50 余年。1952 年康利(Conley)和哈特曼(Hartmann)首次发现在系统性红斑狼疮(SLE)患者血液中存在循环抗凝物。随后在无狼疮的患者中也检出了此种循环抗凝物。1963 年鲍伊(Bowie)等发现存在循环抗凝物的 SLE 患者易形成血栓。直至 1969 年,莱希纳(Lechner)等证明这种循环抗凝物的本质是一种免疫球蛋白。此后这种循环抗凝物质被命名为狼疮抗凝物。1975 年尼尔森(Nilsson)等首次报道 LA 与反复胎儿宫内死亡之间存在联系,这一发现被随后的其他作者报道所证实。1981 年卡雷拉(Carreras)等提出这种 LA 具有致病作用,他们发现从 1 例动脉血栓、反复胎儿宫内死亡并伴有 LA 的女性患者血液中分离获得的免疫球蛋白成分能够抑制前列环素的合成。1985 年休斯(Hughes)等在总结大量病例基础上,将一类具有反复血栓形成、妊娠异常并检测出 LA 和 aCLAbs 的患者定义为抗心磷脂综合征。自1990 年以来抗磷脂抗体研究取得重大进展,学界证实 aCL Abs 并非直接针对带负电荷的磷脂而是针对与磷脂结合的蛋白 β_2-GP-I。目前已确定这种自身免疫性 APA 的靶位并非是磷脂本身,而是一些磷脂结合蛋白,主要为 β_2-GP-I 和凝血酶原,已确定的其他磷脂结合靶蛋白有蛋白 C、蛋白 S、膜联蛋白 V(Annexin V)、Annexin A_2、补体因子 H、组织纤溶酶原活化剂(t-PA)、纤溶酶等。1999 年首次制定了 APS 国际诊断标准,并于 2005 年进行了修订,规范了 APS 临床诊断和治疗。

在健康人群中偶可检测出这种自身免疫性 APA(包括 LA 和 aCL Abs),发生率为 1%～5%,在老年人群尤其是伴有慢性疾病老年患者中 APA 检出率更高。但这种 APA 多为低滴度、一过性,属于 IgM 类型,一般不引起血栓等症状。多种病原体感染后常引起 APA 一过性变化,有报道约 30% 儿童病毒感染后产生 APA,成人感染分枝杆菌、疟原虫、丙肝病毒等约 80% 病例出现 APA 阳性。这种 APA 的产生属于自限性的,常随感染的清除而消失,也不引起血栓形成及相关症状。APA 变化还可见于以下疾病:恶性肿瘤(白血病、实体瘤、淋巴增殖性疾病等)、神经系统疾病、酒精性肝病、慢性肾衰竭、周围血管病、心瓣膜病等,这类疾病中 APA 的产生以及与疾病发生的关系目前尚不明确。所有这些 APA 继发性变化对临床检测结果的判断和 APS 诊断都有一定影响,因而在最新的 APS 诊断标准中对抗磷脂抗体检测有更为严格的要求,即要求有 2 次或 2 次以上抗磷脂抗体试验阳性结果,且检测间隔时间等于或大于 12 周。这样可以尽可能排除感染因素所导致的一过性 APA 改变对 APS 诊断的影响。

特别要提出的是,APA 在其他一些自身免疫性疾病中有很高的检出率。有资料报道,在 SLE 患者中 aCL Abs 检出率为 12%～30%,LA 检出率为 15%～34%,且与血栓形成有密切关系。在长达 20 年的随访研究中发现,SLE 伴 APA 阳性患者中 50%～70% 出现 APS 临床表现。

总之,以下几类患者均可检出 APA,在临床上应注意鉴别。①抗磷脂综合征(原发或继发)。②感染所致的 APA:与血栓形成无关疾病,如梅毒、莱姆病、EB 病毒或巨细胞病毒感染等。可能与血栓形成有关疾病,如水痘、艾滋病、丙型肝炎等。③药物诱发的 APA。④人群中自发产生的 APA。

二、病因与发病机理

APS 根据有无原发病分为原发性 APS 和继发性 APS,后者常继发于 SLE、类风湿关节炎、系统性硬化症和干燥综合征等自身免疫性疾病。由于原发性和继发性 APS 在临床表现方面十分相似,新修订的 APS 诊断标准中建议不再使用继发性 APS 一词,不必过分注重原发性与继发性的鉴别,而是要注重在做出 APS 诊断后积极寻找是否存在合并其他自身免疫性疾病。

(一)抗磷脂抗体发生机制

β_2-GP-I(又称载脂蛋白 H)是一种存在于血浆中的蛋白质。主要由肝脏合成,血管内皮细胞和胎盘细胞也可少量合成,血浆浓度约 3 μmol/L。β_2-GP-I 是由 326 个氨基酸残基组成的单链糖蛋白,有 5 个同源结构域。β_2-GP-I 羧基端疏水中心(Ser311-Lys317)能够插入细胞膜磷脂双分子层中心,而疏水中心附近的 14 个带阳电荷的氨基酸残基则与细胞膜外侧面的带负电荷的磷脂成分结合,形成磷脂结合蛋白。

凝血酶原是由 579 个氨基酸残基组成的单链糖蛋白,由肝脏合成,血浆浓度约 1.5 μmol/L。凝血酶原通过其氨基端多个 γ 羧基化谷氨酸残基在钙离子参与下结合至磷脂表面。结合于磷脂表面的凝血酶原易于被因子 Xa 活化,有利于凝血过程。

自身免疫性抗磷脂抗体发生机制目前仍不完全明确。以往采用自身反应性淋巴细胞克隆选择性耗竭理论解释这种自身免疫发生过程。目前认为在正常人体内仍保持有低水平的自身反应性淋巴细胞,这些幼稚 T、B 淋巴细胞在循环中不断接触自身抗原并保持低水平活化状态,这对正常免疫功能的发挥至关重要。实验发现在正常人血清中存在针对自身抗原的天然抗体,所谓天然抗体是指在未经免疫即未接触外来抗原的情况下产生。现有证据表明自身抗原能够刺激自身反应性 B 淋巴细胞产生一定量(低水平)的自身免疫性天然抗体。大多数天然抗体属于 IgG 类,具有与抗原中等程度的亲和力和多反应性特点,即可与多种抗原结合。如在健康人血清中存在抗因子Ⅷ自身抗体。但这种抗体的活性立即被随之产生的抗独特型抗体中和,呈现反馈抑制状态。现在已发现在健康人血清中含有一定量的与固定的 β_2-GP-Ⅰ结合的自身抗体,如果这种生理性自身抗体含量超过一定的阈值水平则可引起病理性变化,导致疾病发生。

另一种引起自身免疫性疾病的发生机制是淋巴细胞免疫耐受功能失调。当循环中淋巴细胞长期接触同一抗原将触发免疫耐受过程并保持这类淋巴细胞永生。健康人可由于淋巴细胞长期接触 β_2-GP-Ⅰ和凝血酶原而发生免疫耐受,不发生或仅发生低水平的自身免疫反应且处于生理范围内。当这类淋巴细胞发生免疫耐受缺陷时,则出现显著的自身免疫反应,淋巴细胞分泌高水平的天然抗体导致疾病。因而 APS 患者抗 β_2-GP-Ⅰ和抗凝血酶原自身抗体可以被认为是免疫耐受机制缺陷导致天然自身抗体的过量产生所致,同时这种自身抗体与相应的靶抗原具有中等程度的亲和力也反映了其来源于天然抗体的特征。

这种免疫耐受功能的破坏除来自淋巴细胞本身的原因外,新的外来抗原可以通过协同刺激途径破坏免疫耐受功能,导致免疫抗体的产生。研究发现常常可在反复咽喉部感染而扁桃体切除术患儿血清中检测出 LA。布朗克(Blank)等证实某些细菌蛋白与 β_2-GP-Ⅰ有共同的肽段结构,用流感嗜血杆菌、奈瑟氏球菌或破伤风外毒素免疫小鼠可以诱发有交叉反应的抗 β_2-GP-Ⅰ抗体产生。加拉维(Gharavi)等使用与 β_2-GP-Ⅰ结构相似的巨细胞病毒相关肽段免疫小鼠可诱导 LA 活性物产生,并可诱发小鼠体内血栓形成。据此可以提出抗磷脂抗体的产生可能与感染因素有关。研究也发现这种破坏免疫耐受的外来抗原如果不能持续存在,则这种与自身抗原间的免疫交叉反应不能长久维持,而表现为一过性特点。这也可以解释在儿童中与感染有关的抗磷脂抗体常是短期存在的现象。

根据以上叙述可以认为自身免疫性抗磷脂抗体产生是由于免疫耐受机制的损伤使天然自身抗体不受控制地大量产生而引发的。

1.机制 A

(1)长期接触抗原产生一定量的具有中等亲和力的天然抗体。

(2)某些淋巴细胞免疫耐受异常。

(3)针对自身抗原的天然抗体生成明显增加。

2.机制 B

(1)突然接触新抗原(如感染、药物等)。

(2)在一定时期内产生与自身抗原有交叉反应的免疫抗体。

(3)如停止接触外来抗原则这种免疫反应具有明显的时限性。

(二)LA 体外抗凝血机制

LA 在体外具有抗凝活性,使得依赖磷脂的相关凝血试验时间明显延长,如活化的部分凝血酶原时间(APTT)、凝血酶原时间(PT)等。最初有关这一现象的解释是 LA 占据了凝血反应过程所必需的磷脂表面,使得凝血因子间相互高效反应受阻。现已经证明 β_2-GP-Ⅰ是 LA 结合磷脂发挥抗凝作用所必需的辅因子,LA 中抗 β_2-GP-Ⅰ自身抗体可与 2 分子 β_2-GP-Ⅰ交联形成复合物,该复合物则与生理性止血反应中所需的磷脂表面有较高的亲和力并牢固结合于磷脂表面,从而阻止凝血反应过程,体现 LA 抗凝活性。同样,自身免疫性抗凝血酶原抗体也以相类似的机制使得凝血酶原牢固结合至磷脂表面,阻碍凝血过程。由于抗磷脂抗体具有多克隆特征,识别磷脂结合蛋白的不同表位,因而部分 APS 患者可在体外检测出抗凝活性。

(三)APS 血栓形成机制

临床上 APS 患者主要表现为反复动、静脉血栓形成及相应脏器受累症状。抗磷脂抗体是 APS 的主要致病因素。近年来研究表明抗磷脂抗体主要通过诱导细胞活化和抑制抗凝血途径介导凝血活化及血栓形成。

1.APA 对抗凝和纤溶机制的影响

APA 抑制蛋白 C、蛋白 S、组织因子途径抑制物(TFPI)等抗凝蛋白的抗凝血活性,并抑制纤维蛋白溶解功能而发挥促血栓形成作用。蛋白 C 是机体内重要的抗凝蛋白之一,蛋白 C 能够通过其羧基化末端与磷脂表面结合。活化的蛋白 C 灭活因子Ⅴa 和因子Ⅷa 以调节凝血过程。实验证明,抗 β_2-GP-Ⅰ抗体/β_2-GP-Ⅰ免疫复合物可以与活化蛋白 C 复合物竞争结合有限的磷脂表面或破坏活化蛋白 C 复合物内蛋白分子间的相互联系而发挥抗凝效果。抗 β_2-GP-Ⅰ抗体/β_2-GP-Ⅰ复合物也通过同样方式抑制蛋白 S、蛋白 Z 和 TPFI 的抗凝功能,促进血栓形成。特别提出的是 TFPI 的生理作用是抑制已结合至磷脂表面的组织因子-因子Ⅶa 复合物,阻断由组织因子触发的凝血启动过程,因而 TFPI 功能受抑将会严重破坏生理性止血平衡。

纤溶系统具有发挥调节凝血进程、清除血管内残留纤维蛋白凝块再通血管的功能。抗磷脂抗体在体外可损伤血管内皮细胞的纤溶功能。t-PA 和纤溶酶结合到内皮细胞表面需膜联蛋白 A_2 参与,因而在 APS 患者中出现的抗膜联蛋白 A_2 抗体、抗 t-PA 或抗纤溶酶抗体均可导致患者纤溶功能异常。

2.APA 诱导血小板、血管内皮细胞和单核细胞异常活化

静息状态的血小板和内皮细胞具有抗血栓形成能力,而受到刺激活化后则体现促凝活性并释放炎性物质。血液中单核细胞在活化后在细胞表面表达组织因子参与下启动凝血过程,同时释放包括白细胞介素、肿瘤坏死因子在内的多种炎性反应物质,加重了局部血管损伤。

(1)APA 活化血小板:体外实验表明抗Ⅶ抗体能够诱导血小板活化,但血小板必须事先由亚剂量血小板诱导剂活化后才能实现,可能与血小板暴露磷脂酰丝氨酸(PS)有关;如阻断血小板 PS 暴露则可以抑制抗 β_2-GP-Ⅰ抗体引起的血小板活化。目前理论认为抗 β_2-GP-Ⅰ抗体与 β_2-GP-Ⅰ形成复合物后与 PS 亲和力显著增加,当结合至血小板表面后则进一步与血小板表面的特异性受体结合促进血小板活化。这种 PS 的介导作用机制尚不明确,可能与这种免疫复合物在血小板表面局部浓集有关,这可解释为何血小板必须事先进行一定程度的活化。研究表明血小板上抗 β_2-GP-Ⅰ抗体/β_2-GP-Ⅰ复合物特异性受体有 ApoER2 受体和膜糖蛋白Ⅰbα(GPⅠbα)。ApoER2 受体是血小板上唯一的低密度脂蛋白家族受体,可与二聚化 β_2-GP-Ⅰ产生免疫共沉淀,阻断 ApoER2 受体即可抑制抗 β_2-GP-Ⅰ抗体/β_2-GP-Ⅰ复合物诱导的血小板活化。GPⅠbα 是血小板主要的黏附受体,其主要配体是 von Willebrand 因子,也可结合凝血因子Ⅺ和凝血酶,分子结合 GPⅠbα 后介导抗 β_2-GP-Ⅰ抗体对血小板的活化。抗 β_2-GP-Ⅰ抗体/β_2-GP-Ⅰ复合物与血小板上特异性受体结合后发生一系列血小板内信号转导蛋白的活化,如磷脂酰肌醇 3 激酶(PI-3K)磷酸化、p38MAPK 磷酸化等,引起血小板 TXA_2 释放增加、GPⅡb/Ⅲa 受体活化,导致

血小板聚集和血小板内容物释放。

(2)APA活化内皮细胞:实验显示抗 β_2-GP-I抗体/β_2-GP-I复合物活化血管内皮细胞,内皮细胞上多种黏附分子表达量显著增加,如细胞间黏附分子1(ICAM-1)、血管细胞黏附分子1(VCAM-1)、E选择素(E-selectin)和白细胞介素6(IL-6)产生增加,内皮细胞微颗粒释放增加,但前列环素合成减少。这些病理改变导致内皮细胞促凝和促炎活性表达,最终引起血栓形成。但APA这种促内皮细胞活化和促血栓形成作用也必须有触发因素存在,如LPS、光化学反应、机械性损伤等,这可能与触发因素导致内皮细胞相关受体结构修饰或表达异常有关。参与APA与内皮细胞反应的受体目前已证实有Annexin A$_2$和Toll样受体家族(TLRs)。β_2-GP-I与Annexin A$_2$结合将使抗 β_2-GP-I抗体通过交联反应结合并活化内皮细胞,诱导促凝活性表达。在APS中抗Annexin A$_2$抗体也可直接活化内皮细胞。另一个参与内皮细胞活化受体为TLRs,主要为TLR4和TLR2,抗 β_2-GP-I抗体/β_2-GP-I复合物经TLRs介导活化内皮细胞NF-κB信号途径,促凝物质和炎性因子转录、表达增加。

(3)APA活化单核细胞:血液中单核细胞也参与了APA介导的血栓形成。正常的血管内皮细胞表面不表达TF,抗 β_2-GP-I抗体/β_2-GP-I复合物与单核细胞结合明显上调单核细胞TF的转录和表达,刺激单核细胞表达组织因子和多种炎性因子,促进血栓形成。目前尚未明确单核细胞表面与APA结合的特异性受体,以往曾认为FcγR参与了APA诱导单核细胞活化,最近的实验证明FcγR并非必需,因为抗体的F(ab)2片段与完整抗体具有相同的刺激活性。同时,血小板与内皮细胞活化后释放的炎性因子也可加速单核细胞活化。

在体外实验和动物活体研究基础上有学者提出"二次打击"假说解释在APS患者中APA在体内致血栓形成过程。在多种触发因素作用下发生轻微的血管内皮细胞损伤,损伤局部血小板活化及血小板凝块形成(第一次打击);活化血小板暴露磷脂成分(主要是PS),血液中磷脂结合蛋白(主要是 β_2-GP-I或凝血酶)在相应自身抗体的介导下结合至血小板或内皮细胞表面,在特异性受体参与下引起胞内一系列信号转导,最终导致血小板或内皮细胞活化,促凝、促炎物质释放,血栓形成(第二次打击)。

(四)抗磷脂抗体与妊娠异常

APS主要临床表现之一是妊娠异常,表现为发生于各个妊娠时期的不明原因的自发性流产或早产,胎儿生长迟缓或胚胎死亡。资料表明24%～60%确诊的APS的妇女在妊娠过程中发生这种不明原因的自发性流产或早产。这种妊娠异常在检出LA或高滴度aCL抗体的孕妇中发生率高,且与抗体的滴度水平有相关性。抗磷脂抗体引起反复自发性流产或早产的发生机制目前尚未完全明确。病理学研究表明,APS妊娠妇女的胎盘组织常有广泛的绒毛老化、胎盘梗死和胎盘血管纤维素样坏死等改变,表现为胎盘绒毛滋养层表面有纤维蛋白或纤维蛋白样物质沉着,并随孕期的延长而增多,最终导致子宫胎盘血管部分或完全阻塞。胎盘血管表现为结构模糊,管壁发生纤维素样坏死,胎盘血管腔内有纤维蛋白沉积、管壁增厚、管腔阻塞。最终导致胎盘功能缺陷、胎盘交换能力下降。小剂量阿司匹林能够明显改善胎盘功能和胎儿状况,因而目前认为APS患者出现的临床表现和胎盘病理变化与胎盘血管血栓形成有关,而胎盘血管血栓形成则与体内存在的抗磷脂抗体有密切联系。

但也有研究发现并非所有的胎盘组织都表现血管内血栓形成,因而提出其他机制参与妊娠异常。胎盘滋养层细胞表达 β_2-GP-I,参与胚胎的正常植入。抗 β_2-GP-I抗体一方面干扰 β_2-GP-I生理功能,影响胚胎植入;另一方面抗 β_2-GP-I抗体与 β_2-GP-I相互作用抑制滋养层细胞的扩张、减少促性腺激素的释放。此外,补体的异常活化、肿瘤坏死因子 a 释放及中性粒细胞浸润可能也参与这一过程。

三、临床表现

APS 可累及人体所有脏器和系统,临床表现复杂多变,严重者可发生心脏、肾脏和肺脏的功能衰竭。本病首次血栓发作多见于 35~45 岁,60 岁后首发血栓者罕见,男女发病率相似。

尽管在免疫学上 LA 与 aCL 有显著差异,但每种抗体所引起的临床表现都十分相似。一般认为 LA 和抗 β$_2$-GP-Ⅰ 抗体与血栓形成和妊娠异常关系密切。APS 临床表现复杂,涉及多个器官和系统,且程度也有所不同,因而在临床上应注意识别,提高对本病的认识。此外很多抗磷脂抗体阳性患者并无明显症状,通常在筛查试验时被发现。这类患者也可能逐渐发展为 SLE 或其他免疫性疾病,因此对单纯抗磷脂抗体阳性患者应密切随访。APS 有以下临床表现。

(一)动脉、静脉血栓栓塞

动脉、静脉血栓栓塞是 APS 最常见的临床表现,有报道可累及 70% 的 APS 患者。血栓形成可发生于任何动、静脉血管,发生于静脉血管者占 59%,动脉血管者 28%,同时出现动、静脉血栓者占 13%。最常见的血栓部位是四肢尤其是下肢的深静脉血栓形成,表现为患病肢体肿胀、青紫,甚至出现皮肤慢性溃疡等。其他少见的静脉血栓形成部位包括腋静脉、视网膜静脉、肝静脉和脑静脉窦等。资料报道出现静脉血栓的 APS 患者有半数发生肺栓塞,后者常发生胸痛、气促,严重者危及生命。脑动脉血栓形成引起的反复短暂脑缺血发作是一种常见的临床表现,多发性脑血管梗死可引起早老性痴呆;也可发生肠系膜动脉血栓形成、肾上腺梗死、胃肠道缺血及溃疡形成等;锁骨下动脉栓塞可发生受累肢体末端"无脉征";冠状动脉受累将导致心肌缺血,甚至发生心肌梗死;骨血管内血栓栓塞可引起无血管性骨坏死。某些 APS 患者虽有显著的血小板减少及出血表现,但仍反复发生脑梗死症状,因而对这类临床表现不一致患者应及时进行 APS 相关检查以明确诊断。

血栓形成多为自发性,某些诱因可能促发血栓形成,如雌激素替代治疗、口服避孕药、妊娠及分娩后、手术及外伤后、血流淤滞等。如存在其他先天性易栓因素将会使血栓表现更为突出。

(二)血小板减少及出血表现

约 50%APS 患者出现免疫性血小板减少,程度轻至中度不等。这种免疫性血小板减少的发生除与抗磷脂抗体有关外,更主要的是由同时产生的抗血小板自身抗体所致,如抗血小板糖蛋白Ⅱb/Ⅲa 抗体和抗糖蛋白Ⅰb 抗体等。因而在临床上对病因不明的免疫性血小板减少患者应进行抗磷脂抗体筛查。APS 出血症状较少见,其发生除与血小板减少有关外,还可能与同时伴随的获得性血小板功能异常有关。出血严重者见于获得性低凝血酶原血症或产生了针对某一凝血因子的抑制物,需进行相关凝血功能筛查明确原因。在外周血检查中,除发现血小板减少外,还可发现自身免疫性溶血性贫血和白细胞减少症。由于造成血小板减少的原因众多,因而血小板不再作为 APS 的诊断指标。

临床上有时出现血小板计数减少(<100×10^9/L)伴 APA 阳性患者,但缺乏相关的临床表现,新的 APS 诊断标准将其命名为"APA 相关血小板减少症"。此类患者应积极随访,寻找血栓形成证据,如出现明确的 APS 诊断中的临床指标则需归入 APS。

(三)神经系统表现

APS 患者脑血管血栓形成常表现为短暂脑缺血发作和中风,年轻患者出现上述症状且无其他原因者应警惕本病。脑缺血或中风多因脑动脉血栓所致,也可由脑静脉窦血栓栓塞引起。此外,还可出现其他一些神经系统表现,如痴呆、偏头痛、舞蹈症、癫痫、脊髓横断症、吉兰-巴雷综合征、多发性神经炎、短暂性遗忘、重症肌无力等。APS患者出现这些神经症状的机制尚不完全明确,某些表现可能与血栓形成和缺血无关,但对原发性APS患者的免疫抑制治疗的确可以改善患者的神经症状。有学者认为抗心磷脂抗体是患者发生中风的独立危险因素,也发现在抗磷脂抗体、偏头痛与脑梗死之间有明显的内在联系。

(四)皮肤表现

APS患者可出现因缺血而导致的皮肤表现,如网状青斑,手足发绀及远端肢体皮肤缺血,溃疡形成和坏疽,广泛性皮肤坏死,脓皮病样皮损。APS皮肤病变的病理特征为非炎性血管栓塞性改变,有别于其他血管炎性病变。APS患者如合在其他自身免疫性疾病(如SLE、多发性硬化),皮肤表现将更为复杂、严重。

(五)心脏表现

抗磷脂抗体与冠心病有一定联系,尤其是在年轻的冠心病患者中,有报道在心肌梗死患者中可检测出抗磷脂抗体。APA除促进冠脉血栓形成外,还可以使冠脉成形术后发生再阻塞的时间提前。因而,对无明显冠心病高危因素或无明显动脉硬化病变的年轻患者应警惕APS,及时进行相关检查。

心瓣膜病变在APS中十分常见,约35%APS患者有心瓣膜病变,而20%心瓣膜病患者可检出APA。心瓣膜病变表现为瓣膜增厚、出现赘生物、瓣膜口狭窄或血液反流。瓣膜病理表现为纤维蛋白沉积、纤维组织增生,可检出免疫球蛋白和补体成分,但无明显炎症性变化。

(六)肺部表现

APS患者肺部表现包括肺梗死、肺动脉高压、肺泡出血。在灾难性APS等重症患者可发生成人呼吸窘迫综合征。

(七)产科表现

APS常常出现产科并发症,如胎儿宫内生长迟缓、产前子痫、妊娠期舞蹈症以及原因不明的反复自发性流产。这些流产的胎儿多数外观正常,也可因胎儿死亡所致。自发性流产最常发生于怀孕头3个月的早孕阶段,且以早孕的后期为多见。虽然目前APS诊断标准中要求连续3次或3次以上的孕10周前流产,但对怀孕头3个月妇女发生2次或2次以上流产者其抗磷脂抗体检出率已显著增加,因而对有反复自发性流产史妇女均应进行LA和aCL抗体检测,但需间隔12周以上重复进行以排除假阳性结果。

对无反复自发性流产且无临床症状者则不必常规进行抗磷脂抗体筛查。因为部分(25%)健康妊娠妇女在产前检查时可发现抗磷脂抗体(以IgG或IgM型aCL抗体为主),但均无相应的临床表现且可继续正常妊娠和分娩。对此类孕妇不必进行相应的医疗干预。

(八)灾难性APS

灾难性APS也称为Asherson's综合征。一些APS患者可发生全身广泛小血管阻塞和缺血导致广泛组织损伤和多器官功能衰竭,如心肌梗死、弥散性血管内凝血(DIC)、肾衰竭及肢体缺血坏死等。这类患者起病急骤,病情危重,死亡率高(可达50%)。灾难性APS临床特征是至少有3个器官组织受累及并伴有组织病理学上血栓形成的证据。常受累及的器官有肾脏、肺脏、中枢神经系统、心脏和皮肤等,病理上以小血管广泛血栓形成为特征。半数本病患者有SLE病史,40%患者有原发性APS病史。本病常在原有疾病基础上在促发因素的触发下发作,常见的促发因素包括感染、损伤、癌症及亚剂量抗凝治疗等。实验检查发现在本病患者中可检测出 LA 和高滴度 aCL 抗体,另可出现白细胞计数增加和血沉加快。由于本病起病急,有时可无明显促发因素,故应与其他相似疾病相鉴别,如严重狼疮性血管炎、血栓性血小板减少性紫癜、重症 DIC 等。

四、实验室检查

(一)LA 检测

LA 与血栓形成和妊娠异常明显相关,具有较重要的临床价值。由于实验室间 LA 检测存在明显差异,因而目前仍参照国际血栓与止血学会(ISTH)标准化委员(SSC)LA 分会推荐的方法分步检测。

1.筛选试验

依赖磷脂的凝血筛选试验时间均明显延长,如 APTT、高岭土凝血时间(KCT)、稀释的鲁塞尔蝰蛇毒时间(dRVVT)和稀释的凝血酶原时间(dPT)。但不依赖磷脂的凝血试验(如凝血酶时间,即 TT)或试剂中富含磷脂的相关凝血试验(如 PT)无明显变化。

因自身抗体的异质性及试验方法的敏感性不同,如采用 1 种方法测定 LA,仅 60%～70%被检出,推荐采用 2 种或 2 种以上的试验方法证实。由于普通凝血试验试剂中含有一定浓度的磷脂,且各实验室在检测方法上存在差异,因而对 LA 测定的敏感性各地报道不一。目前已可使用统一的对 LA 敏感的 PTT 或 dRVVT 筛选试剂,以提高 LA 检测的敏感性。

各实验室应根据所使用的设备和试剂建立各自的试验方法和阳性结果阈值。目前 ISTH 标准化委员会 LA 分会推荐使用标准化比值(样本/对照)确定阳性值,以减少各实验室间的偏差,dRVVT 标准化比值大于 1.1 或 KCT 标准化比值大于 1.2 作为 LA 阳性判断标准。标准化比值明显提高特异性,但敏感性有所降低。

2.混合试验

加入正常人混合含血小板血浆不能纠正异常的筛选试验。

3.确诊试验

补充外源性磷脂能缩短或纠正延长的筛选试验。外源性磷脂可为兔脑提取物、磷脂微粒或反复冷冻后的血小板裂解物。目前多采用统一的富含磷脂成分的 LA 确诊试剂,提高检测的准确性。

4.排除血液中其他抗凝物质

抗凝物质如凝血因子特异性抑制物、肝素等。采用 TT 测定排除肝素对试验的影响;口服抗凝剂患者 PT 明显延长,或采用正常血浆纠正试验鉴别。

(二)aCL Abs 检测

以心磷脂为抗原采用标准化 ELISA 方法测定血清中 aCL Abs。以中高滴度 IgG 型和(或)IgM 型 aCL Abs 具有临床价值。由于试剂原因,本方法测定的 aCL Abs 在实验室间难于标准化,且感染等多种原因可引起假阳性结果,因而 aCL Abs 检测对 APS 诊断虽敏感性高但特异性差,这在结果的临床判断上有一定难度。

对 aCL Abs 浓度升高无血栓患者进行 10 年随访发现,约 50%患者在随访时间内发生血栓。在静脉血栓发生 6 个月后仍有高滴度 aCL Abs 患者血栓复发或致死的危险性显著增加。提示 aCL Abs 与 APS 血栓发生间有明显相关性。由于 aCL Abs 在部分正常人群,特别是某些感染后或药物治疗(普鲁卡因胺、氯丙嗪)患者也存在中、高滴度的 aCL Abs,因而 ISTH-SSC 曾建议用 LA 和抗 β_2-GP-Ⅰ抗体检测代替 aCL Abs,但在 APS 修订的诊断标准中仍将 aCL Abs 作为试验诊断指标之一。

从抗体亚型分析发现,IgG 型和 IgM 型 aCLAbs 与 APS 关系密切。IgM 型 aCL Abs 易发生假阳性结果,尤其是伴有类风湿因子或冷球蛋白存在的情况下,IgA 型 aCL Abs 与 APS 关系报道不一,APS 修订的诊断标准中未将 IgA 型 aCL Abs 纳入试验诊断指标。

(三)抗磷脂结合蛋白抗体检测

APA 的靶位主要是一些磷脂结合蛋白如 β_2-GP-Ⅰ和凝血酶原等。抗 β_2-GP-Ⅰ抗体(IgG 型和 IgM 型)是 APS 血栓形成和妊娠异常的独立危险因素,抗体滴度高低与血栓形成的危险度成正比。采用人 β_2-GP-I 包被的标准化 ELISA 方法检测抗 β_2-GP-Ⅰ抗体与 aCL Abs 相比虽敏感性有所降低,但特异性高(98%),实验室间变异较小,因此在 APS 修订的诊断标准中将抗 β_2-GP-Ⅰ抗体新列为试验诊断指标之一。有关抗 β_2-GP-Ⅰ抗体阳性阈值,ISTH-SSC 定义为抗体滴度在对照值的第 99 百分位以上。IgM 型抗 β_2-GP-Ⅰ抗体也可能受到类风湿因子或冷球蛋白的干扰,分析结果时应注意。IgA 型抗 β_2-GP-Ⅰ抗体尚未被列入试验诊断指标。

抗凝血酶原抗体包括针对凝血酶原和磷脂酰丝氨酸-凝血酶原复合物抗体,虽有报道发现95%磷脂酰丝氨酸-凝血酶原复合物抗体阳性者 LA 也是阳性,并且与 APS 伴发的低凝血酶原血症和血小板减少有关,但抗凝血酶原抗体与 APS 患者血栓形成间的关系有待进一步证实。抗凝血酶原抗体检测也未被列入 APS 修订的试验诊断指标中。

五、诊断与鉴别诊断

(一)诊断

自 1999 年首次公布 APS 国际诊断标准(Sapporo 标准)以来,在 APS 的基础和临床研究方面取得了很大进展,尤其是在建立新的检测方法和检测方法标准化方面不断有所创新。2005 年对 APS 国际诊断标准进行了相应修订。并将抗 β_2-GP-Ⅰ抗体检测纳入实验室标准。某些临床表现和检测项目与 APS 有关联,但由于尚缺乏特异性,因而未纳入本次修订标准中,有待于今后的临床观察和试验方法的进一步标准化。这些临床表现和检测项目包括心脏瓣膜病变、网状青斑、血小板减少、肾病、神经系统表现、IgA 型抗心磷脂抗体、IgA 型抗 β_2-GP-Ⅰ抗体、抗磷脂酰丝氨酸抗体、抗磷脂酰乙醇胺抗体、抗凝血酶原抗体、抗磷脂酰丝氨酸-凝血酶原复合物抗体。

抗磷脂综合征的诊断必须具备以下至少一项临床标准和至少一项实验室标准。

1.临床标准

(1)血管栓塞:1 次或多次发生于任何组织、器官的动脉、静脉或小血管血栓形成,必须经明确影像学检查或组织病理学检查证实,且组织病理学证实血栓形成部位无明显的血管炎症。

(2)妊娠异常:①一次或多次孕 10 周后经超声波或直接检查证实不能解释的形态正常的胎儿死亡。②一次或多次孕 34 周前由于子痫或严重先兆子痫,或胎盘功能不全的形态正常的早产儿。③连续 3 次或 3 次以上孕 10 周前不能解释原因(排除母体解剖、激素及父母遗传因素)的自发性流产。

2.实验室标准

(1)狼疮抗凝物:至少 2 次或 2 次以上在血浆中检测出狼疮抗凝物,且需间隔 12 周以上。检测方法根据国际血栓与止血学会制定的标准进行。

（2）抗心磷脂抗体：至少 2 次或 2 次以上在血清或血浆中检测出中、高滴度 IgG 或 IgM 型抗心磷脂抗体（如大于 40 G 磷脂单位或 M 磷脂单位，或在对照值的第 99 百分位以上），且需间隔 12 周以上。检测方法采用标准化的 ELISA 方法。

（3）抗 β_2-GP-I 抗体：至少 2 次或 2 次以上在血清或血浆中检测出 IgG 或 IgM 型抗 β_2-GP-I 抗体（抗体滴度在对照值的第 99 百分位以上），且需间隔 12 周以上。按推荐的标准化 ELISA 方法检测。

注意事项：①如果临床表现与 2 次抗磷脂试验阳性结果间隔小于 12 周或大于 5 年则不宜诊断为 APS。②如合并存在遗传性或获得性血栓形成因素也不能排除 APS 诊断。对 APS 患者应判断是否存在其他血栓形成危险因素，包括年龄（男＞55 岁，女＞65 岁）、已知的心血管病危险因素（高血压、糖尿病、LDL 升高/HDL 降低、吸烟、低龄心血管病家族史、体重指数超过 30、微量清蛋白尿、肾小球滤过率低于 60 mL/min）、遗传性易栓症、口服避孕药、肾病综合征、恶性肿瘤、制动、外科手术等。③如既往有血栓形成病史，且已经相关检查明确诊断并排除其他病因，则可作为一项临床标准。浅表静脉血栓形成不作为临床标准。④胎盘功能不全；胎儿监测试验异常，提示胎儿缺氧；多普勒血流异常，提示胎儿缺氧；羊水过少，如羊水指数等于或小于 5 cm；新生儿出生体重小于相应孕期出生体重的第 10 个百分位。

本修订标准根据实验室检查结果将抗磷脂综合征患者分为以下类型。

Ⅰ型：大于一项实验室标准（可以是各种组合）。

Ⅱa 型：仅狼疮抗凝物阳性。

Ⅱb 型：仅抗心磷脂抗体阳性。

Ⅱc 型：仅抗 β_2-GP-I 抗体阳性。

（二）鉴别诊断

由于 APS 涉及多脏器病变，临床表现复杂且缺乏特异性，同时实验室检查尚缺乏特异性指标，因而对 APS 需进行较为全面的鉴别诊断。

1.动脉、静脉血栓栓塞

动脉、静脉血栓栓塞是 APS 最常见且具特征性的临床表现，应与动脉硬化所致的血栓形成以及先天或获得性易栓症相鉴别。在临床上对反复发生的血栓形成特别是少见部位血栓形成患者，尤其是年轻人首发的血栓形成患者应警惕 APS。

2.妊娠异常

妊娠异常常可为 APS 的首发症状，应与遗传因素或母体因素所致的流产、早产、死胎等疾病相鉴别。如并存其他易栓症因素常提示有较高的血栓发生概率。

3.血小板减少

血小板减少见于半数 APS 患者，需与其他免疫性血小板减少性疾病如特发性血小板减少性紫癜、SLE 等相鉴别。

4.其他

由于 APA 可见于健康人群，感染或药物也可诱发 APA，因而对单纯 APA 阳性而无临床血栓形成表现的患者应密切随访，动态观察。

六、治疗

(一)原发病治疗

部分 APS 患者同时合并其他自身免疫性疾病,如 SLE 等。在进行 APS 相关治疗的同时,应积极进行原发病治疗,恢复免疫平衡。

(二)APS 治疗

由于 APS 的基本病理改变表现为血管内血栓形成,因而抗凝治疗是本病的主要措施。又由于自身抗体的异质性及临床表现的不同,最佳的治疗方案应根据是否发生血栓、血栓发生的部位和频率、自身抗体的滴度以及是否合并其他血栓形成的危险因素等情况而定,强调抗凝治疗的个体化。资料表明,未接受正规抗凝治疗的 APS 患者血栓复发率高达 70%;而接受口服抗凝剂的 APS 患者 8 年血栓复发率为 0,停止抗凝治疗后 2 年的血栓复发率为 50%,8 年的血栓复发率为 78%。

1.抗凝治疗适应证

APA 阳性无血栓形成者的预防性治疗;初次或反复发生动、静脉血栓形成的 APS 患者;妊娠异常的 APS 患者。

2.抗凝治疗方法

APS 抗凝治疗可选用肝素、低相对分子质量肝素或口服抗凝剂。抗凝治疗原则是开始经静脉使用普通肝素或皮下注射低相对分子质量肝素,随后改用口服抗凝剂,如华法林等。在华法林抗凝治疗期间,应密切监测凝血酶原时间(PT),应使 PT 国际标准化比率(PT-INR)维持在 2.0～3.0,过高的 PT-INR 数值易发生出血并发症。另外,对 APS 患者寻找遗传性易栓症危险因素,如蛋白 S 缺乏、蛋白 C 缺乏、抗凝血酶缺乏等;对存在的获得性易栓症危险因素应及时去除,如吸烟、含雌激素的激素替代治疗等。

抗凝治疗的持续时间目前尚无统一定论,一般认为对反复发生血栓患者、有重要脏器血栓形成史患者、存在遗传性或获得性易栓症危险因素患者应进行长期或终身抗凝治疗。由于 APA 存在与否及血清滴度对血栓形成的预示作用不完全一致,APA 正常并非停药的指征。过早停用易导致血栓复发甚至致死,尤其易发生在停药后的头 6 个月内。

对反复发生血栓的患者,除上述抗凝治疗外应加用小剂量阿司匹林(如 81 mg/d)。但对阿司匹林的疗效仍有争议,研究发现阿司匹林并不能预防男性 aCL Abs 阳性患者静脉血栓的发生,但对女性 APA 阳性患者有保护作用。

对常规抗凝治疗期间仍发生血栓者,可同时合用免疫抑制药,如肾上腺皮质激素、环磷酰胺等,但疗效不确定,有较大的个体差异。多数专家认为,除非同时存在其他自身免疫性疾病,不主张对 APS 患者使用强烈的免疫抑制治疗。

羟基氯喹在 APS 治疗中的应用已经引起重视。羟基氯喹已经用于系统性红斑狼疮(SLE)的治疗,可以明显减少 SLE 伴抗磷脂抗体阳性患者发生血栓的危险性。动物实验证实,羟基氯喹可以明显减小抗磷脂抗体诱发的血栓大小和血栓持续时间,同时可以纠正抗磷脂抗体介导的血小板活化。因而对口服抗凝剂治疗出现出血不良反应或仍然反复发生血栓形成的 APS 患者应使用羟基氯喹。由于伴有高滴度抗心磷脂抗体或检出狼疮抗凝物的 APS 患者发生血栓形成的危险性较高,对这类患者应使用羟基氯喹,以减少血栓发生危险。

针对患者的临床表现特征,尤其是根据血栓形成部位的不同,提出 APS 患者抗凝治疗策略见表 9-2。

表 9-2　APS 患者抗凝治疗策略

何时进行抗磷脂抗体检测	自发性静脉血栓栓塞的新发患者
	新发动脉血栓栓塞的年轻患者
	不典型或少见类型的血栓栓塞症患者
伴静脉血栓栓塞 APS 患者的治疗	确认患者治疗前 PT 是否正常,如不正常应进行混合试验和因子Ⅱ测定
	首发血栓栓塞者,口服抗凝剂治疗并维持 PT-INR 达 2.5(2.0～3.0),持续应用至少 1 年
	治疗其他易栓危险因素,如叶酸治疗高同型半胱氨酸血症
	对有反复血栓栓塞者,维持 PT-INR 在 3.5(3.0～4.0)水平,或换用低相对分子质量肝素,可联合使用免疫调节剂,尤其是伴有其他自身免疫性疾病患者
伴动脉血栓栓塞 APS 患者的治疗	确认患者治疗前 PT 是否正常
	首发血栓栓塞者,口服抗凝剂治疗并维持 PT-INR 达 3.0(2.5～3.5),持续应用至少一年
	治疗其他易栓危险因素,如高胆固醇血症、高血压等
	对有反复血栓栓塞者,维持 PT-INR 在 3.0 以上,加用抗血小板药,或换用低相对分子质量肝素,可联合使用免疫调节剂

(三)APS 妊娠异常治疗

APS 妊娠异常与血栓形成有关,临床前瞻性研究结果表明,抗凝治疗可以有效治疗 APA 阳性妇女的妊娠异常。对 APA 阳性并经超声检查证实的早孕妇女推荐及时进行肝素抗凝治疗,以期达到正常妊娠、分娩。目前抗凝治疗多选用低相对分子质量肝素和阿司匹林,使用剂量尚无统一规范。静脉丙种球蛋白对 APS 患者的妊娠异常并无明显保护作用。斯通(Stone)等使用低相对分子质量肝素和阿司匹林治疗有妊娠异常史的 APS 患者,91% 获得正常分娩。他们推荐的 APS 妊娠患者治疗方法如下(表 9-3)。

表 9-3　APS 妊娠患者的治疗方法

APA 阳性伴反复怀孕 3 月内流产者	受孕前开始使用小剂量阿司匹林
APA 阳性伴孕后期异常者或上述治疗无效者	自证实妊娠后开始小剂量阿司匹林加低相对分子质量肝素(法安明 5 000 U,每天 1 次)
APA 阳性伴既往静脉血栓史者	自证实妊娠后开始小剂量阿司匹林加低相对分子质量肝素(法安明 5 000 U,每天 1 次),孕16～20 周时剂量加倍
APA 阳性伴既往动脉血栓史或微血管内血栓(如颅内)者	自证实妊娠后开始小剂量阿司匹林加低相对分子质量肝素(法安明 5 000 U,每天 1 次);如无效,法安明改为每天 2 次或自中孕期开始使用华法林,每周监测 2 次,维持 INR 在 2.5 左右

(四)灾难性 APS 治疗

灾难性 APS 病情凶险,由于体内发生广泛的小血管内血栓形成导致多脏器功能衰竭,死亡率大于 50%。在临床上对灾难性 APS 的治疗仍存在较大的难度,为此,2003 年发布了国际性灾难性 APS 诊断标准和治疗指南,协调和规范了本病的诊断和治疗。

有学者依照本治疗指南并总结分析了 250 例灾难性 APS 治疗经验提出分类治疗措施如下。

1.预防性治疗

灾难性 APS 常存在多种触发因素,因而对 APS 患者应该积极寻找并去除潜在的疾病触发因素。例如:使用抗生素治疗各种病原体引起的感染;APS 患者接受手术时,即使是小手术,应该改用注射抗凝治疗如肝素或低分子肝素;女性 APS 患者分娩期间应使用注射抗凝治疗至少 6 周;暴发性 SLE 患者即使无血栓形成证据也应进行注射抗凝治疗。这些预防性治疗措施可以显著减少灾难性 APS 的发生。

2.特异治疗

(1)一线治疗。①肝素:静脉使用肝素 7～10 天,随后改用口服抗凝剂治疗,维持 PT-INR 在 3.0 左右。②糖皮质激素:甲泼尼龙 1 000 mg,每天一次,至少 3 天。可以根据患者情况适当延长使用时间。糖皮质激素虽不能减少抗磷脂抗体水平,但可显著减轻因组织坏死、细胞因子释放所导致的相应临床表现。

(2)二线治疗。①大剂量静脉丙种球蛋白:按 0.4 g/(kg·d),连续使用 4～5 天。大剂量静脉使用丙种球蛋白通过抑制抗磷脂抗体产生、促进血浆中免疫球蛋白的分解代谢而发挥作用,对伴有血小板数严重减少的灾难性 APS 有显著效果。②血浆置换:通过血浆置换可以去除血浆中存在的具有致病作用的免疫球蛋白、细胞因子(IL-1、IL-6、TNF)和补体等,从而发挥治疗作用。因而对灾难性 APS 患者建议采用新鲜血浆进行血浆置换治疗,并根据病情调整置换量和间隔时间。③利妥昔单抗:利妥昔单抗通过结合B 淋巴细胞表面 CD20,抑制 B 淋巴细胞功能和抗体产生而发挥治疗作用。利妥昔单抗已经广泛应用于 B 淋巴细胞肿瘤性疾病和多种自身免疫性疾病,取得了显著的疗效。该抗体类药物已开始应用于灾难性 APS 的治疗,尤其是伴有血小板数严重减少的患者。

(3)三线治疗。①环磷酰胺:作为强烈的免疫抑制药,环磷酰胺在理论上可以有效抑制抗磷脂抗体的产生,但临床使用效果不理想,且可增加因免疫抑制而引起严重感染的机会。临床要慎重使用本药。②前列环素:前列环素强烈抑制血小板聚集并扩张血管。剂量为 5 ng/(kg·d),连用 7 天。已报道在 1 例患者中使用效果明显,但停药后出现病情反复。③去纤肽:单链脱氧核糖核酸碱性金属盐,其可能的作用机制是修复血管内皮细胞功能、下调细胞因子的合成分泌。已成功应用于 1 例灾难性 APS 患者的治疗。④纤溶活化剂:如链激酶、尿激酶、组织型纤溶酶原活化剂。已在部分患者中使用,但有引起出血并发症的危险。

3.非特异治疗

非特异治疗即针对灾难性 APS 所并发的多脏器功能衰竭进行相应的对症治疗,如血液透析、机械通气、心脏正性肌力药物等。

第四节　过敏性紫癜

过敏性紫癜(AP)是常见的毛细血管变态反应疾病,主要病理基础为广泛的毛细血管炎,以皮肤紫癜、消化道黏膜出血、关节肿胀疼痛和肾炎等症状为主要临床表现,少数患者还伴有血管神经性水肿。部分患者再次接触变应原可反复发作。肾脏受累的程度及转归是决定预后的重要因素。过敏性紫癜可发生于任何年龄,以儿童及青少年为多见,尤以学龄前及学龄期儿童发病者为多,1岁以内婴儿少见,男性多于女性,为(2~4):1。

本病四季均可发病,以春秋季发病居多。过敏性紫癜是常见的出血性疾病,近年来,过敏性紫癜的患病率有增高的趋势,可自愈,但可复发,并有约5‰患者死于肾衰竭、中枢神经系统并发症等,严重威胁人们的健康。AP有单纯皮肤型、腹型、肾型、关节型。

一、病因

过敏可由于多种因素引起,但对每一具体病例寻找其确切病因往往有一定的难度。

(一)感染

细菌、病毒等,特别是寄生虫感染最为多见。

(二)食物

如鱼、虾、蛋、乳等蛋白质。

(三)药物

抗生素、磺胺类、解热镇痛剂、镇静止惊药等。

(四)其他

花粉、虫咬、预防接种等都有可能是本病的诱发因素。

二、发病机制

过敏性紫癜属于自身免疫性疾病,由于机体对某些过敏物质发生超敏反应而引起毛细血管的通透性和脆性增高,导致皮下组织、黏膜及内脏器官出血及水肿。本病的病变范围相当广泛,可累及皮肤、关节、胃肠道、肾脏、心脏、胸膜、呼吸器官、中枢神经系统、胰腺、睾丸等。本病存在遗传好发倾向,有关遗传学研究提示:携带 $HLA-A2$、$A11$、$B35$ 基因及 $HLA-A1$、$B49$、$B50$ 基因的缺失可能是过敏性紫癜发病的易感因素。

IgA 尤其是 IgA1 亚类在过敏性紫癜的发病中起着重要作用。近期研究发现,IgA 免疫复合物沉积的因素并非单纯由于其分泌水平增高,很大程度是因 IgA1 的结构存在异常,由于 IgA1 在铰链区终末端缺乏半乳糖残基,致使异常的 IgA1 无法被肝细胞去唾液酸糖蛋白受体清除,导致血清中 IgA1 水平增高并形成 IgA1 免疫复合物沉积于组织、器官的小血管壁,从而通过激活补体和激发炎症细胞活性导致相应组织、器官的炎性损伤。

另外,调节性 T 细胞的减少、IL-1 受体拮抗剂等细胞因子的分泌紊乱均与过敏性紫癜急性期免疫失衡密切相关。

三、免疫学特征

本病的主要病理变化为血管炎,除毛细血管外,也可累及微动脉和微静脉。皮肤病理变化主要为真皮层微血管和毛细血管周围可见中性粒细胞和嗜酸性粒细胞浸润、浆液及红细胞外渗以致间质水肿。肾脏改变多为局灶性肾小球病变。荧光显微镜检查,肾小球毛细血管有膜性和广泛性增殖性改变。本病皮肤及肾脏病理检查均发现有 IgA 免疫复合物的沉积,且血清 IgA 升高。外周血 $CD4^+$ T 细胞、$CD8^+$ T 细胞数量,CD4/CD8 比值在急性期均有降低。

四、临床表现

多数患者在发病前 1~3 周有上呼吸道感染史,发病急骤。以皮肤紫癜为首发症状,也可早期出现不规则发热、乏力、食欲减退、头痛、腹痛及关节疼痛等非特异性表现。紫癜较轻微或缺如,此时往往早期诊断困难。

（一）皮肤症状

皮疹是本病的主要表现,主要分布在负重部位,多见于下肢远端,踝关节周围密集;其次见于臀部;其他部位如上肢、面部也可出现,躯干部罕见。特征性皮疹为高出皮肤,初为小型荨麻疹或粉红色斑丘疹,压之不褪色,即为紫癜。一般 1~2 周消退,不留痕迹。

（二）消化道症状

消化道症状较为常见,约 2/3 患者出现消化道症状。一般出现在皮疹发生 1 周以内。最常见症状为腹痛,可有压痛,但很少有反跳痛。同时伴有呕吐。约有半数患者大便潜血阳性。如果腹痛在皮肤症状之前出现,易误诊为外科急腹症,甚至误行手术治疗。少数患者可并发肠套叠、肠梗阻、肠穿孔及出血性小肠炎,需外科手术治疗。

（三）肾脏表现

约 1/3 患者出现肾脏损害。可为肉眼血尿或显微镜下血尿及蛋白尿,或管型尿。一般于紫癜后 2~4 周出现,也可出现于皮疹消退后或疾病静止期。病情轻重不等,重症可出现肾衰竭和高血压。

（四）关节症状

大多数患者仅有少数关节疼痛或关节炎。大关节如膝关节、踝关节为最常受累部位,其他关节如腕关节、肘关节及手指也可受累。关节病变常为一过性,多在数天内消失而不留关节畸形。

五、实验室检查

本病无特异性实验室检查。血小板计数正常或升高,这点可以与血小板减少性紫癜相鉴别。出、凝血时间及血块收缩等均正常。部分患者白细胞计数增高达 $20.0\times10^9/L$,伴核左移。血沉可增快,C 反应蛋白及抗链球菌溶血素可呈阳性。抗核抗体及类风湿因子常阴性。约半数患者在急性期时其血清 IgA、IgM 升高。肾脏受累时可出现镜下血尿及肉眼血尿。肾组织活检可确定肾炎病变性质,对治疗和预后的判断有指导意义。活检时可见肾小球系膜组织有 IgA 沉积。系膜上还有备解素、纤维素、补体 C_3 沉积,这些改变与 IgA 肾病的改变相似。皮肤活检有助于疑难病例的诊断。

六、诊断和鉴别诊断

（一）诊断标准

(1)可触性紫癜。

(2)发病年龄不足 20 岁。

(3)急性腹痛。

(4)组织切片显示小静脉和小动脉周围有中性粒细胞浸润。

上述 4 条标准中,符合 2 条或以上者即可诊断为过敏性紫癜。

（二）鉴别诊断

1.特发性血小板减少性紫癜

根据皮疹形态、分布及血小板数量一般不难鉴别。过敏性紫癜时常伴有血管神经性水肿,而血小板减少性紫癜时则无。

2.外科急腹症

在皮疹出现以前如出现急性腹痛者,应与急腹症鉴别。过敏性紫癜的腹痛虽较剧烈,但位置不固定,压痛轻,无腹肌紧张和反跳痛,除非出现肠穿孔才有上述情况。出现血便时,需与肠套叠、美克耳憩室鉴别。过敏性紫癜以腹痛为早期主要症状大多数为年长儿。因此,对儿童时期出现急性腹痛者应考虑过敏性紫癜的可能,需对皮肤、关节及尿液等做全面检查。

3.细菌感染

如脑膜炎双球菌菌血症、败血症及亚急性细菌性心内膜炎均可出现紫癜样皮疹。这些疾病的紫癜,其中心部位可有坏死。患者一般情况危重,且血培养阳性。

4.其他

肾脏症状突出时,应与链球菌感染后肾小球肾炎、IgA 肾病等相鉴别。

七、治疗原则

目前尚无特效疗法。

（一）一般治疗

主要采取支持和对症治疗,急性期卧床休息。如有明显感染,应给予有效抗生素。注意寻找和避免接触变应原。

（二）皮质激素

一般病例无须用皮质激素治疗,因其对皮肤紫癜及肾脏损害者无效,也不影响过敏性紫癜的总病程、复发率、肾脏疾病的预后。本药可缓解症状,对急性期的出血控制有良好的作用。特别适用于一般对症治疗不能控制的消化道症状或关节症状,常用泼尼松每天 1~2 mg/kg 口服,连用 3~4 周。

（三）免疫抑制剂

对肾上腺皮质激素应用 4 周仍有紫癜表现,或有肾脏损害、病情迁延者,可考虑改用免疫抑制剂治疗。常用环磷酰胺,每天 1~2 mg/kg,分 2 次口服。

（四）血小板抑制剂

双嘧达莫对控制皮肤紫癜,特别是预防紫癜性肾炎有显著效果,也可缓解关节肿痛及腹痛。疗程一般 1 个月左右。

（五）重型病例及腹型过敏性紫癜

除联合应用激素与免疫抑制剂外,还可用 0.5％普鲁卡因 20~40 mL 加入 5％葡萄糖溶液 250~500 mL 中静脉滴注,每天 1 次,连用 7 天为 1 个疗程。亦可应用血浆置换,移去血中 IgA 免疫复合物。

八、预后

多数患者预后良好。部分患者可复发,复发间隔时间数周至数月不等。消化道出血重者,如处理恰当,一般可控制。肾脏受损程度是决定预后的关键因素。约有 2% 患者发生终末期肾炎。大多数有轻度肾脏损害者都能逐渐恢复,而有新月体形成的肾小球肾炎患者,80% 以上于 1 年内发展为终末期肾炎。

第五节 川　崎　病

川崎病(kawasaki disease,KD)又称黏膜皮肤淋巴结综合征(mucocutaneous lymphnode syndrome,MCLS),是较常见的急性热性出疹性病,以全身性血管炎为主要病理改变,冠状动脉病变是最严重的危及生命的并发症,本病病因至今不明。

1967 年日本川崎富作首先报道了在 1961—1967 年日本患此病的 50 例小儿,他最初认为这是一种良性病,命名为婴儿皮肤黏膜淋巴结综合征。然而至 1970 年末,在日本有 10 例 2 岁以下的川崎病患儿,却在病情改善后死亡,因此考虑本病是否良性有待研究。1976 年梅莉什(Melish)在夏威夷又报道 4 例与川崎富作提出的诊断标准相似的患儿。该病一般为自限性,死亡大多由冠状动脉及心肌受累所致。在发达国家川崎病已取代了风湿热而成为引起小儿后天性心脏病最常见的原因。川崎病在亚洲最多,日本大约已有 140 000 例。我国 11 所医院的资料显示川崎病约为风湿病的 2 倍,显然已成为我国小儿后天性心脏病的主要病因之一,本病与成年人的冠心病、心肌梗死的发生也有一定关系,故已引起临床高度关注。

一、流行病学

川崎病在世界各地,如瑞典、荷兰、美国、加拿大、英国、韩国、希腊、澳大利亚、新加坡等都有发病,可见于各个民族,但以亚裔最多,比如川崎病在美国 5 岁以下平均发病数非亚裔约 10/10 万人,在日本则为 95/10 万人。有时呈地方性流行。虽然从 20 天的新生儿到年长儿及成人均可患病,但多见于年幼儿童,80% 在 4 岁以下,男女之比为(1.3~1.5):1。

日本发病高峰年龄为 6~11 个月,不足 3 个月者少见。日本自 1970 年以来每 2 年做 1 次川崎病的全国性调查,自 1987 年以来大约每年有 5 500 例,1982 年及 1986 年,日本有两次大规模的流行,诊断的病例分别为 15 000 及 12 000。在非流行年发病常在冬季、早春,并无明显的季节性,流行时波浪式的传播很像麻疹、流行性感冒。

美国流行情形与上述相似,但高峰年龄较长,为 18~24 个月。美国于 1978 年在夏威夷,1979—1980 年在罗切斯特、纽约、麻省中东部,1983 年在马里兰,1984—1985 年美国 10 个地区都有过川崎病暴发。在美国川崎病患者常见于中等或上层经济地位的家庭中。

我国自 1978 年以来各地报道少数病例,1989 年有 220 例综合报告,1983—1986 年全国主要儿童医院及医学院附属医院信访住院 965 例,1987—1991 年第二次调查住院病例增至 1 969 例,并有每年增加之趋势,我国川崎病 4 岁以内占 78.1%,男:女为 1.6:1。

二、病因

川崎病的病因不明,可能与微生物、非感染因素、遗传、环境污染、化学物品、药物及宠物等多种因素有关。

鉴于该病为急性自限性疾病,有时呈季节性发病,区域内流行;幼儿易患川崎病,罕见于年长儿及成年人,很小的婴儿也少患此病,可能因幼儿对某种病原免疫力低,年长儿及成年人已获得自然免疫力,而很小的婴儿由母体获得被动免疫抗体之故。以上现象提示本病或与感染有关系。然而川崎病很少发生在同一个学校、日托班或家族中,似乎不像在人与人之间传播。总之,至今尚未能明确何种感染因子,以何种传播方式引起川崎病。有报道川崎病周围血中活化的 T 细胞、B 细胞、单核-巨噬细胞增多,血清中 TNF-α、IL-6、可溶性 IL-2 受体、γ-干扰素及 IL-1 水平增高。这些表现符合超抗原所致疾病的特点。研究发现,与正常对照相比,急性期川崎病患者带有 TCRBV2⁺(T cell receptor variable regions V beta2)的 T 细胞选择性扩增,带有 TCRBV8⁺ 的 T 细胞轻度增多,恢复期两者的比例转为正常。这种选择性的扩增 TCRBV2⁺ T 细胞与葡萄球菌毒素休克综合征患者的 T 细胞变化相似,两者的临床表现也有相似之处。但其他研究者不能证实 T 细胞库有确定的异常。近期对急性期死亡的 1 例川崎病患者的血管壁渗出物及心肌研究发现,血管壁内有 T 辅助细胞、单核细胞与吞噬细胞。另有 15 例的血管壁内有很多产生 IgA 的细胞,故认为病原体由呼吸道或消化道进入体内并引发免疫反应,可能与本病发病有关。日本人及日裔美国人川崎病发病率较高,这提示遗传因素可能起一定作用。有研究报道 HLA Ⅱ 类抗原如 HLA-DR 抗原的表达与川崎病的发生有关,但也有研究认为川崎病无明显的遗传相关性。某些非感染因素如去污剂、汞和螨也可能与本病有关。

三、病理

川崎病的主要病理改变为全身性血管炎,尤其是冠状动脉病变,包括冠状动脉瘤。急性期可有中等动脉(如冠状动脉、肾叶间动脉等)的血管炎。血管炎以急性炎症为特征,可持续 7 周左右,不一定伴有纤维素样坏死。血管炎的病程可分为 4 期:第一期为起病最初 2 周内,微血管(小动脉、毛细血管、小静脉)、动脉及静脉有血管周围炎,继而累及大中等动脉的内膜、外膜和血管周围,呈现水肿,白细胞与淋巴细胞浸润。第二期大约在病后第 2 周开始,约持续 2 周,它以微血管的炎症减轻为特征。在中等动脉尤其是冠状动脉发生动脉瘤和狭窄。有水肿,单核细胞浸润,毛细血管增多,肉芽肿形成。第三期为起病后第 4~7 周,微血管的炎症与中等动脉内肉芽肿形成都进一步减轻。7~8 周后就进入第四期,在这一期中等动脉瘢痕形成、内膜增厚,有动脉瘤和狭窄。心脏和髂动脉等大中动脉的血管炎更为常见,有时在其他动脉,如肠系膜及肾动脉可见动脉瘤。血管炎也可见于心脏、皮肤、肾脏和舌部的动静脉。心肌炎、心内膜炎、胆管炎、胰腺炎、涎腺炎、脑膜炎和淋巴腺炎也可见到。

四、临床表现

(一)主要临床表现

川崎病是一个急性发热性疾病,临床上可分为急性期、亚急性期和恢复期,常为自限性。①急性发热期:常持续 1~2 周,其特点为发热,结膜感染,口腔黏膜红斑,手足红肿,发疹,颈淋巴结肿大,无菌性脑膜炎,腹泻,肝功异常。此期可有心肌炎心包积液、冠状动脉炎。②亚急性期:发热起始 1~2 周后,皮疹及淋巴结肿渐消退,可有烦躁不安、厌食或黏膜感染。本期的特征为脱皮、血小板增多。冠状动脉瘤破裂猝死常在此期发生。③恢复期:在起病后的 6~8 周,所有临床症状消失,直至血沉恢复正常。

川崎病以突然发热起病,有时有感冒样前驱症状,有时无任何前驱症状。通常为弛张热或稽留热,可在 39 ℃以上。若不治疗常可持续 1~2 周,甚至 3~4 周,若用阿司匹林及静脉丙种球蛋白治疗,1~2 天常可退热。应用抗生素对发热无明显影响。一般在发热后 2~4 天出现双侧结膜,特别是球结膜充血,一般无渗出。裂隙灯检查可发现有葡萄膜炎。轻者可持续 1~2 周,经过治疗大部分 1 周内很快消退。口腔黏膜及唇的改变出现在病后 2~5 天,表现为唇干、唇红、唇裂,有的有出血和结痂。口腔和咽部黏膜弥散性变红,但没有水疱、溃疡和假膜形成,可有草莓舌。口腔黏膜病变约在 2 周内消退,但唇红常持续数周。在其他主要症状出现的同时,手掌和足底变红肿胀,婴儿及儿童常因手足部疼痛而拒绝抓物或不愿称体重。热退后该症状亦随之消退。起病后 10~15 天,可见指、趾甲周围脱皮,有时可延伸至腕部。起病 1 个月后可见指、趾甲上有横沟(Beau 线)。皮肤红斑多见于躯干和四肢近端,也可以是全身性的,常在发热 1~5 天出现,热退后消退。红斑可呈麻疹样、荨麻疹样、猩红热样或多形性红斑样,没有丘疹或水疱。肢体的伸侧偶然可见小脓疱,在用尿布和会上厕所的患儿中腹股沟的红斑与脱皮都比较常见。这种红斑与脱皮比甲周脱皮出现更早。颈淋巴结肿大见于 50%~75% 的患者,常在发病前 1 天或与发病同时出现。淋巴结质硬,直径常超过 1.5 cm,疼痛明显,但无波动亦无化脓,对抗生素治疗无反应。

(二)心血管系统的表现

心脏受累为本病的主要特点。在急性期 80% 以上患者有心肌炎症状。心肌炎可在第 1 周出现,表现为心脏杂音、奔马律、心音遥远,心电图检查显示 P-R 延长,ST-T 改变,R 波电压低,胸 X 线片显示心脏增大,可能由心肌炎和(或)心包炎所致。急性期末心肌心包炎可引起心包渗出,心包渗液一般较少,可自行消散,很少引起心脏压塞。在急性期由于心肌病变可出现充血性心力衰竭,在亚急性期心力衰竭多由心肌缺血和心肌梗死所致。心瓣膜炎少见,受累瓣膜主要是二尖瓣。20%~25% 未经治疗的患者可出现冠状动脉异常病变,发热伊始用二维超声诊断即可测得冠状动脉弥漫性扩张,患病第 1 周末可测得冠状动脉瘤形成,后者通常在 3~4 周时达高峰。动脉瘤内径小于 5 mm 被称为小动脉瘤,内径为 5~8 mm 者被称为中动脉瘤,大于 8 mm 者被称为大动脉瘤。急性期动脉炎缓解后一般动脉壁无慢性炎症。小动脉瘤可能消退,大中动脉瘤可持续不变甚至发生狭窄,致心肌缺血。儿童心肌梗死比成人多见,可发生于睡眠或休息时,主要症状有休克、呕吐、不安,年长儿常有腹痛、胸痛。川崎病的心肌梗死有典型的心电图改变与心肌酶谱异常。发生冠心病的预测因素有以下几点,应引起临床医师注意:1 岁以下,男性,发热超过16 天,热退 48 小时后又复发热,有一度房室传导阻滞,心律失常,心脏大,血小板低,血细胞比容及血浆清蛋白偏低等。

川崎病血管炎也可累及冠状动脉以外的中等动脉,未经治疗的病例中约 2% 可能发生全身性血管炎,较常受累的动脉有肾、卵巢、附睾、肠系膜、胰腺、髂部、肝、脾及腋动脉。这些病例一般都有冠状动脉瘤。

(三)其他临床表现

急性期胃肠并发症包括腹痛、呕吐和腹泻、胆囊水肿、轻度黄疸。有时可有麻痹性肠梗阻和轻度转氨酶增加。

在急性期婴儿常有比其他热性病更为突出的烦躁不安,约 1/4 有无菌性脑膜炎,脑脊液白细胞每毫升 25~100 个,以淋巴细胞为主,糖正常,蛋白稍高。此外尚有耳鼓膜充血、眼色素膜炎。在亚急性期虽然发热、皮疹、淋巴结病已消退,但结膜充血、烦躁不安和厌食仍持续存在。神经并发症有面神经轻瘫、癫痫发作、共济失调、偏瘫等。

关节炎和关节痛约占 1/3,急性期多为小关节受累,负重的大关节受累多在病后第 2~3 周。一般持续 2 周,也可长达 3 个月。早发的关节炎滑膜液中的白细胞以中性粒细胞为主,晚发者滑膜液中白细胞较少。其他肌肉骨骼系统表现尚有骶髂关节炎、肌炎和无菌性股骨头坏死。

泌尿系异常有尿道炎伴无菌性脓尿、阴茎异常搏起、睾丸-附睾炎、膀胱炎、前列腺炎、急性肾衰竭、间质性肾炎和肾病综合征。肺炎的临床症状多不明显,但 X 线检查可见肺炎改变。

(四)少见的临床表现

末梢坏疽是少见又严重的并发症。由末梢缺血所致,多在川崎病起病之初发生,多见于 7 个月以内年幼的非亚裔患儿,常伴巨型冠状动脉瘤或有末梢动脉瘤(特别是腋动脉),虽然可用水杨酸类、静脉输入丙种球蛋白、前列腺素 E 或交感神经阻滞药及溶栓抗凝治疗,仍有相当一部分病例需截指(趾),甚至截肢。

五、实验室及辅助检查

由于川崎病的病因不明,尚缺乏特异的检查方法。现将可供诊断参考的检查项目分述如下:典型病例急性期白细胞增高,核左移,偶有白细胞减少;可见轻度正细胞贫血,如发热期延长及发展为冠心病者贫血较重;起病 1 周内一般血小板正常,第 2~3 周时血小板增高,可超过 1 000/L,严重的冠心病和心肌梗死也可有血小板减少。C 反应蛋白增高,血沉增快可持续 4~6 周。病初有 2/3 可出现间歇性无菌性脓尿。抗核抗体及类风湿因子皆为阴性。急性期约一半患者有心电图异常,表现为 P-R 间期延长,左心室肥厚,异常 Q 波,室性心律失常,非特异性 ST-T 改变。二维超声可用来检查心室和瓣膜的功能,冠状动脉血管情况以及是否有心包积液。

六、诊断

川崎病的诊断标准:①发热至少 5 天(如有其他典型症状出现,有经验的医师也可在发热 5 天前诊断),抗生素治疗无效。②符合以下临床标准 5 项中之 4 项:双侧结膜充血,但不伴有渗出;口腔黏膜改变如红斑、干燥、唇裂、咽部充血、草莓舌;手与足的改变:急性期红肿,亚急性期指甲周围脱皮;主要在躯干出现的皮疹、丘疹、多形性红斑、猩红热样疹;颈淋巴结肿大,单个结节直径常大于 1.5 cm。③不能以其他疾病过程来解释。如果患者原因不明的发热 5 天以上,且满足 5 条临床标准中的 4 条,则可诊为川崎病。若患者有超声波或动脉造影证实的冠状动脉血管异常,并有发热,满足临床标准 5 条中的 3 条亦可诊为川崎病。

七、鉴别诊断

常需与川崎病鉴别的疾病有以下几种。

(一)麻疹

麻疹一般在发热第 4 天发疹,常始于面部耳后,可有融合,出疹同时发热、卡他症状及咳嗽加重,皮疹消退后留有浅褐色色素沉着,口腔黏膜有 Koplik 斑。川崎病之皮疹在躯干四肢为著,典型者会阴皮疹明显,疹退无色素沉着,两病皆可有手足肿,白细胞、血沉在川崎病时增高,麻疹无并发症时白细胞低。

(二)中毒性休克综合征

本病伴有低血压。而川崎病引起心源性休克血压降低是罕见的。某些感染,如葡萄球菌感染伴有中毒性休克时血肌酐磷酸激酶升高,而川崎病则无。

（三）猩红热

本病有发热、皮疹,为 A 族链球菌感染,咽喉炎很重,对青霉素敏感,用药后 24～48 小时常可见体温下降,而川崎病用抗生素无效。

（四）婴儿型结节性动脉炎

婴儿型结节性动脉炎与川崎病有诸多相似之处,但川崎病病程短,预后相对较好,有手足受累,两病相互关系待研究。

八、治疗

（一）急性期与亚急性期的治疗

川崎病尚无特效疗法,主要为对症治疗。阿司匹林和大剂量丙种球蛋白静脉注射在起病 7～10 天尽早开始治疗可获得较为满意的疗效。

阿司匹林的主要作用是抑制环氧化酶,使前列腺素生成受抑制,阻断血小板产生血栓素 A_2,防止血小板聚集,血栓形成,有抗炎及抗凝作用。阿司匹林在急性期总量 80～100 mg/(kg·d) [日本的用量较少,为 30～50 mg/(kg·d)],分为每 6 小时 1 次口服。病后第 14 天左右,热退可减量至 3～5 mg/(kg·d),每天 1 次口服。川崎病急性期,阿司匹林的吸收减少,清除增高,故一般无须测定血药浓度。阿司匹林能使发热及其他症状缓解。其不良反应有转氨酶升高,胃炎,暂时失声,罕见的瑞氏（Reye）综合征。低清蛋白血症时上述不良反应更易出现。

1984 年古庄等首先报道静脉注射免疫球蛋白可减低冠状动脉瘤的发生。美国国立卫生研究院做了 7 个中心系列研究,肯定了静脉注射免疫球蛋白的疗效。提出川崎病病初的 10 天内应一次性予静脉注射丙种球蛋白 2 g/kg,在 10～12 小时静脉滴注,并合用阿司匹林 80～100 mg/(kg·d)。阿司匹林用法如上述。该疗法与单用阿司匹林相比,缩短了发热病程,急性期反应物迅速恢复正常。疾病确诊较晚而仍有发热,有炎症进展表现或者已有冠状动脉扩张都是应用静脉注射免疫球蛋白的适应证。约 10% 的患者用静脉注射免疫球蛋白后 48 小时可仍有发热,鉴于发热时期长是严重冠状血管病的高危因素,故有主张可重复静脉用丙种球蛋白（IVIg）。对第二次用静脉注射免疫球蛋白后仍有发热的少数患者,个别报道可用激素冲击治疗,然而日本早有激素可使川崎病之冠状血管病加重的报道。以往用丙种球蛋白 400 mg/(kg·d)在 2～4 小时静脉滴注,共用 4 天,近来认为丙种球蛋白 2 g/kg,在 10～12 小时静脉滴注,仅用 1 次,疗效优于前者。静脉注射丙种球蛋白治疗的机制为阻断免疫反应之血管损伤,提供了特异抗体和抗毒素。静脉注射丙种球蛋白可使急性期的血管炎的威胁减轻,也有一定远期效果。可改善心肌功能,改善川崎病可能并发的高脂血症。1984 年以前 20% 的川崎病患儿预期会发生冠状动脉瘤,2% 死于此病。静脉注射丙种球蛋白可使冠状动脉病变由 20%～25% 减少到 2%～4%。静脉注射免疫球蛋白的价格昂贵,但不良反应一般较轻微,偶有发热、头疼与皮疹,也有报道发生无菌性脑膜炎、溶血及弥散性血管内凝血,可能因为免疫球蛋白内有抗体存在。

在未用静脉注射丙种球蛋白的时代曾用血浆置换治疗,该治疗不会使病情加重,但技术复杂,对严重的且其他药物治疗无效的病例可考虑作为抢救治疗的一种方法。

近年还有报道用己酮可可碱与皮质激素作为川崎病的辅助治疗或抢救治疗,但临床疗效有待进一步研究。

有报道 TNF-α 阻滞药在本病的治疗中有效,但仍须随机对照临床试验进一步验证。

（二）急性期以后的治疗

如果病程达到 6～8 周时,血沉与心电图均正常且无并发症者,可停用阿司匹林。有冠状动脉扩张和动脉瘤形成应继续用阿司匹林,或加双嘧达莫 1 mg/(kg·d)。有小的和中等大小的冠状动脉瘤需长期用阿司匹林,直至冠状动脉病变消退。一般不用限制活动,但不要做比赛等剧烈活动。若是未经免疫过的川崎病患儿长期用阿司匹林又接触水痘应及时停用阿司匹林。IVIg 后6～11个月应避免用胃肠道外的活病毒疫苗（麻疹、风疹、腮腺炎、水痘疫苗）,因为特异的病毒抗体可以干扰疫苗的免疫反应。对血栓高危患者可将阿司匹林暂时改为其他抗血小板药如双嘧达莫 2～6 mg/(kg·d),分 3 次服。对大的冠状动脉瘤可酌情用诸如华法林等抗凝剂。如有冠状动脉阻塞应做血管造影等,必要时做旁路移植手术。在日本有报道 168 例川崎病用动脉移植片或静脉移植片做了旁路移植手术,85 个月后开放率分别为 77% 及 46%。已有少数川崎病患者做过心脏移植。

九、预后

若及时诊断,合理治疗,川崎病预后良好,即使有冠状动脉受累,经随诊治疗,大部分病情经过良好。日本 20 世纪 70 年代报道川崎病死亡率为 1%～2%。此后由于治疗得当死亡率已降至 0.08%。各国各地对川崎病死亡率的报道不完全一致。突然死亡往往发生于临床症状改善后起病第 3～4 周,也有报道为 2～12 周。死亡主要是冠状动脉瘤部位的冠状血管栓塞,引起大面积心肌梗死所致。在一组随诊 10～21 年的病例中,1.9% 有冠状动脉瘤致狭窄,有 1.2% 的患者需要做冠状动脉旁路移植手术。由于川崎病后遗症致缺血性冠心病的青年人病例也有报道。由于自认识本病至今时间较短,故川崎病急性期血脂异常是否长期持续存在尚不完全清楚,儿童期患川崎病是否增加成年人动脉硬化的危险也有待研究。因此即使无冠状动脉受累,对川崎病也应定期随访,建议一般在病后1～2年内,每 3～6 个月复查 1 次,2 年后每年复查 1 次。

第六节　痛　　风

一、概述

痛风是嘌呤代谢紊乱或尿酸排泄减少所引起的一组疾病,主要临床特点为高尿酸血症、反复发作的急性单关节炎。

（一）痛风的发展简史

公元 13 世纪,"Gout"的名称被首次提出;17 世纪托马斯（Thomas）首次对痛风症状和体征作了详细描述,把痛风作为独立的疾病划分出来。19 世纪,加罗德（Garrod）证实痛风与人体血尿酸浓度增高有关,他认为沉淀的尿酸盐是引起痛风的原因。1950 年人们可用尿酸氧化酶法精确的测定血尿酸值,并使用偏振光显微镜观察到尿酸钠盐结晶。

（二）痛风的流行病学

痛风在世界各地的发病呈现逐步增加的趋势，种族和地区不同而有差异。饮食与饮酒、肥胖、其他疾病、药物、家族和遗传等因素均影响其发病。主要见于中老年男性和绝经期妇女，男女患病率比约为 20∶1。

二、发病机制与病理

（一）痛风的病因与发病机制

人体内尿酸主要有两个来源：一是内源性，主要由体内氨基酸、磷酸核糖合成和核酸分解代谢而来，占体内尿酸总量的 80%；二是外源性，从富含核苷酸的食物中分解而来，占体内尿酸总量的 20%。正常情况下尿酸的产生和清除呈动态平衡，血清尿酸水平维持正常范围。任何原因导致尿酸生成增多或排泄减少，或两种机制同时存在，都会造成血清尿酸水平增高，成为引发痛风的主要环节。近年来利用分子生物学技术在嘌呤代谢酶缺陷方面的研究得到深入开展，发现痛风与相关基因突变或基因丢失有关。与痛风相关的遗传基因有 SLC2A9、ABCG2、ADRB3 等。

（二）痛风的病理生理

痛风的发病过程中至关重要的环节是局部的尿酸盐结晶（MSU）沉积于关节及软组织，诱导白细胞趋化聚集，并作为一种内源性抗原信号被模式识别受体（如 Toll 样及 NOD 样受体）识别，激活下游的免疫炎症信号通路，最终导致痛风急性炎症发作。研究已证明，参与炎症反应的细胞主要有肥大细胞、中性粒细胞、单核/巨噬细胞等，细胞因子有 IL-1、TNF-α、MCP-1、IL-1β、IL-8、IL-6 等。

三、临床表现及体征

（一）急性痛风性关节炎

典型发作于深夜，因关节痛而惊醒，疼痛进行性加剧，呈撕裂样、刀割样或咬噬样，难以忍受。受累关节及周围组织红、肿、热、痛和功能受限。数天或 2 周内自行缓解。首次发作多侵犯单关节，以第一跖趾关节最为常见。部分患者可有发热、寒战等全身症状。

（二）间歇发作期

痛风发作缓解后一般无明显后遗症状，或遗留局部皮肤色素沉着、脱屑及刺痒等，以后进入无症状的间歇期。多数患者 1 年内复发，越发越频，受累关节越来越多，症状持续时间越来越长。症状趋于不典型。

（三）慢性期

长期高尿酸血症导致尿酸钠盐晶体沉积于皮下、关节及周围软组织，形成痛风石。痛风石发生的典型部位是耳郭和反复发作的关节周围。外观为皮下隆起的大小不一的黄白色赘生物，呈圆形或椭圆形结节，质地较坚韧，皮肤表面菲薄，破溃后排出白色粉状或糊状物，经久不愈。关节内大量沉积的痛风石可造成关节破坏。

尿酸盐晶体沉积于肾间质，导致慢性肾小管-间质性肾炎，临床表现为夜尿增多、蛋白尿、白细胞尿、轻度血尿及管型尿等。晚期可致肾小球滤过功能下降，出现肾功能不全。尿中尿酸浓度增高在泌尿道中沉积形成结石，结石较小者可无症状，较大者可阻塞尿路，引起肾绞痛、血尿、排尿困难、泌尿系统感染、肾盂扩张和积水等。

四、辅助检查

（一）实验室检查

1.一般项目

（1）血常规和血沉检查：急性发作期，外周血白细胞计数升高，通常为$(10\sim20)\times10^9/L$，中性粒白细胞相应升高。血沉增快。

（2）尿常规检查：病程早期一般无改变，累及肾脏者，可有蛋白尿、血尿、脓尿，偶见管型尿；并发肾结石者，可见明显血尿，亦可见酸性尿石排出。

2.血尿酸测定

急性发作期绝大多数患者血清尿酸含量升高。一般采用尿酸氧化酶法测定，男性$>416\ \mu mol/L(7\ mg/dL)$，女性$>357\ \mu mol/L(6\ mg/dL)$，具有诊断价值。缓解期间可以正常。有$2\%\sim3\%$患者呈典型痛风发作而血清尿酸含量小于上述水平。

（二）影像学检查

1.X线检查

早期无明显的X线片改变。反复发作时可在软组织内出现不规则团块状致密影，称为痛风结节。在痛风结节内可有钙化影，称为痛风石。由于痛风石在软骨的沉积，可造成软骨和关节面破坏。病程较长的患者，在关节边缘可见偏心性半圆形骨质破坏，较小者似虫蚀状，随着病情进展逐渐向中心扩展，形成穿凿样缺损，这也是慢性痛风性关节炎较为特征性的改变之一。

2.超声检查

超声可以发现沉积在关节软骨表面的尿酸盐结晶、痛风石及继发的滑膜炎和骨侵蚀。软骨表面沉积的尿酸盐结晶超声表现为一条高回声不规则的条带，与软骨下方的骨表面高回声相平行，两条高回声线之间为无回声透明软骨，形如两条平行的铁轨，故得名"双轨征"，是痛风的特异性超声表现。

3.双能量CT

双能量CT可以发现病灶关节出现绿色标记的尿酸盐结晶沉积，对发现尿酸盐结晶具有重要的价值。

4.MRI

MRI可以评估尿酸盐结晶浸润引起的滑膜增生及炎性渗出，骨破坏以及骨髓水肿，观察肌腱、韧带、关节软骨及关节囊、滑囊等炎性病变。

（三）关节腔穿刺检查

急性痛风性关节炎发作时，肿胀关节腔内可有积液，以注射针抽取滑液，应用偏振光显微镜检查，可见细针状或杆状的单钠尿酸盐结晶体，尿酸盐结晶方向与镜轴平行时呈黄色，垂直时呈蓝色。95%以上急性痛风性关节炎滑液中可发现尿酸盐结晶。

五、诊断与鉴别诊断

（一）诊断标准

急性痛风性关节炎采用美国风湿病协会（ARA）1977年制定的分类标准。

符合下列3条中的1条即可诊断。

（1）尿酸盐结晶滑囊液中查见特异性尿酸盐结晶。

(2)经化学方法或偏振光显微镜检查证实痛风石中含有尿酸钠结晶。

(3)具备以下 12 项中的 6 项:①1 次以上的急性关节炎发作;②炎症表现在 1 天内达到高峰;③单关节炎发作;④患病关节皮肤呈暗红色;⑤第 1 跖趾关节疼痛或肿胀;⑥单侧发作累及第 1 跖趾关节;⑦单侧发作累及跗骨关节;⑧有可疑的痛风石;⑨高尿酸血症;⑩X 线显示关节非对称性肿胀;⑪X 线摄片示骨皮质下囊肿不伴骨质侵蚀;⑫关节炎症发作期间关节液微生物培养阴性。

（二）鉴别诊断

1.化脓性关节炎

化脓性关节炎主要为金黄色葡萄球菌所致,鉴别要点:①可发现原发感染灶或化脓病灶;②多发生于负重大关节如髋关节、膝关节,并伴有高热、寒战等症状;③关节腔穿刺液为脓性渗出液,涂片镜检可见革兰氏阳性葡萄球菌和培养出金黄色葡萄球菌;④滑液中无尿酸盐结晶;⑤抗痛风药物治疗无效。

2.关节周围蜂窝织炎

关节周围软组织明显红肿,畏寒和发热等全身症状突出,但关节疼痛往往不如痛风显著,关节无肿胀和压痛。周围血白细胞计数明显增高,血尿酸正常,抗生素治疗有效。

3.类风湿关节炎

本病约 10% 病例在关节附近有皮下结节,易与不典型痛风混淆。但类风湿表现为指/趾小关节呈对称性梭形肿胀,与单侧不对称的痛风关节炎截然不同;X 线摄片显示关节面粗糙、关节间隙变窄,有时部分关节面融合,骨质普遍疏松;类风湿因子阳性,关节液无尿酸盐结晶。

六、治疗

（一）急性期的治疗

关节炎的急性发作期应尽早使用抗炎镇痛药,禁用降尿酸药物及影响尿酸排泄的药物,注意休息,多饮水,维持饮食治疗。

1.秋水仙碱

秋水仙碱是痛风急性发作的特效药,适于痛风急性发作 36 小时以内。其作用机制:①抑制多核白细胞的趋化、增殖和吞噬尿酸盐晶体;②抑制溶酶体和乳酸的释放;③提高关节腔内 pH,减少尿酸盐结晶析出。但它不能降低血尿酸,亦不增加尿酸排泄。秋水仙碱可以引起腹泻、呕吐等胃肠道反应,其他不良反应还有白细胞计数减少、肝肾功能损害。

2.非甾体抗炎药

非甾体抗炎药是痛风急性发作期的首选用药,而且在降尿酸过程中小剂量维持用药可以预防痛风性关节炎反复发作。其作用机制主要是通过抑制环氧化酶(COX)的活性而发挥抗炎镇痛作用。在痛风性关节炎发作初始,即要迅速选用一种抗炎镇痛药给予治疗,通常 1～2 天收效,症状消失停用,多数患者的疗程不超过 2 周。

3.糖皮质激素

当痛风关节炎反复发作,症状较重,或对上述药物无效或产生不良反应时可考虑使用糖皮质激素,如口服泼尼松 0.5 mg/(kg·d)5～10 天,症状改善后及时减量或停用。一般认为短期应用糖皮质激素是安全的。还可肌内注射复方倍他米松。

(二)降尿酸治疗

降尿酸治疗目的是长期有效控制血尿酸水平,防止痛风发作或溶解痛风石。对于痛风患者经非药物治疗血尿酸>7 mg/dL,应给予降尿酸治疗。无症状高尿酸血症患者,经生活方式干预后尿酸水平>9 mg/dL 或合并高血压、尿路结石、肾脏疾病且尿酸水平>8 mg/dL,应给予降尿酸治疗。降尿酸治疗目标是使血尿酸≤6 mg/dL,若痛风关节炎症状不缓解或有痛风石,血尿酸应<5 mg/dL。

降尿酸治疗在急性炎症控制 2 周后即可开始。目前临床应用的降尿酸药主要有抑制尿酸生成药和促进尿酸排泄药。应从小剂量开始,逐渐加量,根据降尿酸的目标水平在数月内调整至最小有效剂量并长期维持。单一药物疗效不好时可合用两类药物。在开始使用降尿酸药物同时,服用低剂量秋水仙碱或非甾体抗炎药至少 1 个月,以预防急性关节炎复发。

1.抑制尿酸生成药

抑制尿酸生成药为黄嘌呤氧化酶抑制剂。广泛用于原发性及继发性高尿酸血症,尤其是尿酸产生过多型或不宜使用促尿酸排泄药者。主要有别嘌醇和非布索坦。

2.促进尿酸排泄药

促进尿酸排泄药主要通过抑制肾小管对尿酸的重吸收,降低血尿酸。主要用于肾功能正常,尿酸排泄减少型。对于 24 小时尿尿酸排泄>3.57 mmol 或已有尿酸性结石者、慢性尿酸盐肾病的患者、急性尿酸性肾病患者,不宜使用。在用药期间,特别是开始用药数周内应碱化尿液并保持尿量。

3.碱性药物

尿酸在碱性环境中可转化为溶解度更高的尿酸盐,痛风患者的尿 pH 往往低于健康人,故在降尿酸治疗的同时应碱化尿液,利于肾脏排泄,减少尿酸沉积造成的肾脏损害。定期监测尿pH,使之保持在 6.5 左右。同时保持尿量,是预防和治疗痛风相关肾脏病变的必要措施。

第七节　类风湿关节炎

一、病因病理

类风湿关节炎(rheumatoid arthritis,RA)是一种原因不明的慢性多系统疾病。对称性的累积外周关节的持续性滑膜炎则是 RA 的特征性表现。RA 的标志是滑膜炎症会破坏软骨和侵蚀骨质,最终影响到关节的完整性。

RA 分布在世界各地,不同人群的患病率从 0.18% 到 1.07% 不等。RA 有一定种族差异。印度人比白种人高,高加索人高于亚洲人。中国患病率较低,为 0.32%~0.36%。RA 可以发病于所有年龄段,高峰年龄在 30~50 岁。RA 发生于女性较多,男女比例为 1:(2~4)。

(一)病因

类风湿关节炎的病因尚未完全明确,目前认为类风湿关节炎的发病与感染、遗传、内分泌、营养和吸烟等因素有关。

1.感染因素

许多病原体与 RA 的发病有关,包括病毒、逆转录病毒和支原体,但确切的病原学联系尚未建立。RA 的回顾性研究发现,既往有扁桃体炎、风疹、腮腺炎病史的人群发生 RA 的风险加倍。

(1)细菌感染:据统计,50%～80%的类风湿关节炎患者在反复链球菌感染后 2～4 周即开始发病;1958 年西米安(Simian)等人将溶血性链球菌注射进兔子的鼻旁窦中引发了类似于类风湿关节炎的关节炎。实验研究已经表明,A 组链球菌和菌壁有肽聚糖可能是类风湿关节炎发病的一个持续的刺激原,A 组链球菌长期存在于体内转化为连续的抗原,刺激机体产生抗体,发生免疫病理损害从而致病。支原体所制造的关节炎动物模型与人的类风湿关节炎相似,但不产生人类风湿关节炎特有的类风湿因子。奇异变形杆菌和结核分枝杆菌可能是与类风湿关节炎相关的两种最常见的细菌类型。前细菌细胞表面抗原和 HLA-DR4 以及 Ⅱ 型胶原 α_1 链具有相同的序列。后者中的热休克蛋白 65(HSP65)含有与软骨中发现的糖蛋白之一同源的氨基酸序列。这些细菌可能通过菌体蛋白与患者自身蛋白的交叉免疫反应而引起疾病。

(2)病毒感染:EB 病毒被认为在 RA 的发病机制中起间接作用。它是 B 细胞的多克隆活化剂,能够促进 RA 发生,并且巨噬细胞和 T 细胞缺乏抑制人 B 细胞增殖的能力。与对照组相比,在 RA 患者的咽喉冲洗液中洗脱的 EB 病毒水平更高,并且针对正常和瓜氨酸化的 EB 病毒抗原的抗体水平也较高,以及 EB 特异性细胞毒性 T 细胞反应异常。

1985 年,怀特(White)等人首次报道了细小病毒 B19 感染与人类关节疾病有关。后来多项研究发现 RA 患者骨髓、滑膜及关节积液可检测到细小病毒 B19 基因,B19 基因不直接导致关节炎的发生,但可增强关节炎相关基因对环境刺激的反应性。90%的成人在感染 B19 后出现关节炎症,并且相当大比例的 B19 相关性关节炎患者符合 RA 诊断标准。

由于风疹病毒疹疫苗会引起人类滑膜炎,与细小病毒 B19 感染一样,一些慢性多发性关节炎患者可能与直接感染野生型或减毒风疹病毒有关。

对炎性和非炎症性关节病的滑膜组织的研究也表明存在其他病毒 DNA,如巨细胞病毒和单纯疱疹病毒。

(3)支原体、衣原体感染:支原体和衣原体在关节炎中的潜在作用受到广泛关注。例如,来源于支原体的超抗原可以直接通过巨噬细胞诱导产生非 T 细胞依赖的细胞因子,并促发或者加剧被 Ⅱ 型胶原免疫的小鼠发生支原体关节炎。在类风湿患者的外周血和滑液中可以检测到发酵支原体。2002 年,安东尼奥(Antonio)等人用发酵支原体P-140 和 P-18 分别免疫家兔,并成功诱导兔关节炎模型,提示发酵支原体感染可能与 RA 有一定联系。

2.遗传因素

目前的研究表明 RA 的发病率与基因有关。在患有自身抗体-类风湿因子相关疾病的患者的一级亲属中,严重 RA 的发病率约为预计值的 4 倍,而约 10%的 RA 患者有一级亲属患病。此外,单卵双胞胎发生 RA 的概率至少是双卵双胞胎的 4 倍,而双卵双胞胎与非双胞胎兄弟姐妹发生 RA 的风险相似。然而,只有 15%～20%的单卵双胞胎伴有 RA,这提示除遗传之外的其他因素可能在 RA 的发病机制中起重要作用。遗传风险因素不能充分解释 RA 的发病率,环境因素在基本病因中起一定作用。流行病学证据强调了这一点的重要性,非洲的流行病学研究表明,遗传背景相似的人群中,气候和城市化对 RA 发病率和潜在严重程度有重大影响。

3.内分泌因素

类风湿关节炎多见于女性,更年期发病率达高峰,妊娠可缓解,产后加重,口服避孕药的女性发病率低,提示雌激素与 RA 发病有关。除性激素外,其他多种内分泌激素与 RA 的疾病过程均有关。早在 1949 年,亨奇(Hench)等人提出缺乏皮质醇是 RA 的重要致病因素之一。后来的研究也表明 HPA 在抑制 RA 的炎症反应和免疫功能方面起着重要作用。RA 的发生和发展与 HPA 功能障碍、肾上腺皮质储备下降有关。疾病活动(关节僵硬、手握力下降等)与血浆皮质醇水平的下降明显相关。近年来,关于 RA 病因和发病机制的研究证实,RA 患者 HPA 功能下降可能是滑膜炎症发生和持续存在的重要因素。RA 患者常伴有甲状腺功能减退或甲状腺功能亢进,甲状腺分泌减少。RA 患者肾上腺皮质激素水平下降,峰值分泌时间明显延迟,17-羟基皮质酮需求量成倍增加。正常皮质醇分泌峰值在早晨 7:00～8:00,而 RA 患者可推迟在 8:00～12:00 之后,这是晨僵的原因之一,用泼尼松治疗可明显缓解各种关节炎症。

4.其他因素

除感染、遗传和内分泌因素之外,环境、吸烟、性别、外伤、营养不良及社会、心理精神因素等均可能在 RA 的发生和发展中起一定作用。

就环境而言,寒冷潮湿的工作或生活环境可能导致 RA 或加重 RA。作为一种不良的环境因素,寒冷和潮湿可能会对全身免疫系统产生刺激作用,或加剧其他致病因素的影响,从而导致一些遗传易感人群出现类风湿关节炎。其他职业暴露也可能与 RA 易感性有关,且男性似乎显著于女性。此外,某些化学品,如染发剂等在生活中的接触也有可能影响 RA 的易感性。

在吸烟方面,吸烟是一些人群中血清阳性 RA 最具体的环境危险因素。除吸烟可能与 RA 易感性有关外,还可能影响疾病的严重程度。由于吸烟会加剧局部空气污染,以及吸烟者体内的"污染"可能通过诱导类风湿因子(rheumatoid factor,RF)产生导致 RA。烟草中的某些成分(如尼古丁)可能激活炎症通路并改变免疫反应,从而诱发或加重 RA;吸烟与 HLA-DRB1 共有表位、抗 CCP 抗体之间可能存在相关性;有学者认为吸烟可导致广泛的血管内皮损伤,与血管炎的发生有关。

越来越多的研究表明,营养因素可以影响 RA 的发病率。大量摄入烘焙或烤制的鱼类,尤其是富含脂肪的鱼类,如鲑鱼或鳟鱼,会减缓 RA 的发展,因为它含有丰富的脂肪酸 δ_3。一项研究表明,饮茶者与不饮茶者相比,RA 的危险性降低。

同时,社会、心理、创伤等因素也可诱发 RA。

(二)发病机制

发病机制目前尚不清楚,认为类风湿关节炎可能是携带类风湿关节炎易感基因受病原体感染导致的机体免疫系统紊乱,通常认为与 T 细胞免疫应答和 B 细胞产生自身抗体有关,由多种细胞产生的细胞因子在类风湿关节炎滑膜病变中也起着非常重要的作用。

1.T 淋巴细胞

T 细胞介导的免疫应答是类风湿关节炎的主要发病机制,在 RA 的滑膜的细胞成分中 30%～50% 为 T 淋巴细胞,其中大部分是 CD4$^+$ T 淋巴细胞,然而在某些病理组织观察上也有较高的比例。RA 滑膜 T 淋巴细胞端粒酶活性与细胞内滑膜内层增生、新生血管形成和局部淋巴细胞聚集有关。

(1)T 细胞库构成异常:类风湿关节炎患者体内功能性 T 细胞受体库改变,T 细胞自我稳定受损、外周耐受机制紊乱、增殖功能障碍、多样性减少,浸润到滑膜的 CD4$^+$、CD8$^+$ T 细胞不需要共刺激信号就能产生过量的干扰素-γ(Interferon,IFN-γ),其也表达穿孔素、裂解细胞并诱导炎症。类风湿关节炎患者的 T 细胞全身性不正常是类风湿关节炎发病的内在因素。

(2)T细胞在体内的迁移:RA中T淋巴细胞的增殖能力很差,但是在趋化因子作用下T细胞会发生由外周向滑膜的迁移,因此使炎症处于持续状态。尤其是产生白细胞介素-17(IL-17)的辅助T细胞(Th)17细胞的浸润引起关节的破坏和产生防御性修复,造成关节滑膜损伤和关节变形。

(3)T细胞和其他效应细胞间的相互作用:在RA滑膜中T淋巴细胞与滑膜细胞之间的相互作用可强化免疫反应,加重骨质破坏的发生。T细胞不仅与滑膜固有的基质细胞作用,而且与从血中迁移来的单核细胞、树突状细胞、B细胞相互作用,诱导在类风湿关节炎病程中起主要作用的单核细胞激活和树突状细胞分化。T细胞被激活后诱发炎症级联反应,刺激巨噬细胞和滑膜细胞释放致炎因子和基质金属蛋白酶(matrix metalloproteinase,MMPs),造成关节滑膜损伤。

2.B淋巴细胞与自身抗原、抗体

B细胞在RA中的作用包括作为抗原递呈细胞处理和递呈抗原肽供T细胞识别,参与T细胞的活化,分泌包括TNF-α在内的促炎症细胞因子,产生RF等自身抗体。

研究表明,RA患者滑膜组织中存在大量异位生发中心样结构,B细胞浸润明显,提示自身反应性B细胞参与了RA的发病机制。在RA患者中,成熟B细胞遇到RA相关抗原刺激并分化成短寿命浆细胞或进入生发中心,产生记忆性自身反应性B细胞和长命浆细胞,进而产生RA相关自身抗体。这些自身抗体与相应的抗原形成免疫复合物,通过作用于靶细胞表面Fact受体或激活补体,进而激活免疫细胞内酪氨酸磷酸化免疫受体途径,引起抗体或补体介导的吞噬作用和超敏反应,导致RA中的组织损伤。例如,作为自身抗体的RF通过维持B细胞的活化和参与免疫复合物激活补体而使炎症反应持续存在。已发现高滴度的RF与关节病变的侵袭性、关节外器官受累的发生率以及死亡和致残相关联。

3.巨噬细胞

巨噬细胞是RA发病机制中的重要参与者。RA炎症滑膜和血管翳处有大量活化的巨噬细胞,这与RA疾病的严重程度密切相关。巨噬细胞主要存在两种形式:滑膜内衬层A型滑膜细胞与间质内弥散分布的巨噬细胞。活化的巨噬细胞高表达主要组织相容性复合体(major histocompatibility eomplex,MHC)Ⅱ类分子(MHCⅡ),其可分泌多种促炎因子、趋化因子、生长因子和MMPs,参与炎症的启动和维持、白细胞的黏附和迁移、基质的降解和血管新生,具有广泛的促炎作用和组织破坏能力。

4.滑膜成纤维细胞

许多研究已经证实类风湿滑膜成纤维细胞(RASF)的形态和生物学活性发生了变化,包括信号级联反应和凋亡反应分子的变化以及黏附分子和基质降解酶表达的变化,使之在不需要外界不断刺激的条件下就处于稳定活化状态。它不仅直接和间接参与骨和软骨的侵蚀,还参与RA关节炎炎症的播散、血管翳结构的维持等病理过程。在RA疾病的发生和病情迁延中具有重要的作用。

5.细胞因子及细胞黏附因子

细胞因子是由免疫细胞和某些非免疫细胞合成和分泌的一类生物活性物质,用于调节多种细胞生理功能。研究表明,类风湿关节炎滑膜细胞和滑膜组织浸润单核细胞/巨噬细胞、淋巴细胞等产生大量细胞因子,这些细胞因子通过作用于多种细胞并相互调节,形成一个复杂的网络,此网络失衡促进了类风湿关节炎的发生和发展。主要细胞因子有IL-1和TNF-α、IL-6、IL-10、血管内皮生长因子(VEGF)等。

（三）病理

RA 的病理损害常累及全身各处关节滑膜,早期表现是关节滑膜炎症,随之出现血管增殖并可侵蚀关节软骨形成肉芽组织,最终导致关节软骨破坏、纤维化、关节腔狭窄、关节畸形。RA 还可以影响结缔组织,包括皮下组织、心脏、肺、脾脏、血管、淋巴结、眼睛和浆膜等,同时形成关节外病变。

RA 有三种基本类型。

1.关节滑膜炎

关节滑膜炎表现为弥漫性或局灶性淋巴细胞和浆细胞浸润,并伴有淋巴细胞滤泡(图 9-1)。

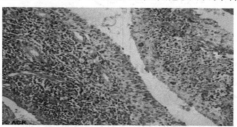

图 9-1　关节滑膜炎病理

2.血管炎

血管炎主要发生于小动脉和小静脉。血管内皮细胞增生、管腔狭窄甚至阻塞,血管壁纤维素样变性或坏死,常伴有血栓形成,血管周围淋巴细胞及浆细胞浸润(图 9-2)。

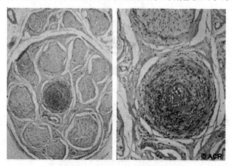

图 9-2　血管炎病理

3.类风湿结节

结节中央为大片纤维素样坏死灶,坏死灶周围为呈栅栏状或放射状排列的上皮样细胞,外层为增生的毛细血管和聚集的成纤维细胞,伴淋巴细胞及浆细胞浸润,最后纤维化。主要发生于皮肤,其次为心、肺、脾和浆膜等处(图 9-3)。

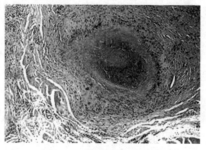

图 9-3　类风湿结节病理

二、临床表现

（一）关节表现

1.疼痛和压痛

对称性、持续性关节疼痛和压痛,程度因人而异,主要累及掌指、指间、腕关节等小关节,亦常见于肘、膝等中大关节,其他如颈椎小关节、颞下颌关节、胸锁关节和肩关节也可受累（图9-4）。

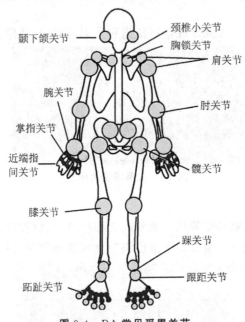

图9-4　RA常见受累关节

2.肿胀

关节腔积液、滑膜肿胀、组织水肿可致关节周围肿胀,可见于任何关节,当注意与骨性膨大区分。

3.晨僵

患者晨起或静止一段时间后出现关节发紧和僵硬感,活动及午后可逐渐缓解,时间长短与病情相关,大多持续超过半小时。

4.关节破坏与畸形

晚期最常见关节畸形是掌指关节半脱位和手指尺偏。近端指间关节过伸使远端指间关节屈曲呈"天鹅颈"畸形,近端指间关节屈曲、远端指间关节过伸形成"纽扣花"畸形。重症患者关节呈纤维性或骨性强直,关节活动受限直至完全丧失功能（图9-5）。

5.骨质疏松

骨质疏松是类风湿关节炎早期和常见的征象。其原因可能与疼痛、失用、微循环或神经营养变化激发破骨细胞活跃有关,但可能主要由关节强直失用性引起。

（二）关节外病变

临床医师应该更全面地了解关节的外观,以免错误解读或延误病情。一般RA关节疾病只能致残,但关节外表现或其并发症有可能导致死亡。常可伴有低热、贫血、全身不适和乏力、重坠感、食欲缺乏等症状。

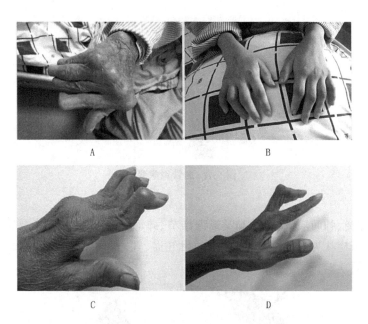

图 9-5 关节畸形
A.尺侧偏斜;B.梭形肿胀;C.天鹅颈畸形;D.纽扣花样畸形

1.类风湿结节

类风湿结节常见于关节周围、伸肌面,或经常承受机械压力的部位,为直径数毫米至数厘米的结节,质硬,活动度差,无疼痛或触痛,见于约 25% 的典型 RA 患者,最常见在肘部、鹰嘴突等关节隆突部和经常受压处,还可见于心包、心内膜、胸膜、中枢神经组织及肺部等。若结节发生在肺部,X 线检查见块状、密度均匀的阴影。在组织学上,类风湿结节由中心为坏死物质,包括胶原纤维、非胶原纤丝和细胞碎片;排列成栅栏状的表达 HLA-DR 抗原的巨噬细胞的中间带和由肉芽组织形成的外带组成(图 9-6)。

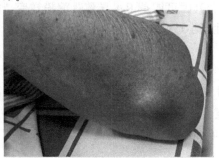

图 9-6 类风湿结节

2.血管炎

血管炎见于严重的 RA 或有高滴度循环类风湿因子患者。主要累及病变组织的中、小动脉及静脉,多伴有淋巴结病变及骨质破坏(图 9-7)。实验室检查可见补体下降、免疫复合物沉积、冷球蛋白阳性等。临床可表现为肾脏受累、尿常规异常;眼部患有巩膜炎、虹膜炎、角膜炎;雷诺现象、指端坏死、慢性溃疡和紫癜等。

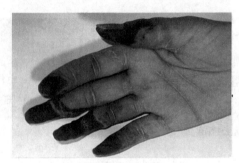

图 9-7　血管炎病变

3.胸膜和肺部

可有间质性肺炎、肺间质纤维化、肺类风湿结节、肺动脉高压、肺血管炎及胸膜炎等。肺间质纤维化最常见,临床症状为咳嗽难愈,静息或动后气促、气短。X 线检查见肺纹理增粗、紊乱,或呈网状结节阴影(图 9-8)。

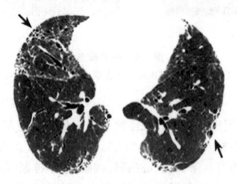

图 9-8　肺间质纤维化

4.肾脏改变

临床表现为血尿、蛋白尿。其因可能是 RA 导致肾淀粉样变、肾实质病变(膜性、系膜增生性肾小球炎、间质性肾炎、局灶性肾小球硬化)以及药物毒副反应。活检可见淀粉样蛋白沉积,血清抗淀粉蛋白 P 抗体阳性。

5.神经系统损害

神经系统损害表现为肢体远端麻木、烧灼感或不同程度的感觉减退,手套样、袜套样的痛、触觉减退和麻木感,补体、免疫复合物等导致的神经脱髓鞘、末梢变性或血管炎病变。可见感觉型及混合型周围神经病、多发性单神经炎、颈脊髓神经病、硬膜外结节导致的脊髓受压等。

6.骨骼肌肉的改变

患者可继发肌炎、骨质疏松、腱鞘炎,甚或病理性骨折。

7.心脏

患者可出现心包炎、心内膜炎、心肌炎,可出现于病程任何阶段,可伴发血管炎。

8.淋巴结病

30%的患者可出现淋巴肿大,伴有病情活动、ESR 增快、RF 阳性,病理显示淋巴滤泡散在性均匀增生,生发中心 CD8$^+$ T 细胞浸润。

9.其他

其他病变包括继发性干燥综合征,巩膜炎、角膜炎,慢性胃炎及消化道出血,感染(肺部感染多见,中枢神经系统隐球菌感染、特异性感染如结核等,近年来有增多的趋势),等等。并发症大多很严重,有些可能与激素及免疫抑制剂的长期应用有关,构成目前 RA 的重要死因。

三、辅助检查

(一)实验室检查

1.血常规

RA 患者常见轻度贫血,一般是正细胞正色素性贫血,与 RA 的慢性病程及药物治疗有关,其程度与 RA 的病情活动度也有一定相关性。如果 RA 患者出现低色素贫血,则提示患者存在慢性失血的可能,尤其是使用 NSAIDs 的患者需警惕有无消化道慢性失血。RA 患者也常见血小板升高,并且和疾病活动度相关;很少发生白细胞升高,偶有轻度升高。RA 患者很少出现白细胞和血小板减少,如有出现则多见于药物治疗的不良反应,或者并发 Felty 综合征。

2.炎性标志物

几乎所有的活动性 RA 患者均有 ESR 和 C 反应蛋白(C reactive protein,CRP)升高,并且与疾病活动性相关,其中 CRP 的升高还和骨破坏有一定的相关性。

3.周围血清免疫学

急性活动期多见免疫球蛋白(Ig)的增高,以 IgG 最为明显,高滴度的 IgM 对本病的诊断有一定意义。总补体降低,C_3 轻度升高(关节滑膜液可见 C_3 明显升高)。活动期时可见 T 细胞亚群 $CD4^+/CD8^+$ 值增高。

4.关节滑液

RA 关节滑液呈淡黄色、薄雾状,富含纤维蛋白,白细胞计数在$(5\sim25)\times10^9/L$,至少 50% 的细胞为多形核白细胞,无结晶,滑液中葡萄糖水平正常,培养阴性。

5.自身抗体

RA 患者自身抗体的检出,是 RA 有别于其他炎性关节炎,如银屑病关节炎、反应性关节炎和骨关节炎的标志之一。

(1)类风湿因子:RF 对于 RA 诊断的敏感性为 60%~78%,但特异性相对较低,为 40%~60%,但随着滴度的增加,其特异性亦有所提高。除 RA 外,高滴度的 RF 也可见于原发性干燥综合征和混合性冷球蛋白血症。同时,低滴度的 RF 还见于其他自身免疫性疾病及慢性感染性疾病,如细菌性心内膜炎、病毒性肝炎及结核等。此外,类风湿因子还可见于 5% 健康人和 10% 以上的老年人。虽然,类风湿因子的存在不能确定 RA 的诊断,也不能作为 RA 的筛查,但 RF 对于 RA 的预后判断确具有一定的意义,高滴度 RF 常提示病情较重,进展快,骨破坏严重,以及容易出现类风湿结节和血管炎等关节外表现。总之,当患者临床表现提示 RA 时,检查发现 RF 可确认诊断;如果为高滴度阳性,表明患者发生严重系统性病变的危险性高。

(2)抗环瓜氨酸多肽(CCP):通过对 DAS、HAQ 以及影像学评分的连续观察,抗 CCP 抗体阳性的 RA 患者骨破坏较抗体阴性者严重。

(3)抗核周因子(APF):APF 可在早期 RA 出现,但其检出率与病程长短无相关性。APF 阳性往往提示预后欠佳,尤其是 RF 阴性而 APF 阳性患者。APF 对 RA 具有较好的敏感性(50%~80%)和高度的特异性(89%~94%),可以作为 RA 的血清特异性抗体。

（4）抗角蛋白抗体（AKA）：AKA 敏感性（40%～60%）相对 APF 和 RF 较低，但特异性（94%～98%）却比较高。AKA 的滴度与 RA 的病情严重程度相关，它的出现提示预后不良。

（5）抗聚丝蛋白抗体（AFA）：AFA 采用免疫印迹法或 ELISA 进行检测，结果的灵敏性和准确性较 APF 和 AKA 的间接免疫荧光法都有了极大提高。AKA 可能参与 RA 的发病，并可能与软骨和骨的破坏相关。其与 APF、AKA 三者互补，能提高 RA 的早期诊断率。

（6）抗突变型瓜氨酸波形蛋白抗体（MCV）：有学者发现 MCV 抗体和抗 CCP 一样可以出现在 RA 的早期，对 RA 诊断具有很高的敏感性和特异性，与 RA 的预后具有相关性。

（7）抗 Sa 抗体：抗 Sa 抗体可在疾病早期出现，并可提示病情严重，预后不良。虽然 Sa 抗体的敏感性低于 AKA、AFA 以及抗 CCP 抗体，但在 RF 阴性的 RA 患者中，抗 Sa 抗体的阳性率最高。

（8）抗 RA33 抗体：抗 RA33 抗体可见于早期 RA 以及 SLE 等自身免疫性疾病。

（9）葡萄糖-6-磷酸-异构酶（GPI）抗体：该抗体在 RA 患者的阳性率很低，目前关于 GPI 是否是 RA 的标记性抗体仍不能肯定。

但在这些抗体中，RF 的阳性率最高。抗 CCP 抗体、抗 MCV 抗体和抗 Sa 抗体的特异性最高。故联合 RF 与上述抗体的检测能极大地提高 RA 的早期诊断率。CCP 抗体是目前临床应用最广泛的 RA 早期诊断的一个自身抗体，且通过 DAS、HAQ 以及影像学评分的连续观察，抗 CCP 抗体阳性的 RA 患者骨破坏较阴性者严重。所以，目前绝大部分医院均开展了 RF 与抗 CCP 抗体的联合检测。虽然也与 AKA、RA33、GPI、Sa 等抗体联合检测，但因阳性率相对较低，目前仍未普遍开展。

（二）影像学检查

在疾病早期，受累关节的影像学评估对诊断的帮助不大，随着疾病的进展，影像学异常变得更为显著，但没有一种影像学可确诊 RA。影像学检查的主要价值是明确由疾病导致的软骨破坏和骨质侵蚀程度，尤其是估计疾病的侵袭性、检查改善病情药物的疗效或决定是否需要手术干预。

1.X 线检查

双手、腕关节以及其他受累关节的 X 线片对本病的诊断有重要意义。早期 X 线表现为关节周围软组织肿胀及关节附近骨质疏松；随病情进展可出现关节面破坏、关节间隙狭窄、关节融合或脱位。参照1987年美国风湿病学会标准，根据关节破坏程度可将 X 线改变分为 4 期（表 9-4，图 9-9）。

表 9-4　类风湿关节炎 X 线分期

Ⅰ期（早期）
X 线检查无骨质破坏性改变 *
可见骨质疏松
Ⅱ期（中期）
X 线显示骨质疏松，可有轻度的软骨破坏，伴或不伴有轻度的软骨下骨质破坏 *
可有关节活动受限，但无关节畸形 *
关节邻近肌肉萎缩
有关节外软组织病变，如结节或腱鞘炎
Ⅲ期（严重期）
X 线显示有骨质疏松伴软骨或骨质破坏 *

续表

关节畸形,如半脱位,尺侧偏斜或过伸,无纤维性或骨性强直*

3.广泛的肌萎缩

4.有关节外软组织病变,如结节或腱鞘炎

Ⅳ期(终末期)

纤维性或骨性强直*

2.Ⅲ期标准内各条

注:标准后冠有*号者为病期分类的必备条件

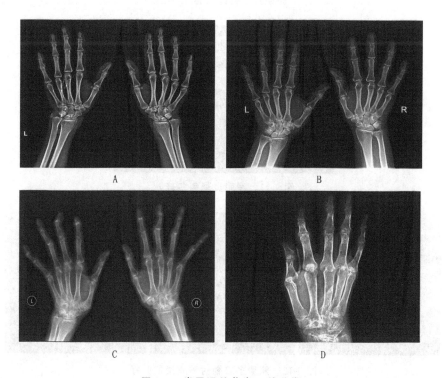

图 9-9 类风湿关节炎 X 线分期

A.类风湿关节炎 X 线Ⅰ期;B.类风湿关节炎 X 线Ⅱ期;C.类风湿关节炎 X 线Ⅲ期;D.类风湿关节炎 X 线Ⅳ期

2.磁共振成像(MRI)

研究发现 MRI 可以显示与类风湿关节炎有关的所有病理改变,包括滑膜、肌腱和韧带的炎症,关节内和关节外的积液,软骨的病变,以及骨的水肿和侵蚀。在显示关节病变方面优于X线,近年已越来越多地应用到 RA 的早期诊断中。典型的 RA 的 MRI 改变首先是关节炎性反应初期出现的滑膜增厚,继而产生骨髓水肿,最后形成骨侵蚀(图 9-10)。

3.超声检查

高频超声能清晰显示关节腔、关节滑膜、滑囊、关节腔积液、关节软骨厚度及形态等,彩色多普勒血流显像(CDFI)和彩色多普勒能量图(CDE)能直观地检测关节组内血流的分布,反映滑膜增生的情况,并具有很高的敏感性。超声检查还可以动态判断关节积液量的多少和距体表的距离,用以指导关节穿刺及治疗(图 9-11,图 9-12)。

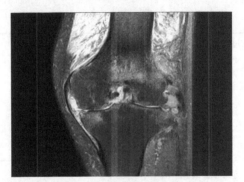

图 9-10　骨髓水肿 T_2WI

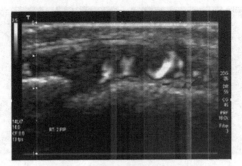

图 9-11　滑膜炎彩色多普勒

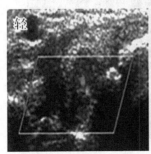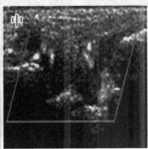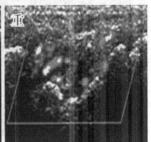

图 9-12　能量多普勒对滑膜炎的分级

四、诊断与鉴别诊断

(一)诊断

美国风湿协会在 1987 修订了 RA 的分类标准。与患有其他风湿病的患者对照,该标准诊断 RA 的敏感性为 91％～94％,特异性为 89％。尽管这一标准是以研究为目标而提出的基本分类,但可作为诊断的指南(表 9-5)。

表 9-5　1987 年美国风湿病学会的 RA 分类诊断

条件	定义
1.晨僵	关节及其周围僵硬感至少持续 1 小时
2.≥3 个关节以上关节区的关节炎	医师观察到下列 14 个关节区(两侧的近端之间关节、掌指关节、腕肘膝踝及趾关节)中至少 3 个有软组织肿胀或积液(不是单纯骨隆起)
3.手关节炎	腕、掌指或近端指间关节区中,至少有一个关节区肿胀

续表

条件	定义
4.对称性关节炎	作用两侧关节同时受累(两侧近端指间关节、掌指关节及趾关节受累时,不一定绝对对称)
5.类风湿结节	医师观察到在骨突部位、伸肌表面或关节周围有皮下结节
6.RF 阳性	任何检测方法证明血清中 RF 含量升高(该方法在健康人群中的阳性率<5%)
7.影像学改变	在手和腕的后前位相上有典型的 RA 影像学改变:必须包括骨质侵蚀或受累关节及其邻近部位有明确的骨质脱钙

注:以上 7 条满足 4 条或 4 条以上并排除其他关节炎可诊断 RA,条件 1~4 必须持续至少 6 周

从 RA 起病到明确诊断的平均时间为 9 个月,通常与起始症状不特异有关。典型起病的 RA 诊断很容易,而多数患者在最初的 1~2 年才表现出特征性的临床特点。在疾病早期仅有全身症状或间断的关节痛或不对称的关节炎症,诊断比较困难。

2009 年 ACR 和欧洲抗风湿病联盟(EULAR)提出了 RA 分类标准和评分系统:至少 1 个关节肿痛,并有滑膜炎的证据(临床或超声或 MRI);同时排除了其他疾病引起的关节炎,并有典型的常规放射学 RA 骨破坏的改变,可诊断为 RA(表 9-6)。另外,该标准对关节受累情况、血清学指标、滑膜炎持续时间和急性时相反应物 4 个部分进行评分,总得分 6 分以上也可诊断 RA。

表 9-6 ACR/EULAR 2009 年 RA 分类标准和评分系统

受累关节情况	受累关节数(个)	得分
中大关节	1	0
	2~10	1
小关节	1~3	2
	4~10	3
	>10	5
血清学		
RF 或抗 CCP 抗体均阴性		0
RF 或抗 CCP 抗体至少 1 项滴度阳性		2
RF 或抗 CCP 抗体至少 1 项高滴度(>正常上限 3 倍)阳性		3
滑膜炎持续时间		
<6 周		0
>6 周		1
急性时相反应物		
CRP 或 ESR 均正常		0
CKP 或 ESR 增高		1

(二)鉴别诊断

在 RA 的诊断中,应注意与骨关节炎、痛风性关节炎、血清阴性脊柱关节病、系统性红斑狼疮、干燥综合征及硬皮病等其他结缔组织病所致的关节炎鉴别。

1.骨关节炎

该病在中老年人群中多发,主要累及膝、髋等负重关节。活动时关节痛加重,可有关节肿胀

和积液。部分患者的远端指间关节出现特征性赫伯登(Heberden)结节(图 9-13),而在近指端关节可出现布夏尔(Bouchard)结节。

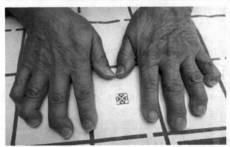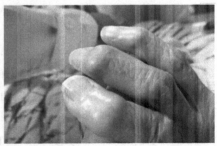

图 9-13 赫伯登(Heberden)结节

骨关节炎患者很少出现对称性近端指间关节、腕关节受累,无类风湿结节,晨僵时间短或无晨僵。此外,骨关节炎患者的 ESR 多为轻度增快,而 RF 阴性。X 线显示关节边缘增生或骨赘形成,晚期由于软骨破坏出现关节间隙狭窄。

2.痛风性关节炎

该病多见于中年男性,常表现为关节炎反复急性发作。好发部位为第一跖趾关节或跗关节,也可侵犯膝、踝、肘、腕及手关节。本病患者血清自身抗体阴性,而血尿酸水平大多增高。慢性重症者可在关节周围和耳郭等部位出现痛风石。

3.银屑病关节炎

该病以手指或足趾远端关节受累更为常见,发病前或病程中出现银屑病的皮肤或指甲病变,可有关节畸形,但对称性指间关节炎较少,RF 阴性。

4.强直性脊柱炎

本病以青年男性多发,主要侵犯骶髂关节及脊柱,部分患者可出现以膝、踝、髋关节为主的非对称性下肢大关节肿痛。该病常伴有肌腱端炎,HLA-B27 阳性而 RF 阴性。骶髂关节炎及脊柱的 X 线改变对诊断有重要意义。

5.结缔组织病所致的关节炎

干燥综合征、系统性红斑狼疮均可有关节症状,且部分患者类风湿因子阳性,但它们都有相应的特征性临床表现和自身抗体。

6.其他

对不典型的以单个或少关节起病的类风湿关节炎要与感染性关节炎(包括结核感染)、反应性关节炎和风湿热相鉴别。

(三)特殊类型的类风湿关节炎

1.缓和的血清阴性对称性滑膜炎伴凹陷性水肿综合征

缓和的血清阴性对称性滑膜炎伴凹陷性水肿综合征是 RA 的一种特殊类型。其特点:①多见于老年人。②表现为突发的手背凹陷性水肿、腕关节滑囊炎及手指屈肌腱鞘炎,足与踝关节也可有类似表现。③RF 多为阴性。④HLA-B27 多为阳性。⑤单用非甾体抗炎药疗效差,小剂量激素或羟氯喹与非甾体抗炎药合用效果好。

2.复发性风湿病

复发性风湿病(palindromic rheumatism)也称回纹型风湿病,多见于 30~60 岁,以关节红、肿、热、痛间歇性发作为特征。常于午后发作,起病突然,疼痛在几小时至几天达到高峰,可以突然缓解。疼痛程度不一,可以从钝痛到严重的爆裂性疼痛。掌指关节和近端指间关节最常受累,其次为腕、膝、肩、踝、足、肘、髋关节。疼痛常伴有肿胀,但晨僵少见。实验室检查大部分患者无血象异常,补体、免疫复合物均正常。可有一过性急性期反应物(如 ESR、CRP)升高。有报道部分患者类风湿因子和(或)抗 CCP 抗体阳性,这部分患者最终演变为类风湿关节炎的概率增大。X 线检查除发作期软组织肿胀外,无异常发现。

3.血清阴性类风湿关节炎

有 20%~40% 的 RA 患者 RF 阴性,这类患者常被称为血清阴性类风湿关节炎,被认为是 RA 的一种特殊亚型。SNRA 是指长期随访检测 RF 始终阴性,而又符合 ACR 的 RA 诊断标准的一种特殊类型的 RA。这里的 SNRA 不包括 Still 病和 RS3RE 等 RF 阴性的特殊类型,也不包括在治疗过程中 RF 由阳性转阴性或有阴性转阳性的患者(表 9-7)。

表 9-7　1987 年学者建议的关于 SNRA 的诊断标准

包括标准:
符合 ACR 关于 KA 的诊断要求
放射学检查有骨侵蚀性改变
病程大于 3 年
至少测定过 3 次 RK,结果均为阴性
排除标准:
放射学检查有骶髂关节炎或脊柱炎表现
银屑病
炎性肠病相关的关节病
其他风湿病
一级亲属患银屑病、强直性脊柱炎、Reiter 综合征或炎性肠病

4.费尔蒂综合征

费尔蒂综合征(Felty 综合征)是 RA 的一种特殊类型,见于 1% 的 RA 患者。常表现为类风湿关节炎、脾大、粒细胞减少。常伴有淋巴结肿大、贫血、下肢溃疡及发热、乏力等全身症状,关节症状较重。本病多见于病程较长的重症 RA 患者。发病年龄多在 50 岁以上,其发生与 HLA-DR4 关系密切。

五、治疗及预后

RA 治疗的目的在于控制病情,改善关节功能和预后。应强调早期治疗、联合用药和个体化治疗的总原则。治疗方法包括一般治疗、药物治疗、外科手术和其他治疗等。

(一)治疗目标

2012 年 ACR 对于 RA 目标治疗的 10 条推荐意见。

(1)类风湿关节炎的主要治疗目标是使病情达到临床缓解状态。

(2)病情临床缓解的定义是显著的炎症活动性症状和体征均消失。

(3)"缓解"应该是根本目标,但从循证医学证据来看,"低病情活动度"也可作为长期患病者的替代目标。

(4)在达到预期治疗目标前,应至少每3个月调整1次治疗方案。

(5)定期评价和记录病情活动度:病情中高度活动者应每个月评估一次,而持续低活动度或持续缓解者可减少频率如3~6个月1次。

(6)临床工作中,应采用有效的病情活动度综合指标(应包括关节评估)如DAS44、DAS28、SDAI、CDAI等,以指导治疗决策。

(7)制定治疗方案时,除考虑病情活动度外,还要考虑关节的结构破坏和功能损害情况,如每年1次的关节X线检查或其他影像学检查。

(8)达到预期治疗目标后,其后的治疗仍要坚定不移地坚持。缓解期停用病情改善药可使病情复发,再次诱导治疗的难度将增高2倍。

(9)患者的并发症、本身因素及药物相关风险因素可影响病情活动度综合评价手段的选择及治疗目标值水平。如慢性感染和肝肾功能不全者的治疗目标值要适当降低。

(10)患者必须了解治疗目标,并在医师的监督下实施"目标治疗"方案。

(二)治疗方案及原则

治疗方案应强调早期治疗、联合用药和个体化治疗的总原则。治疗方法包括一般治疗、药物治疗、外科手术和其他治疗等。为达到治疗目标的治疗原则:①患者和医师共同制定治疗决策。②治疗的根本目标是控制症状、防止结构破坏、恢复生理功能及提高日常生活能力,以最大限度改善健康相关的生活质量。③达到治疗目标最重要的方法是清除炎症。④"目标治疗"需不断评价病情活动度,并依此调整治疗方案,最大限度改善类风湿关节炎患者的预后。

1.一般治疗

强调患者教育及整体和规范治疗的理念。适当的休息、理疗、体疗、外用药、正确的关节活动和肌肉锻炼等对于缓解症状、改善关节功能具有重要作用。

2.药物治疗

治疗RA的常用药物包括非甾体抗炎药(NSAIDs)、改善病情的抗风湿药(DMARDs)、生物制剂、糖皮质激素和植物药。

(1)非甾体抗炎药:这类药物主要通过抑制环氧化酶(COX)活性,减少前列腺素合成而具有抗炎、止痛、退热及减轻关节肿胀的作用,是临床最常用的RA治疗药物(表9-8)。NSAIDs对缓解患者的关节肿痛,改善全身症状有重要作用。其主要不良反应包括胃肠道症状、肝和肾功能损害以及可能增加心血管不良事件。根据现有的循证医学证据和专家共识,NSAIDs使用中应注意以下几点。①注重NSAIDs的种类、剂量和剂型的个体化。②尽可能用最低有效量、短疗程。③一般先选用一种NSAID。应用数天至1周无明显疗效时应加到足量。如仍然无效则再换用另一种制剂,避免同时服用2种或2种以上NSAIDs。④对有消化性溃疡病史者,宜用选择性COX-2抑制剂或其他NSAID加质子泵抑制剂。⑤老年人可选用半衰期短或较小剂量的NSAID。⑥心血管高危人群应谨慎选用NSAID,如需使用,建议选用对乙酰氨基酚或萘普生。⑦肾功能不全者应慎用NSAIDs。⑧注意血常规和肝肾功能定期监测。

NSAIDs的外用制剂(如双氯芬酸二乙胺乳胶剂、辣椒碱膏、吡罗昔康贴剂等)以及植物药膏剂等对缓解关节肿痛有一定作用,不良反应较少,应提倡在临床上使用。

(2)改善病情抗风湿药(DMARDs):该类药物较NSAIDs发挥作用慢,需1~6个月,故又称慢作用抗风湿药。这些药物不具备明显的止痛和抗炎作用,但可延缓或控制病情的进展。常用于治疗RA的DMARDs(表9-9)。

表 9-8　治疗 RA 的主要 NSAIDs

	分类	半衰期(h)	最大剂量(mg/d)	每次剂量	服药次数(次/天)
丙酸类	布洛芬	1.8	2400	400～800	3
	洛索洛芬	1.2	180	60	3
	精氨洛芬	1.5～2	1.2	0.2	3
	酮洛芬	3	200	50	3
	萘普生	13	1 500	250～500	2
苯乙酸类	双氯芬酸	2	150	25～50	3
吲哚乙酸类	吲哚美辛	4.5	150	25-50	3
	舒林酸	18	400	200	2
	阿西美辛	3	180	30～60	3
吡喃羧酸类	依托度酸	7.3	1 200	200～400	3
非酸类	萘丁美酮	24	2 000	1 000	1
昔康类	吡罗昔康	50	20	20	1
	氯诺昔康	4	16	8	1
	美洛昔康	20	15	7.5～15	1
磺酰苯酐类	尼美舒利	2～5	400	100～200	2
昔布类	塞来昔布	11	400	100～200	2
	依托考昔	22	120	120	1

表 9-9　治疗 RA 的主要 DMARDs

药物	起效时间(月)	常用剂量(mg)	给药途径	毒性作用
甲氨蝶呤	1～2	7.5～20 mg/w	口服、肌内注射、静脉注射	胃肠道症状、口腔炎、皮疹、脱发、骨髓抑制、肝脏毒性、偶有肺间质病变
柳氮磺胺吡啶	1～2	500～1 000 mg，每天3次	口服	皮疹、胃肠道反应、偶有骨髓抑制。对磺胺类过敏者不宜服用
来氟米特	1～2	10～20 mg，每天1次	口服	腹泻、瘙痒、转氨酶升高、脱发、皮疹
羟氯喹	2～4	200 mg，每天2次	口服	偶有皮疹，腹泻，视网膜毒性
硫唑嘌呤	2～3	50～150 mg	口服	胃肠道症状，肝肾功能异常
环孢素 A	2～4	1～3 mg/(kg·d)	口服	胃肠道反应、高血压、肝肾功能损害、齿龈增生及多毛等
环磷酰胺	1～2	12 mg/(kg·d) 400 mg/2～4 w	口服 静脉注射	恶心、呕吐、骨髓抑制、肝功能损害、脱发、性腺抑制等

1)甲氨蝶呤(MTX)：多数风湿科医师建议将甲氨蝶呤作为起始的 DMARD,尤其是对有侵袭性证据的 RA 患者。近期研究证实了甲氨蝶呤的有效性,并且证实其起效性较其他 DMARD 快,而且患者维持甲氨蝶呤治疗的时间比其他 DMARD 更长,因为其临床疗效更好且不良反应小。口服、肌内注射、关节腔内或静脉注射均有效,每周给药 1 次。必要时可与其他 DMARDs

联用。常用剂量为7.5～20 mg/w。常见的不良反应有恶心、口腔炎、腹泻、脱发、皮疹及肝损害，少数出现骨髓抑制,偶见肺间质病变。是否引起流产、畸胎和影响生育能力尚无定论。服药期间应适当补充叶酸,定期查血常规和肝功能。

2)来氟米特(LEF):来氟米特的活性代谢产物可抑制二氢乳清酸脱氢酶,后者是嘧啶生物合成途径中必需的酶。其突出作用是抑制 T 淋巴细胞增殖。来氟米特可和甲氨蝶呤一样有效地控制 RA 的症状和体征,减缓关节破坏程度。来氟米特可单独给予,也可与甲氨蝶呤同时给予,是治疗 RA 时最常用的免疫抑制剂。在使用甲氨蝶呤出现不良反应或对甲氨蝶呤治疗疗效不佳的患者可以单独用药。剂量为 10～20 mg/d,口服。主要不良反应有腹泻、瘙痒、高血压、转氨酶增高、皮疹、脱发和白细胞下降等。因有致畸作用,故孕妇禁服。单独应用时转氨酶升高发生率为 5%,与甲氨蝶呤合用时＞50%。服药期间应定期查血常规和肝功能。

3)柳氮磺吡啶(SASP):可单用于病程较短及轻症 RA,或与其他 DMARDs 联合治疗病程较长和中度及重症患者。一般服用 4～8 周后起效。从小剂量逐渐加量有助于减少不良反应。可以每次口服 250 mg 开始,每天 3 次,之后渐增至 750 mg,每天 3 次。如疗效不明显可增至每天3 g。主要不良反应有恶心、呕吐、腹痛、腹泻、皮疹、转氨酶增高,偶有白细胞、血小板减少,对磺胺过敏者慎用。服药期间应定期查血常规和肝功能、肾功能。

4)抗疟药:包括羟氯喹和氯喹两种。可单用于病程较短、病情较轻的患者。对于重症或有预后不良因素者应与其他 DMARDs 合用。该类药起效缓慢,服用后 2～3 个月见效。用法为羟氯喹 200 mg,每天 2 次;氯喹 250 mg,每天 1 次。前者的不良反应较少,但用药前和治疗期间应每年检查 1 次眼底,以监测该药可能导致的视网膜损害。氯喹的价格较低,但眼损害和心脏相关的不良反应(如传导阻滞)较羟氯喹常见,目前已很少使用。

5)硫唑嘌呤(AZA):常用剂量为1～2 mg/(kg·d),一般 100～150 mg/d。主要用于病情较重的 RA 患者。不良反应有恶心、呕吐、脱发,皮疹、肝损害、骨髓抑制。服药期间应定期查血常规和肝功能。

6)环孢素 A(CysA):与其他免疫抑制剂相比,CysA 的主要优点为很少有骨髓抑制,可用于病情较重或病程长及有预后不良因素的 RA 患者。常用剂量为 1～3 mg/(kg·d)。主要不良反应有高血压、肝肾毒性、胃肠道反应、齿龈增生及多毛等。不良反应的严重程度、持续时间与剂量和血药浓度有关。服药期间应查血常规、血肌酐和血压等。

7)环磷酰胺(CYC):较少用于 RA。对于重症患者,在多种药物治疗难以缓解时可酌情试用。主要的不良反应有胃肠道反应、脱发、骨髓抑制、肝损害、出血性膀胱炎、性腺抑制等。

8)艾拉莫德:有抗炎、抑制免疫球蛋白和细胞因子生成,抗骨吸收和促进骨形成作用。用于活动期类风湿关节炎患者。可单用,也可与 MTX 等其他免疫抑制剂联用。口服,一次 25 mg,饭后服用,一日 2 次,早、晚各 1 次。累积用药时间暂限定在 24 周内(含 24 周)。常见不良反应有骨髓抑制、胃肠道反应、肝功能损害、皮疹、脱发、失眠等。

(3)糖皮质激素:糖皮质激素(简称"激素")能迅速改善关节肿痛和全身症状。在重症 RA 伴有心、肺或神经系统等受累的患者,可给予短效激素,其剂量依病情严重程度而定。针对关节病变,如需使用,通常为小剂量激素(泼尼松≤7.5 mg/d)仅适用于少 RA 患者。

激素可用于以下几种情况:①伴有血管炎等关节表现的重症 RA。②不能耐受 NSAIDs 的RA 患者作为"桥梁"治疗。③其他治疗方法效果不佳的 RA 患者。④伴局部激素治疗指征(如关节腔内注射)。

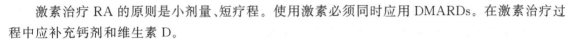

激素治疗 RA 的原则是小剂量、短疗程。使用激素必须同时应用 DMARDs。在激素治疗过程中应补充钙剂和维生素 D。

关节腔注射激素有利于减轻关节炎症状,但过频的关节腔穿刺可能增加感染风险,并可发生类固醇晶体性关节炎。

(4)植物药制剂。

1)雷公藤:对缓解关节肿痛有效,是否减缓关节破坏尚乏研究。一般给予雷公藤总苷 30～60 mg/d,分 3 次饭后服用。主要不良反应是性腺抑制,导致男性不育和女性闭经。一般不用于生育期患者。其他不良反应包括皮疹、色素沉着、指甲变软、脱发、头痛、食欲缺乏、恶心、呕吐、腹痛、腹泻、骨髓抑制、转氨酶升高和血肌酐升高等。

2)白芍总苷(帕夫林):常用剂量为 600 mg,每天 2～3 次。对减轻关节肿痛有效。其不良反应较少,主要有腹痛、腹泻、食欲缺乏等。

(5)生物制剂:随着基础免疫学研究的进展,对风湿免疫病的发病机制有了更深入的了解,特异性地抑制某个异常免疫反应的缓解成为可能。因此,生物制剂就是选择性地以参与免疫反应或炎症过程的分子或炎症过程的分子或受体为靶目标的单克隆抗体或天然抑制分子的重组产物。根据药物作用靶位的不同,目前生物制剂分类及具体用法如下。

1)针对促炎细胞因子生物制剂,如已经广泛应用于临床的肿瘤坏死因子(TNF)拮抗剂、白细胞介素-1(IL-1)受体拮抗剂和抗 IL-6 受体单克隆抗体:该类制剂主要特点是起效快、抑制骨破坏的作用明显、患者总体耐受性好。TNF-拮抗剂中依那西普的推荐剂量和用法是 25 mg,皮下注射,每周 2 次或 50 mg,每周1 次。英夫利西单抗治疗 RA 的推荐剂量为 3 mg/kg,第 0、2、6 周各 1 次,之后每 4～8 周 1 次。阿达木单抗治疗 RA 的剂量是 40 mg,皮下注射,每 2 周 1 次。阿达木单抗主要用于中重度 RA 患者,对 TNF-α 拮抗剂反应欠佳的患者可能有效,推荐的用法是 4～10 mg/kg,静脉输注,每4 周给药 1 次。IL-1 受体拮抗剂阿那白滞素可改善 RA 的症状和体征,减少致残,减缓影像学相关的关节破坏。可单独用药,或与甲氨蝶呤同用。推荐剂量为 100 mg/d,皮下注射。

2)针对抗 B 淋巴细胞的特异性抑制剂,如已经用于治疗类风湿关节炎的抗 CD20 单克隆抗体(利妥昔单抗):用于治疗 TNF 拮抗剂疗效不佳的中重度 RA 患者。推荐剂量和用法是第 1 个疗程可先予静脉输注 500～1 000 mg,2 周后重复 1 次。根据病情可在 6～12 个月后接受第 2 个疗程。每次注射利妥昔单抗之前的半小时内先静脉给予适量甲泼尼龙。

3)抗 T 淋巴细胞特异性抑制剂,如细胞毒性 T 淋巴细胞抗原 4-免疫球蛋白(CTLA4-Ig):阿巴西普用于治疗病情较重或 TNF-α 拮抗剂反应欠佳的患者。根据患者体质量不同,推荐剂量分别是 500 mg(<60 kg)、750 mg(60～100 kg)、1 000 mg(>100 kg),分别在第 0、2、4 周经静脉给药,每 4 周注射 1 次。

这些药物不仅可持续控制大多数 RA 患者的症状和体征,而且可减缓影像学相关的关节破坏的进程,并改善致残的情况。其最常见的不良反应为感染,有上呼吸道感染、尿路感染、中耳炎、带状疱疹、鼻窦炎和肺炎等,因此,对接收 TNF-α 拮抗剂治疗的患者,在治疗前必须严格筛查各种活动性或潜在的感染灶,如结核、病毒性肝炎及艾滋病等。其他不良反应包括输液或注射部位的局部反应,发生脱髓鞘性中枢神经系统疾病者罕见。尽管这些不良反应不常见,但它们的发生也警示这些生物制剂必须在有经验的医师监督下使用。

根据临床经验建议当成年 RA 患者治疗中同时出现以下两种情况,推荐使用 TNF-α 拮抗剂治疗:a.疾病持续活动,并且疾病活动性得分 DAS28>5.1,判定为严重 RA(疾病活动性的测量应当测量两次来确定,间隔一个月)。b.已经接受了至少两种传统 DMARDs(其中应包括甲氨蝶呤,除非患者有禁忌证)的"充分试验"治疗。

"充分试验"定义:a.治疗时间至少持续 6 个月,包括至少 2 个月的标准剂量(除非由于明显的毒性而导致剂量耐受)。b.由于药耐受或毒性问题,治疗持续时间少于 6 个月,但通常要求至少在治疗剂量下持续 2 个月时间。

对于大部分患者,TNF 拮抗剂常与传统 DMARDs 合用,最常用的是甲氨蝶呤,也可与柳氮磺胺胺和来氟米特合用。TNF 拮抗剂也可用于未曾应用 MTX 治疗的 RA 患者,也可作为治疗某些 RA 患者的首选药物。阿达木单抗和依那西普已被批准可以单独用于 RA 的治疗,英夫利昔单抗仅被批准与 MTX 合用。

3.外科治疗

RA 患者经过积极内科正规治疗,病情仍不能控制,为缓解疼痛、纠正畸形、改善生活质量可以考虑手术治疗。手术对关节严重破坏的患者可以起到减轻疼痛及缓解残疾作用,但并不能根治 RA,故术后仍需药物治疗。

(1)滑膜切除术:对于经积极正规的内科治疗仍有明显关节肿胀及滑膜增厚,X 线显示关节间隙未消失或无明显狭窄者,为防止关节软骨进一步破坏可考虑滑膜切除术,但术后仍需正规的内科治疗。

(2)人工关节置换术:对于关节畸形明显影响功能,经内科治疗无效,X 线显示关节间隙消失或明显狭窄者,可考虑人工关节置换术。该手术可改善患者的日常生活能力,但术前、术后均应有规范的药物治疗以避免复发。

(3)关节融合术:随着人工关节置换术的成功应用,近年来,关节融合术已很少使用,但对于晚期关节炎患者、关节破坏严重、关节不稳者可行关节融合术。此外,关节融合术还可作为关节置换术失败的挽救手术。

(4)软组织手术:RA 患者除关节畸形外,关节囊和周围的肌肉、肌腱的萎缩也是造成关节畸形的原因。因此,可通过关节囊剥离术、关节囊切开术、肌腱松解或延长术等改善关节功能。腕管综合征可采用腕横韧带切开减压术。肩、髋关节等处的滑囊炎,如经保守治疗无效,需手术切除。腘窝囊肿偶需手术治疗。类风湿结节较大,有疼痛症状,影响生活时可考虑手术切除。

(三)预后

RA 患者的预后与病程长短、病情程度及治疗有关。对具有多关节受累、关节外表现重、血清中有高滴度自身抗体和 HLA-DR1/DR4 阳性,以及早起出现骨破坏的患者应给予积极的治疗。大多数 RA 患者经系统规范的内科治疗可以达到临床缓解。RA 不会直接引起死亡,常见死于感染、血管炎、心肌炎、淀粉样变等并发症。目前多数认为 RA 预后不良的指标有以下几点。

(1)性别:一般男性比女性转归预后好。

(2)年龄:起病于年轻女性者预后不佳。

(3)起病时受累关节涉及关节数>20 个。

(4)骨侵蚀发生在 2 年内,或累积骨侵蚀增多。

(5)关节功能丧失出现在起病后一年内并累积增加。

（6）治疗前病史已有 5 年。

（7）类风湿结节，尤其数目多。

（8）类风湿因子，效价高。

（9）有关节外表现。

（10）有持续血沉增快，C 反应蛋白高，血嗜酸性粒细胞增高。

（11）趾滑膜炎及骨侵蚀。

（12）严重周身症状（发热、贫血、乏力）。

（13）早期激素治疗症状不能获得完全缓解，并不能以每天 10 mg 维持。

参考文献

[1] 邹琼辉,张雪珍,国常艳.常见内科疾病诊疗与预防[M].汕头:汕头大学出版社,2020.

[2] 徐玮,张磊,孙丽君,等.现代内科疾病诊疗精要[M].青岛:中国海洋大学出版社,2021.

[3] 王为光.现代内科疾病临床诊疗[M].北京:中国纺织出版社,2021.

[4] 李欣吉,郭小庆,宋洁,等.实用内科疾病诊疗常规[M].青岛:中国海洋大学出版社,2020.

[5] 苗顺.内科诊疗学[M].长春:吉林大学出版社,2020.

[6] 金琦.内科临床诊断与治疗要点[M].北京:中国纺织出版社,2021.

[7] 陈云.现代临床内科疾病诊疗学[M].长沙:湖南科学技术出版社,2020.

[8] 黄佳滨.实用内科疾病诊治实践[M].北京:中国纺织出版社,2021.

[9] 王鹏.实用临床内科诊疗实践[M].北京:科学技术文献出版社,2019.

[10] 徐玉生.现代内科疾病诊疗思维[M].北京:科学技术文献出版社,2020.

[11] 黄峰.实用内科诊断治疗学[M].济南:山东大学出版社,2021.

[12] 刘文翠.实用内科诊疗[M].北京:科学技术文献出版社,2019.

[13] 王桥霞.临床内科疾病诊疗[M].北京:科学技术文献出版社,2020.

[14] 玄进,边振,孙权.现代内科临床诊疗实践[M].北京:中国纺织出版社,2020.

[15] 许金芳.临床内科诊疗研究[M].长春:吉林科学技术出版社,2019.

[16] 周光耀.实用内科疾病诊疗技术[M].天津:天津科学技术出版社,2020.

[17] 徐晓霞.现代内科常见病诊疗方法与临床[M].北京:中国纺织出版社,2021.

[18] 何靖.现代内科疾病诊疗思维与新进展[M].北京:科学技术文献出版社,2020.

[19] 张晓立,刘慧慧,宫霖.临床内科诊疗学[M].天津:天津科学技术出版社,2020.

[20] 邱海军.实用内科临床诊疗学[M].长春:吉林科学技术出版社,2020.

[21] 谭斌,肖智林,张凤田.临床内科诊疗[M].北京:科学技术文献出版社,2019.

[22] 文仁英.现代临床内科诊疗学[M].北京:金盾出版社,2020.

[23] 李秀昕.实用内科诊疗指南与实践应用[M].长春:吉林科学技术出版社,2020.

[24] 李雅慧.实用临床内科诊疗[M].北京:科学技术文献出版社,2020.

[25] 李清华,田星,侯良.现代临床内科诊疗新进展[M].长春:吉林大学出版社,2019.

[26] 魏红.现代实用内科疾病诊疗[M].北京:科学技术文献出版社,2020.

[27] 曹云友.实用临床内科诊疗学[M].北京:中国纺织出版社,2020.

[28] 邓辉.内科临床诊疗实践[M].汕头:汕头大学出版社,2019.

[29] 于治民.新编临床内科诊疗新进展[M].西安:世界图书出版西安有限公司,2020.

[30] 王淑萍.实用内科诊疗进展与临床实践[M].长春:吉林科学技术出版社,2020.

[31] 杜秀华.实用内科疾病诊疗[M].北京:科学技术文献出版社,2019.

[32] 赵粤.现代临床内科疾病诊疗[M].北京:科学技术文献出版社,2020.

[33] 苗传燕.临床内科疾病诊疗与护理[M].沈阳:沈阳出版社,2020.

[34] 郭海侠.内科常见疾病诊疗精粹[M].长春:吉林科学技术出版社,2019.

[35] 李姗姗.临床内科疾病诊疗[M].北京:科学技术文献出版社,2019.

[36] 田德廷.房颤患者抗凝治疗的临床治疗有效性分析[J].世界复合医学,2021,7(01):17-19.

[37] 张默旭.缬沙坦与硝苯地平缓释片治疗原发性高血压的临床疗效[J].中国医药指南,2021,19(29):74-75.

[38] 陈晓玲,余巨明,黄泗霖.脑出血的内科治疗进展[J].世界最新医学信息文摘,2021,21(51):76-77,80.

[39] 王晓菲,张婷,刘寻,等.利妥昔单抗治疗原发性肾病综合征的研究进展[J].中国医药,2021,16(03):473-476.

[40] 孟小纪.奥美拉唑治疗消化性溃疡的临床疗效[J].中国实用医药,2021,16(06):113-115.